運動器疾患の病態と理学療法

監修
奈良 勲

編著
森山英樹
木藤伸宏

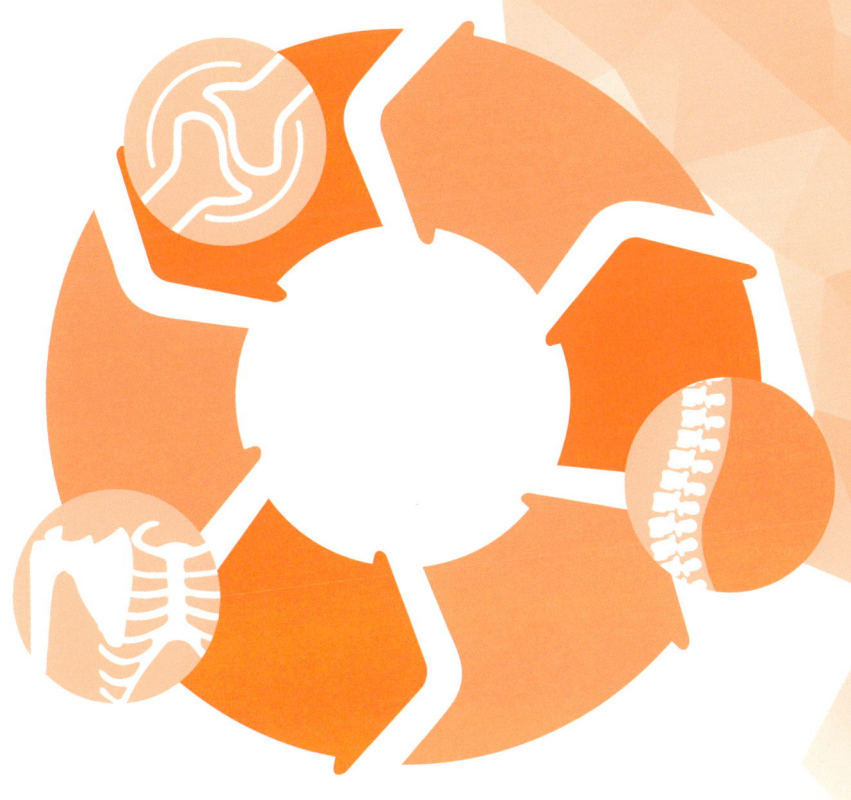

医歯薬出版株式会社

This book was originally published in Japanese
under the title of :

UNDOUKI SHIKKAN NO BYOUTAI TO RIGAKURYOUHOU
　(Pathology of Musculoskeletal Diseases and Physical Therapy)

Editors :
NARA, Isao et al
　Specially Appointed Professor of Kinjo University

© 2015 1st ed.

ISHIYAKU PUBLISHERS, INC.
　7-10, Honkomagome 1 chome, Bunkyo-ku,
　Tokyo 113-8612, Japan

序　文

　日本は超少子高齢社会である．このような社会の高齢化によって疾病構造が変化したことから，健康寿命を延伸することが国家プロジェクトになっている．この取り組みの中核に要介護状態への対策があり，運動器疾患は要介護状態となる原因で最も多い2割強を占める．また医療費にしても，筋骨格系および結合組織の疾患が全医療費の7.6％（2兆1,647億円）を占め，循環器系の疾患，悪性新生物に続いて3番目である．運動器疾患を減らすことは，医療経済的な側面からも負担軽減につながる．

　運動器疾患の治療は，その予防も含めて，ほとんどが保存療法で行われ，その保存療法の主軸を担うのは理学療法士である．理学療法は，病理学的および構造学的な変化そのものの改善ではなく，運動と動作の修飾および身体活動のコントロールによって症状の改善に介入するものである．しかし，疾患や症状の病態を深く理解することなくして，最善の理学療法を行うことは困難といえる．そこで，本書では理学療法の対象となる運動器疾患を網羅し，各々を「病態」と「理学療法」の2つの項から構成した．

　「病態」の項では，理学療法を行ううえで理解しておくことが望まれる基本的な病態に加えて，関連する最新の知見も記述した．そのため，読者によっては馴染みのない内容もあり，各人が行っている理学療法と乖離しているように感じられるかもしれない．しかし，医学の展望の方向性を考えると，理学療法の対象は，現在の臓器や個体から，将来的には分子・細胞・組織にまで拡がると考えられる．本書に記述した内容は，その先鞭となることを期待している．ただし章によっては，臓器や個体での病態の記述に留まっているものもあり，全体としての統一感をもたせることができなかった．これは病態の解明に関わる研究の進展に依るところも大きい．本書のなかに，理学療法の未来を見据えた息吹を感じてもらえれば幸いである．

　「理学療法」の項は，統一性に配慮し体系化されていることを感じてもらえると思う．日本に理学療法士が誕生して50年が経過し，日本独自の理学療法の型もしくはパラダイム（規範）が構築されつつあることの証であるといえる．一方で，世界に目を向けると，エビデンスのない治療はそれ自体の存続はもちろんのこと，保険算定の対象外にされる方向にある．そこで本書では，可能な限り『理学療法診療ガイドライン　第1版』（日本理学療法士協会）に準じて，検査・測定・治療に推奨グレードやエビデンスレベルを付記した（次々頁参照）．ただし，エビデンスのみにとらわれることなく，経験的に有効性が示されているものについてもあえて記

述した．これは，エビデンスが時代によりその結論が変遷する，あくまでも現時点での研究成果であるからである．

なお，本書では「障害」という用語の使用を避けた．これまで，日本の医療，法律，行政，マスメディアなどでは，impairmentsもしくはdisabilityを便宜的に「障害」と訳してきた経緯があるが，英語の語源からは「損傷，外傷」の意味あいがある．さらに，「障害」はあまりにも広範に使われているため，「損傷，外傷」だけで置き換えることはできない．そこで「障害」に代わる用語として，"機能不全"や"機能低下"などを状況に応じて使い分けた．私たちは学生時代の教育に強い影響を受け，学習した知識・技術，用語などを批判的に内省することもなく，当然のこととして臨床現場や論文などで活用することが多い．しかし，理学療法・リハビリテーションに関する「知と技」および倫理学・哲学は，研鑽によって時代の要請に応えるべく，常に再創生されることが望まれる．それは，専門職・プロフェッション・professions（各専門職の裁量権を使うにあたり対象者に最善の帰結をもたらすことを最優先することを誓うとの意味）の使命を果たすことである．

2015年12月

監　修　奈良　勲
編　著　森山英樹・木藤伸宏

〈本書に記載されている推奨グレード分類およびエビデンスレベル分類〉

「理学療法評価（指標）」の推奨グレード分類

A	信頼性，妥当性のあるもの
B	信頼性，妥当性が一部あるもの
C	信頼性，妥当性は不明確であるが，一般的に使用されているもの（ただし，「一般的に」は学会，委員会等で推奨されているものも含む）

「理学療法介入」の推奨グレード分類

A	行うように勧められる強い科学的根拠がある
B	行うように勧められる科学的根拠がある
C1	行うように勧められる科学的根拠がない
C2	行わないように勧められる科学的根拠がない
D	無効性や害を示す科学的根拠がある

「理学療法介入」のエビデンスレベル分類

1	システマティック・レビュー／RCT のメタアナリシス
2	1つ以上のランダム化比較試験による
3	非ランダム化比較試験による
4a	分析疫学的研究（コホート研究）
4b	分析疫学的研究（症例対照研究，横断研究）
5	記述研究（症例報告やケース・シリーズ）
6	患者データに基づかない，専門委員会や専門家個人の意見

（日本理学療法士協会『理学療法診療ガイドライン　第1版』より）

【監　修】

奈良　勲　　　金城大学特任教授，広島大学名誉教授

【編　者】

森山英樹　　　神戸大学生命・医学系保健学域
木藤伸宏　　　広島国際大学総合リハビリテーション学部

【執筆者】

森山英樹　　　同上
木藤伸宏　　　同上
山田英司　　　岡山専門職大学開設準備室
神戸晃男　　　金沢医科大学病院医療技術部
辛嶋良介　　　玄真堂かわしまクリニック
羽田清貴　　　玄真堂かわしまクリニック
鈴木貞興　　　昭和大学保健医療学部理学療法学科，昭和大学藤が丘リハビリテーション病院リハビリテーションセンター
壇　順司　　　帝京大学福岡医療技術学部
立花　孝　　　信原病院リハビリテーション科
佐々木賢太郎　金城大学大学院総合リハビリテーション学研究科
大久保吏司　　神戸学院大学総合リハビリテーション学部
大野博司　　　大阪医科大学附属病院リハビリテーション科
国分貴徳　　　埼玉県立大学保健医療福祉学部
徳田一貫　　　大分岡病院　総合リハビリテーション課
平田和彦　　　広島大学病院スポーツ医科学センター
荒川高光　　　神戸大学生命・医学系保健学域
神里　巖　　　大阪行岡医療大学
建内宏重　　　京都大学大学院医学研究科
古川裕之　　　藤田整形外科・スポーツクリニック
三浦靖史　　　神戸大学生命・医学系保健学域
内田茂博　　　広島国際大学総合リハビリテーション学部
武本秀徳　　　学校法人ひらた学園 IWAD 環境福祉リハビリ専門学校リハビリテーション学科
稲村一浩　　　星ヶ丘医療センターリハビリテーション部
金村尚彦　　　埼玉県立大学保健医療福祉学部

（執筆順）

CONTENTS

第1章 変形性関節症

1. 変形性関節症の病態 …… 2
総論／正常関節軟骨の形態と機能／変形性関節症の誘因／変形性関節症の軟骨の変化／変形性関節症の運動学・運動力学的変化／変形性関節症の発症・進展の分子メカニズム
（森山英樹）

2. 変形性膝関節症に対する理学療法 …… 11
総論／診療ガイドラインの概略／理学療法検査・測定／理学療法治療／人工膝関節置換術後の理学療法／理学療法の課題
（木藤伸宏：総論〜理学療法治癒・理学療法の課題）
（山田英司：人工膝関節置換術後の理学療法）

3. 変形性股関節症に対する理学療法 …… 28
総論／診療ガイドラインの概略／理学療法検査・測定／理学療法治療／理学療法の課題
（木藤伸宏：総論〜理学療法治療）
（神戸晃男：理学療法の課題）

第2章 骨折

1. 骨折の病態 …… 42
総論／骨の形態と機能／骨の構成成分／骨の発生と成長／骨折の治癒過程
（森山英樹）

2. 上肢骨折に対する理学療法 …… 50
総論／一般的な治療原則の概略／理学療法検査・測定／理学療法治療／上腕骨近位端骨折に対する理学療法の課題
（辛嶋良介）

3. 下肢骨折に対する理学療法 …… 60
総論／診療ガイドラインの概略／大腿骨近位部骨折の発生状況とリスクファクター／理学療法検査・測定／理学療法治療／大腿骨近位部骨折に対する理学療法の課題
（羽田清貴）

4. 脊椎骨折に対する理学療法 …… 70
総論／一般的な治療原則の概略／理学療法検査・測定／理学療法治療／理学療法の課題
（鈴木貞興）

第3章 肩関節疾患

1. 肩関節疾患の病態 …… 86
肩関節周囲炎／腱板損傷／肩関節の形態と運動
（壇　順司）

2. 肩関節疾患に対する理学療法 …… 97
総論／診療ガイドラインおよび一般的な治療原則の概略／理学療法検査・測定／理学療法治療／肩関節周囲炎と腱板損傷に対する理学療法の課題
（立花　孝）

第4章 腰椎・腰髄疾患

1. 腰椎・腰髄疾患の病態 …… 110
総論／正常腰椎の解剖と運動学／腰椎の加齢による変性／各疾患の病態
（佐々木賢太郎）

2. 腰椎・腰髄疾患に対する理学療法 …… 118
総論／診療ガイドラインの概略／理学療法検査・測定／理学療法治療／理学療法の課題
（大久保吏司）

第5章 頸椎・頸髄疾患

1. 頸椎・頸髄疾患の病態 …… 130
総論／頸椎・頸髄の構造とその機能／病態／治療
（大野博司）

2. 頸椎・頸髄疾患に対する理学療法 …… 138
総論／診療ガイドラインの概略／理学療法検査・測定／理学療法治療／理学療法の課題
（大野博司）

第6章 膝靱帯・半月板損傷

1. 膝靱帯・半月板損傷の病態 …… 148
総論／正常靱帯の構造・成分・機能／正常半月板の構造・成分・機能／損傷後の病態変化および分子メカニズム
（国分貴徳）

CONTENTS

2. 膝靱帯・半月板損傷に対する理学療法 ……………………………………158
総論／診療ガイドライン・一般的な治療原則の概略／膝靱帯・半月板損傷に対する手術療法／理学療法検査・測定／理学療法治療／前十字靱帯再建術後の理学療法
（徳田一貫：総論〜理学療法検査・測定「②理学療法の適応判断」,「⑤活動と参加」〜前十字靱帯再建術後の理学療法）
（平田和彦：理学療法検査・測定「③身体構造」「④心身機能」）

第7章 足関節靱帯損傷・アキレス腱断裂

1. 足関節靱帯損傷・アキレス腱断裂の病態 ……………………………………176
総論／正常足関節およびその靱帯・アキレス腱の解剖／足関節靱帯損傷・アキレス腱断裂の病因と症状／靱帯・腱の再生
（荒川高光）

2. 足関節靱帯損傷・アキレス腱断裂に対する理学療法 ……………………………………184
総論／診療ガイドライン・一般的な治療原則の概略／理学療法検査・測定／理学療法治療／理学療法の課題
（神里　巖）

第8章 脱臼・動揺関節・関節不安定性

1. 脱臼・動揺関節・関節不安定性の病態 ……………………………………196
総論／各関節における関節不安定性
（建内宏重）

2. 脱臼・動揺関節・関節不安定性に対する理学療法 ……………………………………205
総論／診療ガイドラインと一般的な治療原則の概略／理学療法検査・測定／理学療法治療／理学療法の課題
（建内宏重）

第9章 テニス肘・野球肘

1. テニス肘・野球肘の病態 ……………………………………218
総論／肘関節の正常解剖・構造／発生機序／修復過程
（古川裕之）

CONTENTS

2. テニス肘・野球肘に対する理学療法 ……………………………227
総論／診療ガイドラインの概略／理学療法検査・測定／理学療法治療／手術療法／理学療法の課題
（古川裕之）

第10章 関節リウマチ

1. 関節リウマチの病態 ……………………………240
総論／滑膜の形態と機能／関節リウマチの疫学と誘因／関節リウマチの発症・進展の分子メカニズム／関節リウマチの診断と評価／関節リウマチの治療／おわりに
（三浦靖史）

2. 関節リウマチに対する理学療法 ……………………………250
総論／診療ガイドラインの概略／関節リウマチに対する理学療法の基本的な考え方／理学療法検査・測定／理学療法治療／理学療法の課題
（内田茂博）

第11章 脊髄損傷

1. 脊髄損傷の病態 ……………………………262
総論／脊髄の構造と機能／病態
（武本秀徳）

2. 脊髄損傷に対する理学療法 ……………………………271
総論／診療ガイドラインの概略／理学療法検査・測定／理学療法治療／理学療法の課題
（稲村一浩）

第12章 末梢神経損傷

1. 末梢神経損傷の病態 ……………………………282
総論／末梢神経の形態と機能／末梢神経損傷の病態像・発生機序／末梢神経損傷の修復メカニズム／末梢神経損傷後の神経再生における問題点
（金村尚彦）

2. 末梢神経損傷に対する理学療法 ……………………………291
総論／診療ガイドラインと一般的な治療原則の概略／理学療法検査・測定／理学療法治療／理学療法の課題
（金村尚彦）

第1章 変形性関節症

第 1 章 | 変形性関節症

1 変形性関節症の病態

総論

1 変形性関節症の概要

変形性関節症（osteoarthritis：OA）は，高齢者に多くみられる運動器疾患であり，荷重関節である股関節や膝関節に頻発する．特に罹患関節として膝関節が最も頻度が高い．ROAD（Research on Osteoarthritis/osteoporosis Against Disability）プロジェクトでの調査結果により，日本の罹患者数は，変形性膝関節症だけで2,530万人（男性860万人，女性1,670万人），痛みを訴える患者は820万人であり，これを日本の人口構成にあてはめると，40歳以上の日本人の2人に1人が変形性膝関節症，そのうち約7割は自覚症状がないと推定される．また日本の変形性膝関節症は1：2〜1：4.7の比率で女性に多く，全体の85％は内側大腿脛骨関節に生じ，内反変形を呈する．高齢化が進むことによりますます患者数は増えることが予想され，医療経済的にも注目すべき重要な疾患といえる．

関節は，関節軟骨，関節包，関節液，半月板，靱帯など多くの構成体より成り立っており，変形性関節症ではこれらの構成体すべてが影響を受ける（図1）．そして，変形性関節症の主病変は関節軟骨にあり，自然治癒することはない．これは，関節軟骨に血管・リンパ管・神経組織が存在しないためである．Hunterが1743年に「自己修復能力が極めて乏しい関節軟骨は，一度損傷を受けると修復されない（Hunter命題）」[2]と提唱してから，2世紀半経過した現在でも克服できていない．

手術を必要としない，もしくは手術法のない変形性関節症のすべては保存療法で対処され，90％以上の症例に保存療法の効果が期待できるとされる．関節破壊の進行が軽度な症例は，保存療法への反応も良好であるが，進行すると治療に抵抗性となる．今後は，保存療法で重症化を食い止めること，さらに自覚症状のない潜在的な患者を抽出し，早期治療を行い，変形性関節症の重症化および要支援・要介護への移行を防止することが必要であり，ここ

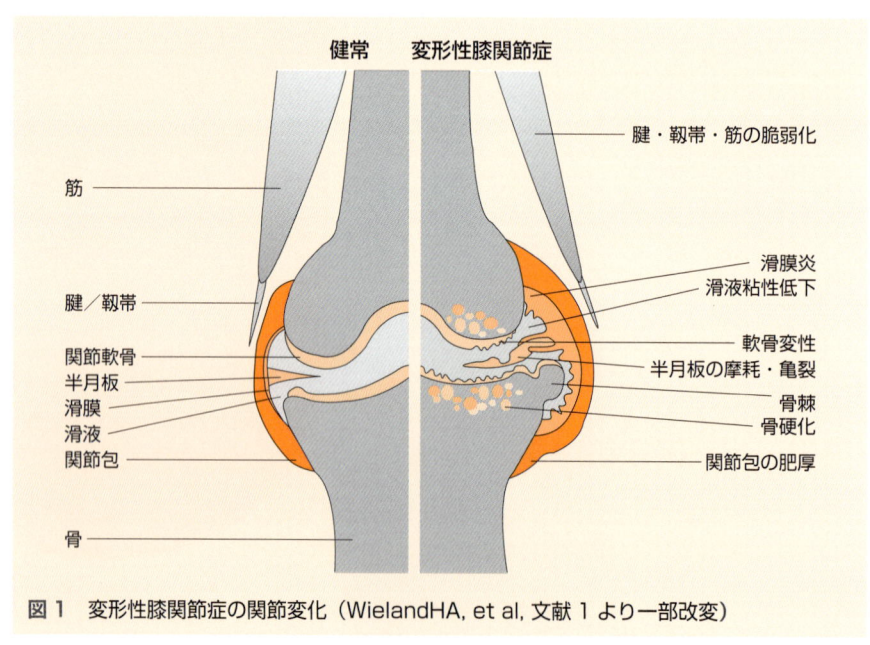

図1　変形性膝関節症の関節変化（Wieland HA, et al, 文献1より一部改変）

で理学療法士は主軸を担える．

2 変形性関節症の分類

特定できる原因疾患が明確ではない，あるいは年齢などのさまざまな要因が重なって発症するものを一次性変形性関節症（primary osteoarthritis）とよぶ．これに対して，関節の外傷・先天性異常・変形・関節炎・内分泌や代謝性疾患など特定される原因に続発するものを二次性変形性関節症（secondary osteoarthritis）とよび，若年者にもみられる．日本においては，膝関節では内反変形に伴う一次性が多く，股関節では先天性形成不全を素因とした二次性が多いという異なる特徴がある※1．

3 変形性関節症の症状[3,4]

1. 痛み

特に動作開始時などの運動時痛が主であり，安静により軽快することが多い．変形性膝関節症の初期では，動かし始めれば痛みが軽減することもあるが，末期の状態や炎症が強いときには，安静時や運動中止後にもしばらく続く痛みが生じやすい．関節軟骨には神経組織が存在しないことから，痛み発生のメカニズムとしては，①構築学的変化に伴う関節面の痛み，②機械的刺激（骨棘など）によって摩擦を繰り返すことで生じる炎症や変性を伴う痛み，③機能低下が発生した関節およびその関節を他の関節が運動連鎖的に補助し，そのバランスを補正するように筋の過剰収縮（経時的・瞬間的）が出現することで生じる痛みなどが主な原因である．

2. 腫脹

初期に腫脹を主訴とすることがあり，痛みとならび炎症の強さは変形性関節症の初期における進行要因でもある．変形性膝関節症の多くは関節液穿刺で鎮静化する．

3. 変形・関節拘縮

関節軟骨の変性・破壊によって関節が変形することで，外観自体が変化し，関節拘縮に伴う肢位異常も起こる．X線像で確認すると，関節裂隙の狭小化や消失，骨棘，関節面の不適合性をみることができる．変形が強くなると運動に伴って軋音を生じる．内側型変形性膝関節症では内反変形〔FTA（femorotibial angle）増加〕，外側型変形性膝関節症では外反変形（FTA減少）がみられ，変形性膝関節症の進行とともにアライメント変化も大きくなる．変形性股関節症の末期では，大腿骨頭変形をきたし，肢肢短縮による脚長差がみられるようになる．また下肢のアライメントは動的に変化する．内反膝では踵接地直後に膝が急激に外側へ動揺する lateral thrust，外反膝では内側へ動揺する medial thrust が特徴とされ，重度変形性膝関節症患者の多くにみられるが，すべての変形性膝関節症患者に必発する現象とはいえない．

4. 筋力低下

マルアライメント，痛み，活動性の低下が相まって，筋萎縮を認める．変形性股関節症では，進行するとトレンデレンブルグ（Trendelenburg）徴候やデュシェンヌ（Duchenne）現象がみられるようになる．

正常関節軟骨の形態と機能

前述したとおり，変形性関節症の主病変は関節軟骨にあるため，ここでは関節軟骨について述べる．その他の関節構成体については，3，6，7，10章を参照されたい．

1 関節軟骨の構造[4-6]

関節軟骨は，新鮮時には蒼白なガラス様にみえるため，硝子軟骨とよばれる．肉眼的には平滑で光沢に富み弾性を有する．加齢とともに肉眼的に黄白色となり，表面の光沢は減少する．

関節軟骨は，タイドマーク（tidemark）を境に，非石灰化層（uncalcified zone）と石灰化層（calcified

---

解説

※1　最近，日本での一次性の変形性股関節症が増えてきている．

zone）に分かれる．非石灰化層は，最表層から，輝板（lamina splendens），浅層（superficial zoneまたは tangential zone），中間層または移行層（intermediate zone または transitional zone），深層または放射層（deep zone または radial zone），石灰化層の5つの層状構造をとる**（図2）**．輝板は，厚さ約350～400nmの薄い層である．関節軟骨の潤滑や透過性に関与するとされるが，不明な点も多い．浅層のコラーゲン線維は，より以下の層に比べ最も細く，関節面と平行に走行し，軟骨表面の張力に対応する．軟骨細胞は扁平で，関節面に平行に配列する．中間層は，軟骨全層の約3/4を占める．コラーゲン線維が縦横に走る網目構造をなし，豊富なプロテオグリカン（proteoglycan：PG）※2が水分を保持している．軟骨細胞は楕円形であり，細胞小器官が発達し，代謝活性が高い．深層では，細胞が柱状に配列している．石灰化層にコラーゲン線維が垂直に連続し，軟らかい軟骨組織が硬い石灰化組織へ固着する緩衝作用を有する．石灰化層と軟骨下骨の間は，骨・軟骨移行部（osteochondral junction）とよばれ，異なる構造の組織がコラーゲン線維で連結している．なお，関節軟骨の栄養と酸素は関節液と軟骨下骨からの拡散によって供給される．

2 関節軟骨の成分 [4-6]

1．成分

関節軟骨は，軟骨細胞と細胞外マトリックス（extracellular matrix：ECM）から構成される．成人の関節軟骨の約70％は水分，約20％はコラーゲン，約10％はコラーゲン線維の間を埋めるプロテオグリカンからなり，その中に1～5％程度の軟骨細胞が散在している．軟骨細胞は，関節軟骨で認められる唯一の細胞であり，軟骨細胞窩とよばれる小腔の中に閉じ込められるように偏在している．軟骨細胞は，細胞外マトリックスを活発に合成するとともに分解し，関節軟骨の恒常性を維持している．最も多い水分は，血管が存在しない関節軟骨において，酸素・栄養分・老廃物を軟骨細胞と栄養豊富な関節液との間でやり取りする働きをもつ．

2．コラーゲン

細胞外マトリックスを構成するコラーゲンのうち，80～90％をⅡ型コラーゲンが占め，そのほか

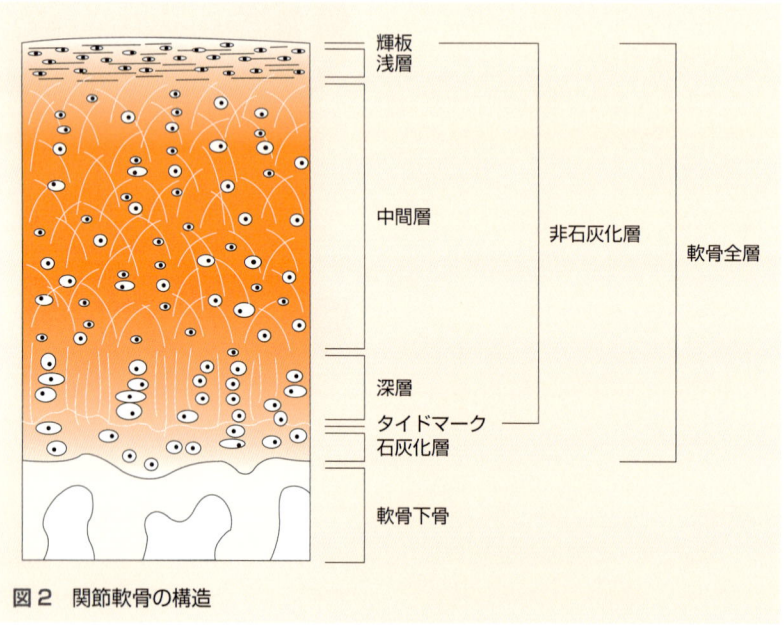

図2　関節軟骨の構造

解説

※2　プロテオグリカン：変形性関節症の薬物療法で頻繁に使われる抗炎症薬のNSAIDs（エヌセイズ）は，一般にいわれている副作用（胃潰瘍などの胃粘膜傷害）だけではなく，プロテオグリカン産生抑制作用や関節破壊の報告もある．

V・VI・IX・X・XI型コラーゲンがある．関節軟骨内に存在するコラーゲンは，II型コラーゲン細線維にIX・XI型コラーゲンが会合した複合体（超分子複合体）が主で，かつ関節軟骨特異的である．この超分子複合体が，網目構造を形成し（コラーゲンネットワーク），細胞外マトリックスの基本骨格となっている．なお，X型コラーゲンは，成長軟骨の肥大軟骨細胞層や関節軟骨の石灰化層に特異的に存在するが，変形性関節症を発症すると軟骨細胞がX型コラーゲンを産生するようになる．

3. プロテオグリカン

プロテオグリカンは，コア蛋白という蛋白質に，グリコサミノグリカン（旧名，ムコ多糖類）が共有結合した複合体の総称である．グリコサミノグリカンは，プロテオグリカンの性質を決定するうえで重要な役割を果たし，ヒアルロン酸，コンドロイチン4硫酸，コンドロイチン6硫酸，デルマンタン酸，ケラタン硫酸，ヘパラン硫酸，ヘパリンがある．これらのグリコサミノグリカンのいずれかが結合することにより，軟骨型プロテオグリカン（アグリカン），デルマタン硫酸プロテオグリカン（デコリン），M型プロテオグリカン（バーシカン），軟骨IX型コラーゲンプロテオグリカン，デルマタン硫酸プロテオグリカン（ビグリカン），基底膜大型ヘパラン硫酸プロテオグリカン（パールカン），膜貫通型ヘパラン硫酸プロテオグリカン（シンデカン），いずれかのプロテオグリカンになる．これらのうち，関節軟骨の代表的なプロテオグリカンはアグリカンであり，100本以上のコンドロイチン硫酸やケラタン硫酸が結合している．アグリカンは，通常リンク蛋白を介して，ヒアルロン酸と結合して，巨大な会合体（アグリゲート：Aggregate）を形成している．アグリゲートは，自身の重さの約50倍の水分を保持することができ，それによって細胞外マトリックスを水和し，関節軟骨特有の弾力性が得られる．関節軟骨では，コラーゲンネットワークの間隙に，多量の水分子を含むアグリゲートが封じ込められている．

4. 細胞外マトリックスの分解酵素

細胞外マトリックスの分解に関与する主な酵素が，マトリックスメタロプロテアーゼ（matrix metalloproteinase：MMP）である．細胞外マトリックスの分解は，変形性関節症など異常な状態になったときにだけ作用するのではなく，正常な状態でも代謝のために働く．変形性関節症を発症した関節軟骨では，II型コラーゲンの分解に働くコラゲナーゼ（MMP-1・8・13）のなかでも強い活性をもつMMP-13や，プロテオグリカンの分解に働くMMP-3が過剰に産生される．

ADAMTS（アダムティーエス）（a disintegrin and metalloproteinase with thrombospondin motifs，ディスインテグリン領域・メタロプロテアーゼ領域・I型トロンボスポンジンモチーフをもつ蛋白分解酵素）は，プロテオグリカンの分解をはじめとし，結合組織の合成，炎症，血管形成，細胞の遊走などで重要な働きをする．アグリカンを分解する酵素は，アグリカナーゼとよばれるADAMTS-1・4・5・8・9・15・20に加えて，MMP-3・7・13にもあるが，変形性関節症においてはADAMTS-5（アグリカナーゼ-2）とADAMTS-4（アグリカナーゼ-1）の役割が主である．

3 関節軟骨の機能 [5,6]

潤滑と荷重緩衝という2つの重要な機能をもつ．生体内での関節の摩擦係数は0.0057〜0.02であり，スケートと氷との間の0.03よりも小さい．境界潤滑，流体潤滑，惨み出し潤滑，押し上げ潤滑の4つの潤滑機構が協同して働き，この低摩擦状態を作り出しているとされる．境界潤滑は，関節軟骨の表面にある凹部に巨大分子であるヒアルロン酸-蛋白質複合体が濃縮されたゲル状の膜が形成され，関節軟骨同士の直接的な接触を妨げる潤滑機構である．これは主に低負荷あるいは低速度の条件で働く．流体潤滑は，関節運動によって生まれる関節液の流れや圧が流体膜を形成し（くさび膜潤滑作用，しぼり膜潤滑作用），関節軟骨間の距離を維持する潤滑機構である．その摩擦係数は境界潤滑よりもはるかに小さく，主に高負荷あるいは高速度の条件で働く．惨み出し潤滑は，関節軟骨を強く圧迫すると水や分子量の小さなイオンが惨出し，その液体が膜を作り潤滑作用を行う機構であり，押し上げ潤滑は，軟骨表面のくぼみ内に残された関節液のうち大きなヒアルロン酸などの分子が取り残されて濃縮し，ゲル状の

膜となって軟骨表面を保護する機構である．

荷重緩衝は，関節軟骨と軟骨下骨の変形によって適合を変えることにより圧縮力を分散することや，関節面で滑り転がることによって力の方向を変えることでなされる．さらに，周囲の軟部組織や関節内構造物（半月板や脂肪体など）そのもの，あるいはこれらの間の可動によっても緩衝される．

変形性関節症の誘因 [4,6]

変形性関節症の発生には数多くの誘因があるが，主な原因は，加齢，遺伝的要因，関節の形態異常，代謝異常，炎症，外傷，生活様式などによる関節軟骨の脆弱化を基盤として，マルアライメント，関節不安定性，体重増加などメカニカルストレスが過剰となることで，関節軟骨が本来もっている修復機能とのバランスが崩れることにある．また，前述したとおり，健常な関節軟骨では軟骨細胞が細胞外マトリックスを合成するとともに分解し，関節軟骨の恒常性が維持されている．しかし変形性関節症では，過剰なメカニカルストレスが主な誘因となり，関節軟骨の同化（合成）と異化（分解）のバランス（恒常性のバランス）が崩れ，蛋白分解酵素（MMPやADAMTSなど）の産生が過剰となり，関節軟骨が変性する[※3]．

変形性関節症の軟骨の変化

変形性関節症の発症は，軟骨表面の線維化から始まる基質の変性および破壊に続いて，二次的に関節周囲組織の変化が生じるとの考えが趨勢を占めてきた．しかし，軟骨下骨の変化が発症要因として注目され，軟骨基質の変化と軟骨下骨の変化のどちらが先行して起こるかが議論されてきた．現在では軟骨下骨の変化は変形性関節症の進行の結果として起こるというより，関節軟骨および骨の病的現象が比較的早期から相互に関連しつつ，関節の破壊が進むという考え方が認識されつつある．

1 軟骨基質の変化 [4-6]

過剰なメカニカルストレスにより関節表面の輝板の破綻が起こり，続いて軟骨表面の微小亀裂（microcrack）が出現すると考えられている．微小亀裂はしだいに数を増し，深部まで達するようになり，こうした表層変化は裂け目や線維化といった軟骨表面の破綻を招く．特に線維化は表層基質の裂開で，肉眼的には表面のびらん，毛羽立ちという所見として認められる．そして軟骨表面に線維化が生じ，徐々に軟骨が消失し，骨が露出する．露出骨同士が研磨摩耗することにより，象牙化とよばれる鏡面状の骨硬化が形成される．

軟骨細胞では，細胞数の増加や活性化がみられ，細胞が集簇（クラスター）を形成する．これは関節軟骨の自己修復の試みと考えられているが，クラスターを形成する軟骨細胞の多くが肥大化し[※4]，軟骨基質の蛋白分解酵素を産生するため，軟骨変性の進行が促進される．また肥大化に相反することとして，軟骨細胞数が減少する．これは直接的に軟骨基質の合成の減少を意味する．

軟骨基質も著しく破壊される．損傷の程度が強いところでは，Ⅱ型コラーゲンが広く破壊され，これによりコラーゲンネットワークを保てなくなり，水分の保持ができず関節軟骨は膨張や軟化する．変性の初期において，表層の軟骨細胞周囲では，Ⅱ型コラーゲンが細胞間領域で減少するが，細胞周囲では逆に増加する．これは修復反応に伴う合成促進の結果である．進行すると，軟骨表層ではⅠ・Ⅲ型コラーゲンがみられるようになり，中間層や深層のクラスター周囲ではⅩ型コラーゲンが認められるようになる．コラーゲンの型の変化は，軟骨細胞の形質転換の反映である．

解説

※3 軟骨細胞は，破壊性変化に対応して修復能（remodeling）をもつが，ある範囲を超えると病的状態となり，修復による形態維持は困難となる．実際，変形性関節症では関節軟骨に修復反応が顕著に認められ，破壊と修復の混在した多彩な病態が形成されている．

※4 正常軟骨細胞は，ほとんど細胞増殖がなく成長板軟骨にあるような肥大軟骨細胞はみられない．

2 軟骨下骨の変化 [4,6]

1960年代，Radinらは，関節軟骨をクッション，軟骨下骨を硬いシートに見立て，軟骨下骨の骨強度の不均一性（脆弱な部位と健常な部位）が変形性関節症初期に生じ，荷重が加わった際に軟らかい部位があると，伸張力や剪断力が加わり軟骨破綻をきたすとし，軟骨変性に先行して軟骨下骨の変化が生じるという説を提唱した（図3）[7]．その後現在まで，関節近傍の骨代謝あるいは軟骨下骨の変化について，変形性関節症の発生や進行との関連を示すさまざまな報告がある※5．タイドマークの不整や重複化，軟骨下骨の肥厚につながる非石灰化層へのタイドマークの前進（tidemark advancement），タイドマークの不整や重複化，骨硬化，骨囊胞，石灰化層の微小骨折が観察される．臨床的には，磁気共鳴画像（MRI）において，軟骨下骨の骨代謝の亢進や骨髄病変（bone marrow lesions：BML）がみられ，これらの病変の後に関節軟骨の非薄化が進行することが示されている．特に，骨髄病変は痛みや変形性関節症進行の要因として重要な所見である．

変形性関節症の運動学・運動力学的変化

運動学・運動力学的変化を検討するうえで，運動解析は有力な手段であり，変形性関節症患者の特有の歩行を中心とした動作の特徴が明らかにされた．しかし，動作解析のみでは，変形性関節症の根本的な原因である過剰なメカニカルストレスが，直接的に蛋白分解酵素の産生の増加につながることを示すまでには至っていない．

変形性関節症の発症・進展の分子メカニズム

動物モデルを対象とした変形性関節症の包括的な研究が世界的に推進された結果，変形性関節症の分子背景が解明されつつある．関節軟骨が過剰なメカニカルストレスを受けると，軟骨細胞内で関節軟

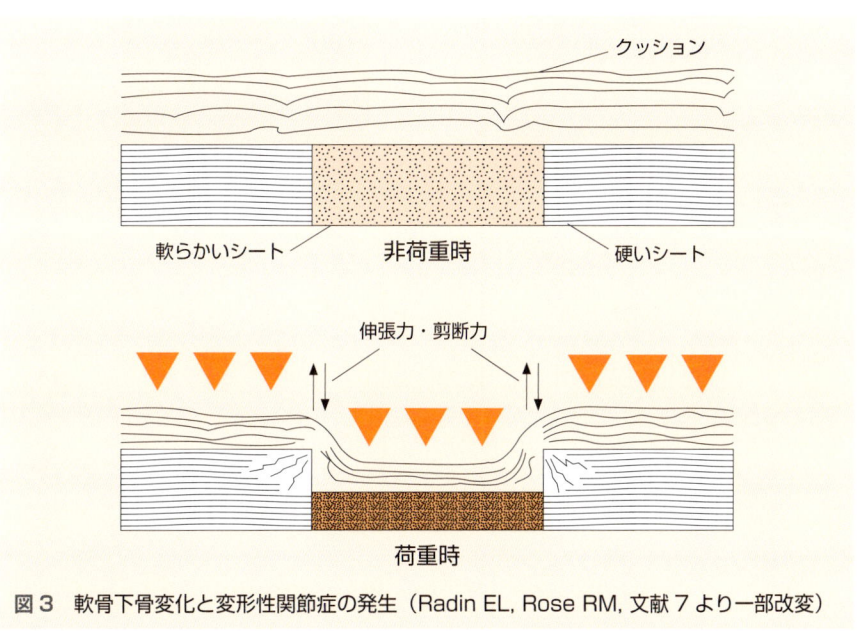

図3 軟骨下骨変化と変形性関節症の発生（Radin EL, Rose RM, 文献7より一部改変）

解説

※5 軟骨下骨の変化に対処するために，骨吸収抑制薬（ビスホスホネート）が検討されている．動物モデルではその有効性が示され，ヒト変形性関節症に対する効果についても，高用量のビスホスホネートが，軟骨下骨構造を維持することやMRIによる軟骨下骨変化や骨棘を抑制することなど，症状の改善が得られることが報告されている．一方で，効果がないという報告もあり結論は得られていない．

骨を変性へ導くシグナルが発生する．核内因子（nuclear factor：NF）-κB シグナルの活性化は，低酸素誘導因子（hypoxia inducible factor：HIF）-2αの発現を増強する．HIF-2α は indian hedgehog（IHH）を活性化して直接的に，また IHH は runt-related transcription factor 2（Runx2）を介して，軟骨細胞の肥大化を促進する．肥大化した軟骨細胞は，COL10A1（X型コラーゲン），血管内皮細胞増殖因子（vascular endothelial growth factor：VEGF），MMP-13，ADAMTS-5 を産生し，これらが MMP-3 の産生にもつながる．syndecan-4 が MMP-3 の発現を誘導しつつ，ADAMTS-5 の活性を刺激する．このように軟骨細胞の肥大化により，細胞外マトリックスの分解酵素が過剰に産生される．そして，滑膜や靱帯に接していて血管の侵入が可能な関節辺縁では，内軟骨性骨化（軟骨内骨化）[※6]が生じ力学的要請に応じた骨棘ができるが，軟骨基質内部では血管侵入ができないために，骨化することなく関節軟骨の破壊だけに終わる．これら

の HIF-2α を中心とする分子メカニズムは動物モデルから得られたものであるが，ヒトゲノム解析から HIF-2α の一塩基多型（single nucleotide polymorphism：SNP）が変形性関節症疾患感受性を示すことも明らかになった[8]．一方で，後にヒトを対象とした研究において，HIF-2α が同化に作用し，HIF-2α はむしろ減少するとする真逆の結論も報告されている[9]．ここで，より最新の研究結果を是とするのは早計であろう．変形性関節症は環境要因や遺伝要因を含め多因子疾患といわれ，その緩徐な進行のために病態が捉えにくい．用いられた動物モデルは，膝関節靱帯を切断することで過剰なメカニカルストレスを惹起する変形性関節症の代表的なモデルであることから，HIF-2α を中心とする分子メカニズムは，過剰なメカニカルストレスに起因する分子背景とみなすのが妥当と考える．また，HIF の半減期が数分間と極めて短いことも，結果に影響を及ぼしている可能性がある．

軟骨下骨では，骨芽細胞が，インターロイキン

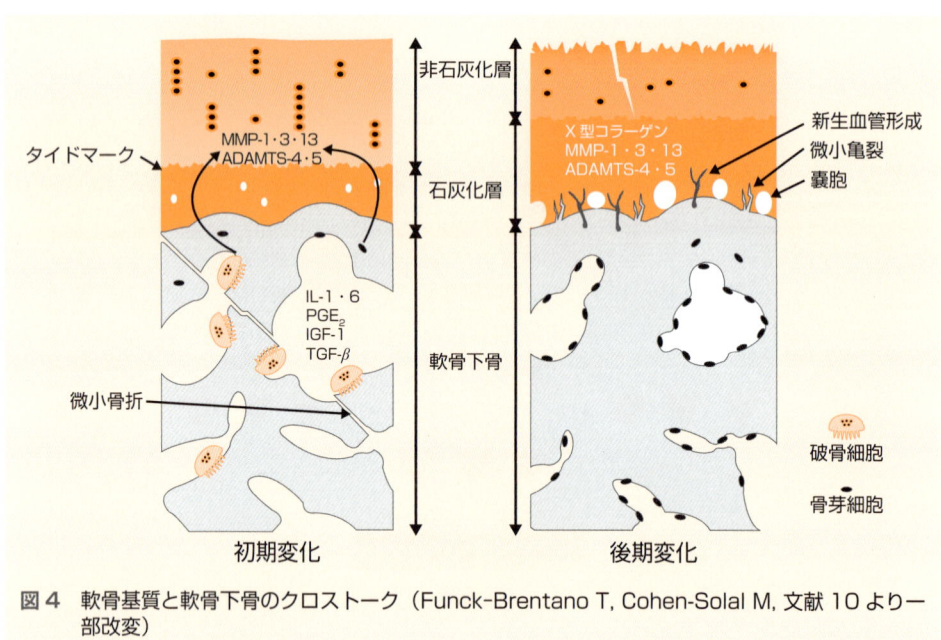

図4　軟骨基質と軟骨下骨のクロストーク（Funck-Brentano T, Cohen-Solal M, 文献10より一部改変）

解説

※6　内軟骨性骨化：発生期・成長期の成長板軟骨でみられる軟骨に血管が誘導されて骨ができる生理的現象である．永久軟骨である関節軟骨では，通常，内軟骨性骨化は生じない．

※7　プロスタグランジン E_2（PGE_2）：シクロオキシゲナーゼ（cyclooxygenase：COX）を介して産生される．非ステロイド性抗炎症薬（non-steroidal anti-inflammatory drugs：NSAIDs）は COX を抑制する薬物である．

(interleukin：IL)-1・6，プロスタグランジン（prostaglandin：PG）E_2[※7]，インスリン様成長因子（insulin-like growth factor：IGF）-1，トランスフォーミング増殖因子（transforming growth factor：TGF）-βなどのサイトカインと成長因子（growth factor）を発現し，これらは骨吸収の増加につながる破骨細胞の活性を促進する．これらはまた，MMPやADAMTSなどの産生を誘導する．進行すると，石灰化層が厚くなるとともに，非石灰化層が菲薄化し，そこではアポトーシスが生じた軟骨細胞と囊胞（cyst）が存在する．さらに，石灰化層から非石灰化層へタイドマークを越えた血管の侵入により内軟骨性骨化がもたらされ，骨芽細胞の骨形成の増加に関連する軟骨下骨の肥厚が生じ，剪断力が増大することでさらに変形性関節症の変化が加速する．この血管の侵入には，前述の軟骨細胞がVEGFを発現していることも深く関与している．これらの変化の結果，骨芽細胞による骨形成が増加し，力学特性が変化し，メカニカルストレスに対するコンプライアンスが低下する．骨梁の微小骨折と，それに続く仮骨形成の繰り返しによって骨硬化が進行していく．そして，関節軟骨に対する負荷が増大し，さらなる関節軟骨の変性，損傷がもたらされる（図4）[10]．

一方，過剰なメカニカルストレスにより直接的に，あるいは軟骨基質の分解酵素により破壊されたⅡ型コラーゲンやフィブロネクチンなどの軟骨基質の断片が，軟骨細胞や滑膜にある滑膜細胞を刺激し，それらからIL-1β，腫瘍壊死因子（tumor necrosis factor：TNF）-α，ケモカインといった炎症性サイトカインの産生が増加する．炎症性サイトカインはさらに軟骨細胞によるMMPやADAMTSの産生を誘導する．その際，一酸化窒素（nitric oxide：NO）やPGE_2などが産生されることで，軟骨細胞の基質産生能が低下し，アポトーシスが誘導されるほか，痛みなどの症状が引き起こされる．そして，これらが軟骨由来抗原の放出を促すことで，免疫システムが刺激され，関節内で軟骨破壊，炎症，痛みが引き起こされる．変形性関節症の関節内では，このような炎症と軟骨変性の相互作用が続く悪循環が生じている（図5）[11,12]．さらに炎症は，前述のNF-κBシグナルも活性化する．ただし動物モデルから得られた知見では，炎症は変形性関節症の結果として生じるが，主たる原因ではないことも示されている．

このように変形性関節症では，軟骨細胞由来の

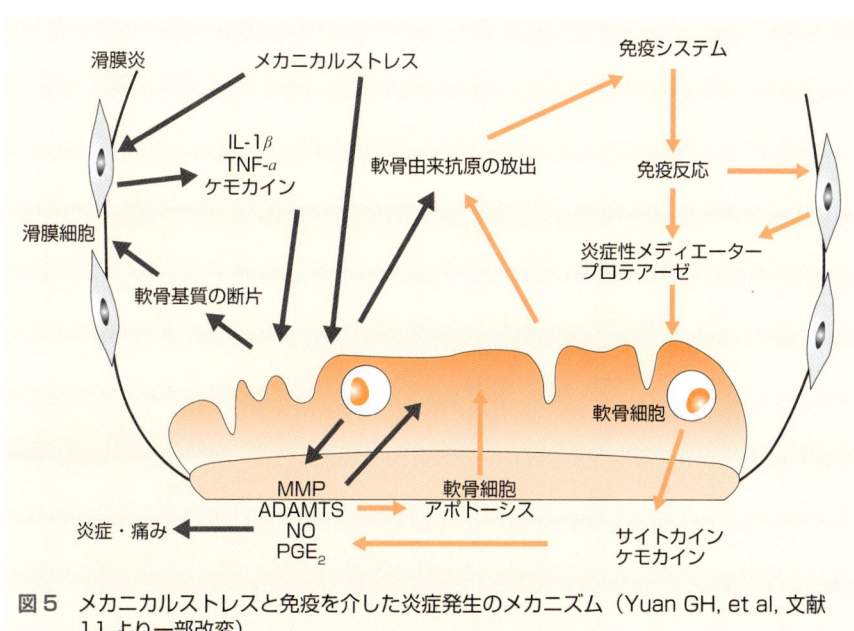

図5　メカニカルストレスと免疫を介した炎症発生のメカニズム（Yuan GH, et al, 文献11より一部改変）

蛋白分解酵素による破壊（内因性破壊）が主体であるが，これに二次性滑膜炎などによる滑膜や血球成分由来の蛋白分解酵素による破壊（外因性破壊）も加わる[※8].

● 文献

1) Wieland HA, et al : Osteoarthritis-an untreatable disease? *Nat Rev Drug Discov*, 4 : 331-344, 2005.
2) Hunter W : On the structure and diseases of articulating cartilages. *Trans R Soc Lond*, 42B : 514-521, 1743.
3) 嶋田智明・他：変形性関節症 何を考え，どう対処するか．文光堂，2008.
4) 古賀良生：変形性膝関節症 病態と保存療法．南江堂，2008.
5) 藤井克之，井上 一：骨と軟骨のバイオロジー 基礎から臨床への展開．金原出版，2002.
6) 井上 一：変形性関節症の診かたと治療 第2版．医学書院，2012.
7) Radin EL, Rose RM : Role of subchondral bone in the initiation and progression of cartilage damage. *Clin Orthop Relat Res*, 213 : 34-40, 1986.
8) Saito T, Kawaguchi H : HIF-2α as a possible therapeutic target of osteoarthritis. *Osteoarthritis Cartilage*, 18 : 1552-1556, 2010.
9) Thoms BL, et al : Hypoxia promotes the production and inhibits the destruction of human articular cartilage. *Arthritis Rheum*, 65 : 1302-1312, 2013.
10) Funck-Brentano T, Cohen-Solal M : Crosstalk between cartilage and bone : when bone cytokines matter. *Cytokine Growth Factor Rev*, 22 : 91-97, 2011.
11) Yuan GH, et al : Immunologic intervention in the pathogenesis of osteoarthritis. *Arthritis Rheum*, 48 : 602-611, 2003.
12) Sokolove J, Lepus CM : Role of inflammation in the pathogenesis of osteoarthritis : latest findings and interpretations. *Ther Adv Musculoskelet Dis*, 5 : 77-94, 2013.

（森山英樹）

解説

※8　このほか，Wnt/β-catenin シグナル，TGF-β/骨形成蛋白質（bone morphogenetic protein：BMP）シグナル，分裂促進因子活性化蛋白質キナーゼ（mitogen-actiated protein kinase：MAPK）シグナル，Notch シグナルなどの変形性関節症発症への関与も報告されている．

2 変形性膝関節症に対する理学療法

総論

　変形性膝関節症は，日本のみならず世界的にも罹患率が高い疾患である．変形性膝関節症はその発症部位から，内側型，外側型，膝蓋大腿関節型に分類され，なかでも内側型の発症頻度が他に比べて圧倒的に多い．本項では内側型変形性膝関節症に限定して述べていく．

　変形性膝関節症患者の約9割は保存療法が行われているが，未だ根治的治療はなく，対症療法にとどまっている．また，人工膝関節置換術後は，理学療法士による介入が多くの医療機関で行われているが理学療法の有用性に関する根拠はいまだ不明である．

診療ガイドラインの概略

　2014年にOsteoarthritis Research Society Internationl（OARSI）が報告した非外科的治療のガイドライン[1]では，変形性膝関節症を4つの亜型に分類し，それぞれに亜型に応じた治療を推奨している（図1）．まず，膝だけに症状を有するもの（変形性膝関節症単独），もしくは膝以外の他関節（例えば，股関節，手，脊椎など）にも症状を有するもの（多関節変形性関節症）に分類される．次の分類は，併存疾患が存在しているか否かである．moderate co-morbidity riskは，糖尿病，高血圧，中枢神経疾患，腎不全，消化管出血，うつ，肥満を

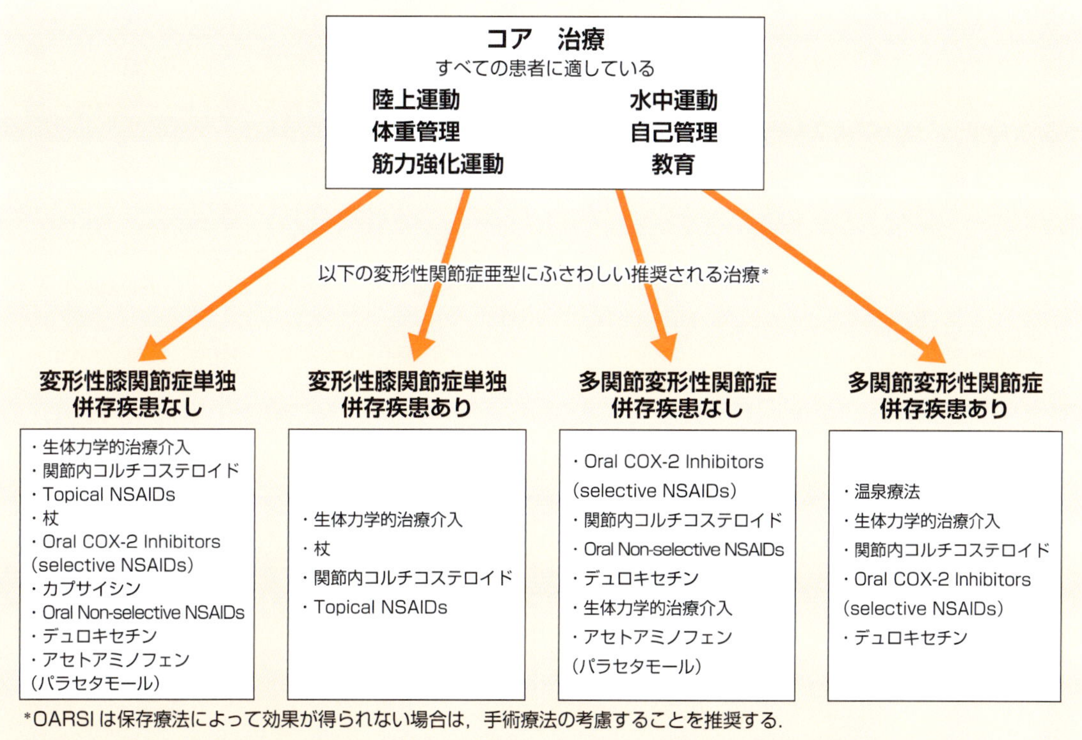

```
            コア　治療
         すべての患者に適している
    陸上運動              水中運動
    体重管理              自己管理
    筋力強化運動          教育
```

以下の変形性関節症亜型にふさわしい推奨される治療＊

変形性膝関節症単独 併存疾患なし
・生体力学的治療介入
・関節内コルチコステロイド
・Topical NSAIDs
・杖
・Oral COX-2 Inhibitors (selective NSAIDs)
・カプサイシン
・Oral Non-selective NSAIDs
・デュロキセチン
・アセトアミノフェン（パラセタモール）

変形性膝関節症単独 併存疾患あり
・生体力学的治療介入
・杖
・関節内コルチコステロイド
・Topical NSAIDs

多関節変形性関節症 併存疾患なし
・Oral COX-2 Inhibitors (selective NSAIDs)
・関節内コルチコステロイド
・Oral Non-selective NSAIDs
・デュロキセチン
・生体力学的治療介入
・アセトアミノフェン（パラセタモール）

多関節変形性関節症 併存疾患あり
・温泉療法
・生体力学的治療介入
・関節内コルチコステロイド
・Oral COX-2 Inhibitors (selective NSAIDs)
・デュロキセチン

＊OARSIは保存療法によって効果が得られない場合は，手術療法の考慮することを推奨する．

図1　変形性膝関節症の非外科的治療のOARSIガイドライン（McAlindon TE, et al，文献1より）

含む活動を制限する身体機能に関わる健康状態に影響を与える疾患である．high co-morbidity riskは，消化管出血，心筋梗塞，慢性腎不全の既往が存在する場合をいう．OARSIの非外科的治療のガイドラインは，4つの亜型すべてに共通するコア治療を推奨している．コア治療は，陸上での運動，水中運動，体重管理，自己管理と患者教育，筋力強化運動である．

理学療法検査・測定

理学療法検査・測定によって，ICFに基づき患者の構造と機能を明確にする．

1 医療情報の収集

OARSIの非外科的治療のガイドライン[1]では，moderate co-morbidity riskとhigh co-morbidity riskを把握して治療戦略を立てることの重要性が述べられているため，これらについての情報は必ず収集しておく必要がある．

医療面接により，変形性膝関節症患者が医療機関に何を求めているか，理学療法を行ううえで何を希望しているかを明らかにする．また，症状，活動制限と参加制約に関する情報を収集する．

2 理学療法適応判断

膝関節の熱感，発赤，腫脹を伴う急性炎症症状を呈している場合は，急性関節炎，石灰沈着性膝関節炎，化膿性膝関節炎，色素絨毛性滑膜炎などの存在が考えられ，理学療法の適応範囲ではない．一般的には変形性膝関節症では関節血症は認められない．関節血症が認められる場合も，理学療法を積極的に行うことは禁忌である．

3 身体構造

1．膝関節の構造評価

変形性膝関節症の診断は，荷重位で前方正面からのX線像所見より重症度分類され，Kellgren-Lawrence grading scaleが使われる（図2）．X線像所見から膝関節の構造破壊の程度を確認できる．MRI検査が行われることも多く，骨嚢包，骨壊死，半月板変性断裂などが確認できる．

2．マルアライメント・姿勢評価

マルアライメントや姿勢異常は膝関節に異常なメカニカルストレスを生じさせる原因因子となる．しかしながら，変形性膝関節症患者に共通して認められるマルアライメントや姿勢異常に関するエビデンスはない．マルアライメントと姿勢観察のチェックは荒木の方法[2]を参考にしていただきたい．

	Grade 0	Grade 1	Grade 2	Grade 3	Grade 4
関節裂隙狭小化	(−)	(−)	(+), 1/2以上残存	(+), 1/2以下残存	関節裂隙閉鎖
骨棘形成 軟骨下骨の硬化像	(−)	(+)	(+)	(+)	(+)
X線像所見	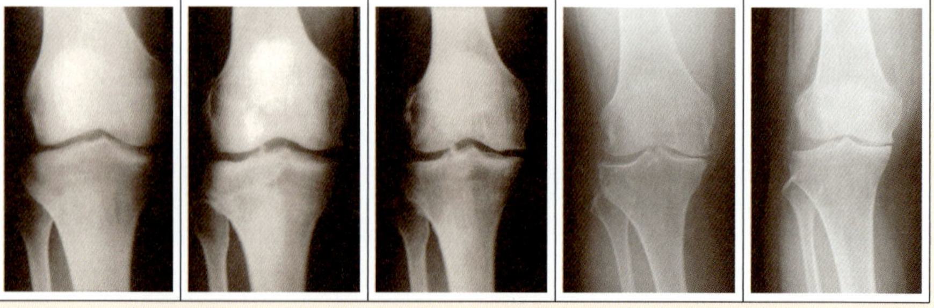				

図2 X線像による変形性膝関節症の重症度分類（Kellgren-Lawrence grading scale）

4 心身機能

1. 関節機能

膝関節の関節安定性は，徒手テストを用いて関節不安定性が存在するか否かを判断する．脛骨の前方弛緩性の存在はLachmanテスト，内外反の側方弛緩性の存在は内外反ストレステストを用いる．

変形性膝関節症患者は，早期の段階から最終屈曲域での屈曲運動の制限，10°以内の伸展制限が生じていることが多い．ROM（range of motion：関節可動域）測定のほか，脛骨大腿関節に対して内側と外側の2つのそれぞれのコンパートメントに対し関節の遊びの検査を行う（図3）．一般的には，外側コンパートメントは関節の遊びが大きく，内側コンパートメントは関節の遊びが少ない．しかし，変形性膝関節症患者の多くは外側コンパートメントの遊びは減少し，内側コンパートメントの過度の遊びが生じていることが多い．

変形性膝関節症患者の多くは，膝蓋骨の可動性の低下が認められる．特に，膝蓋骨上方滑走不全は膝関節伸展制限，膝蓋骨下方滑走不全は屈曲制限に関与していることが多い．patella glidingテストでは，膝蓋骨を純粋な滑り運動にて上下・左右に動かし，その可動性と抵抗を感じる方向，膝蓋骨の異常運動の出現などを判断する（図4）．

2. 筋の機能

変形性膝関節症患者では，膝関節伸展筋力のみならず股関節周囲筋機能低下が膝関節に異常なメカニカルストレスを発症させる可能性が報告されている．筋力の測定方法として，MMT（manual muscle testing：徒手筋力検査），徒手筋力計や等速性運動機器を用いた客観的な測定方法がある．筋

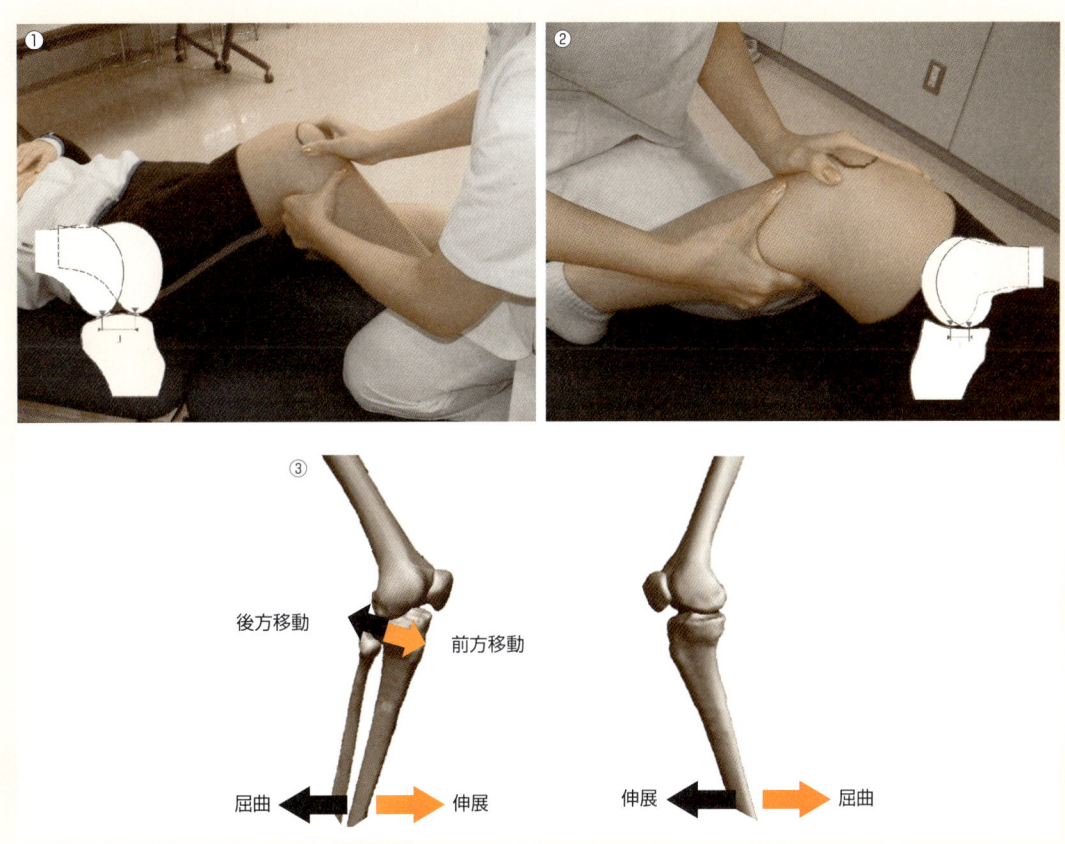

図3　脛骨大腿関節の関節の遊びの検査
①膝関節外側コンパートメントは脛骨前後方向の関節の遊びが大きい．
②膝関節内側コンパートメントは脛骨前後方向の関節の遊びが小さい．
③膝関節屈曲伸展運動の膝関節各コンパートメントの運動．

力測定法の課題は，筋力の段階付けや数値化は可能であるが，筋力低下と判断する客観的な基準値が存在しないことである．

筋長テストは，筋緊張亢進の存在を判断する検査である．正常な筋緊張を有していれば，筋はある程度の伸張性を有している．筋長テストが陽性であれば，伸張性が低下していると判断する．変形性膝関節症患者では腸腰筋，股関節外旋筋群，股関節内転筋群，大腿直筋，ハムストリングス，腓腹筋，後脛骨筋，足指屈筋群の筋長テストはルーチンに行う．筋長テストの詳細は他書[3]を参考にしていただきたい．

3. 基本的運動・動作テスト（movement test）

基本的運動・動作テストは，スキルやパフォーマンスなどの出来高と観察に基づいた質的な評価を行う．異常動作パターンの出現，痛みや筋のこわばりやひきつりなどの主観的感覚の出現を記録し，それらが出現したら異常と判断する．変形性膝関節症患者に用いる基本的運動・動作テストは，座位での膝関節伸展運動，腹臥位での膝関節屈曲運動，下肢伸展挙上運動（背臥位，腹臥位），股関節外転運動，単脚起立動作，スクワット運動（90°までのスクワット），階段昇段動作，階段降段動作である．**表1**にこれら基本的動作の典型的パターンと異常パターンを示す．また，**表2**に変形性膝関節症患者の代表的歩行パターン異常のチェック項目を示した[4,5]．

4. 痛み

痛みは，変形性膝関節症進行の予測因子であり，特に膝蓋部痛，膝関節全体にわたる鈍痛はその予後を判断するうえでも重要である．痛みの評価として身体図を用いて，痛みの部位，性質（鈍痛，鋭痛，だるい感じ），拡がり（神経の病理学的・生理学的変化に伴う痛み[※1]の存在の判断）を聴取する．また，痛みの日内・週内変動といつ・どのようなとき・どのように生じるかを知るために患者自身に3日～1週間連続して身体図を記入してもらう．さらに，痛みが増悪または軽減する姿勢・動作についても確認する．同一皮節内や体節性あるいは領域性の放散痛が認められた場合は，神経の病理学的・生理学的変

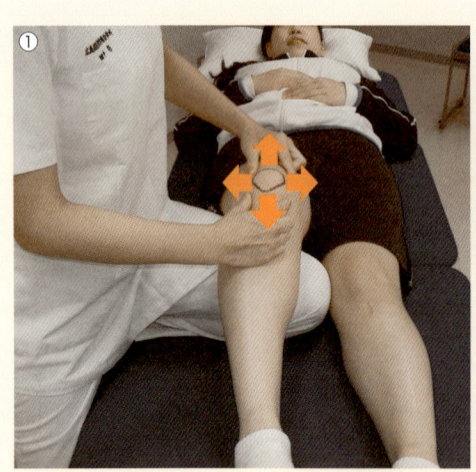 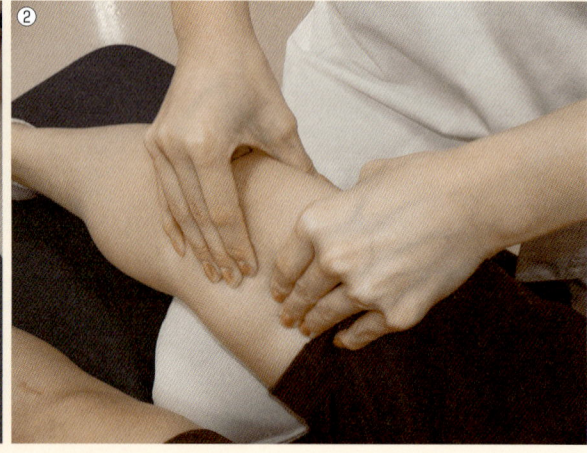

図4 大腿骨膝蓋面に対する膝蓋骨の運動検査（Patella gliding テスト）
①膝蓋骨を上下，左右，回旋方向に動かし，その可動性や最終域感を確認する．
②膝蓋骨を大腿骨膝蓋面から離解するよう，上方に持ち上げる．

解説

※1 痛覚受容器の刺激ではなく，末梢神経系あるいは中枢神経系における損傷または機能不全に起因する痛みである．変形性膝関節症の痛みは侵害受容性疼痛の側面が強いが，難治性の慢性疼痛の側面を示す所見や徴候がみられる者もいる．神経の病理学的・生理学的変化に伴う痛みをスクリーニングする方法として，LANSS scale，PainDETECT がある．

表1　下肢に関する基本的動作テスト（運動パターン）検査表

テスト項目	正常な運動，異常所見
ハーフスクワットテスト	□可能，□不可能，□可能であるが疼痛出現 腰椎　　□ニュートラル，□後弯，□前弯過剰 骨盤　　□ニュートラル，□過度前傾，□後傾，□右回旋，□左回旋 下肢　　□ニュートラル，□内反，□外反 股関節　□正常：屈曲可能，□屈曲が不足 膝関節　□正常：膝関節30〜45°屈曲可能，□不可能，□疼痛出現 足関節　□正常：下腿前傾を伴う足関節背屈， 　　　　□足関節背屈制限（下腿前傾が不足） 足部　　□ニュートラル，□足部アーチ低下，□足部不安定
単脚起立テスト	□可能，□不可能，□可能であるが疼痛出現 腰椎　　□ニュートラル，□後弯，□前弯過剰 骨盤　　□正常：骨盤が水平位保持，立脚肢への側方移動が起こる 　　　　□トレンデレンブルグ，□デュシャンヌ，□側方移動が起きない 　矢状面　□ニュートラル，□過度前傾，□後傾 　水平面　□ニュートラル，□右回旋，□左回旋 下肢　　□ニュートラル，□内反，□外反，□支持が不安定 股関節　□ニュートラル，□屈曲，□不安定 膝関節　□正常：伸展位，□屈曲，□不安定 足部　　□ニュートラル，□足部アーチ低下，□足部不安定
下肢挙上（SLR）テスト	□正常：わずかに骨盤後傾を伴い膝関節伸展位のままで股関節屈曲（40〜45°）ができる □異常：□膝関節不全が生じる，□過度の骨盤後傾を伴う， 　　　　□過度の腰椎前弯を伴う，□骨盤から挙上する 　　　　□大腿外旋を伴う，□大腿内旋を伴う，□下肢が震える □筋機能の異常：□大腿四頭筋の収縮が弱い，□縫工筋の強い収縮 　　　　　　　　□大腿筋膜張筋の強い収縮
股関節伸展テスト	□正常：わずかに骨盤前傾を伴う股関節伸展（10〜20°）ができる □異常：□膝関節屈曲を伴う，□過度の骨盤前傾を伴う， 　　　　□腰椎過伸展を伴う，□骨盤から挙上する，□下肢が震える □筋機能の異常：□大殿筋の収縮が弱い，□ハムストリングの強い収縮 　　　　　　　　□脊柱起立筋の強い収縮
股関節外転テスト	□正常：骨盤の位置を安定したまま，下肢の内外旋を伴わず，股関節の外転挙上が40°程度可能である． □異常：□下肢の外転挙上角度の不足， 　　　　□体幹側屈と骨盤の前額面上で回転が起こる 　　　　□下肢の内旋が起こる，□下肢の外旋が起こる 　　　　□股関節屈曲が起こる，□下肢が震える □筋機能の異常：□中殿筋の収縮が弱い，□腰方形筋の強い収縮 　　　　　　　　□大腿筋膜張筋の強い収縮

表2 変形性膝関節症患者の歩行パターンのチェック表

全体
- □ 適切な歩幅は保たれているか
- □ 適切な歩隔は保たれているか
- □ 上肢の振りは行われているか

両脚支持期（前半）
矢状面
- □ 踵接地は出来ているか
- □ 荷重の受け入れ時に膝関節の軽度屈曲は起きているか
- □ 荷重の受け入れから膝関節伸展運動が生じているか

前額面
- □ 下腿は正中位（もしくは軽度外側傾斜）に保持されているか
- □ 体幹が正中位に保持されているか
- □ 支持脚への骨盤移動は起きているか
- □ 足先はまっすぐか

単脚起立期
矢状面
- □ 股関節屈曲伸展中間位・膝関節伸展位で単脚起立が起きているか
- □ 単脚支持期後半で股関節伸展が生じているか

前額面
- □ 股関節と膝関節の位置が直線上にあるか
- □ 体幹が正中位に保持されているか

両脚支持期（後半）
矢状面
- □ 股関節伸展位にあるか
- □ 膝関節の屈曲は起きているか
- □ 前足部での支持は出来ているか

前額面
- □ 下腿は正中位に保持されているか
- □ 体幹が正中位に保持されているか

遊脚期
矢状面
- □ 股関節屈曲，膝関節屈曲で下肢の振り出しが行われているか
- □ 遊脚相後半に膝関節の伸展が起きているか
- □ 遊脚相終期に床への足部の落下が起こるか

前額面
- □ 体幹が正中位に保持されているか

化に伴う痛みの存在を視野に入れ，それを確認するための神経伸長テスト[6]を行う．

 活動と参加

1. 疾患特異的・患者立脚型QOL評価と身体活動に関するperformance-basedテスト

疾患特異的・患者立脚型QOL（quality of life：生活の質）評価の代表的なものとして，WOMAC（The Western Ontario and McMaster Universities Arthritis Index），日本人を対象したものとして変形性膝関節症患者機能評価尺度（JKOM：Japanese Knee Osteoarthritis Measure），膝外傷と変形性関節症評価点数（J-KOOS：Japanese-Knee injury and Osteoarthritis Outcome Score）がある．OARSIは，performance-basedテストとして30秒椅子からの立ち上がりテストと40mの努力性歩行をコアセットとし，さらに必要に応じてtimed up and go（TUG）テスト，6分間歩行テストを推奨している[7]．

理学療法治療

治療は検査・測定の結果に基づき計画され実行されるものである．変形性膝関節症の治療において最も重要なことは，患者自身が治療に参加し，自己管理方法を身に付ける患者教育である．手術療法後は，術後の体力低下に対する治療，浮腫・腫脹に対する治療，移動手段獲得のための荷重・歩行の獲得，その後の身体活動量増加を優先しながら，関節機能の治療，筋機能の治療，運動機能の治療を取り入れていく．また，術前より患者教育を実施し，術後の痛みに対する自己管理方法を学習する．

1 関節機能の治療

1. 膝蓋骨運動の改善

膝蓋骨運動を制限している膝蓋上嚢，膝蓋支帯，膝蓋靱帯，膝蓋下脂肪体などの組織を伸張するように膝蓋骨の純粋な滑り運動を行うことで柔軟性や滑走性を改善する（図4）．

2. 脛骨内外側運動の改善

大腿骨に対する脛骨の内外側滑り運動の制限は，膝関節の異常な回旋運動や前後運動に変化し，Sahrmann[8]の提唱する運動病理的変化につながる．その改善は，Mulligan concept[9]に基づく治療も有用である．脛骨内外側のjoint playが減少している屈曲角度で，内外側への運動を徒手的に加えると同時に屈曲伸展を繰り返していく方法などがある．

3. 脛骨大腿関節の外側コンパートメントの関節の遊びの改善

変形性膝関節症患者は脛骨大腿関節の外側コンパートメントの後方または前方への滑り運動の制限が生じていることが多く，膝蓋上嚢，膝蓋支帯，膝蓋靱帯，膝蓋下脂肪体の柔軟性を得ることにより改善される．また，外側広筋の緊張亢進，外側広筋の位置が大腿骨外旋，腸脛靱帯と外側広筋の滑走不全なども関与することも多く，外側広筋への直接ストレッチング，外側広筋のモビライゼーション，腸脛靱帯のモビライゼーションを行う．

4. 装具・サポータを使用した関節安定性の改善

不可逆的な膝関節構造変化と膝関節内反不安定が生じている場合は膝装具や膝サポータの使用を考える必要がある．しかしながら，装具やサポータは膝関節の安定性を高めるという明確なエビデンスは存在しない．

2 筋機能の治療

1. 筋緊張の改善

筋緊張亢進を有している場合は，筋の粘弾性改善，筋のリラクゼーション，隣接する筋を取り囲む結合組織との伸張性と滑走改善を行う．徒手的な筋モビライゼーションや筋膜リリースは有効である．筋の滑走が失われやすい部位は，大殿筋・中殿筋・大腿筋膜張筋，大殿筋下部線維・外側広筋・大腿二頭筋短頭が交わる大腿骨外側部，内側ハムストリングと外側ハムストリング，内側広筋と股関節内転筋，ハムストリング遠位部と腓腹筋，腓腹筋とヒラメ筋である．徒手的な筋のモビライゼーションによって，筋の粘弾性や滑走を改善し筋長の回復を図る．post isometric relaxation（PIR）[※2]，神経モビライゼーション[※3]，相反神経抑制を目的とした拮抗筋の筋力強化運動は筋の過緊張を抑制する方法[※4]として有効である．

2. 筋力の改善

非荷重下および荷重下での抵抗運動や大腿四頭筋筋力強化運動は，痛みの軽減と身体機能改善に対し，OARSIガイドラインのコア治療である[1]．しかし，Tamari[10]やSharmaら[11]は安易な筋力強化運動は症状の悪化を招くことがあることを報告し

解説

※2 post isometric relaxation（PIR）：Lewit Kらにより報告された筋に対する治療手技のひとつである．その目的は，神経系の調節を目的としており，主に筋組織の収縮要素であるγ系に作用し，γ系の機能を正常な状態に戻すことで異常な筋緊張を取り除くことである．患者はリラックスした状態から，ごくわずかな等尺性収縮を行い，再度リラックスした状態となることを繰り返す．この治療手技は，trigger pointと筋スパズムを緩和し，筋緊張が変化することでROMの拡大につながる．

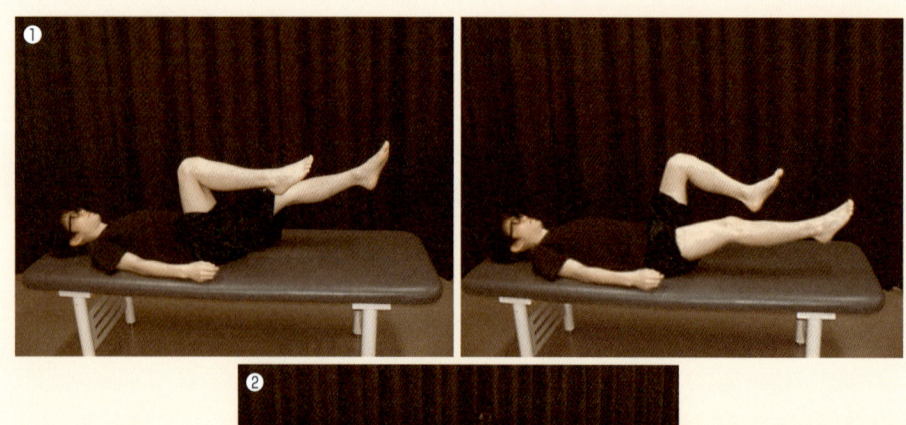
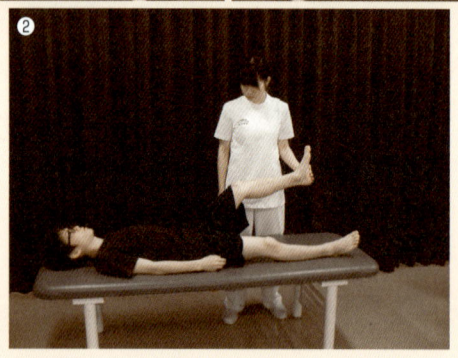

図5　下肢運動機能改善を目的とした非荷重化での運動
①空中での自転車こぎ
②理学療法士の手の方へ下肢を伸展させる（臥位での下肢リーチ運動）

た．ガイドラインでは具体的な方法については言及されていないため，症状に応じて適切に実施することが重要であろう．

筋機能改善は，個々の筋のマッスルセッティングや関節運動中間域での等尺性収縮は，筋収縮を意識させる運動としては有効である．

3 基本的運動・動作の獲得

1. 非荷重下での単関節運動

座位での膝関節伸展運動は全ROMを通して行う必要がある．特に内側広筋の筋収縮は，最終伸展域にて最も起こるため，最終域まで伸展運動を行う．下肢伸展挙上運動は，膝関節を完全伸展させたうえで，骨盤後傾を伴う股関節屈曲運動を主とした下肢挙上運動を行う．腹臥位での下肢伸展挙上運動は，骨盤前傾を伴う股関節伸展運動にて下肢挙上運動を行う．側臥位での下肢伸展挙上運動は，骨盤運動を起こさないようにし，股関節外転10°程度で保持し，ゆっくりと降ろすことを意識させて行う．これらの運動は，筋力強化を目的とした運動ではなく，歩行時の下肢運動機能改善を目的としているため，異常パターンが出現しないことが最も重要である．負荷

解説

※3　神経モビライゼーション：神経ダイナミック検査は，必ず簡易テストを最初に行う．主観的評価や簡易検査にてsensitivity，irritabilityが強く認められる場合，推測される場合は，理学療法士による検査は行わないこともある．この検査からわかることは，神経系の機能不全が存在するか否かのみである．どこの部位で，病態は何かまでは判断できない．また，症状がない，もしくは症状が軽い肢と比較して検査肢の神経系の機能不全はあるか否かを判断する．原因として考えられるのは，神経系自体の変化，神経絞扼，神経滑走不全，脱髄性神経過敏などがあるが，MMT，腱反射テスト，感覚テストなど他の検査結果と統合して原因を推測していく．

※4　ひとつの筋群が過緊張の状態になると拮抗筋が抑制される．また，運動の協同筋の緊張が高くなると主動筋が抑制されることもある．この状態をJandaはマッスル・バランスとよんだ．拮抗筋の筋緊張を高めることで，緊張が高い筋の筋緊張が軽減することを目的とした治療である．

は自重とし，回数は異常パターンが出ない範囲で反復して行う．

2. 非荷重下での多関節運動

下肢多関節運動協調の改善を目的として，空中での股関節伸展・膝関節伸展・足関節底屈と股関節屈曲・膝関節屈曲・足関節背屈の下肢関節の複合運動の組み合わせ，固定自転車運動を反復して行う（図5）．空中下肢運動は歩行を想定しているため，右と左の下肢運動は反対の運動を行う．

3. 荷重運動

荷重運動の代表的運動として，スクワット運動は体幹と頭部の安定，股関節・膝関節・足関節の協調した運動，大腿直筋とハムストリングなどの拮抗筋の筋緊張制御の学習に適している．変形性膝関節症患者にスクワット運動を行う際は，痛みがないこと，個々の筋の収縮が確実に得られていること，足関節背屈，膝関節屈曲，股関節屈曲を伴う骨盤前傾運動が可能であることが重要となる．スクワット運動の膝関節屈曲運動相では，骨盤前傾運動と股関節屈曲運動と足圧の前足部移動を意識させながら，膝関節屈曲30°～45°程度までの屈曲を行う．患者の状態に応じて膝関節屈曲角度を増加させるが，必ず膝関節最終伸展まで意識させて行うことが重要である．

4. land-based exercise, water-based exercise

OARSIガイドライン[1]によると，land-based exerciseは，痛みと身体機能の改善に短期的には有効であり，コア治療として位置づけられている．太極拳はゆっくりした動きのなかで，筋力強化，ROM改善，バランス改善，有酸素能の改善などの多くの要素を含み，膝関節への過度の負荷を生じる危険性が低いことが報告されている．

4 痛みの治療

炎症による膝関節痛に対して理学療法の効果は低く，薬物療法や関節内注射などの他の治療法の適応について医師と相談する．

1. 物理療法

OARSIガイドライン[1]では，超音波治療，TENS，温泉治療，電気治療，神経筋電気刺激療法の効果については否定的である．併存疾患を伴う多関節変形性関節症に対しての温泉療法は適応を考慮してもよい[1]．

2. 徒手療法，運動療法

組織損傷と炎症に伴う膝関節痛ではなく，関節機能不全，筋機能不全，運動機能不全の結果として痛みを訴えている場合は，それらの改善によって理学療法の効果が得られやすい．

3. 生体力学的環境変化を目的とした治療

OARSIガイドライン[1]では，4つの変形性膝関節症亜型すべてに対し，装具などの生体力学的介入は痛みと変形性膝関節症のこわばりの減少が得られる可能性が高いと報告した．膝関節の異常運動と力学的環境の改善につながるか否かについては，明確なエビデンスは存在しない．膝のサポータに関する効果についての明確なエビデンスはなく，否定的な報告が多い．

4. 生物・心理・社会モデル[※5]での痛みの治療

変形性膝関節症患者は痛みに対して恐怖心を有しており，効果的な対処法を知らないことが不安となり，自覚的症状を複雑にしている．痛みがいつ，どこで，どのように生じるかを理解させ，それに対する対処法を教育することが効果的である．変形性膝関節症患者が痛みを理解し，それに対する対処方法を学習する過程で自覚的症状がよい方向に変化する患者が多い．

解説

※5　生物・心理・社会モデル：1977年にEngelがbiomedical model（生物医学モデル）に対比する疾患モデルとして，biopsychosocial model（生物・心理・社会モデル）を提唱した．これは人間の疾患（disease）あるいは病い（illness）を，病因⇒疾患という直線的な因果関係　ではなく，生物，心理，社会的な要因のシステムとして捉えようというモデルである．

5 歩行と移動に関する活動制限に対する介入

OARSIガイドライン[1]では，単独変形性膝関節症に対し歩行支援機器の使用は，痛みの軽減や機能改善につながり推奨されている．しかし，多関節変形性関節症に対しその効果は不明である．一方，松葉杖については使用による効果を検討する研究はない．杖やロフトランド杖などの歩行支援器具の使用は，痛みが強い場合，または跛行が顕著に認められる症例では一時的に使用することが望ましい．

6 自己管理と教育

変形性膝関節症患者の症状は，生物学的側面だけではなく，心理面と社会面が大きく影響する[12]．自己管理の方法は，疼痛日誌をつけて痛みに対してどのような対応をしたのか確認し，その対応が適切であったか，他の対応としてどのようなことがあるかを説明している．痛みに対する破局的思考を有している患者，感作が疑われる患者に対しては，電子メールや電話などですぐに対応し，対処法を指導することが重要となることもある．

（木藤伸宏）

人工膝関節置換術後の理学療法

OARSI勧告をもとに，日本整形外科学会にて日本語化適合作業が行われた変形性膝関節症のガイドライン[13]では，人工膝関節全置換術（Total knee Arthroplasty：TKA）と単顆膝関節置換術（Unicompartmental kee Arthroplasty：UKA）の推奨度と推奨の強さが報告され，外科的療法の適応とその効果が示されている．このガイドラインによると，TKAは非薬物療法と薬物療法の併用によって十分な疼痛緩和と機能改善が得られない変形性膝関節症患者，UKAは膝関節の内側または外側どちらかに限定された変形性膝関節症患者が適応であるとされる．

1 人工膝関節置換術（TKA，UKA）[14-16]

人工膝関節置換術は，末期の変形性膝関節症で高度に変形した関節を人工関節に置換し，膝関節の痛み，機能の改善を図る目的で行われる．TKAの種類として，①後十字靱帯温存型（cruciate retaining：CR型），②後十字靱帯代償型（posterior stabilized：PS型），③mobile型，④constrained

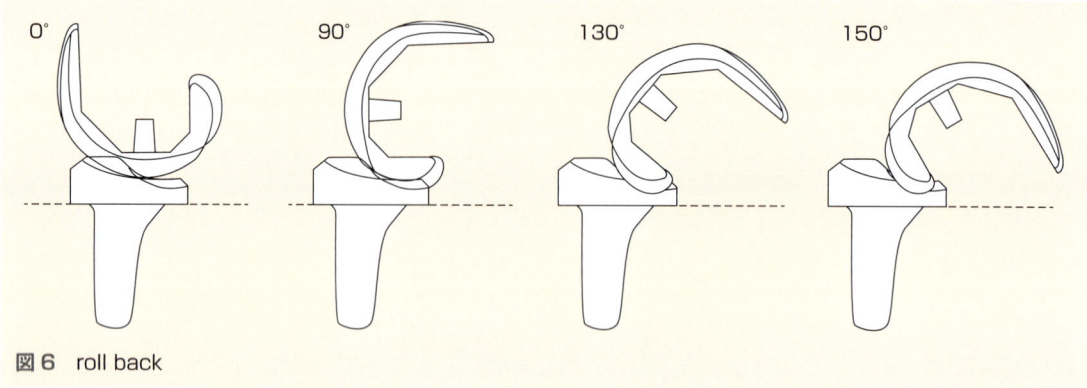

図6 roll back

解説

※6 roll back：正常膝関節では，脛骨内側顆の関節面は凹状，外側顆の関節面は凸状になっており，膝の屈曲に伴ってそれぞれ異なる動きをする．内側大腿脛骨関節では関節面が凹状のため，脛骨上で大腿骨が滑り運動を行うのに対して，外側大腿脛骨関節では関節面が凸状のため，大腿骨が後方へ滑り転がり脛骨が前方に出るような運動を行う．この運動を大腿骨のroll backという．

型に分類される．

一般的なTKAの適応として，①保存加療に抵抗するすべての変形性膝関節症，②内・外側の大腿脛骨関節および膝蓋大腿関節のうち，2つ以上に関節症性変化がある，③徒手矯正困難な高度内・外反変形膝，④屈曲拘縮20°以上，⑤屈曲ROM90°以下，⑥関節不適合により亜脱臼を呈する例などが挙げられる．

1．TKAの種類

①CR型

人工膝関節では前十字靱帯は必ず切離する必要があるが，CR型は後十字靱帯を温存する機種である．後十字靱帯を温存することで荷重伝達が分散され，後方安定性が向上する．また，大腿骨のroll back※6を誘発することで生理的な膝関節運動の再現が可能となる．さらに，膝伸展時における大腿四頭筋のレバーアームが延長されるため，伸展筋力の効率が向上する．

②PS型

後十字靱帯の機能不全，あるいは消失している場合に適応となる機種である．脛骨上の突起（post）が大腿骨側のcamに入ることにより（図6），関節の安定性と人工的なroll backを誘発する（post-cam機構，図7）．この機能により，手術手技への依存が少なく，ROMも良好である．しかし，post-cam機構が作動するのは膝関節屈曲60°以上のため，それ以下の屈曲角度では代償機能が機能しない特徴がある．

③mobile型

インサートと脛骨コンポーネントに拘束性がなく，可動性がある機種である．大腿骨コンポーネントとインサートの適合性が高い．インサートと脛骨コンポーネント間の摩耗が少なく，前後運動と回旋運動を許容する．

④constrained型

内・外側の支持機構が失われている時や，大きな骨欠損がある時，再置換術などの時に，膝関節の安定性を得るために人工膝関節自体に拘束性をもたせる必要がある．しかし，人工膝関節と骨との間に生じる力学的ストレスは大きく，人工膝関節の緩みをきたしやすい特徴をもつ．

2．TKAの皮切と関節内進入法（図8）

皮切には①medial gentle curved incision，②anterior straight longitudinal incision，③lateral curved incisionの3つが用いられる（図8-1）．関節内進入法には①medial parapatellar approach，②midvastus approach，③subvastus approach，④lateral parapatellar approachなどが用いられる（図8-2）．

3．UKAの皮切と関節内進入法

皮切は内側UKAでは膝蓋骨内側上縁から脛骨結節内側にかけて約7～8cm，外側UKAでは膝蓋骨外側上縁から脛骨結節外側にかけて約7～8cmである．関節内進入法は内側UKAではmedial parapatellar approach，外側UKAではlateral parapatellar approachが用いられる．

4．至適アライメント

TKAでは荷重線が膝関節中心を通るFTA173°を目標に人工関節を設置する．内側UKAと外側UKAでは至適アライメントは異なり，内側UKAではFTA175～178°程度，外側UKAではFTA171～173°程度が至適アライメントである．

❷ 術前理学療法（推奨グレードA，エビデンスレベル1）[17]

在院日数の短縮化が進む現在，術前に理学療法を行うために，十分な入院期間を確保することは困難である．手術が決定した段階から，継続的な外来での理学療法を行うことが理想的であるが，十分に行われていないのが現状であろう．よって，術前の

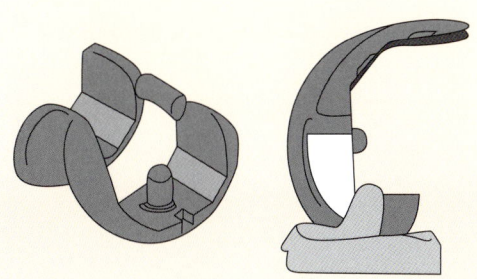

図7 Post-cam機構
膝関節の屈曲に伴い，脛骨上のpostが大腿骨側のcamに組み込まれることにより，人工的なroll backが誘発される．

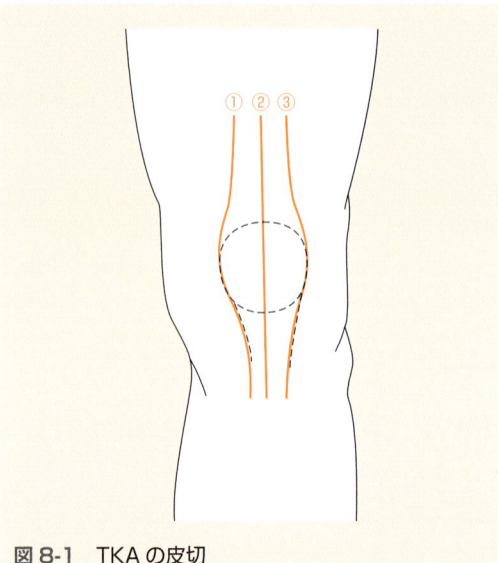

図8-1　TKAの皮切
①medial gentle curved incision
②anterior straight longitudinal incision
③lateral curved incision

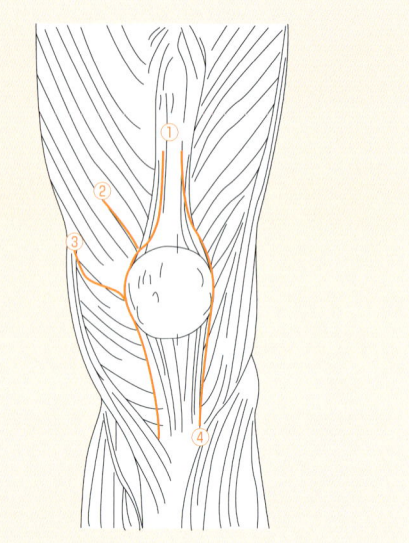

図8-2　TKAの関節内進入法
①medial parapatellar approach
②midvastus approach
③subvastus approach
④lateral parapatellar approach

数日間,あるいは手術前日の理学療法の目的は,機能的な改善ではなく,患者の心理面へのアプローチを行うことで不安感を軽減することと,術前の機能を把握することにより術後の理学療法の阻害因子と予後を予測することである.もし,術前から一定期間の理学療法が可能であれば,術前のROMは術後ROMに影響を及ぼす[18,19]ことから,ROM改善を目的とした積極的な理学療法を施行する.

1. オリエンテーション

術前の活動状態,痛みに対する破局的思考,自己効力感は術後の回復に影響を及ぼすことが報告されている[20,21].オリエンテーションの目的は,術後の状況をあらかじめ説明することで患者の情報不足による手術に対する過大な不安を軽減させることである.

まず,手術から退院までのスケジュールを説明する.理解しやすいように患者用のクリニカルパスなどを作成し,手術翌日より離床を開始すること,どんな歩行補助具を使用するか,入院期間や退院時の目安などを説明する.

2. 術前理学療法評価

①年齢,性別,体重,BMI

肥満は変形性膝関節症発症,進行のリスクファクターであり,ガイドライン[22]でも体重を減少させることが推奨されている.また,術後の人工関節への負荷や他関節への影響も考慮して,減量プログラムを導入するかを検討する.

②現病歴,既往歴,合併症

詳細な現病歴を聴取し,痛みの変化やROM制限がいつ頃から起こってきたのかなど入院までの経緯を把握する.これらは変形性膝関節症の機能不全,歩行機能不全や術後機能の予後予測,術後の運動療法の負荷量の決定を行う際に重要である.また,術後合併症である深部静脈血栓症(deep vein thrombosis:DVT)の予防の観点から,家族歴を含む血液・血管性病変の危険因子である糖尿病や高血圧,高脂血症について確認しておく.

③術前のADL,職業,生活環境

短期目標である自宅でのADL(activities of daily living:日常生活動作)獲得は退院の重要な目安となる.術前のADLを把握しておくことで,退院までにどのような問題が生じる可能性があるか,それに対してどのように対応するかを考えることが可能となる.特に,移動動作や入浴動作が問題となる場合が多く,家庭環境も含め把握しておく必要がある.また,職業の種類により,復帰できる時

期が異なるため，具体的な仕事の内容を把握しておく．評価バッテリーとしては機能的自立度評価表（functional independence measure：FIM）が多く用いられる．

④痛み

これまでの経緯も踏まえて，現在の痛みの部位，程度，種類，増悪因子や軽減因子を評価する．痛みの程度の評価バッテリーはVAS（visual analog scale）やNRS（numeric rating scale）を用いる．近年，術前の痛みに対する破局的思考が術後の回復に影響を及ぼすことが明らかとなったため[20]，評価としてPCS（pain catastrophizing scale）を行う場合も多い．

⑤一般的な理学的所見

ROM，筋力，形態測定，姿勢，アライメント，動作分析，歩行分析は回復過程，および予後予測において重要である．特に，歩行能力は術後の経過や臨床成績の判断の指標として重要であり，歩行速度，ケイデンス，歩幅等の時間因子や距離因子，さらに総合的な指標としてtimed up and go（TUG）テストや30秒立ち上がりテストなどを用いて評価する．最近では術前の自己効力感が術後の歩行能力と関連していることから[21]，自己効力感の評価を行う場合もある．

⑥疾患特異的質問票

疾患特異的質問票として，患者立脚型評価であるWOMAC，日本独自の患者立脚型評価であるJKOMが用いられる．また，TKAの評価のための医師主導型評価法であるKnee Society Clinical Rating System（KSS）が用いられる場合もある．

3 術後理学療法

術後理学療法は術前評価から抽出した問題点を踏まえて，手術情報と画像情報を収集し，患者の状態を評価しながら進めていくことが重要である．基本的にクリニカルパスに沿って理学療法を行うが，クリニカルパスはあくまでも患者に提供する最低限の医療サービスを示すものであり，クリニカルパスに沿って順調に経過しているからといって理学療法士として十分に責務を果たしているとは限らないことに注意する必要がある．

1．術後合併症の予防

急性期におけるTKAの合併症としてDVTが挙げられる．DVTは肺血栓塞栓症の原因であり，しびれ，皮膚色の変化，浮腫などを症状とする．よって，医師，看護師とともにHomans徴候や症状の出現に注意し，間欠的空気圧迫法，弾性ストッキングや弾性包帯による圧迫療法とともに，足関節の自動運動を指導しなくてはならない．

2．治療段階

TKA後の理学療法における明確な治療段階の定義はないが，井野[16]による治療段階を例として，治療目標，治療法のポイントを述べる．

①第一期：離床と術後疼痛，腫脹・浮腫による悪循環からの脱却（術直後～1週）

この段階の最初の目標は早期離床である．早期離床は廃用症候群のみでなく，DVTの予防にも重要である．術後の痛みは，近年の手術技術の向上と徹底した疼痛管理により，以前ほど重度でなくなったものの，まだまだ早期離床を妨げる原因のひとつである．しかし，術後の痛みは早期離床を妨げるのみでなく，筋緊張異常を引き起こすことが最も課題となる．術側の下肢では内反尖足，膝伸展，股関節内転，骨盤挙上といわゆる中枢神経疾患の下肢伸展パターンと類似した筋緊張の亢進を認める場合が多い[23]（図9）．特に膝関節は大腿直筋やハムストリングスなど二関節筋の筋緊張が亢進することが多く，膝関節軽度屈曲位で保持していることが多い．このような筋緊張の亢進は術創部や膝蓋骨周囲の軟部組織の柔軟性の低下を引き起こし，膝のROM制限の原因となる．

さらに，筋緊張の亢進を考慮しない強引なROM運動や離床動作は，筋の遠心性収縮による痛みを惹起し，さらに筋緊張を亢進させる悪循環を形成する．これらの原因としてα運動ニューロンの興奮性や介在ニューロンの異常が考えられる[23]が，痛みのコントロールと異常な筋緊張を抑制することを最優先に行うことが重要である．具体的には，ダイレクトストレッチングによるIb抑制，拮抗筋の自動運動を利用するIa抑制などの脊髄レベルでの抑制を利用したり[24]，スリングを用いた二関節筋筋力学体系を利用した運動[25]（図10），感覚情報のフィー

第1章 | 変形性関節症

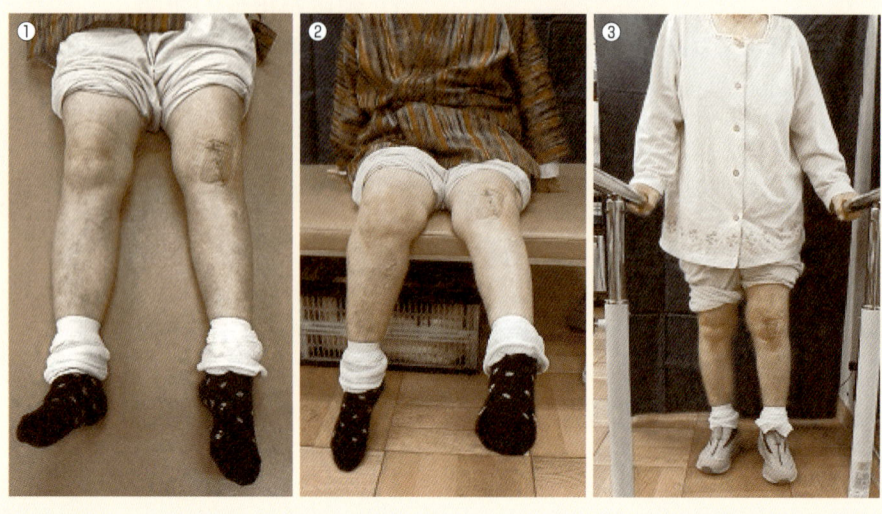

図9　伸展パターン（山田，文献23より）
①仰臥位，②端座位，③立位

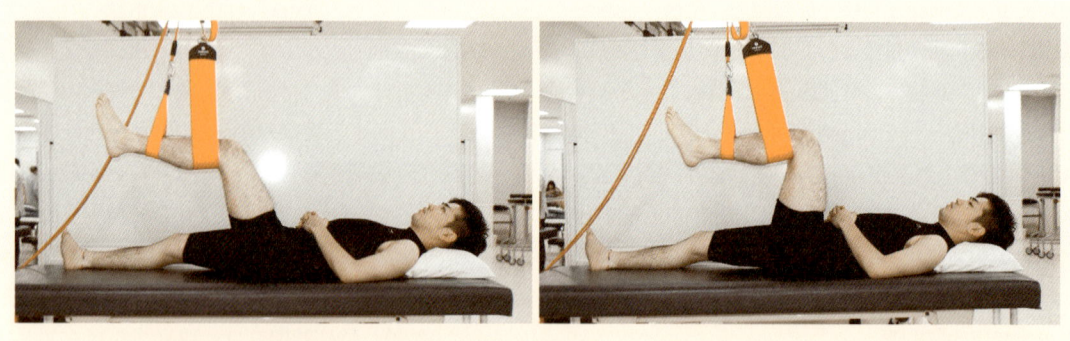

図10　スリングを用いた二関節筋筋力学体系を利用した運動
スリングで下腿の重さを懸垂し，下腿と平行な方向へ軽く自動運動を行うことで，股関節の単関節筋を働かせることにより，大腿直筋とハムストリングスを抑制する．大腿直筋を触診し，収縮していないことを確認しながら，5分程度繰り返す．

ドバック[23]などを用いて，筋緊張の抑制を行う．

術後の腫脹・浮腫もROMに影響を及ぼす重要な因子である．術後の炎症期は，結合組織の増生が起こり，この状態が継続すると軟部組織の器質的な変化を引き起こし，組織の柔軟性を低下させる[26]．これに対して，足関節の自動底背屈運動を全ROMで行う．上述した筋緊張異常が強ければ，足関節背屈運動が制限されている場合もあり，確認が必要である．また，RICE処置（Rest：安静，Icing：冷却，Compression：圧迫，Elevation：挙上）を徹底して行うことも重要である．

②第二期：膝関節の基本的な機能の回復（術後1～2週）

第一期の筋緊張異常が起こると，膝関節の分離した運動が困難となり，股関節，足関節を含む共同運動の要素が強くなる．第二期の目標は筋緊張を正常化させ，膝関節が単独で自動屈伸運動が可能となることである．この時期ではROM制限の制限因子は異常筋緊張による筋スパズムから軟部組織の伸張性の低下が主となる場合が多い．よって，臨床推論により，制限因子の仮説を立て評価を行い，それに対応することでROMの改善を図る．具体的には，皮膚，皮下組織に対するモビライゼーション，膝蓋

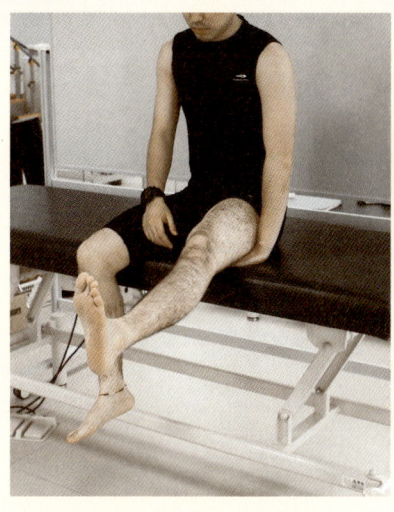

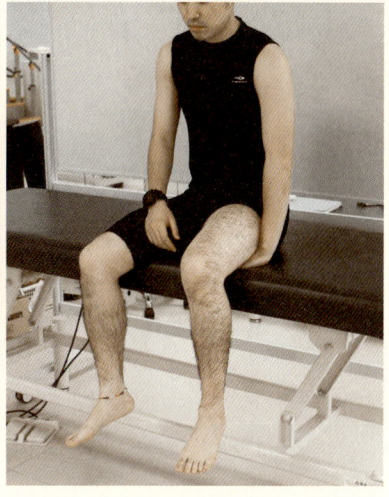

図11 端座位での筋力強化運動
大腿部を床に押さえつけることにより，大腿直筋を抑制しながら，広筋群の収縮を促す．

骨周囲の軟部組織の伸張運動を行う．また，ROM運動としての自転車エルゴメータも開始するが，運動時の代償を見極め，膝関節の運動を引き出すことが重要である．

TKA後のROMに及ぼす因子について，これまで多くの研究が報告されている[18,19]．特に，術前のROMとの相関関係を示す報告が多いが，Badeら[19]は術後早期のROMは術後6か月のROMに相関がみられず，術前ROMが術後6か月のROMと相関していたとしており，長期的なROMを予測する際には，術後早期のROMではなく，術前のROMを用いる必要性を報告している．また，術前のみでなく術中のROMとの関連も報告されてきており，予測因子として医師から情報を得ておく必要ある．

この時期から積極的な筋力強化運動を開始する．特に大腿四頭筋の筋力は，TKAの運動機能に影響を及ぼす重要な因子であるため[27]，大腿四頭筋セッティングや端座位での筋力強化運動を行う（図11）．しかし，痛みが残存していたり，大腿直筋の緊張が高い場合には，広筋群が働きにくいばかりか，代償動作を強めてしまう可能性があるため注意する必要がある．

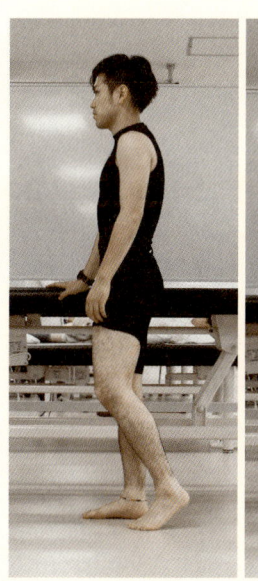

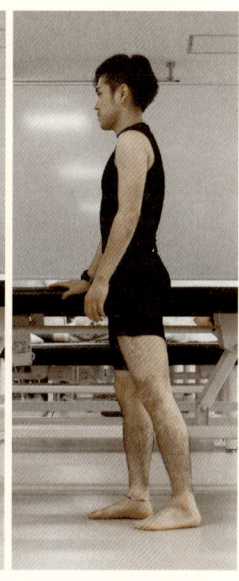

図12 立位でのセッティング
少し左下肢を伸展した状態で，体幹を動かさないように注意しながら，広筋群を収縮させて膝を伸展する．ハムストリングスでの代償に注意する．

③第三期：機能的な下肢関節運動の獲得，歩行パターンの改善（術後2週～1か月）

第三期の目標は，第二期で獲得した分離した膝関節の運動を立ち座り動作や歩行動作に応用し，ADLの改善を図ることである．TKA後の歩行分析の研究結果では，健常者と比較すると膝関節の可

動範囲が減少していることが報告されている．特に立脚期の膝屈曲運動が減少しており[27]，健常者のようなダブルニーアクションが出現しにくい（stiff-knee gait）．このような歩行様式ではエネルギー効率が悪く，過度な骨盤や体幹の代償を必要とする．よって，大腿四頭筋の遠心性収縮など多彩な種類の運動を行い，歩容の改善を目指す必要がある（図12）．

立ち座り動作や歩行時の荷重の非対称性は12か月後も残存していることが報告されている[28]．12か月後でも立脚中の膝関節の機能を股関節が代償しており，この期以降，早期に患側荷重での動作を行うように指導することが，非対称性の改善のみでなく，健側の負担を軽減するうえでも重要である．

第三期以降は，術前の痛みを回避する代償動作から脱却し，新たな運動戦略を獲得する時期である．前述の下肢機能に加え，骨盤，体幹，あるいは非術側の機能を改善し，円滑な動作を獲得していく必要がある．

（山田英司）

理学療法の課題

変形性膝関節症に対する理学療法介入は標準化されるに至っておらず，科学的根拠に乏しく，有効性に関する比較検討や費用対効果に関する研究は行われていないなどの課題がある．日本における理学療法の厳しい診療報酬の現状を考えると，保存療法においても手術療法後においても，理学療法士による治療的介入の効果を明確に示すことが急務である．

（木藤伸宏）

● 文献

1) McAlindon TE, et al：OARSI guidelines for the non-surgical management of knee osteoarthritis. Osteoarthritis Cartilage, 22（3）：363-388, 2014.
2) 荒木 茂：理学療法士列伝 EBMの確立に向けて 荒木 茂 マッスルインバランスの考え方による腰痛症の評価と治療．三輪書店，2012.
3) Kendall FP, et al：Muscles testing and function with posture and pain 5th ed. Lippincott Williams & Wilkins, Baltimore, 2005.
4) Mills K, et al：Biomechanical deviations during level walking associated with knee osteoarthritis：a systematic review and meta-analysis. Arthritis Care Res, 65（10）：1643-1665, 2013.
5) Mills K, et al：A systematic review and meta-analysis of lower limb neuromuscular alterations associated with knee osteoarthritis during level walking. Clin Biomech, 28（7）：713-724, 2013.
6) Shacklock M：Clinical neurodynamics a new system of neuromusculoskeletal treatment. Butterworth-Heinemann, Oxford, 2005.
7) Dobson F, et al：OARSI recommended performance-based tests to assess physical function in people diagnosed with hip or knee osteoarthritis. Osteoarthritis Cartilage, 21（8）：1042-1052, 2013.
8) Sahrmann S：Movement system impairment syndromes of the extremities, cervical and thoracic spines. Elsevier, St. Louis. 2010.
9) Vicenzino B, et al：Mobilisation with movement the art and the science. Elsevier Australia, Chatswood, 2011.
10) Tamari K：Baseline comorbidity associated with the short-term effects of exercise intervention on quality of life in the Japanese older population：an observational study. Arch Phys Med Rehabil, 91（9）：1363-1369, 2010.
11) Sharma L, et al：Quadriceps strength and osteoarthritis progression in malaligned and lax knees. Ann Intern Med, 138（8）：613-619, 2003.
12) Hunt MA, et al：Towards a biopsychosocial framework of osteoarthritis of the knee. Disabil Rehabil, 30（1）：54-61, 2008.
13) 日本整形外科学会変形性膝関節症診療ガイドライン策定委員会：変形性膝関節症の管理に関する OARSI 勧告，OARSI によるエビデンスに基づくエキスパートコンセンサスガイドライン（日本整形外科学会変形性膝関節症診療ガイドライン策定委員会による適合化終了版）．日本整形外科学会ホームページ，2012.
14) 坂本雅光・他：人工膝関節置換術と術後管理［美崎定也，相澤純也（編）：人工関節のリハビリテーション］．pp131-163，三輪書店，2015.
15) 森 正樹，真柴 賛：変形性膝関節症に対する手術療法［斎藤秀之・他（編）：極める変形性膝関節症の理学療法 保存的および術後理学療法の評価とアプローチ］．pp60-71，文光堂，2014.
16) 井野拓実，吉田俊教：TKA 後における膝から捉えた評価と治療戦略［斎藤秀之・他（編）：極める変形性膝関節症の理学療法 保存的および術後理学療法の評価とアプローチ］．pp197-209，文光堂，2014.
17) 理学療法ガイドライン部会（編）：理学療法診療ガイドライン．日本理学療法士協会，2001.
18) Ritter MA, et al：Predicting range of motion after total knee arthroplasty. Clustering, log-linear regression, and regression tree analysis. J Bone Joint Surg Am, 85（7）：1278-1285, 2003.
19) Bade MJ, et al：Predicting functional performance and range of motion outcomes after total knee arthroplasty. Am J Phys Med Rehabil, 93（7）：579-585, 2014.
20) Bozic KJ, Chiu V：Quality measurement and public reporting in total joint arthroplasty. J Arthroplasty, 23（6）：146-149, 2008.
21) van den Akker-Scheek I, et al：Preoperative or postoperative self-efficacy：which is a better predictor of outcome after total hip or knee arthroplasty? Patient Educ Couns, 66（1）：92-99, 2007.
22) Brown GA：AAOS clinical practice guideline：treatment of osteoarthritis of the knee：evidence-based guideline, 2nd edition. J Am Acad Orthop Surg, 21（9）：577-579, 2013.
23) 山田英司：術後の筋緊張・動作パターンから捉えた評価と治療戦略［斎藤秀之・他（編）：極める変形性膝関節症の理学療法 保存的および術後理学療法の評価とアプローチ］．pp251-261，文光堂，2014.
24) 山田英司：理学療法列伝 変形性膝関節症に対する保存的治療戦略．pp2-41，三輪書店，2012.
25) 福井 勉：方向制御によるトレーニング［熊本水頼（編）：二関節筋 運動制御とリハビリテーション］．pp146-150，医学書院，2008.
26) 沖田 実：関節可動域制限の責任病巣［沖田 実（編）：関節可動域制限］．pp46-59，三輪書店，2008.

27) Mizner RL, Snyder-Mackler L : Altered loading during walking and sit-to-stand is affected by quadriceps weakness after total knee arthroplasty. *J Orthop Res*, 23(5) : 1083-1090, 2005.
28) Yoshida Y, et al : Examining outcomes from total knee arthroplasty and the relationship between quadriceps strength and knee function over time. *Clin Biomech*, 23(3) : 320-328, 2008.

第1章 | 変形性関節症

3 変形性股関節症に対する理学療法

総論

　日本における変形性股関節症は，臼蓋形成不全を伴う二次性変形性股関節症が多く，40〜50代で発症し，女性のほうが罹患者は多い[1]．また，近年の股関節鏡の進歩により関節内の構成体の変化が視覚できることによって，大腿骨頭と臼蓋のインピンジメントや関節唇損傷などが存在することが明らかとなった．特に，関節唇損傷は変形性関節症へと発展するため，近年診断法および治療法に関して多くの報告がなされている[2]．変形性股関節症に関する明確な診断基準はいまだ確立されていない[3]．また，根治的な治療法も未確立であるが，症状と機能改善に人工股関節全置換術（total hip arthroplasty：THA）は効果がある[4]．近年のTHAの素材と術式の変化は，人工股関節再置換術のリスクの減少をもたらした．そのため，40代後半や50代といった以前より若い年齢で手術を行う傾向がある[4]．

診療ガイドラインの概略

　日本整形外科学会診療ガイドライン委員会は2008年に『変形性股関節症診療ガイドライン』を作成・出版した[5]．The European league against rheumatism（EULAR）は，2013年に変形性膝関節症と変形性股関節症に対する非投薬療法についてガイドライン[6]を発表した．また，Australian Government National Health and Medical Research Councilは，2009年にGuideline for the non-surgical management of hip and knee osteoarthritisを発表した[7]．

　日本整形外科学会の診療ガイドラインは，保存療法として患者教育，運動療法，温熱療法の効果について述べている．患者教育は，症状緩和には有効であり行うべきであるが（推奨グレードA），長期的な予防効果は不明である（推奨グレードI）．運動療法は短期的な痛みと機能の改善に有効であるが（推奨グレードA），長期的な予防効果に関しては不明である（推奨グレードI）．温熱療法の治療効果は明確でないため，効果については懐疑的であった（推奨グレードI）．観血的治療としてTHAはQOL（quality of life：生活の質）と歩行能力の改善に有効であるが（推奨グレードB），その後の理学療法が身体機能，活動，QOLに効果があるか否かについては言及されていない．THAの脱臼に対する予防として，患者教育と運動療法の有効性についても言及されていない．セメントレスTHAの早期荷重は，深部静脈血栓症の発生頻度を下げ，入院期間の短縮に有効である（推奨グレードB）．EULARのガイドラインには，推奨グレードは提示されていない．症状緩和に関して生物心理社会的アプローチの有効性（エビデンスレベル1b），患者教育と運動療法を個人に応じて処方して症状を管理することの有効性が述べられている（エビデンスレベル1b）．

　また，そのガイドラインの中で，変形性股関節症に関する研究エビデンスは変形性膝関節症よりも少ないことが指摘されており，今後より有効な治療法を確立するうえで，さらなる研究エビデンスの必要性を述べた．

理学療法検査・測定

　理学療法検査・測定によって，ICFに基づき患者の構造と機能を明確にする．

1 医療情報の収集

　EULARのガイドライン[6]は，生物心理社会的アプローチで変形性股関節症患者の診療を行うこと

図1 日本整形外科学会変形性股関節症病期分類

前期：臼蓋形成不全はあるが，骨の変形はない．
初期：関節の隙間が狭くなり骨硬化がみられる．
進行期：関節の隙間が一部消失と骨の変形を伴い骨硬化と骨嚢胞がみられる．
末期：関節の隙間の広範囲の消失と骨の変形が著しい．

（骨盤，大腿骨，骨硬化，骨嚢胞，骨棘）

が重要であることが示されている．保存療法は，ある期間まで症状をコントロールすることは可能な場合が多いが，変形性股関節症自体を改善することはできない．また，将来的にTHAを行うことを見据えたうえで対応しなければならないことも多い．治療者として変形性股関節症患者と長期的関わりが必要となることが多いため，その時々の患者の問題を解決するために，患者が医療機関に何を求めているか，理学療法を行ううえで何を希望しているかを明確にする．

図2 単純X線学的パラメータ
①CE角，②Sharp角，③AHI $\frac{A}{H} \times 100$

2 理学療法適応判断

強い痛みが認められ，跛行が著しい場合は急速破壊型股関節症[8]や大腿骨頭脆弱性骨折[9]による陥凹が生じている可能性があり，医師との治療方針の確認が必要である．経験的に股関節の関節水症が存在する症例は，強い痛みを訴えることが多い．関節水症の存在は股関節滑膜炎など関節内の炎症が疑われるため，医師との治療方針の確認が必要である．前述の病態の存在，または強い痛みを主訴とする症状が認められる場合は，積極的な理学療法の遂行は回避し，医師と治療方針の確認を行う必要がある．

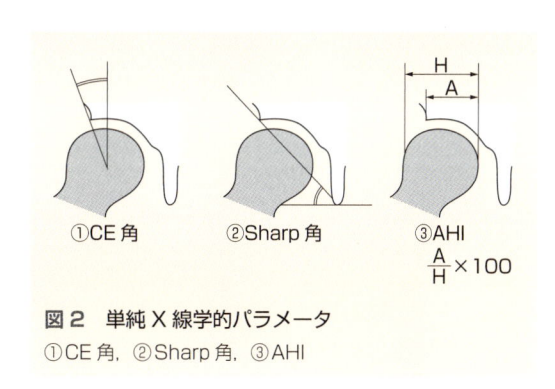

3 身体構造

1. 股関節の構造変化

単純X線像からの情報を把握することは重要である．単純X線正面像からは関節裂隙と関節周囲の構造変化から病期を判断する．日本整形外科学会変形性股関節症病期分類から以下の4つに分類される（**図1**）[10]．**前股関節症**：臼蓋形成不全などの形態異常はあるものの，関節裂隙の狭小化は存在しない状態．**初期股関節症**：関節裂隙に部分的に狭小化しているが，消失はない状態．**進行期股関節症**：部分的な関節裂隙の消失（軟骨下骨の接触）がある状態．**末期股関節症**：関節裂隙の広範な消失．

29

代表的X線学的パラメータとして，CE角（骨頭中心を通る垂線と，骨頭中心と臼蓋外側縁を結んだ線とのなす角），Sharp角（臼蓋外側縁と涙痕先端を結ぶ線と，両側涙痕を結んだ線とのなす角），AHI（大腿骨頭内側端から臼蓋外側端までの距離を大腿骨頭横径で割ったもの）などがあげられる（図2）．

2. マルアライメント・姿勢評価

先天性股関節脱臼による臼蓋形成不全の状態で変形性股関節症が進行した症例は，腰椎・骨盤の矢状面・前額面・水平面の変化と下肢外反マルアライメントが生じている場合が多い．日本整形外科学会の診療ガイドライン[5]は，変形性股関節症とマルアライメントについて以下のことを示した．臼蓋形成不全による変形性股関節症は骨盤前傾と腰椎前弯の増強が認められる（推奨グレードB）．高齢発症（およそ60歳以上）の変形性股関節症は骨盤後傾と腰椎後弯を認める例が多い（推奨グレードB）．変形性股関節症は膝関節のアライメント異常や変形性膝関節症の進行に関与する（推奨グレードB）．変形性股関節症は患側の足ROM制限や足部アライメントに影響する可能性はあるが，その根拠は乏しい（推奨グレードC）．臨床的にはマルアライメントと姿勢異常は変形性股関節症罹患者の有する症状に直接的にも間接的にも影響し，その改善によって症状が改善することを経験する．マルアライメントと姿勢観察の検査方法は，変形性膝関節症の理学療法の項で紹介したものを参照していただきたい．また，マルアライメントと姿勢異常は脚長差が影響している可能性が高い．よって，臍果長，棘果長，転子果長を測定し，マルアライメントと姿勢異常が見かけ上の脚長差なのか実際の脚長差が影響しているかを判断する．

4 心身機能

1. 関節機能

股関節の不安定性に関しては近年報告が増えている．大腿骨頭と臼蓋のインピンジメントと関節唇損傷は大腿骨頭不安定性が関与する可能性が高い[11]．股関節不安定性を徒手検査で診断する検査はない．しかし，FADIR（flexion, adduction, and internal rotation：股関節屈曲・内転・内旋），FABER（flexion, abduction, and external rotation：股関節屈曲・外転・外旋），股関節内旋運動，股関節過屈曲運動，開排運動（図3）などで股関節前面の痛み，ひっか

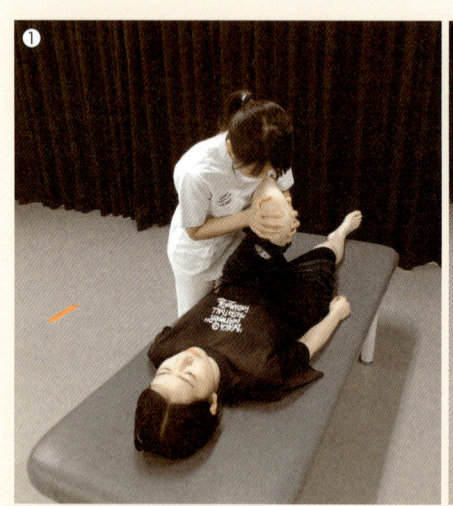

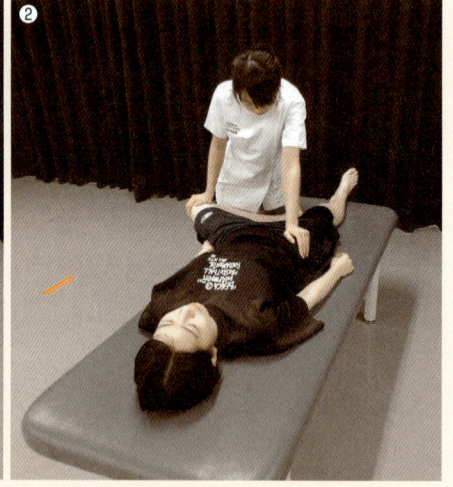

図3 大腿骨頭不安定性の存在を推測するための検査
① FADIR（股関節屈曲・内転・内旋），② FABER（股関節屈曲・外転・外旋）

解説

※1 弾性制止様最終域感（springy block）：跳ね返るような最終域感．半月板，肩関節関節唇，股関節関節唇などが断裂し，断裂片が関節運動によって関節面に挟まるときに生じると推測されている．

かり感，弾性制止様最終域感※1（springy block）などの徴候が認められた場合は，臼蓋に対して大腿骨頭の不安定性が存在する可能性は否定できない．

変形性股関節症関節機能不全は，X線像での変化が認められる前の段階から生じている．股関節のROM制限は移動能力やADLなどの能力低下に影響する．さらに，変形性股関節症の存在を予測する診断的意味においても重要である．変形性股関節症患者で，股関節ROM制限（特に内旋制限）は股関節症が存在することを予測する因子となり得るとする質の高いエビデンスがある[12]．また，病期の進行に伴い，最初に最大屈曲位における外転が制限され，股関節屈曲制限は，股関節症の進行の予測因子であるとする中等度のエビデンスがある[13]．

股関節のROMの制限は腰椎の関節可動性に大きく影響する．変形性股関節症患者は股関節だけでなく脊椎の可動性の検査を必ず行うことが重要である．

2．筋機能

変形性股関節症患者の筋機能不全は，股関節周囲筋だけではなく下肢筋と体幹筋にも認められる．特に股関節周囲筋である大殿筋と中殿筋は筋萎縮が顕著に観察される．筋機能の中の筋力評価のひとつとして，MMT（manual muscle testing：徒手筋力検査）がある．MMTによって筋力低下の段階的判定が可能である．また，徒手筋力計を用いることによって，筋力の客観的判定に用いることができる．MMTでは4もしくは5のグレードであっても，全可動範囲で力を発揮することは難しい．また，遠心性収縮時の運動では関節運動をコントロールできない．

変形性股関節症患者のROM制限の原因として，

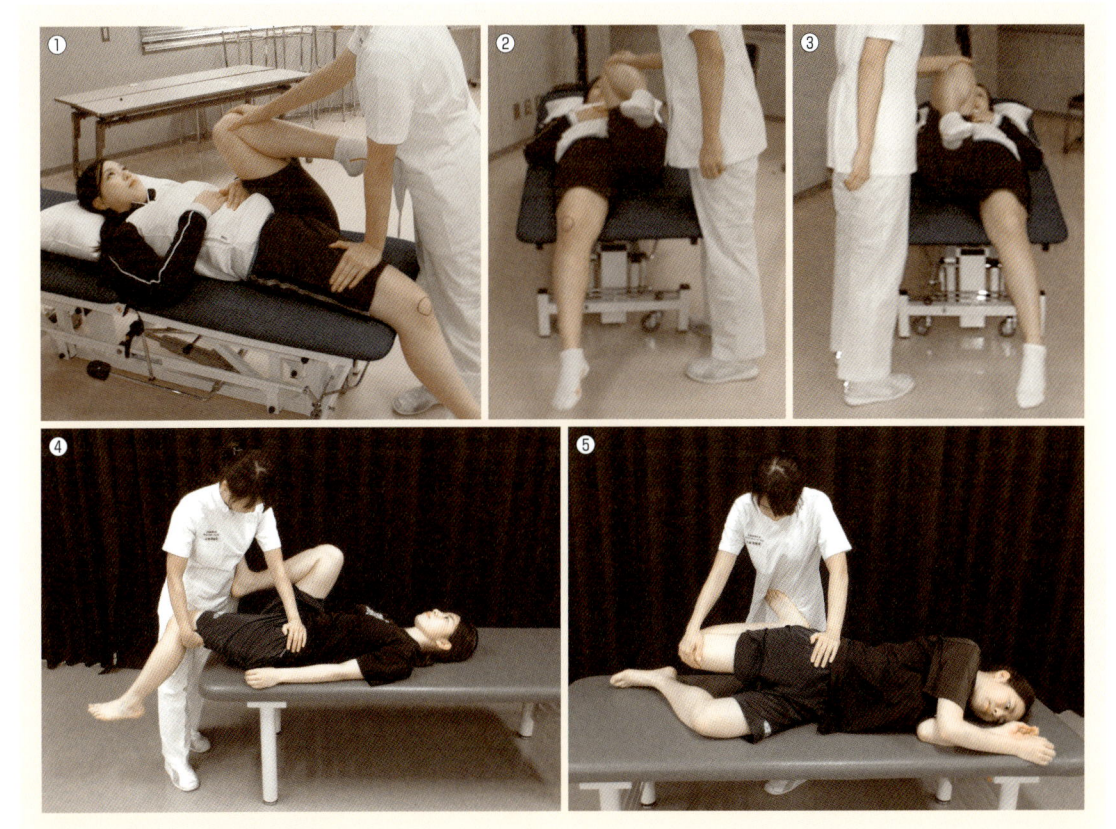

図4　Thomasテスト変法とOberテスト
①Thomasテスト変法：正常であれば，下肢の内外反または下腿の過度な回旋運動は起きない．②下腿内旋と軽度の下肢内反が認められ，縫工筋の長さが不足していることが推測される．③顕著な下肢外反と下腿外旋が認められ，大腿筋膜張筋と腸脛靱帯の長さが不足していることが推測される．④大腿がベッドにつかず股関節伸展ができない．腸腰筋と大腿筋膜張筋の長さが不足していることが推測される．⑤Oberテスト．膝関節を屈曲して股関節伸展し，その状態で股関節内転させる．ベッドに膝内側がついたら，大腿筋膜張筋と腸脛靱帯の長さは十分にある．

筋緊張亢進，筋の短縮により筋長の不足が関与していることが多い．よって筋長検査を実施することで，より治療に有用な情報を得ることができる．Thomas テスト変法（図4①〜④）と Ober テスト（図4⑤）を用いて腸腰筋，縫工筋，腸脛靱帯，大腿筋膜張筋の筋長を評価する．

3. 基本的運動・動作テスト（movement test）

変形性股関節症患者に用いる基本的運動・動作テストは変形性膝関節症の理学療法の項で述べたテストと同様である．変形性股関節症患者はTrendelenburg 徴候と Duchenne 徴候などの跛行が認められる．これらの跛行は主に股関節の支持性の問題に起因することが多く，単脚立位テストは股関節の支持性を検査する方法として有用である（図5①②）．単脚起立ができない，もしくはTrendelenburg 徴候と Duchenne 現象（図5③④）の所見が認められた場合は，異常運動陽性と判断する．次に指先触覚（ライトタッチ）※2 を利用し，単脚起立テストを行う．このテストで陽性であれば，股関節の構造異常に起因する支持機能の低下が大きく影響している可能性がある．陰性であれば，股関節周囲筋の筋機能不全や体幹の安定性欠如に起因する支持機能の低下が大きく影響している可能性がある．

4. 痛み

痛みに関して，痛みの部位，痛みの性質（鈍痛，鋭痛，だるい感じ），痛みの拡がり，痛みがいつ・どのようなとき・どのように生じるか，痛みの日内・週内変動，痛みが増悪または軽減する姿勢・動作（痛みに対する対処法を学習しているかの判断）などは理学療法を行ううえで重要な情報である．また，痛みは変形性股関節症の進行の予測因子であり，特に鼠径部痛，殿部痛の存在はその予後を判断するうえでも重要な所見である[14]．変形性股関節症患者の疼痛評価で重要なことは，患者が訴える痛みが変形性股関節症由来のものか，他の疾患に由来するかの鑑別診断である．FADIR や股関節内旋で鼠径部に鋭痛が出現する場合は，関節唇損傷を否定することはできない．臼蓋形成不全を有する場合は早期の段階から関節唇損傷が確認されるため，痛みが強い場合は医師と相談し治療方針を再考する必要がある．

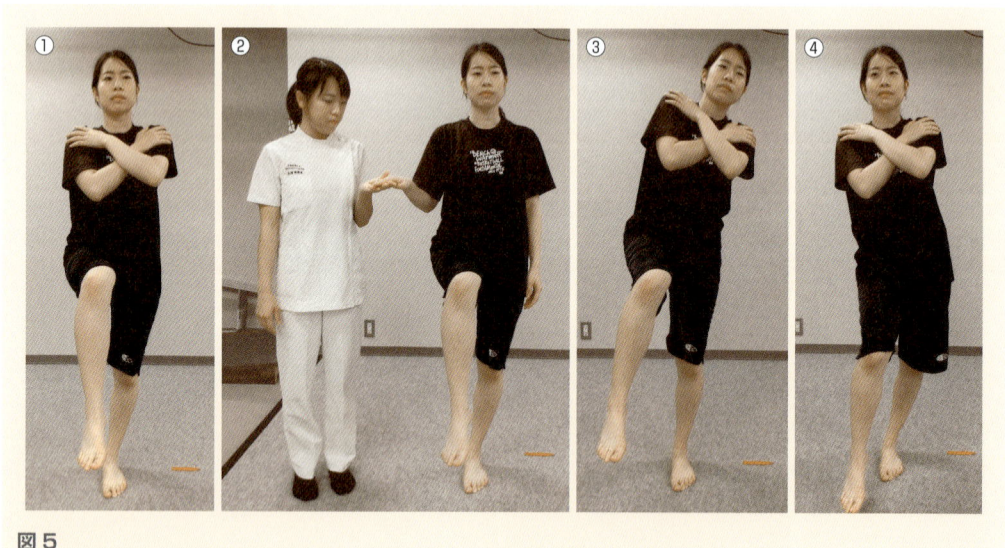

図5
①単脚起立テスト，②指先触覚（ライトタッチ）を用いた単脚起立テスト，③Trendelenburg 徴候と，④Duchenne 現象

解説

※2 指先触覚（ライトタッチ）：人の直立姿勢は，固定点に対して指先を触れること（ライトタッチ）によって安定する．体幹の不安定性や姿勢制御自体に問題がある場合は，ライトタッチによって姿勢は安定化する傾向がある．しかし，股関節自体の問題によって支持性が得られない場合は，ライトタッチを行っても単脚起立姿勢は安定しない．

また，仙腸関節由来の痛みについては股関節由来の痛みとの鑑別が必要である．

5 活動と参加

1．健康関連 QOL 評価

変形性股関節症の症状は X 線像上の病態や進行度と必ずしも相関しないことが報告されており，患者の心理的・社会的要因が主観的症状に影響を与える．よって，健康関連 QOL 評価法を用いて健康状態を包括的に把握する．疾患特異的尺度では WOMAC[15]，Harris hip score[※3][16]，包括的尺度では SF-36[17] を使用する．

理学療法治療

変形性股関節症患者の症状は，運動機能不全のみが影響している場合は少なく，本人の心理的要因と社会的要因も影響する．よって，理学療法にて運動機能不全のみに焦点を当てただけでは患者の満足度は得ることが難しい．

変形性股関節症の保存療法における理学療法の主目的は，以下の通りである．

①前股関節症と初期股関節症：疼痛軽減，関節破壊と下肢変形の防止
- 寛骨臼蓋と大腿骨骨頭より形成される股関節面適合性の改善
- 股関節 ROM の改善（複合的関節運動を含む）
- 股関節周囲筋による前額面での姿勢平衡の改善
- 股関節周囲筋による動的安定性の獲得

②進行期と末期股関節症：ADL における不具合の軽減，移動能力の改善，廃用症候群の予防
- 歩行補助器具を使用した歩行能力の改善
- 生活状況を改善するための環境改善
- 廃用症候群を予防するために体力の維持・改善

1 関節機能の治療

1．股関節運動の改善

変形性股関節症の初期では関節面の適合性変化や筋が制限因子となって ROM 制限を起こすことが多い．進行するにつれて，制限因子は関節包や靱帯，骨棘形成に伴う関節構造変化へと移る．したがって，最終終末を確認することによって何が制限因子となっているかを確認し，何に対して，どのような治療を行うかを明確にする必要がある．初期の段階では，関節唇損傷や股関節前方インピンジメントを併発していることも多く，関節面適合が増した状態

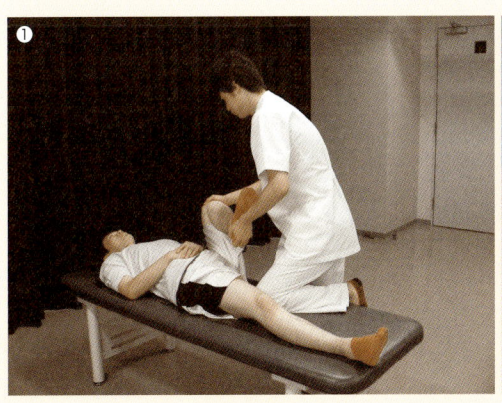

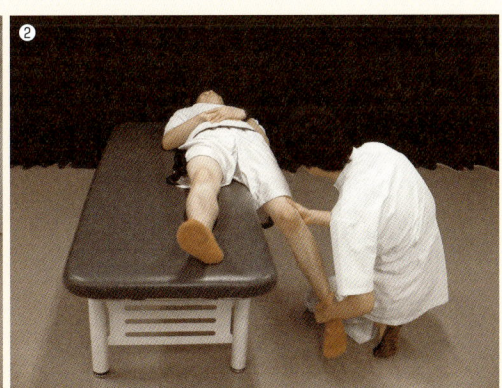

図6 理学療法士による他動的股関節 ROM 運動
①股関節外転・外旋位での股関節屈曲運動，②股関節外転・内旋による股関節伸展運動は関節面適合性が増し安定する．

解説

[※3] Harris hip score：国際的にもっとも普及している基準である．「疼痛（44点）」，「機能（47点）」，「変形（4点）」，「可動域（5点）」から構成されている．「疼痛」は6段階に分かれており，「機能」は跛行，歩行支持，歩行距離などの歩行能力（33点）と，階段昇降，靴・靴下履き，座位，公共の乗り物利用などの日常生活動作（14点）からなっている．

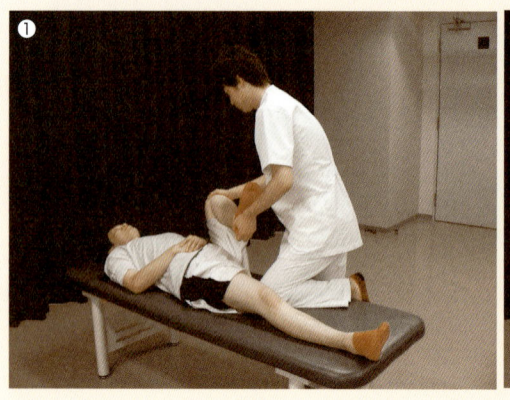

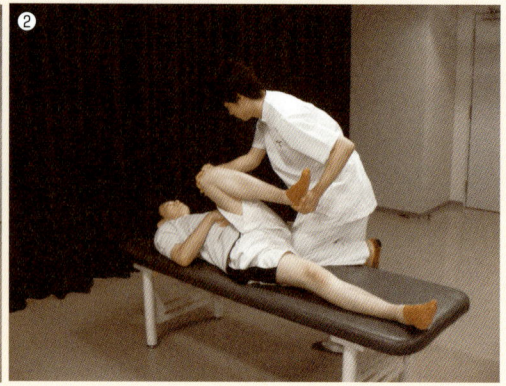

図7 屈曲・外転・外旋，屈曲・内転・内旋の複合運動
①屈曲・外転・外旋運動，②屈曲・内転・内旋運動

で開始し，その範囲を広げていくことが重要である（図6）．屈曲・外転・外旋，屈曲・内転・内旋の複合運動（図7）のROMは初期の段階から著しく制限を受けることが多く，そのために痛みの発生や日常生活での活動制限につながっていることが多い．複合運動のROMは改善することが重要である．

2. 骨盤運動の改善

変形性股関節症患者は，股関節のみならず腰椎のROMにも問題を起こしていることが多い．よって，股関節・骨盤・腰椎をひとつの機能的ユニットとして捉え，そのユニットの可動範囲を拡大することも重要である．座位での骨盤前傾と腰椎前弯，骨盤後傾と腰椎後弯，骨盤側方挙上と腰椎側屈と回旋，水平面骨盤回転運動と腰椎の3次元運動を患者に最も獲得してほしい運動が出せるように組み合わせていく（図8）[8]．骨盤と腰椎の可動性が高まると，その結果として股関節のROMも増加する．

② 筋機能の治療

1. 筋緊張の改善

筋緊張の改善については変形性膝関節症の理学療法の項を参照していただきたい．

2. 筋力の改善

変形性股関節症患者の多くは股関節周囲筋の筋力低下や筋活動のバランス異常が認められる．股関節周囲筋の筋機能の改善を目的とした高負荷・高頻度での運動は，代償・補償動作を起こしやすく，さらに，股関節異常運動や関節応力の変化に伴う関節面の負荷増大につながる．不足している筋活動を，不足している筋収縮様式で活性化させていくことが重要である．はじめは，収縮が出やすい肢位にてマッスルセッティングを患者本人に筋収縮感覚を覚えながら行い，収縮できる範囲を拡大していく．マッスルセッティングで確実に筋収縮が行え，患者自身が筋収縮する感覚を学習した段階で自動運動を開始する．自動運動は患者が最も収縮が得られやすい関節肢位から開始し，角度を広げて収縮を促通していく．

③ 基本的運動・動作の獲得

1. 非荷重下での単関節運動

腹臥位での下肢伸展挙上運動は，骨盤前傾運動が起こらないようにし，股関節伸展運動にて下肢挙上運動を行う．側臥位での下肢伸展挙上運動は，骨盤運動を起こさないようにし，股関節外転10°程度で保持し，ゆっくりと降ろすことを意識させて行う．これらの運動は，筋力強化を目的として行っている運動ではなく，歩行時の下肢運動機能改善を目的として行っているため，異常パターンが出現しないことが最も重要である．負荷は自重とし，回数は異常パターンが出ない範囲で反復して行う．

2. 脚長差是正練習

先天性股関節脱臼を有する変形性股関節症患者，腰椎側弯を有する変形性股関節症患者の場合，臍果長や棘果長で左右差が生じていることが多い．この脚長差は実際に生じていることもあれば，見かけ上生じていることもある．これは姿勢や歩容に影響を

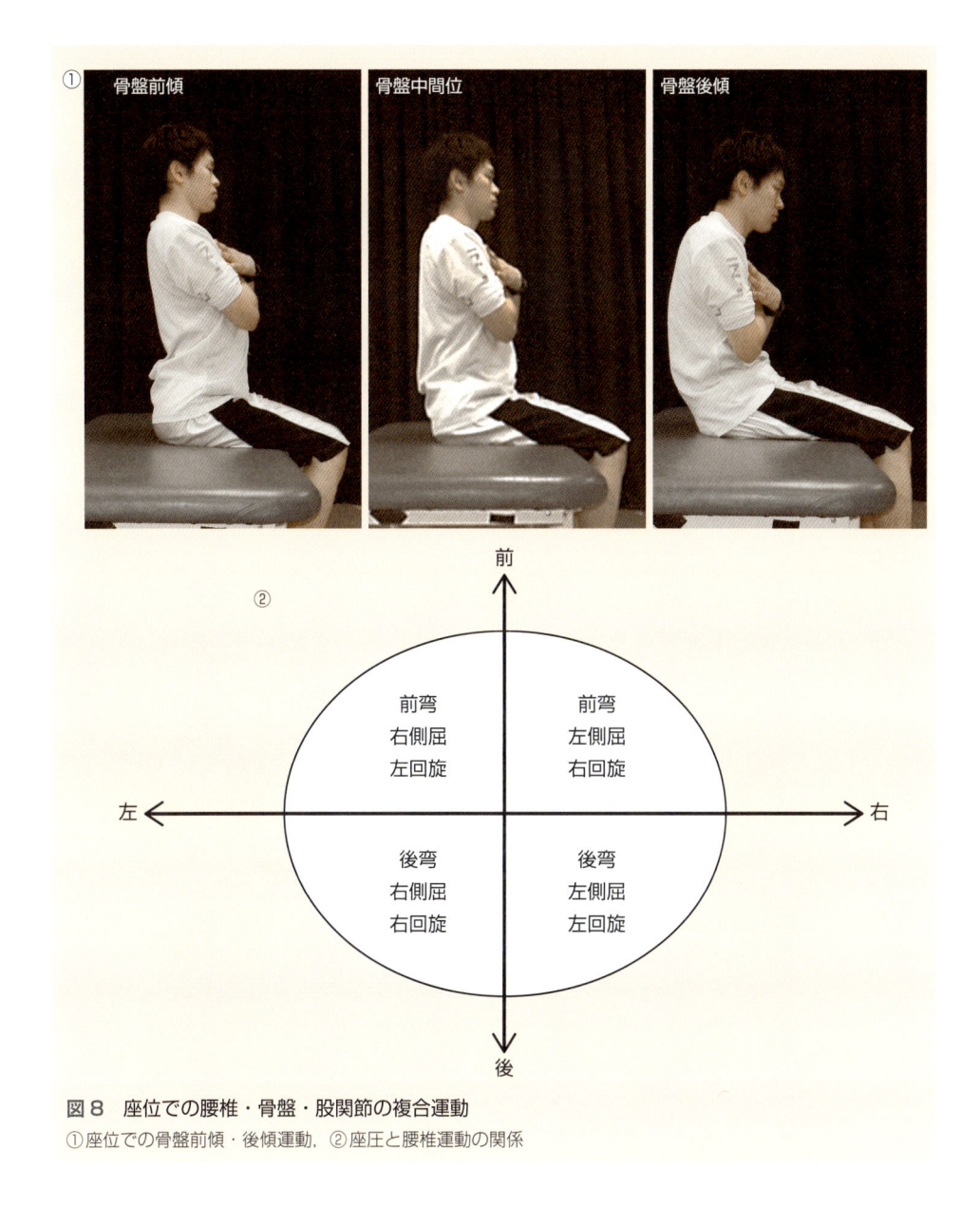

図8 座位での腰椎・骨盤・股関節の複合運動
①座位での骨盤前傾・後傾運動，②座圧と腰椎運動の関係

及ぼす．見かけ上の脚長差を是正する運動として，背臥位で行う骨盤引き下げ運動（反対側は引き上げ運動）は有効である（**図9**）．

3. 荷重練習

変形性股関節症患者は立位前屈・伸展・骨盤側方・振り向き運動にて股関節運動をなるべく避け，腰椎回旋・側屈と膝関節回旋・内外反を過度に使用した運動へと変化する．そのことは，腰痛症や膝関節の痛み，下肢・足部のマルアライメントへと発展する可能性が高い．立位前屈・伸展・側屈・振り向き運動にて，痛みが出ない程度に荷重を行った状態で股関節運動を意識させながら行うことによって荷重状態での股関節のROMの維持または改善を行う．特に，股関節内外転運動を意識した骨盤側方運動は，股関節内外転運動の維持と改善だけではなく，体幹・腹部の安定性とアライメント改善につながる（**図10**）．

4. water-based exercise

変形性股関節症患者は移動能力が低下することが多いため，身体活動が少なくなる．水中での運動は股関節の荷重ストレスを軽減するため，痛みが少ない状態で心肺機能に負荷を与えるため身体活動量

35

第1章 | 変形性関節症

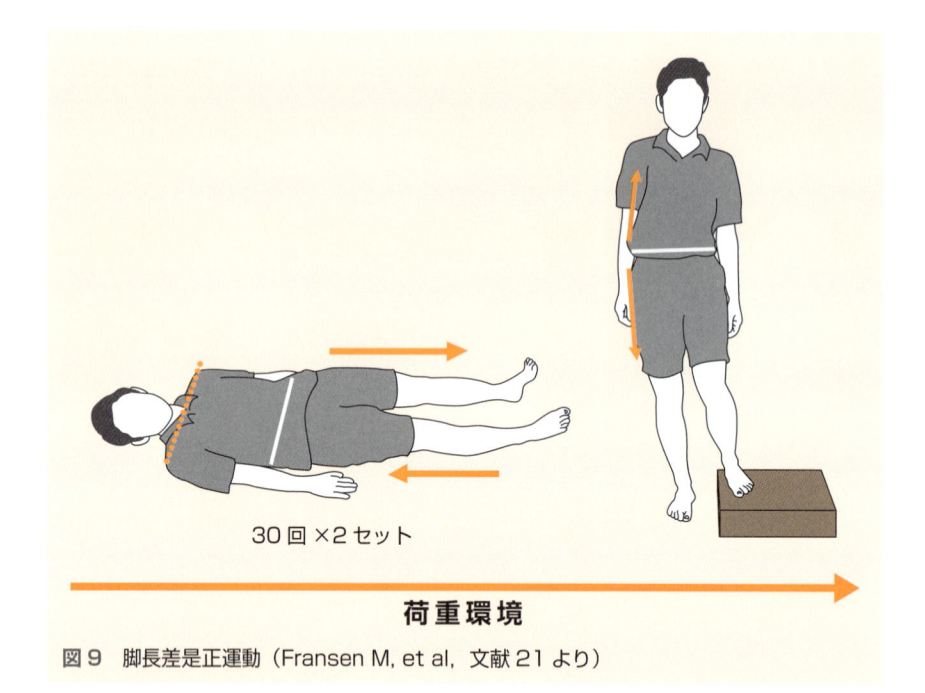

図9 脚長差是正運動（Fransen M, et al, 文献21より）

30回×2セット

荷重環境

図10 股関節内外転運動を意識した骨盤側方運動
①体幹は安定し，股関節内外転運動によって骨盤と体幹が側方に移動する．
②体幹は不安定であり，特に左側への骨盤移動の際に左股関節の内転運動は減少し，左下肢の内反が大きくなる．

の維持・改善に有効である[6]．

4 疼痛軽減を目的とした治療介入

1. 物理療法

日本整形外科学会の診療ガイドライン[5]は，温熱療法の効果については懐疑的である．

2. 徒手療法，運動療法

股関節痛が関節機能不全，筋機能不全などの結果として起こっている場合は，それらの改善によって痛みの軽減が得られることが多い．

3. 生体力学的環境改善を目的とした介入

杖を使用することで痛みの軽減や跛行減少につながる．変形性股関節症の症状改善を目的とした装

具が開発されているが，その効果のエビデンスは乏しく，理論的根拠も不明である[18]．

5 自己管理と教育

変形性股関節症患者に対する教育管理と生活指導は重要である．以下にポイントを示す．①肥満傾向にある患者は，減量指導が必要である．減量指導には運動，栄養指導，生活習慣の改善が必要であるため，医師，理学療法士，管理栄養士，看護師で構成される医療チームでの介入が必要である．②スポーツなどを積極的に行う初期変形性股関節症患者で，活動レベルが高い患者に対しては，一時的に活動を制限することも必要である．③長時間の立位や歩行が必要のある作業姿勢では，作業の検討や環境面に働きかける必要がある．

6 THA後の理学療法

日本整形外科学会の診療ガイドライン[5]では，THAは痛みの緩和と歩行能力の改善に有効であると推奨されている（推奨グレードA）．

1. THAについて

THAの術式や種類については他の整形外科の教科書を参照していただきたい．近年，最小侵襲手術（minimally invasive surgery：MIS）が行われるようになり，患者の身体的負担が軽減しており，術後の回復も得られやすい[19]．また，理学療法士が術後理学療法を行ううえで知っておきたいことは進入法の変化である．従来のTHAは後方から進入し，その際に大殿筋と中殿筋への侵襲も大きいため術後の筋機能の回復に難渋していた．最近行われる前方進入は，それらの筋への侵襲が大幅に減少すると同時に脱臼の危険性も減少した[4]．

2. 術前理学療法

THA試行前から継続的な外来での理学療法を行うことが理想であるが，十分に行われないことも多い．THA術前の数日間，あるいは手術前日の理学療法士の介入目的は，運動機能の改善や症状の改善を図ることではなく，手術後の一般的な経過の説明と理解に重点を置く．そのことは心理的側面への介入となり，不安感を軽減させ治療者とラポールを形成させ，術後の介入が行いやすくなる．また，術前評価を通して，術後理学療法の阻害因子と予後予測を行い，術後理学療法治療介入プログラムに役立てていく．

①術前評価

THA患者の術前評価については変形性膝関節症の理学療法の項目を参照していただきたい．疾患特異的質問票としてHarris hip score[16]，日本整形外科学会股関節機能判定基準[5]，健康関連QOL尺度としてWOMAC[15]，SF-36[17]を使用する．

3. 術後理学療法

術後理学療法は術前評価から抽出した問題点を踏まえて，手術療法と画像情報から患者の術後の全身状態を評価しながら進めていく．THA後の術後管理としてクリニカルパスが普及したが，クリニカルパスは理学療法プログラムではなく術後経過の状態を知るためのチェックリストである．クリニカルパスの一例を図11，12に示した．

①手術後合併症の予防

THAの合併症としては深部静脈血栓症（deep vein thrombosis：DVT）がある．DVTの徴候として，痛み，熱感，腫脹があり，手術翌日に理学療法を行う場合は，DVTが起こっているか否かを評価する．DVTの予防として，術後の身体活動量の改善，足関節自動運動の指導は重要である．

②手術後病期に応じた治療段階

手術後の病期に応じたTHA後の理学療法の目標，治療法のポイントを述べる．

- 第1期：離床と手術後の痛み，腫脹の悪循環からの脱却（術直後～約1週）

最近では手術後早期より理学療法を開始するため臥床による廃用は生じることはないが，術前に活動レベルが寝たきりに近い状態，心不全や呼吸器疾患が合併している患者は術後体力低下が著しく生じる．立位保持は下肢から心臓に戻る静脈還流を活性化させることにより心機能の改善につながるため，術後は積極的に理学療法士が関与し，立位や歩行を開始する．THA術後は早期に荷重歩行を開始し，3日～1週間以内に杖歩行に移行することを目標とする．立位保持が困難な患者では，斜面台を用いて立位保持を行う．

手術侵襲に伴う創部の瘢痕と皮下組織間の癒着

第1章 | 変形性関節症

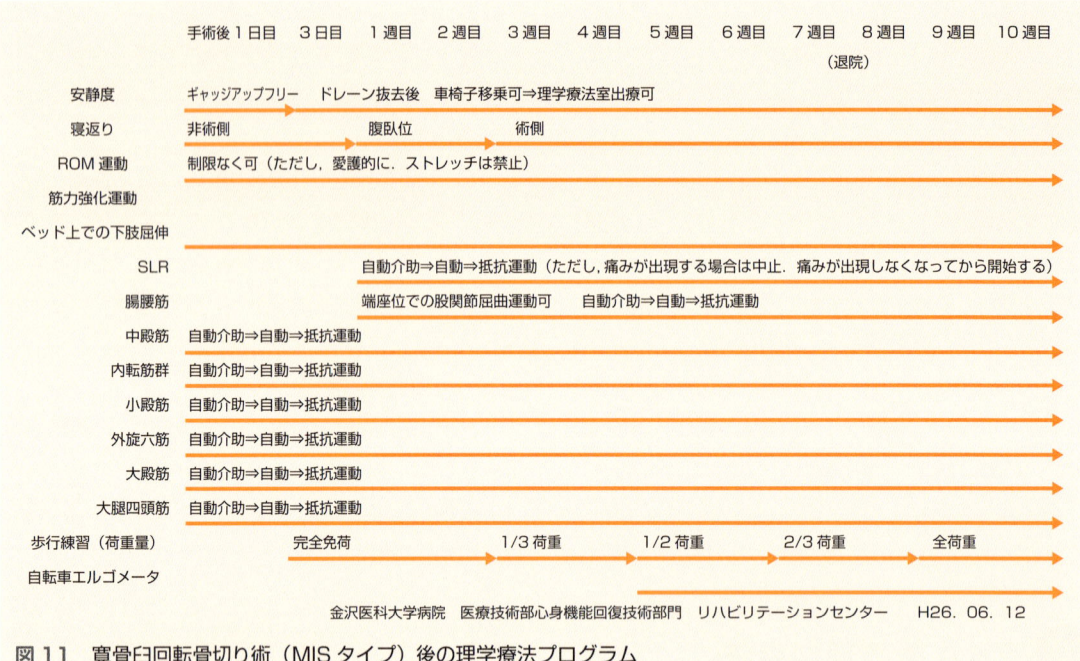

	手術後1日目	3日目	1週目	2週目	3週目	4週目	5週目	6週目	7週目	8週目	9週目	10週目
									(退院)			
安静度	ギャッジアップフリー　ドレーン抜去後　車椅子移乗可⇒理学療法室出療可											
寝返り	非術側			腹臥位		術側						
ROM運動	制限なく可（ただし,愛護的に．ストレッチは禁止）											
筋力強化運動												
ベッド上での下肢屈伸												
SLR			自動介助⇒自動⇒抵抗運動（ただし,痛みが出現する場合は中止．痛みが出現しなくなってから開始する）									
腸腰筋			端座位での股関節屈曲運動可		自動介助⇒自動⇒抵抗運動							
中殿筋	自動介助⇒自動⇒抵抗運動											
内転筋群	自動介助⇒自動⇒抵抗運動											
小殿筋	自動介助⇒自動⇒抵抗運動											
外旋六筋	自動介助⇒自動⇒抵抗運動											
大殿筋	自動介助⇒自動⇒抵抗運動											
大腿四頭筋	自動介助⇒自動⇒抵抗運動											
歩行練習（荷重量）	完全免荷			1/3荷重		1/2荷重		2/3荷重		全荷重		
自転車エルゴメータ												

金沢医科大学病院　医療技術部心身機能回復技術部門　リハビリテーションセンター　H26.06.12

図11　寛骨臼回転骨切り術（MISタイプ）後の理学療法プログラム

は，股関節のこわばり感，ツッパリ感，圧迫感，重い感じなど股関節の運動機能に関連した感覚不全を生じさせ，それは異常歩行パターンの原因になる．皮膚と皮下組織に対する軽いモビライゼーションとスキンローリングを術後早期から開始し，リンパ管流および静脈還流を促進することで腫脹と浮腫の改善を図る．

● **第2期：股関節と股関節周囲筋の基本的機能の改善（術後約1週～2週）**

この時期の目標は股関節周囲筋の筋緊張を正常化させ，随意的に筋の収縮および弛緩ができる．それと腰椎運動と分離した股関節運動が可能となることである．手術前に身体活動量が少ない患者や股関節のROM制限が著しい患者は，過度な筋緊張が制限因子になっている場合が多い．術後に痛みが強い場合，過剰な筋緊張が生じコントロールできない場合，術肢のネグレクト現象（痛みや違和感の持続により患肢を無視する）が認められた場合はCPMを行い，そのリズムに合わせて自動運動を行うことで痛みの軽減が得られる．股関節のROMおよび筋機能の改善は，保存療法の項を参考にしていただきたい．

● **第3期：機能的な下肢関節運動の獲得と身体活動量の改善（術後約3週以降）**

第3期の目標は，再獲得した股関節運動を下肢関節の共同運動パターンとして機能させることである．具体的には，使用頻度の高い日常生活活動である立ち上がり動作，段差昇降動作，振り向き動作，方向転換動作にて再獲得した股関節運動を使うことができるように学習する．

入院期間中に目標とする身体活動量は得られない．そのため，具体的な活動量や歩数を設定する．手術後の身体活動量の管理を行うことに対して理学療法士は無頓着であるが，これからは積極的に関わらなければならない．

4．転倒予防

THA後に早期に離床と歩行を行うため，転倒リスクに対しては十分配慮して術後理学療法を進める必要がある．また，THA手術後1年での転倒発生率は約40％以上であるとの報告があり，手術前および退院時に転倒に対する教育を十分行い予防する必要がある．

（木藤伸宏）

3. 変形性股関節症に対する理学療法

左・右人工股関節置換術を受けられる患者様へ

手術日　　月　　日
主治医　　　　　様
担当看護師

No.2

経過	術後2日	術後3日	術後4日～術後6日	術後7日～術後13日	術後14日～術後20日	術後21日～術後28日
月／日	／	／	／　～　／	／　～　／	／　～　／	／　～　／
処置治療	弾性ストッキングを履きます 足に血液の循環を良くする器械を付けます 創の管を抜きます 腰からの持続麻酔を抜きます ガーゼ交換	→ 脱ぎます		→抜糸後、終了します		
検査	心電図モニター終了 酸素の取り込みを測定します	採血	採血	採血	採血　レントゲン	採血
薬剤	術後に感染予防のための抗生剤等の点滴を2、3日します 静脈血栓予防のための内服もしくは注射をします 痛み止めの内服は必要に応じてします					
栄養	飲水を開始します	常食 →				
活動	うまく出来れば、ご自分で寝返りします 歩行器歩行を開始します			手術側を下にして 自分で寝返りができます 術後7日から杖歩行開始します 術後10日から杖歩行が可能です	自分でてつついせができます →杖歩行	退院できます
リハビリテーション	リハビリ室で筋力増強運動・歩行練習をします 病棟でも自主トレーニングしましょう	歩行器歩行				退院時の機能評価・日常生活動作 応用歩行練習
排泄	尿の管を抜去、トイレで排泄します（状態に合わせて看護師が付き添います）					
清潔	看護師が体を拭きます	洗髪と足浴各1回／週、看護師が行います		術後11日からシャワー浴ができます シャワー日は3回／週です	入浴ができます	
教育説明その他	歩行器歩行の説明をします 脱臼予防について説明します 必要時、車椅子の移乗方法・操作方法を説明します		日常生活動作やその留意点について説明します	手術側を下にしての説明をします 外泊時の日常生活について説明します シャワー浴の方法について説明します	うつ伏せ方法の説明をします 入浴方法の説明をします 日常生活動作を評価します	退院後の生活について説明します

患者様の状態により予定が変更になることもあります
質問があれば遠慮なくお聞きください

金沢医科大学病院　整形外科病棟
Nov-10

図12　THAクリニカルパス

理学療法の課題

以上，変形性股関節症患者の理学療法について簡単に述べてきた．医学の進歩，医療環境の変化が激しい現代社会において，患者の訴えをよく聞き，安全で適切な理学療法を提供できるようエビデンスとナラティブな面から患者満足度の向上に努めることが大切である．そのためには，変形性股関節症患者を対象とした臨床研究を積み上げ，評価のみならず治療戦略を含めたエビデンスを構築していく必要がある．

（神戸晃男）

● 文献

1) 斎藤 昭・他：変形性股関節症の疫学―1,601例の病院受診者に対する調査．臨床整形外科，35：47-51，2000．
2) McCarthy JC：Hip arthroscopy：when it is and when it is not indicated. Instr Course Lec, 53：615-621, 2004.
3) Felson DT, et al：Identifying and treating preclinical and early osteoarthritis. Rheum Dis Clin North Am, 40：699-710, 2014.
4) Petis S, et al：Surgical approach in primary total hip arthroplasty：anatomy, technique and clinical outcomes. Can J Surg, 58：128-139, 2015.
5) 日本整形外科学会診療ガイドライン委員会（編集）：変形性股関節症診療ガイドライン，南江堂，2008．
6) Fernandes L：EULAR recommendations for the non-pharmacological core management of hip and knee osteoarthritis. Ann Rheum Dis, 72：1125-1135, 2013.
7) Australian Government National Health and Medical Research Council：Guideline for the non-surgical management of hip and knee osteoarthritis. https：//www.nhmrc.gov.au/guidelines-publications/cp117（閲覧日 2015年8月17日）
8) Watanabe W：Early MRI findings of rapidly destructive coxarthrosis. Skeletal Radiol, 31：35-38, 2002.
9) Yamamoto T：Subchondral insufficiency fractures of the femoral head. Clin Orthop Surg 4：173-180, 2012.
10) 公益社団法人日本整形外科学会：変形性股関節症．https：//www.joa.or.jp/jp/public/sick/condition/hip_osteoarthritis.html（閲覧日 2015年8月15日）
11) Philippon MJ, et al：Clinical presentation of femoroacetabular impingement. Knee Surg Sports Traumatol Arthrosc, 15：1041-1047, 2007.
12) Birrell F, et al：PCR Hip Study Group. Predicting radiographic hip osteoarthritis from range of movement. Rheumatology, 40：506-512, 2001.
13) 宮崎 清・他：変形性股関節症における複合的股関節可動域の変化．Hip Joint, 21：178-182, 1995.
14) Gossec L, et al：Predictive factors of total hip replacement due to primary osteoarthritis：a prospective 2 year study of 505 patients. Ann Rheum Dis, 64：1028-1032, 2005.
15) Bellamy N, et al：Validation study of WOMAC：a health status instrument for measuring clinically important patient relevant outcomes to antirheumatic drug therapy in patients with osteoarthritis of the hip or knee. J Rheumatol, 15：1833-1840, 1988.
16) 藤沢基之・他：股関節判定基準の相違．JOA hip scoreとHarris hip scoreの比較．整形外科，52：628-633, 2001．
17) Stucki G, et al：The Short Form-36 is preferable to the SIP as a generic health status measure in patients undergoing elective total hip arthroplasty. Arthritis Care Res, 8：174-181, 1995.
18) Zhang W, et al：OARSI recommendations for the management of hip and knee osteoarthritis, Part II：OARSI evidence-based, expert consensus guidelines. Osteoarthritis Cartilage, 16：137-162, 2008.
19) Basad E, et al：The anterolateral minimally invasive approach for total hip arthroplasty：technique, pitfalls, and way out. Orthop Clin North Am, 40：473-478, 2009.
20) Ikutomo H, et al：Falls in patients after total hip arthroplasty in Japan. J Orthop Sci, 20：663-668, 2015.
21) Fransen M, et al：Exercise for osteoarthritis of the hip (Review), http：//www.thecochranelibrary.com, 2014.

第2章

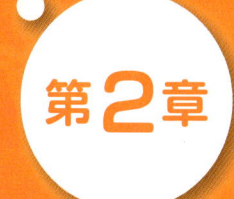

骨折

第2章 骨折

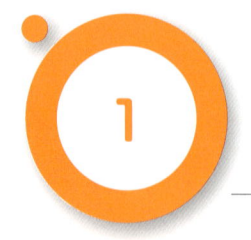

1 骨折の病態

総論

1 骨折の概要

骨折とは，何らかの原因によって骨の構造上の連続性が一部あるいは完全に絶たれた状態のことである．通常，骨折は骨に加わる外力が骨の強度より上回ることによって生じるが，病的に脆弱化した骨に軽微な外力が加わることや，骨の同一部位に繰り返し加わるストレスにより生じることもある．骨は損傷しても正常な経過をたどれば瘢痕を残さずに治癒する点で，極めて特異な組織である．

厚生労働省「平成22年国民生活基礎調査」によると，介護が必要となった主な原因は，第1位「脳血管疾患(脳卒中)」(21.5%)，第2位「認知症」(15.3%)，第3位「高齢による衰弱」(13.7%)，第4位「関節疾患」(10.9%)，第5位「骨折・転倒」(10.2%)である．また，厚生労働省「平成22年度我が国の保健統計」によると，入院受療率は，「骨折」が「脳血管疾患」，「統合失調症，統合失調症型障害及び妄想性障害」，「悪性新生物（がん）」に続く第4位と高い．

2 骨折の分類[1,2]

1．原因による分類

外傷性骨折（traumatic fracture）は，健常な骨の強度以上の外力が加わって生じる骨折である．外傷性骨折のなかでも，交通事故など人力をはるかに超える外力が原因となる場合は特にhigh energy fractureという．

脆弱性骨折（fragility fracture）は，骨量減少が原因で軽微な外力で生じる骨折である．海綿骨の比率が高く骨量減少が起きやすい部位が好発部位となる（後述）．

病的骨折（pathological fracture）は，局所性病変（原発性・転移性骨腫瘍，化膿性骨髄炎）あるいは全身性病変（骨粗鬆症，くる病，骨軟化症，骨形成不全症）などにより，骨の強度が低下し，健常では骨折しないような軽微な外力で生じる骨折である．

疲労骨折（fatigue fracture）は，わずかな強さの外力が骨の同一部位に繰り返し加わることで生じる骨折である．外力が加わる部位に，微小骨折（micro fracture）が生じ，同時に修復像もみられる．過激なスポーツや肉体労働が原因で，好発部位は運動負荷の加わりやすい下肢骨に多い．中足骨に生じるものを行軍骨折，脛骨や腓骨に生じるものを走者骨折とよぶ．

2．部位による分類

骨折の部位により，骨幹部骨折，骨幹端部骨折，骨端部骨折に大別される．特に，骨端部骨折に脱臼を合併したものを脱臼骨折，骨折が関節内に至るものを関節内骨折という．これらの骨折では，関節構成体の損傷を合併する場合も多く，関節不安定性やROM（range of motion：関節可動域）制限などの機能不全を起こしやすい．

3．程度による分類

完全骨折（complete fracture）は，骨折線が骨の全周にわたり，完全に連続性が絶たれているものである．不全骨折（incomplete fracture）は，骨の一部で連続性が絶たれているものであり，亀裂骨折，若木骨折，竹節骨折が含まれる．弾力性に富む小児の長管骨にみられる．

4．骨折線の形状による分類

骨折線の形状により，横骨折，斜骨折，らせん骨折，粉砕骨折に分けられる．らせん骨折では骨癒合が得られにくい．粉砕骨折では骨折線が複数あり，整復が得られにくい．

5．被覆軟部組織による分類

皮下骨折（単純骨折，closed fracture）は，骨折部が軟部組織により被覆され，骨折部が体外に開放していない骨折である．また，菌の混入による感染の危険性は低い骨折である．

開放骨折（複雑骨折，open fracture）は，軟部組織が外力や骨折端で損傷され，骨折部が体外に開放している骨折である．感染の危険性が高く，骨折の治癒過程に不利な要素を伴うことが多い．感染防止のために，清浄，挫滅部の処置，固定，感染予防の投薬，創や皮膚欠損の処置が行われる．

3 骨折の症状および合併症[1]

骨折による症状および合併症は，全身ならびに局所に生じ，また受傷時に生じるものと骨折治癒後に生じるものがある．受傷時の症状および合併症として，痛み，腫脹，皮膚・血管・神経・筋・腱・内臓損傷，皮膚・軟部組織損傷と感染，異常可動性，軋轢音，ショック症状（四肢冷感，顔面蒼白，チアノーゼ，脈拍消失など），大出血に伴う貧血，深部静脈血栓症，阻血性壊死（無腐性壊死），脂肪塞栓症候群，阻血性拘縮がある．骨折治癒後の症状および合併症として，関節拘縮，異所性骨化，骨化性筋炎，ズデック（Sudeck）骨萎縮，変形治癒，外傷後関節症，複合性局所疼痛症候群がある．

骨の形態と機能

1 骨の形態[2-4]

1. 骨の数と形状

成人では，骨の数は全部で206個ある※1．その内訳は，頭蓋骨（29個，耳小骨を含む），脊柱骨（26個），胸骨（1個），肋骨（24個），上肢骨（64個），下肢骨（62個）である．また骨は形状から，長管骨，短骨，扁平骨，不規則骨の4種類に分類される．長管骨は，上腕・前腕・大腿・下腿など四肢の骨にみられる長い円筒状の骨であり，骨端と骨幹に分けられる．小児では，骨端と骨幹の間に骨端軟骨という軟骨組織があり，成長とともに骨化し骨端線として残る．骨端の先端部分の表面は関節軟骨で覆われている．短骨は，手根や足根にみられる短い円筒状の骨である．両端には長管骨と同じように関節軟骨がある．扁平骨は，頭蓋骨，胸骨，肩甲骨にみられる．2層の緻密質に薄い海綿質が詰まっている．不規則骨は，文字通り形が不規則な骨であり，顔面や頭蓋の骨にみられる．

2. 骨の構造

横断面では，外から中に向かって，皮質骨または緻密骨，海綿骨，骨髄の構造をとる（図1）．

皮質骨は極めて硬く，薄い同心円状の層板をつくる．この層板の集合をハバース層板といい，層板の中心には血管の通路であるハバース管が骨の長軸方向に縦走し，長軸に垂直方向に走るフォルクマン管と連絡している．これらの管の内部に血管，リンパ管，神経が走行している．1つの円筒状のハバース層板を，皮質骨の構造の基本単位として骨単位（オステオン，osteon）という．骨単位は，ヒトでは半年～数年に一度の頻度でつくり変えられる．新し

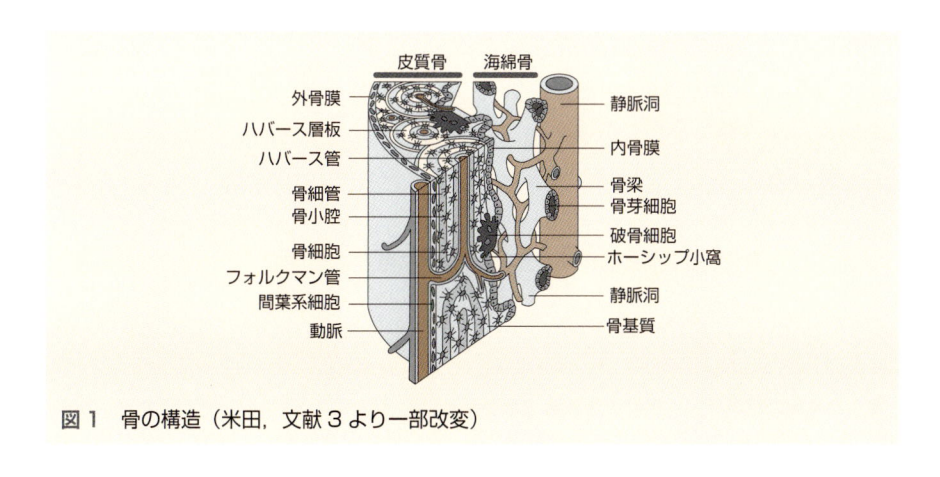

図1 骨の構造（米田，文献3より一部改変）

解説

※1 尾骨の数が異なる場合もあり，200～208個ともいわれる．

い骨単位ができる際，ハバース管の中心が古い骨単位とは必ずしも一致しないため，古い骨単位は新しい骨単位の間に残る形となる．この同心円状をとらない層板構造を介在層板という．また皮質骨は，外側と内側を骨膜で覆われており，外側を外骨膜，内側を内骨膜という．外骨膜は血管や神経に富んだ結合組織であり，成長期には骨の横径の成長に関わっている．内骨膜は骨梁やハバース管の表面にあり，骨の形成や吸収に関与する細胞を含み，血管が豊富で造血能がある．骨膜と骨質は，シャーピー線維で強固に結ばれている．

海綿骨は，不規則な網目構造の骨梁（trabecular bone）を形成している．層板やハバース管はあるが，皮質骨に比べて量は少ない．体重支持に対して力学的に不利な構造となっている大腿骨上部には，応力分布にしたがって発達した骨梁の流れ（パッカード・マイヤー線）がみられる[※2]．これも1つの例として，力学的要請に応じて形態，構造，骨量に変化が生じる現象をウォルフ（Wolff）の法則（ウォルフの応変律）[※3]という．また皮質骨のオステオンに相当する骨単位として，骨梁に三日月型の小さな区域が重なった構造をしたパケットがある．

皮質骨と海綿骨の比率は，身体の部位によって異なっている（図2）．身体の重みが直接加わる部位では皮質骨の比率が高く，柔軟な動きが要求される部位では海綿骨の比率が高い．なお，一般に骨粗鬆症になりやすい骨は海綿骨の比率が高い骨である．

骨髄は，髄腔や骨梁の間隙を満たしている細網組織である．生後4〜5歳までは，すべての骨髄が造血機能のある赤色髄である．その後，骨格の発育が進み，骨髄量が必要な造血領域を超えるようになると，骨髄は長管骨遠位端から脂肪髄である黄色髄に置き換わっていく．成人では，体幹骨および四肢骨の近位端だけに造血機能が残り，加齢に伴い造血機能は低下する．

2 骨の機能[4]

生体における骨の役割は，①運動（筋・靱帯の起始と停止，関節の形成），②保護（脳，脊髄，内臓などの保護），③支持（重力に抗する姿勢保持），④無機質の貯蔵（細胞外カルシウム濃度の厳密な

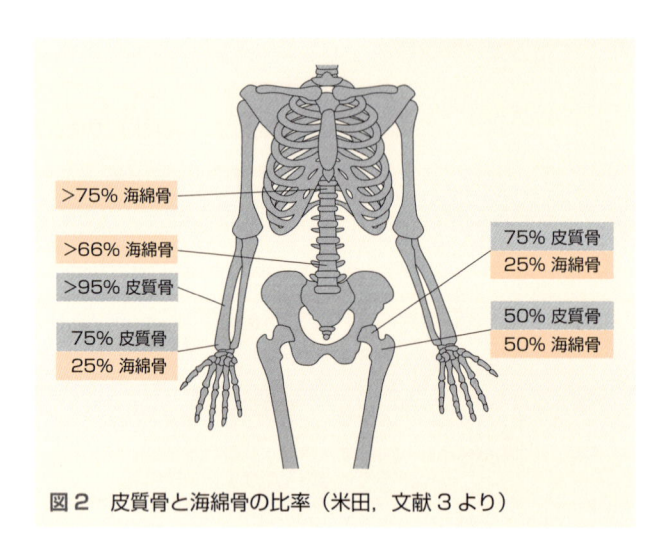

図2 皮質骨と海綿骨の比率（米田，文献3より）

解説

※2 荷重に抗する骨梁の配向は，脊椎骨の海綿骨では頭尾軸に平行な方向である．頭尾軸方向の海綿骨は，これと直行する方向に配向する海綿骨に比べて吸収の程度が遅いため，骨粗鬆症の脊椎骨のX線像では先に縦の骨梁が目立つようになる．
※3 ウォルフの応変律：完全に実証されていない．臨床的には，長管骨の骨折後，変形した癒合部位の凹側に強い負荷が加わり，凸側にはあまり負荷が加わらないために，凹側で骨形成が生じ，凸側では骨吸収が生じる．その結果，変形が改善されまっすぐな骨ができる現象が該当する．

維持），⑤造血（骨髄による造血機能の維持）である．

骨の構成成分[2-4]

成人の骨の構成成分は，細胞と基質に分かれる．基質は部位や年齢によって多少の差はあるが，無機質が50〜70％，有機質が20〜40％，水分が5〜10％，脂質が3％である．

1 骨の細胞

骨組織を形成し，その代謝に関与する細胞には，主に骨芽細胞，骨細胞，破骨細胞，そして成長と骨折治癒において特に旺盛に活動し，最終的には死滅して骨に置き換わる軟骨細胞がある．

1．骨芽細胞

骨芽細胞は，骨形成を担う細胞である．骨の有機質の大部分を合成・分泌することに加えて，基質小胞の形成による石灰化部位の決定や破骨細胞の分化・誘導にも重要な役割を果たす．骨芽細胞は骨表面に存在し，単層に配列している．休止期の骨芽細胞（resting osteoblast）は扁平で線維芽細胞様を呈し，endosteal lining cell または bone lining cell とよばれる．これに対し，活動期の骨芽細胞は背が高く，立方形あるいは円錐形を呈し，活性型骨芽細胞（formative osteoblast または active osteoblast）とよばれる．この活性型骨芽細胞によって産生された骨基質はすぐに石灰化せず，しばらく類骨（オステオイド，osteoid）とよばれる未石灰化の状態が続き，10日前後で石灰化が始まる．基質産生を終えた骨芽細胞は，自らが産生した骨基質の中に埋め込まれて骨細胞となるほか，一部は骨表面にとどまり，休止期の骨芽細胞になる．

2．骨細胞

骨細胞は，皮質骨1mm^{3}あたり25,000個も存在し，骨芽細胞，破骨細胞よりも圧倒的に多い細胞であるが，その役割ははっきりとわかっていない．近年の研究から，物理的刺激を感受する細胞であることがわかってきている．骨細胞は骨芽細胞と比べると小さく，蛋白質合成に必要なゴルジ装置や粗面小胞体のような細胞内小器官もあまりみられず，細胞の代謝活性は高くない．骨小腔という空間に存在し，

層板に沿って配列している．成熟した骨細胞は，骨細管を通じて，骨細胞同士で神経細胞のように細長い突起でつながり合ってギャップ結合を形成している．

3．破骨細胞

破骨細胞は，骨表面に密着した状態で骨吸収を行うことが唯一の機能であり，後述するリモデリングの主役を担う．リモデリングは，破骨細胞による骨吸収によって開始される．破骨細胞による骨吸収が正常に始まれば，骨形成がそれに続き，リモデリングのバランスが保たれるので，骨量が一定に維持される．すなわち破骨細胞は骨の運命を左右する極めて重要な細胞といえる．破骨細胞は，単核の破骨細胞が融合し，2〜数十個の核をもつ巨大な細胞となってから骨を吸収し始める．この多核化は細胞分裂によるものではなく，単核の破骨細胞が融合した結果である．破骨細胞によって吸収された部分は，ハウシップ小窩とよばれる不規則にくぼんだ湾状の構造を示す．

2 骨の有機成分

骨の有機質は，力学的にも重要であり，建築物に例えると，無機質はコンクリートに，有機質は鉄筋に相当する．また有機質は，ミネラルの沈着や細胞の活性にも密接に関与している．

1．コラーゲン

骨の有機質の85〜90％はコラーゲンであり，そのほとんどがⅠ型コラーゲンである．Ⅰ型コラーゲンは骨の力学的強度および弾力性を調節すると考えられており，骨のほか腱，皮膚，歯，筋膜などにも多量に存在する．なお，Ⅰ型コラーゲン以外にも微量のⅢ・Ⅴ・Ⅹ型コラーゲンの存在が確認されている．

2．コラーゲン以外の有機質

コラーゲン以外の有機質には，骨で産生されるものと血液から由来するものとがあり，1/4は後者である．100種類以上あるが，その中で構造が明らかになっているのは，オステオカルシンまたは骨グラ蛋白（osteocalcin：OC または bone Gla protein：BGP），オステオポンチン（osteopontin：OPN），骨シアロ蛋白質（bone sialo protein：

BSP)，オステオネクチン（osteonectin：ON）など10種類足らずである．オステオカルシンは，骨に特有の蛋白質であり，骨に存在する非コラーゲン性蛋白質のなかで最も豊富に存在する．オステオポンチンは，骨以外にもさまざまな組織で発現がみられる．骨シアロ蛋白質は，骨以外では軟骨に微量検出されるが，ほぼ骨に特有の蛋白質である．その発現は，石灰化と強い関連があることが示されている．オステオネクチンは，骨の主要な糖蛋白の1つであり，カルシウム結合蛋白質である．ハイドロキシアパタイトに親和性をもち，その成長を抑制する．骨の非コラーゲン性蛋白質の約20%を占める．

3 骨の無機成分

骨の無機質の主体は，リン酸カルシウムであり，ハイドロキシアパタイトとよばれる結晶を基本構造としている．カルシウムは生物機能維持に重要な働きをしているため，血中カルシウム濃度は一定の範囲内に保たれる必要がある．したがって，リン酸カルシウムを無機質の主体とする骨は，その成長が止まった後も活発に代謝回転し，生体内カルシウムのバランスを保っている．

骨の発生と成長 [2-6)]

1 骨化

骨化の様式には，膜性骨化（intramembranous ossification）と内軟骨性骨化（軟骨内骨化）（endochondral ossification）がある．

1．膜性骨化

膜性骨化では，間葉系幹細胞が直接骨芽細胞に分化して骨組織を形成する．胎生期の骨格発生においては，頭蓋冠の前頭骨，頭頂骨，後頭骨と側頭骨の一部，上顎骨，下顎骨の一部，鎖骨が膜性骨化によって形成され，そのような骨を総称して膜性骨とよぶ．

2．内軟骨性骨化

内軟骨性骨化では，間葉系幹細胞から分化した軟骨組織が最終分化段階を経た後に吸収され，骨組織に置換される過程をとる．胎生期の骨格発生においては，四肢長管骨，椎骨，骨盤，頭蓋底部など大半の骨が内軟骨性骨化によって形成される．進化上，膜性骨化よりも後期に獲得されたと考えられている．

3．石灰化

骨の有機質にリン酸カルシウムが沈着する機構を，石灰化（calcificationまたはmineralization）とよぶ．石灰化の機構として，局所のカルシウムやリン酸の濃度が高まり，これが一定の溶解濃度を超えれば無機塩が析出する説（押し上げ説）と，蛋白質やリン脂質がミネラルの核形成の場を提供する説（エピタキシー説）があるが，現在では両機構がともに起こり得る基質小胞説が受け入れられている．

2 骨の成長

1．長さの成長

長管骨の長軸方向への成長は，骨端軟骨（成長板）で行われる．骨端軟骨は一枚板ではなく，表層に近いほうから，静止細胞層（resting cell zone），増殖層（zone of proliferation），肥大細胞層（zone of hypertrophy），石灰化層（zone of calcification）とよばれる形態，分化程度，増殖能，機能の異なる4層の軟骨層から構成されている．静止細胞層の軟骨細胞は未分化で，細胞小器官の発達も悪く，骨成長に直接は関与しない．増殖層の細胞は細胞分裂が盛んで，この層の軟骨細胞の増殖が骨の成長を可能にしている．肥大層の細胞は大きく，成熟し，細胞分裂はないが，基質小胞が増加している．石灰化層では基質小胞性の石灰化が開始され，軟骨基質の石灰化が生じる．ヒトでは18，19歳頃に骨の上下の骨端軟骨が完全に閉鎖し，それ以上骨は伸びなくなる．

2．太さの成長

骨の太さ（径）の成長は，骨膜によって行われる．外骨膜において骨の添加により太さが増す一方で，内骨膜において髄腔が吸収され，皮質骨が一定の厚さを保って成長する．

3 モデリング

成長過程において，骨は長さ・太さともに大きくなるが，基本的な形は変化しない．このように，形が変わらずに大きくなることをモデリング（modeling）とよぶ．

4 リモデリング

骨の成長を伴うモデリングに対して，成長後の大きさや形態変化を伴わない骨の改造現象をリモデリング（remodeling）とよぶ．リモデリングは，骨単位（オステオンやパケット）で行われる．成人では，リモデリングにより吸収される骨の量と，新しく形成される骨の量が同じになり，全体として骨の量は変わらないように調節されている．

リモデリングの過程は，理論上，活性化（activation），吸収（resorption），反転（reversalまたはcoupling）※4，形成・石灰化（formation・mineralization），休止（resting）の順序で起こる．この過程は約3か月の周期で繰り返され，骨全体では常に3〜5％がリモデリング状態にあり，約3年で新しい骨に置き換わる※5．

骨折の治癒過程 2, 5, 7, 8)

1 骨折の修復

骨折の修復とは，破綻した骨の形態と力学的強度を回復する一連の修復過程であり，炎症期（inflammatory phase），細胞増殖期（proliferative phase），仮骨形成期（callus formation phase），リモデリング期（remodeling phase）に分けられる（**図3**）．骨折の治癒過程においても，膜性骨化と内軟骨性骨化がともに関与している．骨折治癒では，これらが時間的・空間的に重なり合いながら進行する．この過程を二次性修復とよぶ．骨折部が金属プレートなどで強固に固定されるなど力学的安定性が高い場合には，直接リモデリングが起こり修復される．この過程を一次性修復とよぶ．

1. 炎症期

骨折によって骨膜，骨皮質，血管が損傷され，骨折部から数mm以内の骨細胞は死滅する．損傷された組織からの出血により，骨折部位を中心に形成された血腫が骨折間隙を充満し，炎症細胞が誘導され，その周囲には炎症性反応が誘発される．

2. 細胞増殖期

血腫内に外骨膜の内層や内骨膜から，造骨細胞や線維芽細胞が浸潤し，肉芽組織を形成する．壊死組織は自己融解し始める．骨折間隙の血腫部に形成された肉芽組織内に，骨膜を中心とした骨折部周辺

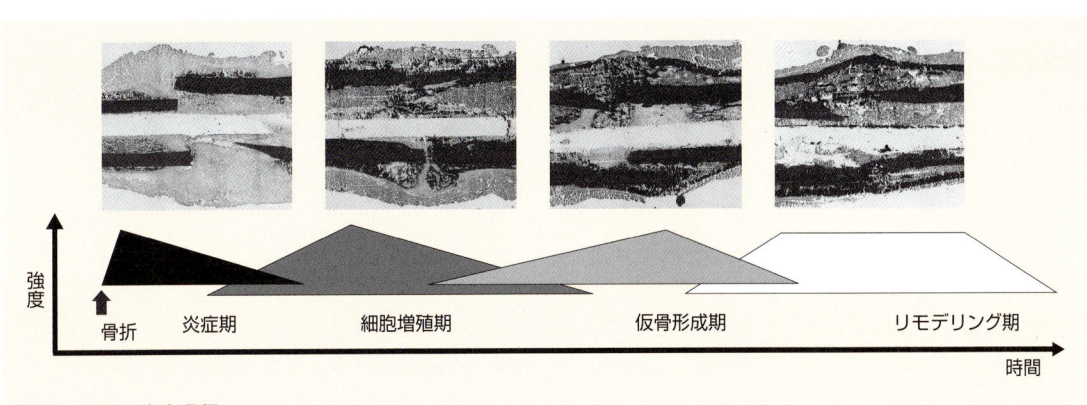

図3 骨折の治癒過程

解説

※4 カップリング（coupling）：リモデリングは，破骨細胞による骨吸収と，それに続く骨芽細胞による骨形成で行われる．このような破骨細胞と骨芽細胞の関係からカップリング（共役）とよばれる．このカップリングを制御している因子をカップリングファクターといい，骨基質由来のトランスフォーミング増殖因子（transforming growth factor：TGF)-βとインスリン様成長因子（insulin-like growth factors：IGF)-1，破骨細胞が産生するスフィンゴシン-1-リン酸（sphingosine-1-phosphate：S1P）とcollagen triple helix repeat containing 1（Cthrc1）などが候補とされるが，いまだ全容は解明されていない．

※5 骨の機能を運動・保護・支持とすれば，必ずしも新しい骨に置き換わる必要はない．したがって，リモデリングが行われる理由は，カルシウム恒常性を維持するためと考えられている．

組織に由来する間葉系幹細胞が遊走し，軟骨細胞に分化・肥大化（最終分化）した後，血管の侵入を受けて新生骨に置き換わり，幼若骨が形成される（内軟骨性骨化）．この時期の仮骨は血管に富む幼若な線維性骨であるために十分な強度は期待できない．骨膜下に形成された仮骨は，肉芽組織にミネラルが沈着し，そのまま骨が形成される（膜性骨化）．

3．仮骨形成期

肉芽組織内に新生血管が侵入し，線維芽細胞による線維網形成により骨折断端が互いに連結される．この肉芽組織は線維性仮骨とよばれる．さらに線維性仮骨内の血管周囲に骨膜由来の軟骨芽細胞や骨芽細胞が増殖し，軟骨性仮骨や骨性仮骨が形成される．この時期に，力学的安定性が応急的に回復する．

4．リモデリング期

力学的強度が回復する骨折治癒の最終段階である．リモデリング期以前に形成された新生骨は海綿様構造で機能的に軟弱であるが，その部位に加わる力学的刺激によって骨の吸収と添加が繰り返され，膜性骨化によって本来の骨の構造に修復される．仮骨の大きさは，骨折部の骨強度が回復するにつれて縮小する．

② 骨癒合に影響する諸条件

骨癒合に影響する因子は，局所状態（骨折端や骨折線の状態，骨折部位と程度，骨折転位の程度，皮下骨折か開放骨折か，感染の有無，神経・血管損傷の有無，骨折部の血行状態，整復と固定の良否など）や全身状態（年齢，栄養不良，ビタミン不足，内分泌疾患の有無など）が挙げられる．骨折治癒は，本来，骨折部位の組織の修復作用によって行われるものであるため，骨折治癒を阻害する因子を除去することが重要である．

部位により，治癒日数は異なる[※6]．個人差も大きく，小児では20〜30％早く癒合し，高齢者では時間がかかる．一般的な治癒に要する期間を過ぎても癒合しないものの，ゆっくりと癒合が続いている状態を遷延治癒という．これは固定が不十分な場合や栄養血管を損傷した場合にみられ，遷延の阻害因子を取り除くと癒合が進む．また動くはずのない部分に異常可動性が生じ，骨癒合が停止してしまった状態を偽関節という．これは不十分な固定，感染，骨欠損により，骨折端にあるはずの髄腔が閉鎖してしまうことにより瘢痕組織化し，癒合できなくなるために生じる．

③ 骨折の治癒過程に関与する分子

骨折の修復は，炎症，造骨，造血，免疫などに関与する多くの分子が密接に関連しながら進行する（図4）．骨折後にマクロファージなどの多数の炎症性細胞が遊走し，血腫を吸収する．macrophage-colony stimulating factor（MCSF），インターロイキン（interleukin：IL）-1・6・11，receptor activator of nuclear factor κ-B ligand（RANKL），オステオプロテゲリン（osteoprotegerin：OPG），腫瘍壊死因子（tumor necrosis factor：TNF）-α・β などのサイトカインが発現し，炎症関連細胞が骨折部局所へ誘導され，これらの細胞がさらにサイトカインを産生することで，骨折治癒に必須の間葉系幹細胞を骨折部に動員する．間葉系幹細胞は，TGF-β，骨形成蛋白質（bone morphogenetic protein：BMP），増殖分化因子（growth differentiation factor：GDF）により，軟骨細胞または骨芽細胞へ分化する．骨折断端部では，血管組織が破綻しているため，血流に乏しく，低酸素状態にある．このことが，間葉系幹細胞が軟骨細胞へ分化するために適した環境となり，内軟骨性骨化が開始する．軟骨細胞がCOL2A1（II型コラーゲン），肥大化した軟骨細胞がCOL10A1（X型コラーゲン）を産生し，軟骨性仮骨の吸収に必要なマトリックスメタロプロテアーゼ（matrix metalloproteinase：MMP）-13や軟骨細

解説

[※6] 成人単純骨折の骨折治癒期間には，古くからグルト（Gurlt）が用いられ，中手骨で2週，肋骨で3週，鎖骨で4週，前腕骨で5週，上腕骨骨幹部で6週，脛骨・上腕骨頸部で7週，大腿骨骨幹部・両下腿骨で8週，大腿骨骨頸部で12週とされる．ただし，この期間は骨幹部の平均癒合日数であり，架橋仮骨の形成までの最短期間を表しているため，骨癒合期間の最小限度として理解されている．

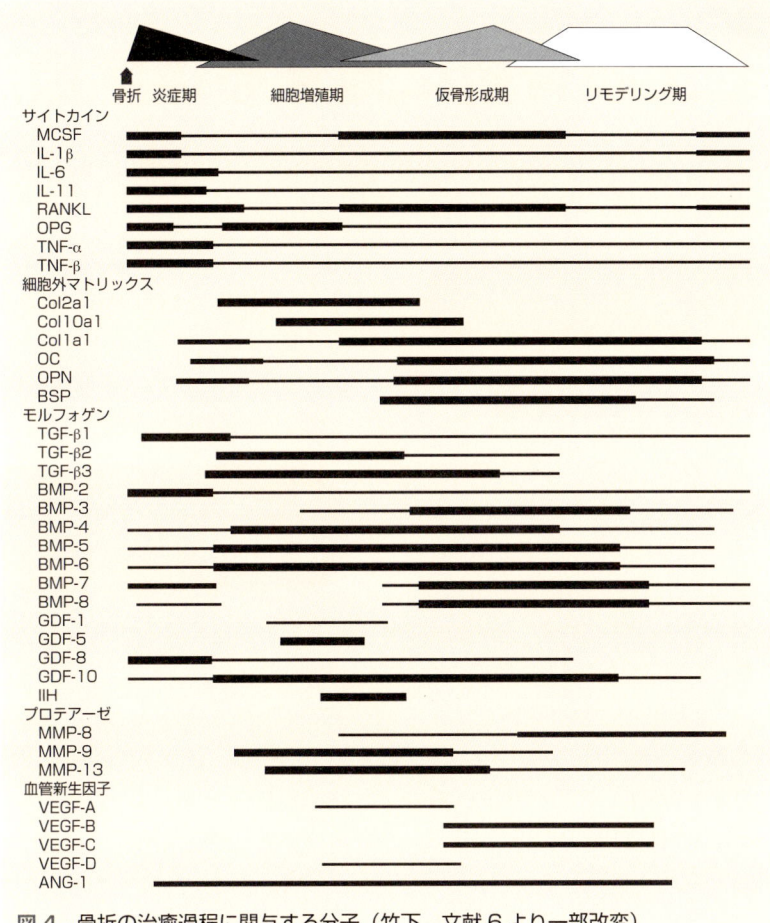

図4 骨折の治癒過程に関与する分子（竹下，文献6より一部改変）

胞の分化と内軟骨性骨化に関与するindian hedgehog（IHH）などの発現もみられる．さらに，軟骨細胞の破骨細胞への分化に必要なOPG，MCSF，RANKLが再び発現し，軟骨性仮骨の吸収と骨組織への置換が始まる．そして，骨に特有のCOL1A1（Ⅰ型コラーゲン），オステオカルシン，オステオポンチン，骨シアロ蛋白質などが発現する．一方で，骨折断端部から離れた部位では，血流が保たれており，間葉系幹細胞が骨芽細胞に分化し，膜性骨化による骨形成を行う．なお，骨折の修復には血流の回復が欠かせず，血管新生が重要である．これには，血管新生促進因子であるアンジオポエチン（Angiopoietin：ANG）-1や血管内皮細胞増殖因子（vascular endothelial growth factor：VEGF）が関与する．

● 文献

1) 細田多穂（監修）：運動器障害理学療法学テキスト．南江堂，2011．
2) 藤井克之，井上 一（編）：骨と軟骨のバイオロジー 基礎から臨床への展開．金原出版，2009．
3) 米田俊之：新しい骨のバイオサイエンス―骨研究のHOT SPOTが疾患までまるごとわかる．羊土社，2002．
4) 野田政樹：骨のバイオロジー．羊土社，1998．
5) 須田立雄・他（編）：新 骨の科学．医歯薬出版，2007．
6) 竹下 淳：骨吸収から骨形成へのカップリング．実験医学，32：1100-1106，2014．
7) Gerstenfeld LC, et al：Fracture healing as a post-natal developmental process：molecular, spatial, and temporal aspects of its regulation. J Cell Biochem, 88：873-884, 2003.
8) 今井 祐：骨折治癒の分子メカニズム．日本臨床，72：1734-1179，2014．

（森山英樹）

第2章 | 骨折

2 上肢骨折に対する理学療法

総論

1 上腕骨近位端骨折の概要

　日本では世界に類をみない速さで高齢化が進捗しており，2013年には人口に占める65歳以上の割合は25.1％に達した．このため骨粗鬆症を基盤とした外傷患者数が増加している．全骨折の約6％を占める上腕骨近位端骨折は高齢者に好発する代表的な疾患のひとつであるため，ここでは上腕骨近位端骨折を中心に述べる．上腕骨近位端骨折は年齢とともに発生患者数が増加し，特に80歳台に発症頻度が高く，女性では男性の3倍生じる[1]．骨折の治療の原則は，良好な整復位の保持と関節機能の再建であり，骨折の治療は約70％が保存療法，その他は骨折型に応じて観血的骨接合術や人工骨頭置換術が選択されている．それぞれにおいて運動療法が行われ，二次的な機能不全の予防のため早期より開始されるが，診療ガイドラインはいまだ提示されていない．また，脆弱な骨に対して治療を行うということは，骨折の治療においては仮骨形成状況やインプラントによる固定を行ったとしてもその固定性の判断には慎重になる必要がある．さらに単に骨折の治療だけではなく，脆弱性骨折の負の連鎖を断つために，粗鬆骨への治療や転倒予防のための身体機能の維持，環境整備などにも留意する必要がある．

2 受傷機転

　骨折部への外力の生じ方は，脇で物を抱えた状態で転倒するような直達外力と上肢を伸ばして転倒するような介達外力に分けられる．このうち発生頻度としては介達外力での受傷が多く，手をついた状態で肩関節に外転・外旋が強制されると，骨折だけでなく脱臼を伴うこともある．また87％は立った高さからの転倒という低エネルギー損傷によって生じ，治療にあたっては身体機能の低下を十分考慮する必要がある．一方，若年者では骨強度が強いことから交通外傷など高エネルギー損傷により発生し，この場合骨折の程度が重度になる．

一般的な治療原則の概略

　肩関節は複合関節であり，人体の中で最も広い可動範囲を有している．このため，外傷後長期間に及ぶ外固定が行われると肩甲上腕関節の拘縮を生じやすい．しかし，重度の拘縮を予防できれば，肩甲胸郭関節での代償により日常生活の自立は可能である．また，上腕骨近端骨折は血行が十分あり，骨癒合が起こりやすい部位のため多くは保存療法が選択される．しかし，転位の程度など骨折型によっては手術療法が選択される[3]．

1 保存療法

　保存療法は，Neer分類（図1）にて1-，2-part骨折で転位の少ない骨折や嵌入あるいは接触のある骨折が適応となる[4]．一方で，Neer分類の3-，4-part骨折など転位を認める骨折においても骨癒合と良好なROMが獲得できることもあり，保存療法の適応は広い[5]．

　良好な治療成績を得るには，関節拘縮を予防しながら骨癒合を待つ早期運動療法が重要である．早期運動療法の適応は，立位保持と下垂位での振り子運動が可能であること，骨癒合が獲得されるまでは重力に抗して腕を挙上しないことを理解できる症例である[5]．

2 手術療法

　整復操作が不能あるいは整復位の保持が困難な

50

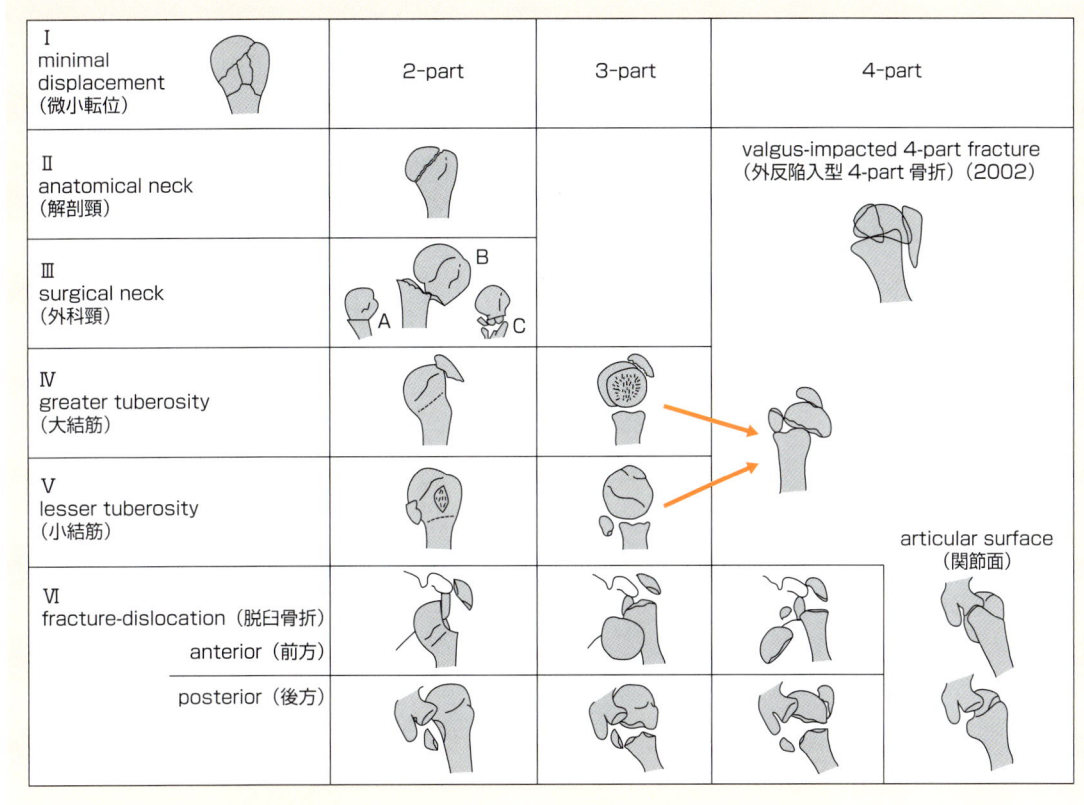

図1 Neer 分類（Neer，文献4より）

骨折，活動的な患者における大結節骨折に対しては観血的骨接合術が適応となり，今後上腕骨頭の壊死が生じる可能性がある解剖頸や粉砕骨折では人工骨頭置換術が適応とされている．

観血的骨接合術の選択には，骨折型，骨粗鬆症の程度だけではなく全身状態を考慮する必要があり，低侵襲であることを優先する考え方と初期固定力の強さを優先する考え方がある．近年の傾向としては初期固定力の強さを優先とした手術件数が増加しており[6]，順行性髄内釘固定法やプレート固定法が多く行われるようになった．

1．髄内釘固定法

主に Neer 分類の 2-part 外科頸骨折が適応となる．一般的に三角筋の線維方向への皮切が用いられ，三角筋と棘上筋を縦切，上腕骨頭表面を露出，髄腔内に髄内釘を挿入，近位にロッキングスクリュー3本，遠位に横止めスクリュー2本を挿入する[7]（図2）．

術式による注意点として，骨粗鬆症が進展していると近位のロッキングスクリューによる固定が不十分となることでの横止めスクリューの外側や関節側への突出や髄内釘の突出による肩峰下インピンジメントが報告されている[8]．また，棘上筋と肩峰下滑液包の瘢痕形成を伴うことが予測されるため，挙上時における大結節の通過不全に注意が必要である．

2．プレート固定法

主に Neer 分類の 2-，3-part で結節部に転位があるものが適応となる．一般に大胸筋と三角筋の間隙からの皮切が用いられ，腱板疎部を展開，近位に5本ロッキングスクリューを挿入する（図3）．ロッキング機構によりスクリューの緩みが生じにくく，スクリューとプレートがロッキングされることで安定が得られ，骨をプレートに引き寄せずに済むことで骨膜が保護される[※1]．

術式による注意点として，内側骨皮質の状態により内反変形を生じやすいことや内固定の破綻が報告されている[9]．また，腱板疎部への侵襲により外旋制限が生じやすいことが考えられる．

51

第2章 | 骨折

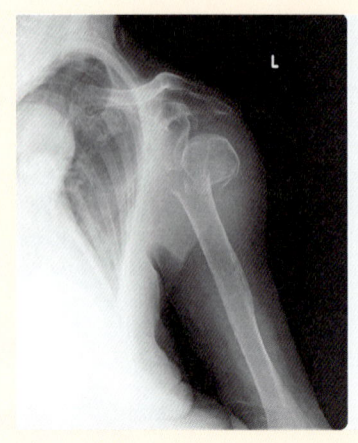

図2　髄内釘固定法のX線像

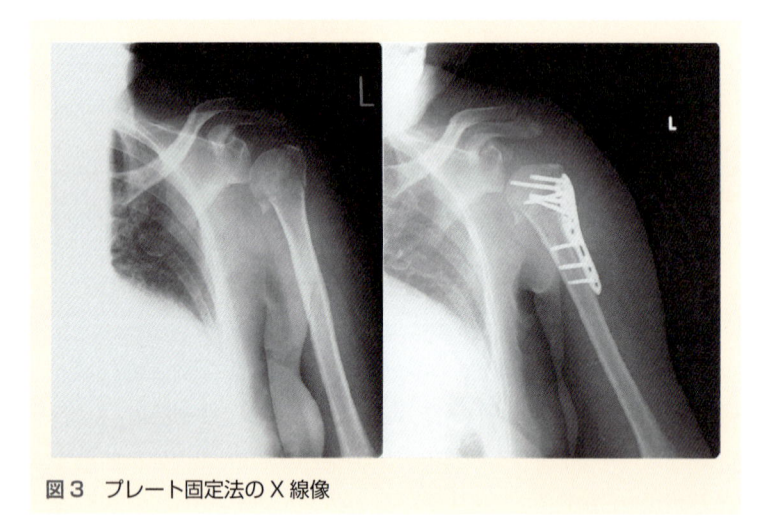

図3　プレート固定法のX線像

3. 人工骨頭置換術

　解剖頸での骨折や粉砕骨折など，今後上腕骨頭壊死を生じる可能性がある場合に適応となる．三角筋と大胸筋の間隙から皮切し上腕骨頭を観察できるように大きく展開，ステムを挿入，大小結節を縫合糸によりステムに縫着される[10]（図4）．術後関節拘縮が頻発するため，縫合した大小結節に細心の注意を払いながら早期よりROM運動を開始する必要があるが，術後肩関節機能の回復が不満足とする例が30～40％を占める[11]ことを念頭に置く※2．

理学療法検査・測定

　骨折に対する理学療法では，骨癒合を阻害せず二次的な機能不全を予防することが重要である．こ のためにも画像所見をもとに機能不全や転位を生じやすい運動方向を把握する必要がある．例えば，大結節の転位が生じていれば，自動での肩関節の挙上はもちろん，過度な内転・内旋には注意が必要となる．自動運動開始後も骨折部の転位が残っていれば，腱板筋群による作用の低下が遺存しやすいことや肩峰下での通過不全が予測される．また，外科頸での近位内側から遠位外側に向けての斜骨折が存在すれば，大胸筋の過度な緊張は骨折を離開する作用が生じることが考えられる（図5）．

1 骨折型の分類と外固定状態の確認

1. 骨折型の分類

　単純X線像（前後像）とScapula Y像により

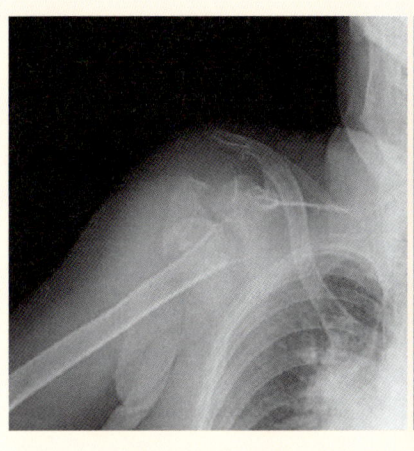

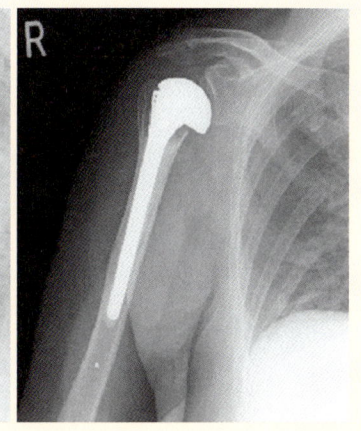

図4 人工骨頭置換術のX線像

Neer分類（2002）(**図1**)を用い，骨折の病態を捉えて治療方針が決定されることが多い．Neer分類は上腕骨近位端を上腕骨頭，大結節，小結節，骨幹部の4つに分かれやすいという事実をもとに分類されている（four-segment classification）．Segment相互に1cm以上の離開，あるいは45°以上の回旋変形がある場合を転位型骨折（displacement fracture），これ以下の転位であれば1-part骨折（minimal displacement）としている[4]．

しかし，単純X線像のみでは詳細に骨片の状態を評価することが困難な場合もあり，CTやMRIなどを追加することもある．近年3D CTの普及により骨片の転位を詳細に評価することが可能となっている．またMRIでは腱板を含む軟部組織損傷の程度も評価することができる．

2. 外固定

受傷後や術後早期は整復位保持のため外固定が施される．一般には三角巾や三角巾とバストバンドを使用した前胸壁固定が行われることが多い．外固

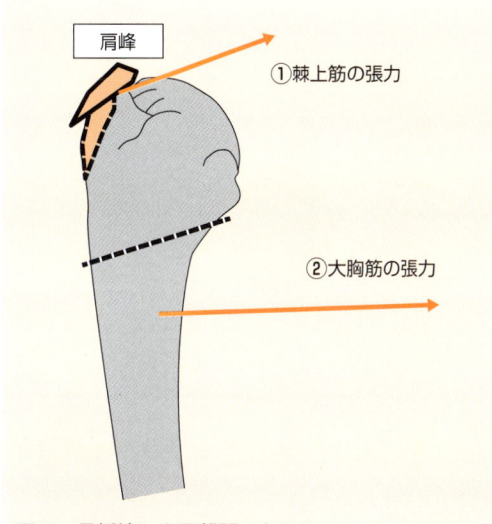

図5 骨折線による離開ストレス
① 大結節の骨折：棘上筋の張力や過度な内転位保持により骨折部が離開する張力が生じる．転位が生じると肩峰下での骨性の通過不全の要因になる．
② 大胸筋の過度な緊張が生じると転位を助長しやすい．特に上腕骨近位内側から遠位外側にかけての斜骨折では，骨折部を離開する張力が生じる．

解説

※1 通常プレート固定では固定力をプレートと骨との間の摩擦力に依存していたため，骨をプレートの方向へ強く引き寄せる必要があった．このためわずかでもスクリューが緩むとその固定力は大きく損なわれるうえ，プレートを強く骨膜に圧迫されるため接触面での阻血性変化を生じる可能性があった．ロッキングコンプレッションプレートの開発により，プレートとスクリューが一体化することで粗鬆骨や粉砕骨折に対しても強固な固定力が得られるうえ，プレートに骨を引き寄せる必要がないため，骨膜への圧迫を軽減することができる．運動療法を行ううえでも可及的早期に角度制限なく治療が可能となる利点があるとされている．

※2 人工骨頭置換術の機能的予後に及ぼす因子は，高齢であることや重度の骨傷など医療者側ではコントロールできないものであり，平均屈曲角度は90°程度とされている．2014年よりリバース型人工肩関節全置換術が治療法の選択肢に加わったことから，今後手術件数の増加や運動療法に関する報告がなされる可能性もある．

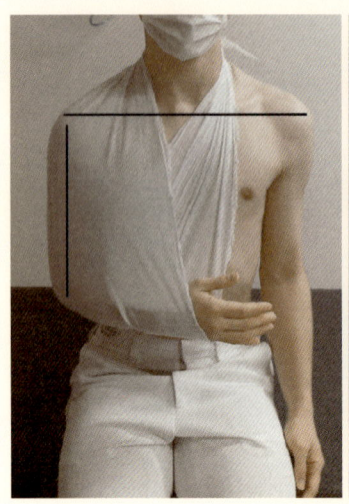

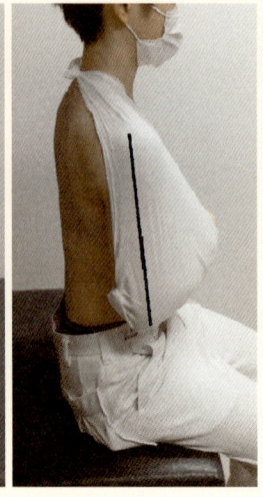

図6 前胸壁固定の良肢位チェック
両肩峰を結んだ線が水平であること，肩関節の過度の内転の有無，肘関節が後方に下がることによる肩関節伸展に注意する．

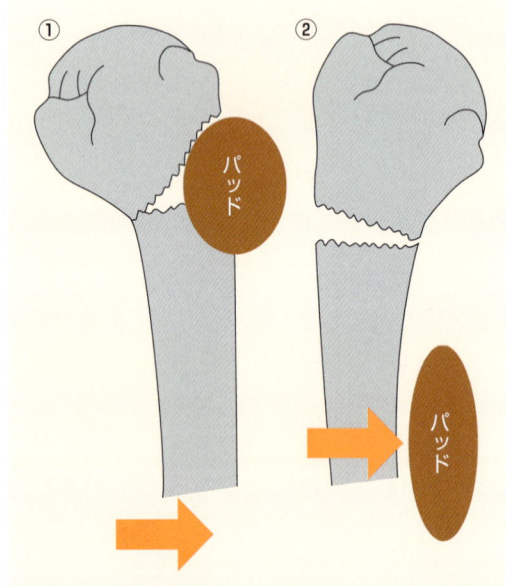

図7 前胸壁固定時整復位保持のためのパッド挿入位置
➡：バストバンド固定による圧迫力
① 外反骨折の場合は腋窩に太めのパッドを挿入，上腕骨遠位部にバストバンドが当たるようにする．
② 内反骨折の場合は上腕骨骨幹部に薄めのパッドを挿入，上腕骨骨幹部にバストバンドが当たるようにする．

定肢位が不良であると骨折部に転位を生じる力が加わる可能性があるため，良肢位保持に努める必要がある．

前胸壁固定の良肢位のチェック項目は，両肩峰の位置，肩関節の過度な内転の有無，患肢の脱力状態を確認する必要がある（図6）．外固定の着脱は原則立位または座位で行うこととされている[5]．保存療法例では，骨折型によっては腋窩や上腕と体幹の間にパッドを当てることで良好な整復位を保持することもある（図7）．また機能的外固定としてハンギングキャスト，ゼロポジション固定などもある[※3]．

3. 骨折後の合併症

骨折の状況によっては腋窩神経麻痺を合併する場合もある．また外固定期間中，腋窩にパッドを当てた際の腋窩神経領域や三角巾での固定時の尺骨神経領域の異常を確認する必要がある．詳細な評価は困難なこともあるが，上腕骨近位外側部の知覚鈍麻の有無，三角筋の収縮状態の確認を行う．

4. 治療成績の判定

治療成績の判定に有用な指標としては[13]，主に①患者自己記入式での肩関節機能評価，The Disability of the Arm, Shoulder, and Hand

---

解説

※3　ハンギングキャストは嵌入型の骨折に対して骨折部以遠をギプスにより固定することで自重による離解のストレスを加え，良好な整復位を得るとされている．また，ゼロポジション固定は肩関節の機能的肢位で保持することで肩関節周囲筋の緊張バランスにより良好な整復位を得るとされている．

questionnaire（DASH），American Shoulder and Elbow Surgeons score（ASES），ADL や QOL（quality of life：生活の質）に関する評価，②死亡，重度感染症，二期的な治療の必要性などの合併症の有無であった．補助的なものは，①Constant and Murley's score（Constant score）や Neer 分類，日本では肩関節疾患治療成績判定基準（肩 JOA socre）などによる肩関節機能，②痛み，③上肢筋力と ROM，④表層の感染症の発生率，⑤患者満足度，⑥X 線などによる解剖学的整復状況，治療対費用効果であった．

5．予後不良因子

玉井による多施設研究では，1-part，2-part の外科頸骨折では，高齢，認知症やうつ病の有無，外科頸での内反変形，3-part，4-part 骨折では，高齢，脱臼の合併，結節の転位の残存であったと報告していた[2]．

2 理学療法評価

1．痛み

受傷後あるいは術後早期に医師からの振り子運動の許可が出たとしても，著しい痛みを有すると十分な脱力が得られず，骨折部を離開する要因となるため困難である．このため，安静時，夜間時の痛みの有無や睡眠状況を評価することで場合によっては医師，看護師と協議のうえ，消炎鎮痛剤の検討や運動療法実施時間帯の調整を要する（推奨グレード C）．

2．関節機能

① 肩甲上腕関節

受傷後や術後早期は患側肩関節の関節運動を詳細に評価することは不可能である．このため，健側の ROM や受傷前の生活状況から患側肩関節の可動範囲を予測する必要がある．また，大結節の転位など骨折型によっては肩峰下への大結節の通過不全を生じることもあるため，画像評価をもとに挙上角度の予測をすることも重要である．肩甲上腕関節の挙上角度の指標として，肩甲棘と上腕骨長軸の角度を計測することが有用である（推奨グレード B）（図 8）．

② 肩甲骨の可動性評価

患肢の外固定や痛みの影響により，胸筋群の短縮や僧帽筋上部線維，肩甲挙筋の筋緊張が亢進しやすい．さらに，高齢者では元来有する胸椎後弯の増強もあり患側肩甲骨の下制，後方傾斜の可動性が低下している症例を多く経験する．肩甲骨の可動性の評価として，患者を測定側上の側臥位にして，上肢を脱力させ枕の上に置く肢位をとる．肩甲骨下角を検者の一方の母指と示指で挟み込み，もう一方の母指で肩甲棘を，肩峰側縁に示指と中指，前縁に環指と小指を当て肩甲骨と上腕骨頭を把持する．他動的に肩甲骨を挙上・下制，上方・下方回旋，内転（外旋）・外転（内旋），前方・後方傾斜の 8 方向の運動の制限を有無や程度を確認する方法が有用である[12]（推奨グレード B）（図 9）．

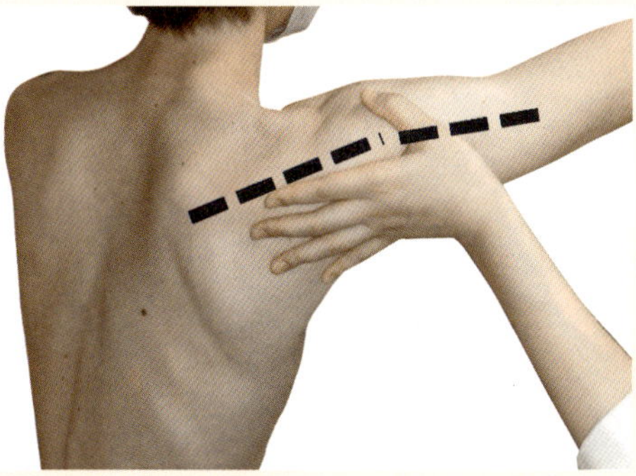

図 8　肩甲棘-上腕骨の角度
肩甲棘と上腕骨長軸のなす角度を計測することで，肩甲上腕関節の ROM を評価できる．肩甲棘と上腕骨長軸が一直線上になる ROM の獲得を目指す．

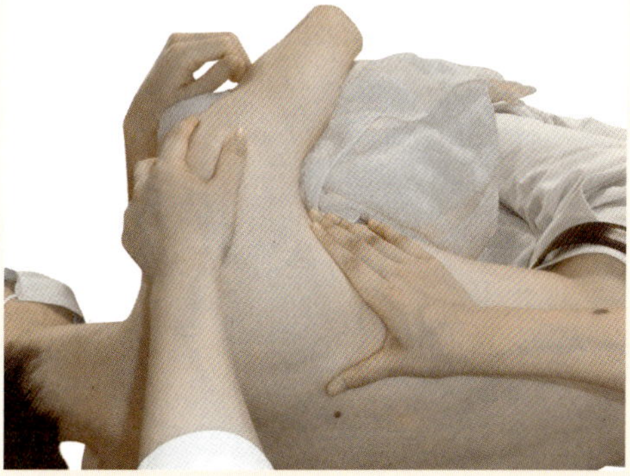

図 9　肩甲骨の可動性評価とモビライゼーション
可動性の評価とともに肩甲骨のモビライゼーションを行うこともできる．

3. 日常生活活動の評価

受傷側が利き手か非利き手かによりADL（activities of daily living：日常生活活動）における介助量が異なる．また上肢の操作性低下によるADLの制限のみではなく，高齢者では上肢外固定を行うと，バランス能力が低下し，移乗や移動時に転倒の危険性が高まる．このため肩関節の機能のみではなく歩行状況や立位での立ち直り反応の程度なども加味したADL能力を評価することも重要である（推奨グレードC）．

理学療法治療

1 運動療法開始までの期間

保存療法では受傷後早期より開始されるが，多くは痛みの程度を考慮して2週以降より振り子運動から開始される．2-part骨折に対する保存療法において，3週以内の振り子運動を開始すると痛みの軽減や肩関節機能の回復が良好である（推奨グレードB，エビデンスレベル1）[14]．また，Lefevreは外固定期間が3日以内においても骨片の転位を生じることなく，早期の除痛と肩関節機能の回復を報告している[15]．

観血的骨接合術の目的は早期に強固な初期固定力を得ることであるため，術後早期より開始される（推奨グレードB）．人工骨頭置換術では14日以内に運動療法が開始できるかが機能的予後に影響するとされている（推奨グレードB，エビデンスレベル1）．この際，術後疼痛による筋スパスムを伴うと結節部の転位の可能性があるため注意を要する．

2 肩甲上腕関節のROMの改善

医師よりROM運動の許可が得られた後，体幹前屈位で肩関節屈曲位をとるStooping exerciseから開始する（推奨グレードC1）（図10）．この際，十分な脱力が得られていなければ筋の張力により転位方向へのストレスが生じるため注意する．体幹前屈角度は脱力状態に応じて段階的に増加させ，可能な限り早期に肩甲上腕関節の全ROM獲得を目指す．

体幹前屈位で上肢を下垂させた状態での十分な脱力が得られた後より振り子運動（図10）を開始する（推奨グレードC1，エビデンスレベル4a）．肩関節の関節運動開始が許可された後は，早期に挙上120°のROM獲得を目指す．保存療法では，石黒らは振り子運動開始後早期に120°の挙上角度を得る必要があると述べている[5]．また，小林らは術後の自動挙上120°以上獲得に及ぼす要因として年齢と術後3週までに他動屈曲120°を獲得していることを挙げている[16]．高齢者においては長時間の前屈位の保持が困難な症例も多く経験する．この際，

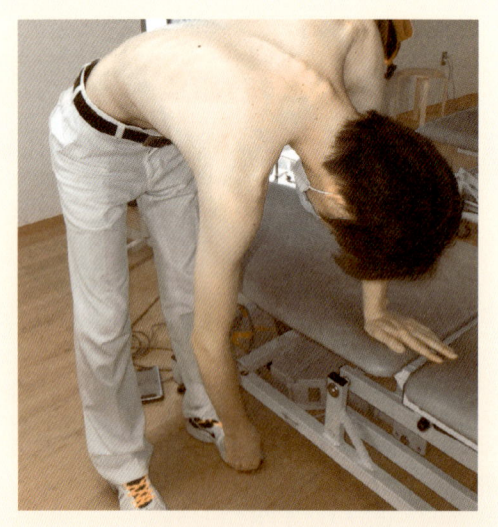

図10 Stooping exercise，振り子運動の肢位

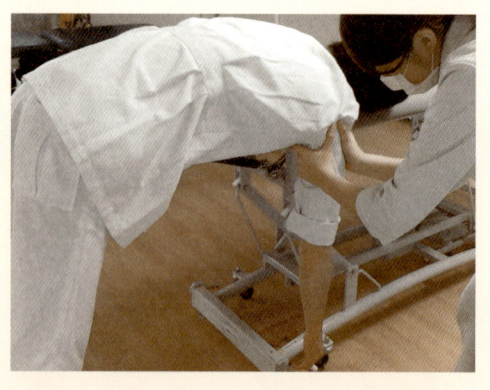

図11 高齢者で長時間の前屈位保持が困難な患者に対する振り子運動
①上体をベッドにのせ脱力を図る．
②理学療法士は両手で骨折部を覆うように上腕骨近位を把持，骨折部を一塊にして肩甲上腕関節内での関節運動を誘導する．

上体をベッドにのせた状態で前屈肢位をとり，理学療法士が骨折部を把持することで異常運動を生じないように十分注意した状態で，他動的に肩甲上腕関節を動かす方法をとることもある (**図11**)．

3 肩甲胸郭関節の可動性の改善

肩関節は肩甲骨を土台として胸郭上を浮遊している特徴があることから，肩甲骨の挙上・下制，上方回旋・下方回旋，内転・外転，前方傾斜・後方傾斜の運動方向へモビライゼーションを行う（推奨グレードC1）(**図9**)．特に加齢に伴い下方回旋，後方傾斜方向への運動が制限されることが多いため，胸椎の伸展と合わせて可動性の改善を図る (**図12**)．

自動介助運動開始後は，側臥位にて肩甲骨面で上腕骨の挙上に合わせて肩甲骨の下制，上方回旋，後傾を誘導する (**図12**)．

4 肩関節自動運動

仮骨の状況に応じて自動介助での挙上運動や内外旋方向への運動を開始，骨癒合状態に応じて負荷量を漸増するようになる．上肢の挙上に関しては，肩甲上腕リズムに表わされるように，肩甲上腕関節や肩甲胸郭，体幹との協調した運動が必要になる．挙上動作開始初期の患者では，肩甲骨に過度の挙上，上方回旋が生じることが多い．このような場合，肩甲骨が過度に動かないよう意識しながら両上肢での動作やテーブルサンディングを行う (**図13**)．さらに挙上が可能な症例であれば，立位で壁にボールを転がす動作により協調性の改善を誘導することもあ

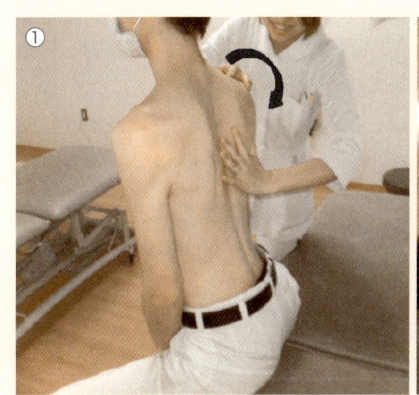

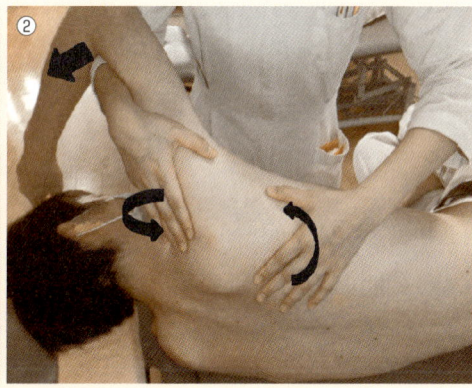

図12　胸椎伸展と上肢挙上に合わせた肩甲骨の誘導
①胸椎が後弯しないよう注意しながら体幹の前傾に合わせて肩甲骨の下制，内転を誘導する．
②上腕骨の挙上に合わせて肩甲骨の下制，上方回旋を誘導する．

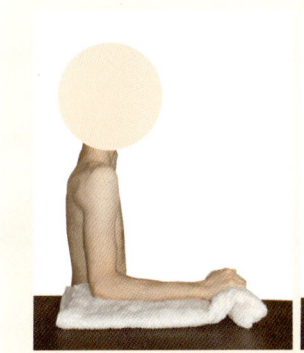

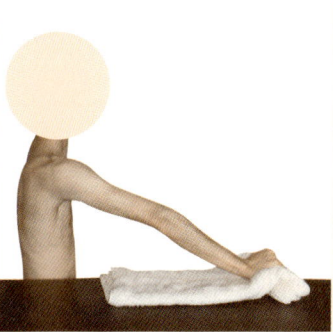

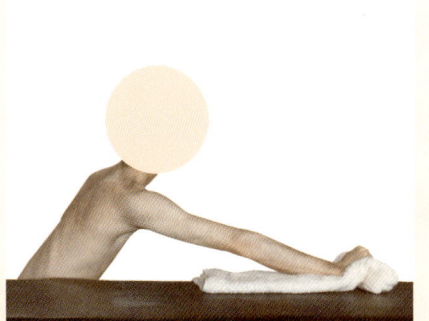

図13　肩甲骨の過度な挙上，上方回旋を改善するための運動
上肢の運動の後体幹を前傾させる．この際肩甲骨の挙上が生じないように注意する．

第2章 骨折

る．しかし，この時期に重要なことは，挙上可動域の改善をやみくもに焦らず，慎重に経過を観察することである．

5 手術療法後の運動療法での留意点

1. 肩峰下への通過不全への対応

三角筋の線維方向への皮切では，肩峰下滑液包部分を展開する際，第2肩関節での通過不全を生じやすい．このため可能な限り早期に肩甲棘，上腕骨角度0°を目指す必要がある．また，肩峰下滑液包に腫脹を生じると臥位での痛みを訴え，上体を起こす肢位にて痛みが軽減する症例を経験する．これらは肩峰下滑液包の内圧上昇との関連が示唆されている[17]．このような症例に対して，上腕骨頭を下方へ牽引しながら肩甲骨面挙上を行うことで，肩峰下への通過を行いやすくなることを経験する．また自動介助運動開始後であれば，その範囲で腱板の収縮を促すことで痛みの軽減とROMの拡大が得られやすい（図14）．

2. 腱板疎部の瘢痕による外旋制限への対応

三角筋と大胸筋の間隙からの皮切では，腱板疎部展開後長期間の内旋位固定では，肩関節外旋方向への制限が強く残るため，同部位の柔軟性の維持に努める必要がある．術後早期は痛みの影響もあり，胸筋群の緊張が亢進している症例を経験する．十分な疼痛コントロールを図りながら，胸筋群のリラクゼーションを行い，上腕骨頭前方，後方への滑り運動を早期より誘導する（図15）．

3. 人工骨頭置換術

人工骨頭置換術が適応となる症例は，受傷時の骨傷が高度であることに加え，手術侵襲による関節の展開が行われることで関節拘縮が頻発する．このため，ステムに縫合された結節部の転位に細心の注意しながら早期に運動療法開始する必要があり，特に他動的内外旋のROMの獲得を目指す（推奨グレードB）．また，三角筋に萎縮が生じると術後の肩関節機能は大きく損なわれるため，早期から肘や手関節の自動運動を開始，結節部の状態を確認しながら肩関節の自動運動，8〜12週で筋力強化運動を行い，三角筋の筋力の改善が重要となる（推奨グレードB）．

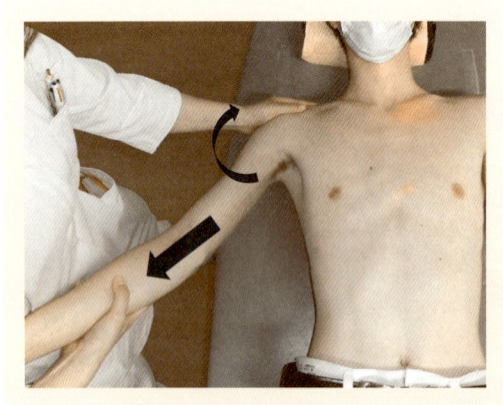

図14 肩峰下への通過不全改善を目的とした誘導方法
①肩甲骨面での肩関節の挙上を誘導する．
②上腕骨長軸に遠位方向へ牽引を加えながら肩甲骨面での挙上を誘導する．
③自動介助運動開始の許可があれば，自動介助下に運動を行い，棘上筋の収縮を促すことで肩峰下滑液包の滑走性改善を誘導する．

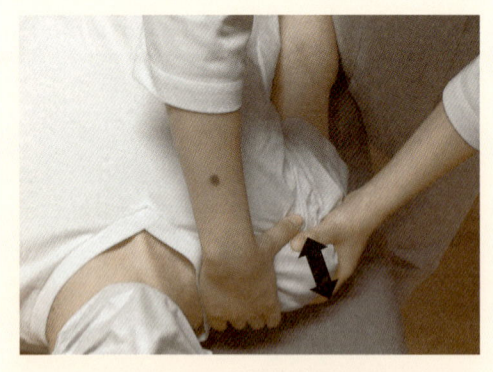

図15 関節窩に対する上腕骨頭の腹側，背側方向へのモビライゼーション
①一方の母指で烏口突起を，示指，中指，環指で肩甲棘を把持する．もう一方の手の母指と示指，中指で上腕骨頭を側方から覆うように把持する．
②肩甲棘に対して垂直に上腕骨頭を腹側，背側に向け関節包内運動を誘導する．

上腕骨近位端骨折に対する理学療法の課題

上腕骨近位端骨折に関する診療ガイドラインは存在せず，骨折型の分類，評価指標が報告者により異なることがその要因のひとつともされている．骨

折に対する運動療法として，術後セルフトレーニングを行った群と理学療法士が介入した群とで差がないという報告まであるが，これは運動の質や詳細な運動機能を評価しているものではない．したがって，関節機能の改善や多角的に捉えた効果の検証を行う必要がある．

● 文献

1) Court-Brown CM, et al：The epidemiology of proximal humeral fractures. *Acta Orthopaedica Scandinavica*, 72 (4)：365-371, 2001.
2) 玉井和哉：上腕骨近位端骨折の手術治療. 整形外科 *Surgical Technique*, 4 (1), 14-16, 2014.
3) Shane J, et al：Management of Proximal Humeral Fractures Based on Current Literature. *E J Bone Joint Surg*, 89 (3)：44-58, 2007.
4) Neer CS Ⅱ：Four-segment classification of proximal humeral fractures：Purpose and reliable use. *J Shoulder Elbow Surg*. 11：389-400, 2002.
5) 石黒 隆・他：高齢者上腕骨近位端骨折の保存療法—下垂位での早期運動療法について—. *MB Orthop*, 23 (11)：21-29, 2010.
6) John-Erik, et al：Trends and Variation in Incidence, Surgical Treatment, and Repeat Surgery of Proximal Humeral Fractures in the Elderly. *J Bone Joint Surg Am*, 93：121-131, 2011.
7) 仲川喜之：高齢者上腕骨近位端骨折の髄内釘固定. *MB Orthop*, 19 (5)：129-137, 2006.
8) 尾崎智史：上腕骨近位端骨折に対する髄内釘固定術—インプラント関連合併症について—. 骨折, 32 (1)：63-65, 2010.
9) 衣笠清人, 塩田直史：高齢者上腕骨近位端骨折のプレート固定. *MB Orthop*, 19 (5)：138-146, 2006.
10) 末永直樹・他：上腕骨近位端骨折に対する人工骨頭置換術. 関節外科, 32 (9)：70-77, 2013.
11) Lanting B, et al：Proximal humeral fractures, Asystematic review of treatment modalities. *J Shoulder Elbows Surg*, 17：42-54, 2008.
12) 浜田純一郎・他：肩甲骨他動評価：検者内・検者間相関と加齢による変化. 肩関節, 36 (2)：303-305, 2012.
13) Hodgson SA, et al：Rehabilitation of two-part fractures of the neck of the humerus (two-year follow-up). *J Shoulder Elbow Surg*, 16 (2)：143-145, 2007.
14) Handoll HH, et al：Interventions for treating proximal humeral fractures in adults. Cochrane Database Syst Rev, 2012, Issue 12. Art. No. CD000434. DOI：10.1002/14651858.CD000434.pub3.
15) Lefevre-Colau：Immediate Mobilization Compared with Conventional Immobilization for the Impacted Nonoperatively Treated Proximal Humeral Fracture A Randomized Controlled Trial. *J Shoulder Elbow Surg*, 89：2589-2590, 2007.
16) 小林 誠・他：上腕骨近位端骨折術後の可動域予測. 骨折, 32 (1)：60-62, 2010.
17) 小西池泰三・他：肩峰下滑液包の圧測定—夜間痛との関連—. 日整会誌, 73 (2)：S461, 1999.

〈辛嶋良介〉

第2章｜骨折

3 下肢骨折に対する理学療法

総論

骨折とは，直達外力もしくは介達外力によって骨（組織）の一部が解剖学的連続性を断たれた状態と定義されている[1]．骨折の分類は臨床症状と単純X線像をもとに行われ，外力の強さ，骨質，外界との交通の有無，骨の連続性の有無，受傷機転，骨片の数や転位の程度などにより分類される．超高齢社会の現代において，高齢者の下肢の骨折として大腿骨近位部骨折が最も多く，受傷後の身体機能やADL能力の低下や全身的合併症の発症が懸念される．本項では，高齢者に多い大腿骨近位部骨折を中心に述べる．

診療ガイドラインの概略

近年，日本では『大腿骨頸部/転子部骨折診療ガイドライン　改訂第2版』[2]に基づき大腿骨近位部骨折について，"大腿骨頸部内側骨折（関節包内骨折）"，"大腿骨頸部外側骨折（関節包外骨折）"という名称を使用せず，それぞれ"大腿骨頸部骨折"，"大腿骨転子部骨折"と呼称するようになった．大腿骨近位部骨折の発生部位は，関節面に近い側から骨頭，頸部（骨頭下も含む），頸基部，転子部，転子下であり，主として高齢者の転倒の結果として生じるのは頸部骨折（頸基部骨折を含む），転子部骨折である．大腿骨頸部骨折の分類には，Garden分類を用い，大腿骨転子部骨折の分類には，Evans分類を用いるのが一般的である．大腿骨頸部骨折の治療には保存療法と手術療法があり，手術療法にはcannulated cancellous screw（CCS）などを用いた骨接合術と人工骨頭置換術（bipolar hip arthroplasty：BHA）がある．骨壊死の可能性や年齢，活動量などを考慮して術式が選択される．一方，大腿骨転子部骨折の治療は，転位の有無にかかわらず骨接合術が推奨されており，compression hip screw（CHS）などのsliding hip screw（SHC）固定術とガンマネイル（γ-nail）タイプの近位髄内釘法が一般的である．合併症は特に下肢の骨折では深部静脈血栓症[※1]が高頻度に発生するため，術前から弾性ストッキングの着用や足関節運動の実施などが推奨され，術後では間欠的空気圧迫法や抗凝固療法による予防，患肢の挙上保持や早期離床などが推奨されている[3]．予後は認知症や内科疾患などの既往症など全身状態に左右され，機能予後は受傷前の歩行能力と年齢が大きく影響する．入院中の理学療法としては，術前からの上肢機能運動や健側下肢機能改善運動，患側下肢足関節機能運動が有用である．術後は全身状態に応じて翌日から端座位をとり，骨折のタイプや手術による固定性の程度により早期から起立・歩行を目指した下肢筋力強化や荷重練習などを開始する．しかし，最も効果的な理学療法内容について一定の結論に至っていないのが現状である．

解説

※1　深部静脈血栓症（deep vein thrombosis：DVT）：深部静脈に血栓が生じる病態であり，血栓により肺動脈が閉塞する病態を肺血栓塞栓症（pulmonary thromboembolism：PTE）という．深部静脈血栓症と肺血栓塞栓症は連続した病態であるという考えから，これらを合わせて静脈血栓塞栓症（venous thromboembolism：VTE）という．肺血栓塞栓症の大半は下肢の深部静脈血栓症からの塞栓子による．大腿骨近位部骨折受傷後48時間以内の手術で深部静脈血栓症の発生率は14.3％であるのに対して，受傷後48時間以降の手術での発生率は58.6％との報告がある[21]．

大腿骨近位部骨折の発生状況とリスクファクター

日本における大腿骨近位部骨折の発生数は，2007年の調査結果では14万8,100人（男性3万1,300人，女性11万6,800人）であった[4]．受傷状況は全症例の74％が「立った高さからの転倒」で，不明や記憶なし，交通事故を除くと約9割で転倒が原因であった．受傷場所は屋内が約70％を占めており，80歳以上の超高齢者ではさらに屋内で受傷する割合が高いことが示されている[5]．大腿骨近位部骨折のリスクファクターとして，骨密度の低下や脆弱性骨折の既往，転倒などが挙げられる．斜後方と側方の転倒により大腿骨近位部骨折を生じるリスクが高いとの報告があり[22]，下肢のステップ反応や上肢の保護伸展反応が出にくいことが理由として考えられる．木藤[6]は，高齢者の転倒様式は明らかに若年者と異なり，高齢者の姿勢制御の違いに由来している可能性を指摘している．すなわち，円背姿勢の多い高齢者は骨盤を後傾させて体幹を後方移動させるとともに，膝関節を屈曲させて体幹の空間位置調整を行うため足圧が踵領域で大きくなる．つまり，高齢者では体幹の空間位置が支持基底面の後方に位置し，足圧も後方に変位しているため後方への重心臨界点が非常に狭小化していることが後方転倒に関与する要因であると考えられる．

理学療法検査・測定

1 医療情報の収集

直接患者に医療面接にて情報収集する前に，事前にカルテや画像所見などから情報収集することが理学療法評価の第一歩となる．カルテからは患者の身体要因や生活要因，社会要因について把握する．身体要因は，受傷機転や既往歴，全身状態，認知症の有無，受傷前の歩行能力・ADL能力などについて確認する．生活要因は，受傷前の生活環境や家族構成，キーパーソンの有無などについて確認する．近年では，核家族化が進んでおり，親族と同居しておらず老々介護や高齢者の独り暮らしも少なくない．また，親族と別居であっても近隣に住んでいればよいが，市外や県外などの遠方に住んでいると，入院時や退院後の生活の支援や通院などの介助が困難である場合も多い．社会要因は，介護保険の申請の有無，地域社会とのかかわりなどについて確認する．

2 身体構造

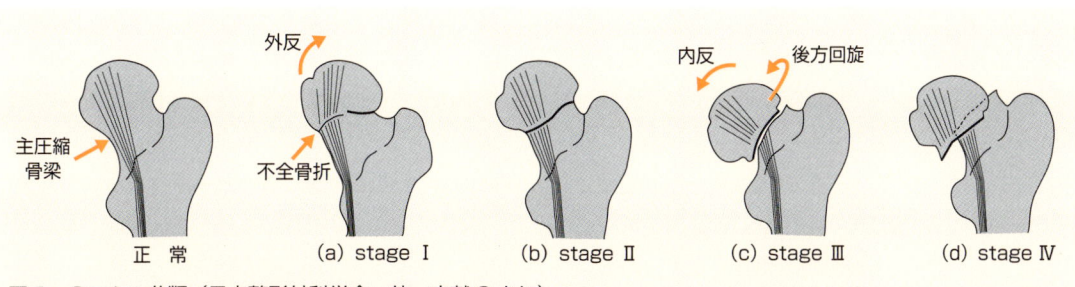

画像所見では主にX線像やCT，MRIにて骨折部位や骨折の程度などを把握する．X線像による大腿骨近位部骨折の分類には多くの種類があるが，臨床的に大腿骨頸部骨折にはGarden分類が用いられ，大腿骨転子部骨折にはEvans分類が用いられる．Garden分類はstage Ⅰ～Ⅳに分類され，stage ⅠとⅡを非転位型，stage ⅢとⅣを転位型に大別する（**図1**）[2]．Evans分類は内側骨皮質の損傷の程度，整復操作を行った場合の整復位保持の難

図1 Garden分類（日本整形外科学会・他，文献2より）

図2 Evans分類（日本整形外科学会・他，文献2より）

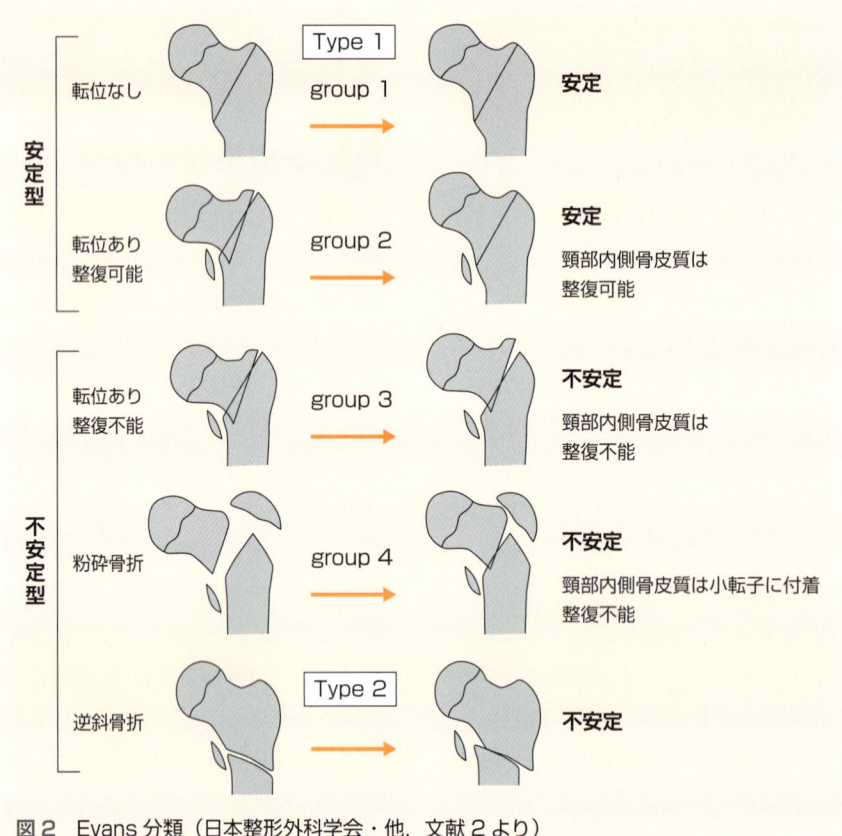

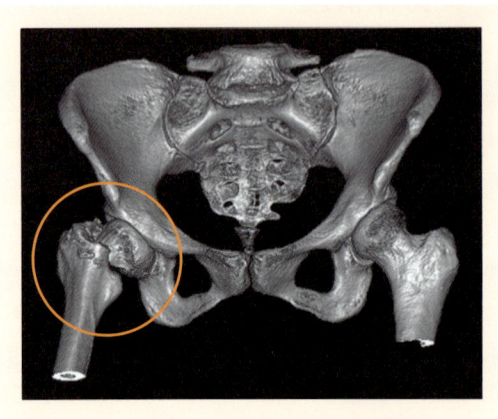

図3 3D CT画像（画像は右大腿骨頸部骨折）

易度により分類され，骨折線が小転子から大転子に向かう骨折をtype I，骨折線が小転子から外側へ向かう骨折をtype IIとされる．type Iはさらに整復位保持の難易度により，安定型骨折と不安定型骨折に分類される（図2）．MRIやCTなどを併用することでより詳細な画像診断が可能となり，術前において治療法の選択や術式および内固定材の決定などに有用である（図3）．術後においても，術式や整復，固定状況などを把握するために画像所見は重要である（図4）．

3 心身機能

1. 痛み

大腿骨近位部骨折の痛みについて，大腿骨頸部骨折は比較的痛みの訴えは少ないが，大腿骨転子部骨折は骨折部の骨膜性の痛みを訴える．術後であれば手術部位の急性炎症症状に伴う急性疼痛を訴える．炎症症状の程度は痛みの程度や腫脹，発赤，熱感を視診や触診などで評価するとともに，臨床検査のC反応性蛋白（C-reactive protein：CRP）値や赤沈値，白血球数などのデータを確認することが重要である[※2]．また，炎症性の痛みだけでなく，防御性の筋緊張亢進に伴う痛みを訴えることも少なくない．特に，大腿筋膜張筋や大腿直筋，ハムストリングスなどの二関節筋が筋緊張亢進を呈していることが多い．痛みの評価は患者の主観的評価に基づ

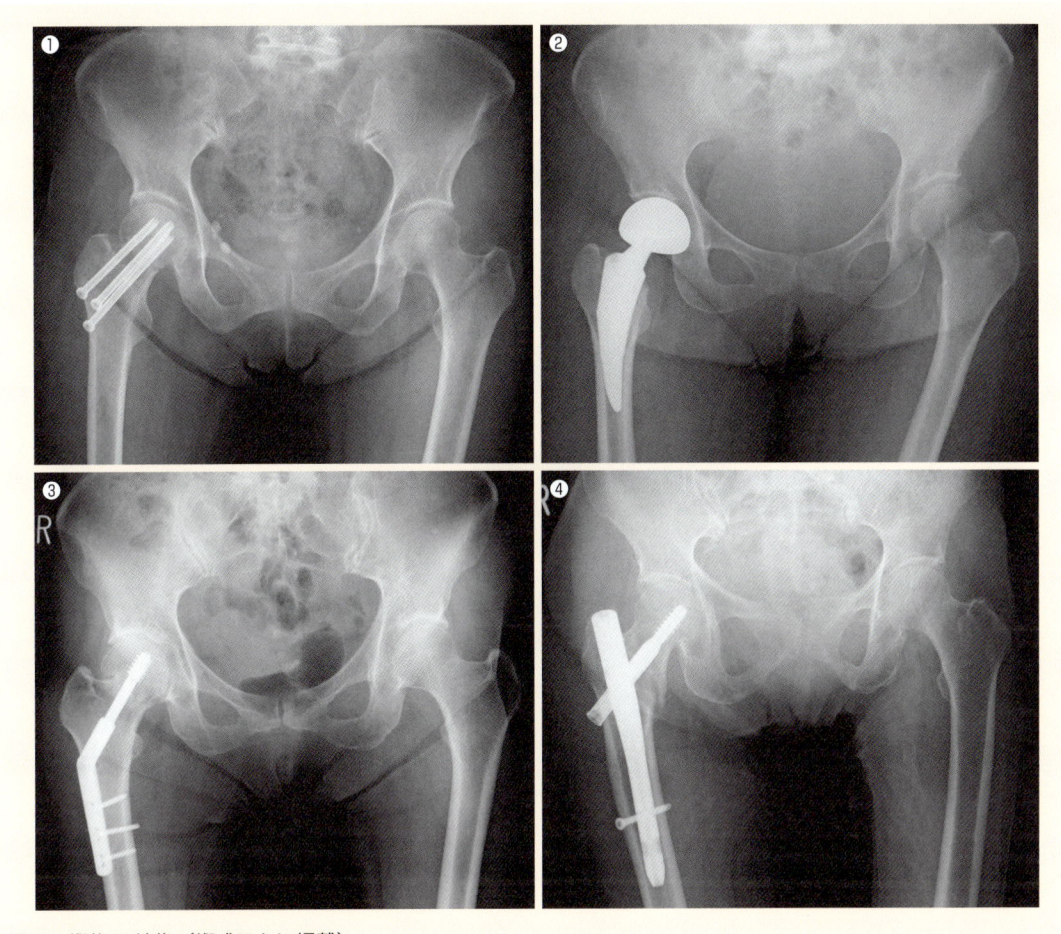

図4 術後X線像（術式ごとに掲載）
①CCS　②BHA　③CHS　④ガンマネイル

き，10 cmの線分上で痛みの程度を記してもらう視覚的評価スケールであるVAS（visual analog scale）や痛みの程度を11段階に分けて，現在の痛みの程度を数値で表す数値評価スケールであるNRS（numeric rating scale）を用いるのが一般的である．

2. 関節機能

術後の股関節のROM制限は，骨折の整復状態や痛み，筋緊張亢進により生じていることが多い．大腿骨転子部骨折で転位が強く不安定型骨折で術後整復状態が不良例では，構造的なROM制限が生じやすい．特に，近位骨片の外旋転位の整復が困難な症例では，股関節は外旋が制限されるとともに内旋位になりやすい．

大腿骨頸部骨折で，人工骨頭置換術後では脱臼のリスク管理に注意する必要がある．脱臼の発生率は2〜7%で，前方アプローチよりも後方アプローチで発生しやすいとの報告[2]があるため，過度の屈曲・内転・内旋は行わない．術後早期は疼痛回避のために，股関節屈曲・内転・内旋位となりやすい（図5）．

解説

※2　炎症の有無やその程度などを示す指標としてCRPや赤沈値，白血球数が代表的である．正常値はCRPは0.2mg/dℓ未満，赤沈値は男性2〜10mm/h，女性3〜15mm/h，白血球数は男性3,700〜9,700/μℓ，女性3,500〜8,200/μℓである．正常値よりも高値を示すと炎症が疑われる．特に，CRPの高値は急性炎症を反映する．

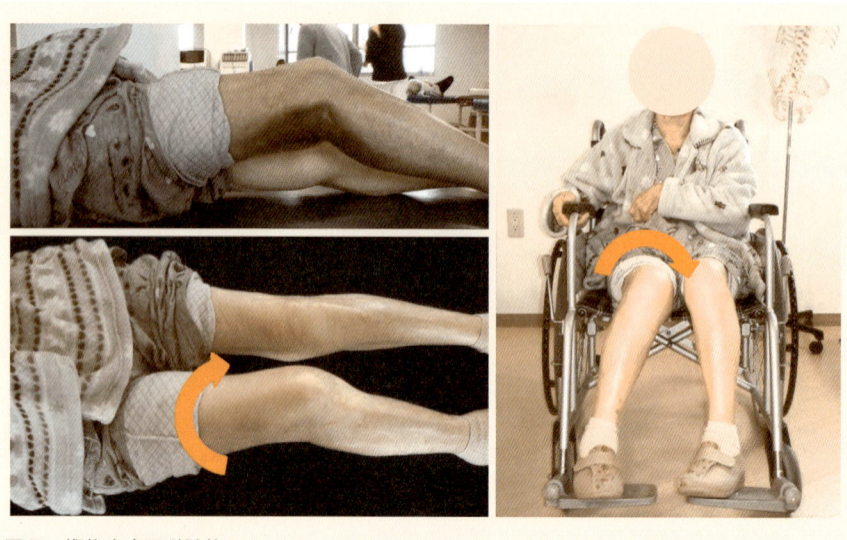

図5 術後疼痛回避肢位
術後は疼痛回避肢位として股関節屈曲・内転・内旋位になりやすい

3. 筋機能

術式や骨折の程度によって異なるが，手術で侵襲される筋に筋力低下が生じる．ガンマネイルやCCSでは殿筋や腸脛靱帯を小切開する程度であり著明な筋力低下は生じにくい．CHSは腸脛靱帯や外側広筋を切開し，人工骨頭置換術は大殿筋や梨状筋などの短外旋筋群を切開するため，股関節外転，外旋筋力の低下が生じやすい．

大腿骨転子部骨折で小転子が転位している場合や大転子の整復が困難な場合は，股関節の屈曲筋や外転筋の筋機能低下が生じる．小転子に付着する腸腰筋や大転子に付着する中殿筋の筋長が短くなり，筋の収縮効率が低下することが原因として考えられる．

4. 基本動作

術後早期離床のためには，起き上がり動作ができることが重要となる．術後早期は術創部の急性炎症に起因する痛みが強いため患側下肢を動かせないだけでなく，体幹を持ち上げることも困難であることが少なくない．よって，ベッド柵やベッドアップなどを利用することによって起き上がり動作が可能であるか否かを評価する必要がある．徐々に環境的，人的介助量を少なくしながら，起き上がり動作ができるかどうかを評価する．その後，ベッド上で端座位保持ができるか，術側の殿部に荷重できているか，後側方に不安定性を呈していないかなどを評価する．ベッドから車椅子への移乗動作は，動作の安定性や協調性などを評価するとともに，車椅子を着ける位置やベッド柵の種類，ベッドの高さなどの環境要因の改善の必要性を評価し，その内容を看護師に伝達することも重要である．

退院時のADL評価として機能的自立度評価表（functional independence measure：FIM）や，患者の主観的視点からの生活の質の評価として日本整形外科学会股関節疾患評価質問票（Japanase orthopaedic association hip disease evaluation questionnaire：JHEQ）を用いている[※3]．

5. 歩　行

術式や手術の固定性により術後の荷重量や荷重開始時期などの指示が出る．近年では，術式や内固定材の進歩によりガンマネイルやCHS，人工骨頭

解説

[※3] 日本整形外科学会股関節疾患評価質問票（JHEQ）：日本整形外科学会診断・評価等基準委員会 股関節疾患小委員会によって作成された患者立脚型の股関節疾患評価質問票である．質問は股関節の状態（VAS）および痛み，動作，メンタルの因子から構成される．各因子の点数は最低0点，最高28点となり，評価点数は最低0点，最高84点となる．

置換術は痛みに応じて術後翌日から荷重が可能であることが多く，CCSは術後1週より1/3荷重から開始し，漸増的に荷重量を増やし術後4～6週で全荷重となることが多い．しかし，荷重の許可が出ても痛みのため荷重できない患者も存在するので注意が必要である．

4 地域連携クリティカルパスの利用

当院では2007年から大腿骨近位部骨折患者に対して地域連携クリティカルパス（連携パス）を運用している．連携パスは，急性期病院から回復期病院を経て，早期自宅復帰を目指すために，各施設における診療内容や治療経過，最終目標などの診療計画を作成し，治療を受けるすべての医療機関・施設で共通して用いられる．当院における2008年から2014年の大腿骨近位部骨折の症例数は1,067例（男性204例，女性863例），平均年齢は82.6歳（44～103歳），平均在院日数は25.3日（1～66日）であることが明らかとなった．手術例では，観血的骨接合術施行症例は738例，人工骨頭置換術施行症例は244例であった．また，急性期病院退院後の動向は，自宅復帰が28％，リハビリテーション目的で転院が25％，施設入所が26％，内科病院へ転院が20％であり，自宅復帰が困難な患者が多いことが伺える．大腿骨近位部骨折後の歩行能力獲得に関して調査したところ，歩行の再獲得率は56.4％であり，歩行再獲得に及ぼす因子は受傷時の年齢や受傷前の生活環境，受傷前の歩行能力，認知症の有無が強く影響をしていた．また，受傷前に独歩やT字杖歩行であった患者は受傷後，歩行器や手押し車などを用いた歩行へ至る患者が71.4％であり，大腿骨近位部骨折後は歩行能力が低下することが明らかとなった．

理学療法治療

大腿骨近位部骨折術後の理学療法に関する研究として，加速的リハビリテーションにより入院期間の短縮やADLの改善に効果があると報告されているが，すべての症例に加速的リハビリテーションを行うことに対しては議論の余地があり，受傷前のADLが高い症例に対しては有効であるといわれている．

1 痛みの治療

術後疼痛の軽減は早期離床のために重要である．高齢者に多い疾患であるため，痛みは精神・心理面の機能低下や意欲，モチベーションの低下に結びつきやすく，離床の遅延が懸念される．そのため，痛みの原因に応じた適切な治療が必要である．

術後早期であれば手術部位の急性炎症症状に伴う急性疼痛を訴えることが多いため，アイスパックなどの寒冷療法を実施する．急性疼痛の特徴は安静時痛や夜間痛であるため，医師や看護師と相談のうえ患側下肢の良肢位保持や薬物療法，静脈注射などによる疼痛コントロールも重要である．急性炎症は急性外傷から48～72時間以内に消退するといわれているが，痛みの程度や性質，出現部位を評価し，腫脹，熱感などの局所所見が改善しているかどうかを確認する必要がある．急性炎症症状の沈静化が予測できれば，漫然と長時間のアイスパックなどの寒冷療法は実施せず，筋のリラクゼーションを目的としてホットパックなどの温熱療法に切り替える．高齢者の皮膚は脆弱であり低温やけどを起こしやすいため，実施中は患者に熱すぎないか，皮膚に異常感覚がないかなどを尋ね，実施後は皮膚の状態を確認しなければならない．

2 関節機能の治療

手術による整復および固定性が術後のROMに影響することも少なくない．そのために，ROMの制限因子が骨性なのか，軟部組織性なのか，理学療法により改善が可能であるか否かを明らかにする必要がある．股関節の運動は骨盤と大腿骨の相対的な運動であるため，骨盤および大腿骨のアライメントに注意する．例えば，他動的に股関節を屈曲させるときに，骨盤の後傾がどの付近でどの程度生じるのかという，いわゆる骨盤大腿リズムを考慮する．他動的な股関節屈曲に伴い骨盤後傾が生じ，最大股関節屈曲角度では，127.6°のROMのうち，骨盤後傾角度が11.4°，股関節固有の屈曲角度が116.6°であ

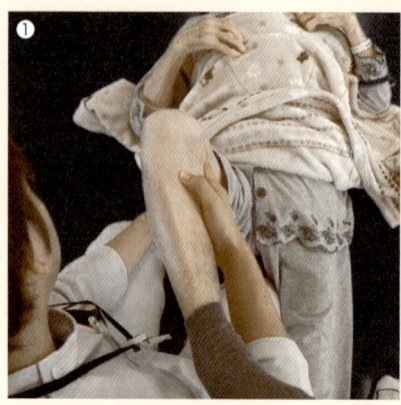

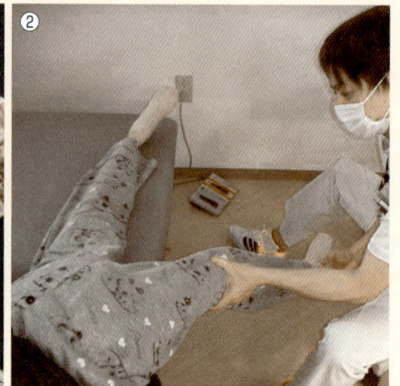

図6 股関節適合曲面を意識したROM運動
①股関節屈曲位での外転・外旋の誘導
②股関節伸展位での外転・内旋の誘導

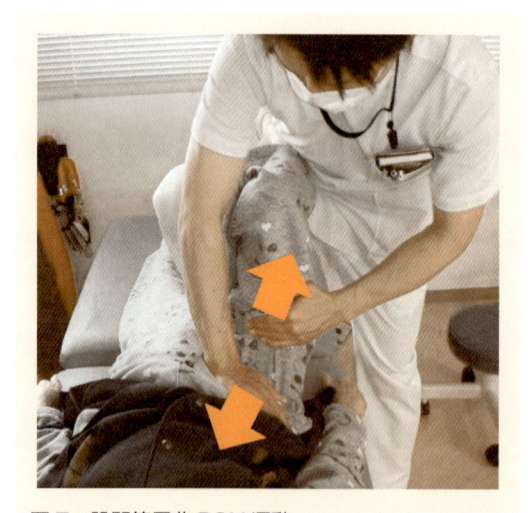

図7 股関節屈曲ROM運動
大腿前面の皮膚を下外方へ，下腹部の皮膚を上内方へ移動させるようにして股関節屈曲運動を行う．

る[8]．すなわち，ROMの改善は110°程度を目標とすることが妥当であろう．人工骨頭置換術後では深屈曲にて脱臼のリスクがあるため，術中所見（安定性や可動性，軟部組織の状態など）をもとに，股関節屈曲・内転・内旋方向には十分注意する．

股関節の自由度は3度で，運動方向は屈曲・伸展，内転・外転，内旋・外旋の6方向であるが，三次元的に運動を捉えるとそれぞれの運動の組み合わせは無数にある．矢状面上の動きである股関節屈曲でも，若干外転・外旋を組み合わせたほうが動きやすい場合があり，各個人において動きやすい方向を探りな

がらROMの拡大や関節機能の改善に努める必要がある．臼蓋と骨頭の適合性が高い肢位は適合曲面であり，屈曲位では外転・外旋し，伸展位では外転・内旋を伴う円錐形の曲面を呈する[9]．患者個々の適合曲面を意識しながらROM運動を行うことで，痛みや筋緊張を抑制しながらROMの改善が得られやすい（図6）．また，福井[10]が提唱している皮膚運動学理論を応用することでROMが改善されやすい．例えば，股関節屈曲時に，鼠径靱帯付近に皺が寄ることで屈曲が制限されるため，大腿前面の皮膚を下外方へ，下腹部の皮膚を上内方へ移動させるようにして股関節屈曲運動を行うと股関節屈曲ROMが改善される（図7）．

3 筋機能の治療

1. 筋緊張の改善

筋緊張とは，筋を他動的に伸張したときに筋に生じる反力であり，筋活動によるものと，筋の粘弾性によるものがある[11]．すなわち，筋緊張が亢進している筋に対して，筋のリラクゼーションや筋の粘弾性の改善を目的とした理学療法を実施する．術後に筋緊張が亢進しやすい筋は，大腿筋膜張筋，股関節内転筋，大腿直筋，ハムストリングスである．理学療法士は筋緊張が亢進している筋に対して徒手的にモビライゼーションを行ったり，筋緊張の高い筋を両手で包み込むように保持し筋膜リリースを行うと筋緊張が軽減しやすい（図8）．また，痛みが

増強しない範囲で最大筋収縮後の筋の弛緩や相反神経抑制などの生理学的反応を利用することで筋緊張が軽減することもある．

2．筋機能の改善

筋力強化に関する研究は諸家によって報告されており，とりわけ，膝伸展筋力と歩行能力およびADL能力の関連性[13]や膝伸展筋力強化によるADLやQOLの改善への有効性[12]について報告している（推奨グレードB，エビデンスレベル2）．高齢者は大腿四頭筋，大殿筋，下腿三頭筋の筋力低下が著明であるとともに，股関節，足関節の可動性が制限されている場合が多いため，下肢の支持機能を示す下肢伸展モーメントは膝関節伸展モーメントに依存する[14]．すなわち，高齢者において膝伸展筋力を改善させることが，歩行やADL，QOLの改善に直結しやすいことが考えられる．したがって，膝関節伸展筋力だけでなく，股関節伸展筋力も改善させるような理学療法を行う．

手術で侵襲，切開された筋にも筋力低下が生じる可能性がある．CHSは腸脛靱帯や外側広筋を切開し，人工骨頭置換術は大殿筋や梨状筋などの短外旋筋群を切開するため，股関節外転，外旋筋力の低下が生じやすい．そのため，チューブを用いた股関節外転・外旋運動が一般的に行われている筋機能改善運動であるが，スリングなどを用いて筋の収縮様式を変化させた筋機能改善運動が歩行やADLに結びつきやすく有効である（図9）．

4 基本動作の治療

大腿骨近位部骨折術後の理学療法では，理学療法だけでなく作業療法も行われる．65歳以上の大腿骨近位部骨折患者100人において，作業療法としてのADL練習か通常のリハビリテーションのいずれかを行った結果，作業療法のほうが早期ADL回復と自宅復帰をもたらしたとの中等度のエビデンスがある（推奨グレードB，エビデンスレベル2）[15]．また，術後3～4日目から退院まで作業療法を介入し，さらに術後2か月間訪問作業療法を行った介入群は，ADLおよびQOLが有意に改善したとの報告がある[16]（推奨グレードB，エビデンスレベル2）．術後は早期離床を促すために，全身状態に応じて早期からベッドサイドにて寝返りや起き上がりなどの起居動作練習から介入することの意義は大きいと考えられる．

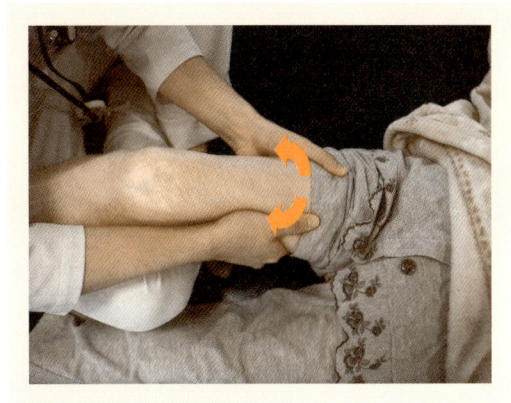

図8　筋のモビライゼーション
大腿部の筋を両手で包み込むようにして，大腿骨を中心に円を描くようにしながら徒手的にモビライゼーションを行う．

5 歩行の治療

日本の『大腿骨頸部／転子部骨折診療ガイドライン』[2]では，受傷後適切な手術を行い，適切な後療法を行っても，すべての症例が日常活動レベルに復帰できるとは限らないと述べられている．また，歩行能力の回復に影響する主な因子は，年齢，受傷前の歩行能力，認知症の程度であり，大腿骨転子部骨折ではさらに骨折型（不安定型は不良），筋力が機能予後に影響する．よって，歩行獲得のために術後は全身状態に応じて早期離床を促し，術式により早期荷重が可能であればできるだけ早期に荷重・歩行練習を実施すべきである．また，週5回以上の理学療法および作業療法実施群では早期に歩行が可能となる（推奨グレードB，エビデンスレベル4a）[17]．

まず，平行棒内にて起立や荷重練習から開始する．痛みが自制内で荷重できるようになったら，骨盤移動に伴う荷重練習を実施する（図10）．痛みが増強しない範囲で荷重練習を行うことは，恐怖心や不安感を助長させないためにも重要である．歩行練習は安定した平行棒内歩行から始め，支持性の高い歩行器から徐々に車輪が着いた運動性の高い歩行器へと移行していく．受傷前の歩行レベルや年齢，退院後の生活環境にもよるが，可能であればT字杖

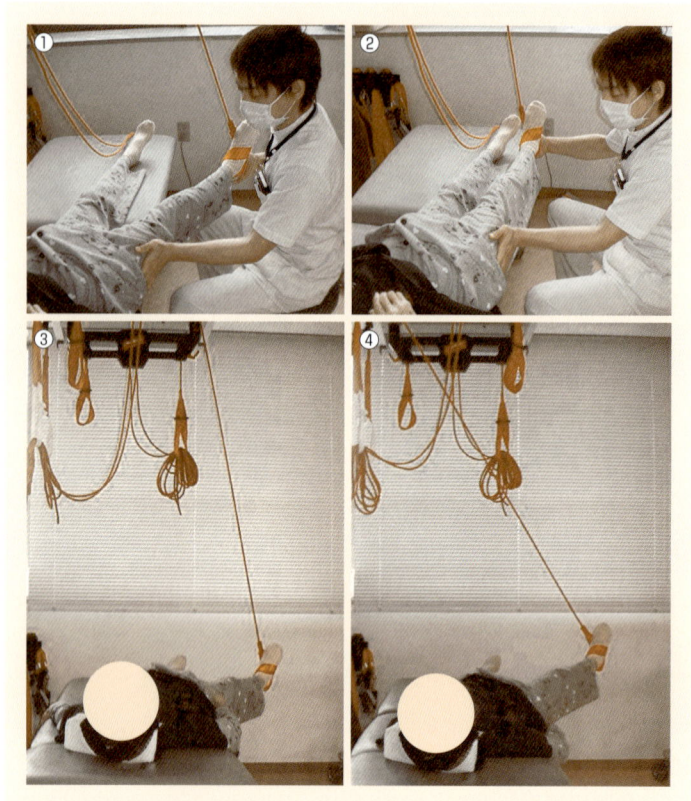

図9 スリングを用いた筋機能改善運動
①介助しながら股関節外転運動　②介助しながら股関節内転運動
③股関節外転自動運動　　　　　④股関節外転抵抗運動

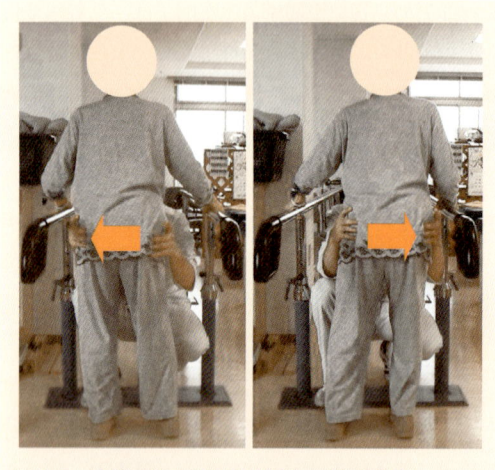

図10 骨盤の側方移動を意識した荷重練習

歩行あるいは歩行補助具なしの歩行練習も実施する．

6 転倒予防の治療

前述したように，大腿骨近位部骨折の主な原因は転倒である．よって，転倒を予防することは，大腿骨近位部骨折の発生頻度を減少させることにつながる．転倒予防についてはさまざまな報告がなされており，なかでも太極拳は転倒予防に有効であるとされている．日本の『大腿骨頸部/転子部骨折診療ガイドライン』[2]において，運動療法は転倒予防に有効であり，行うように強く推奨されている（推奨グレードA，エビデンスレベル1）．また，重錘負荷をかけて股関節，膝関節，足関節の筋力強化運動，その他のエクササイズとして継ぎ足歩行，横歩き，方向転換，跨ぎ動作などを30分間，少なくとも週3回実施し，屋外歩行を少なくとも週3回実施により，転倒率が減少し，経済的にも有効である（推奨グレードA，エビデンスレベル2）[19, 20]．

木藤は，高齢者の転倒について身体機能不全-転倒モデルを提示している[6]．表在化していない体幹機能低下と頭頸部・上肢と体幹の一体化が生じ，体幹の安定性を確保するための姿勢戦略，動作戦略へ

の変更が起こる．徐々に，不安定な体幹をいかに制御するかが優先され，頭頸部，上肢，体幹から平衡状態を維持する戦略が固定化する．その結果，転倒する際は，身体が一塊となったまま転倒に至ってしまう．したがって，転倒予防のための運動療法として，体幹・骨盤機能，股関節機能の改善を目的とした運動が重要である．

筆者は，これまで10年以上にわたり転倒予防や健康維持・増進を目的として，体幹機能や股関節機能に着目した運動を転倒予防教室にて実施してきた．幸いにも，現在までその参加者においては転倒して大腿骨近位部骨折を発症した方は一人もいない．現在の取り組みとしては，半年ごとに下肢筋力，関節柔軟性，バランス能力，歩行能力，転倒回避能力についての評価を行っている．参加者の現状把握やモチベーションの維持につながり，参加者ごとに測定結果をフィードバックし，転倒予防のための身体因子や環境因子に対する指導が可能となっている．

大腿骨近位部骨折に対する理学療法の課題

現在，大腿骨近位部骨折に対して理学療法が有効であるとするエビデンスレベルの高い報告はない．大腿骨近位部骨折は高齢者に多い疾患であるため，術後の機能予後は受傷前の歩行，ADL能力に依存し受傷前のレベルまで改善することは困難であることが多い．今後さらに高齢者の増加に伴い大腿骨近位部骨折の発症率も増加することが予測される．したがって，受傷後早期に歩行やADLの獲得を目指すための治療的側面と，転倒しない身体づくりあるいは，転倒しても重篤化しない身体づくりなどの予防的側面から科学的根拠のある理学療法効果を確立することが急務である．

● 文献

1) 鳥巣岳彦：骨折の定義と分類〔冨士川恭輔，鳥巣岳彦（編）：骨折・脱臼 改訂第3版〕．pp33-51，南山堂，2012．
2) 日本整形外科学会，日本骨折治療学会（監修）日本整形外科学会診療ガイドライン委員会，大腿骨頸部/転子部骨折診療ガイドライン策定委員会（編）：大腿骨頸部/転子部骨折診療ガイドライン 改訂第2版．南江堂，2011．
3) 股関節骨折〔日本整形外科学会肺血栓塞栓症/深部静脈血栓症（静脈血栓塞栓症）予防ガイドライン改訂委員会（編）：日本整形外科学会 静脈血栓塞栓症予防ガイドライン〕．pp35-38，南江堂，2008．
4) 折茂 肇・他：骨粗鬆症の定義・疫学および成因〔骨粗鬆症の予防と治療ガイドライン作成委員会（編）：骨粗鬆症の予防と治療ガイドライン 2011年版〕．pp2-9，ライフサイエンス出版，2011．
5) Hagino H, et al：Nationwide survey of hip fractures in Japan. J Orthop, 9 (1)：1-5, 2004.
6) 木藤伸宏：多関節運動連鎖からみた高齢者の転倒と予防のための保存的治療戦略〔井原秀俊・他（編）：多関節運動連鎖からみた変形性関節症の保存療法〕．pp180-206，全日本病院出版会，2008．
7) 竹井 仁・他：MRIによる股関節屈曲運動の解析．理学療法学，29 (4)：113-118，2002．
8) 建内宏重：股関節の適合局面から展開する運動療法〔福井勉（編）：ブラッシュアップ理学療法〕．pp165-168，三輪書店，2012．
9) 福井 勉：関節運動の改善〔福井 勉（編）：皮膚運動学〕．pp44-131，三輪書店，2010．
10) 吉尾雅春：筋緊張．PTジャーナル，36 (3)：206-207，2002．
11) Mitchell SL, et al：Randomized controlled trial of quadriceps training after proximal femoral fracture. Clin Rehabil, 15：282-290, 2001.
12) 藤田博曉・他：地域在住の大腿骨頸部・転子部骨折後患者におけるADLと運動機能との関連．日本老年医学会誌，43：241-245，2006．
13) 木藤伸宏：高齢者の理学療法〔奈良 勲・内山 靖（編）：姿勢調整障害の理学療法〕．pp306-319，医歯薬出版，2004．
14) Hangsten B, et al：Early individualized postoperative occupational therapy training in 100 patients improve ADL after hip fracture：A randomized trial. Acta Orthop Scand, 75：177-183, 2004.
15) Hangsten B, et al：Health‐related quality of life and self-reported ability concerning ADL and IADL after hip fracture：A randomized trial. Acta Orthop, 77：114-119, 2006.
16) Hoening H, et al：What is the role of timing in the surgical and rehabilitational care of community-dwelling older persons with acute hip fracture?. Arch Intern Med, 157：513-520, 1997.
17) Campbell A, et al：Falls prevention over 2 years：a randomized controlled trial in women 80 years and older. Age Aging, 28：513-518, 1999.
18) Robertson M, et al：Effectiveness and economic evaluation of a nurse delivered home exercise programme to prevent falls. 1：Randomised controlled trial. BMJ, 322：513-518, 2001.
19) 塩田直史・他：股関節周囲骨折術後における深部静脈血栓症．肺塞栓症の発生・診断とその治療．骨折，24 (1)：83-87，2002．
20) 岡 正典・他：転倒の研究．日本臨床バイオメカニクス学会誌，24：341-348，2003．

〔羽田清貴〕

4 脊椎骨折に対する理学療法

I 総論

1 脊椎骨折の概要[1,2]

骨折は外力により骨組織の連続性が破断された状態を指し，代謝性疾患や悪性腫瘍などによる病的骨折を除いて，骨の許容量を超えた外力が加わった際に発生する．脊柱に関していうと，脊柱に強い外力が加わって，脊椎が脱臼・骨折し（骨傷），脊髄に損傷を受けた病態を脊椎・脊髄損傷という．脊椎・脊髄損傷は，①骨傷のみで脊髄損傷を伴わない場合，②骨傷と脊髄損傷が併発する場合，③X線像で異常所見のない脊髄損傷，④X線像で骨傷が明らかでない脊髄損傷に分類される．これらのうち，本項で取り上げる脊椎骨折は，①と②に該当する．

2 受傷機転[2]

脊椎の骨折は基本的には，脊柱に強い外力が加わったエピソードが明確な場合と脊柱に強い外力が加わったと推察されるエピソードが明確でない場合がある．

前者では，脊柱構造や強度や正常・異常にかかわらず，構造の強度を上回る外力が加われば骨折が発生する．受傷機序として，脊椎に対して作用する外力は垂直性圧迫（軸圧），屈曲，回旋，伸展，剪断，伸延などである．

後者の場合では，脊柱構造の脆弱化に起因する疾患，例えば骨粗鬆症等が存在する場合が多い．

年齢層により受傷機転を捉えると，学童期においては遊戯中の転落，青壮年ではスポーツや交通外傷，労災事故などが多い．高齢者では，加齢に伴う骨組織の脆弱化，姿勢反射・反応，バランス反応の低下，視力低下など，複数の要因が関連し合い，軽微な外力であっても脊椎骨折の要因となり得る．

3 脊椎骨折の分類[2]

1. 上位頸椎（後頭骨〜第2頸椎）

上位頸椎は，中位，下位と比較し，形態，機能が特殊なため，損傷機序，形態も特殊である．頭部外傷を合併する場合がある．先天異常による形成不全（キアリ奇形）や脱臼（環軸椎亜脱臼など）との鑑別が必要であるなどの特徴をもつ．

① 環椎骨折
- **環椎破裂骨折（Jefferson骨折）**：頭部からの軸圧により発生する．前弓と後弓が外側塊近くの抵抗の弱い左右4カ所で折れ，外側塊が外方へ転移する．骨折部位が2カ所，3カ所の場合がある．
- **後弓骨折**：伸展圧迫力により発生する．
- **外側塊骨折**：側屈圧迫力により発生する．きわめて稀である．

② 軸椎骨折
- **歯突起骨折**：骨折部位によりⅠ型（歯突起上部の骨折），Ⅱ型（歯突起基部の骨折），Ⅲ型（軸椎椎体に及ぶ骨折）に分類する（Anderson分類）．
- **軸椎関節突起間骨折（Hangman骨折）**：伸展圧迫力あるいは屈曲圧迫力で起こる．名称起源の絞首刑では，伸展伸延力により骨折が起こる．
- **軸椎椎体骨折**：軸圧による発生が多い．椎体縦骨折，斜骨折，涙滴骨折があり，横骨折は稀である．

2. 中・下位頸椎（第3頸椎〜第7頸椎）

この部位では，頸椎の形態が解剖学的によく似ており，損傷型は共通である．

- **圧迫骨折**：屈曲圧迫力により発生し，椎体が楔状変形をきたす．椎体の後縁と椎間関節，椎弓，棘突起および後縦靱帯は無傷である．
- **涙滴骨折**：屈曲位の頸椎に軸圧が加わって生じる．側方からみて，椎体前下部に三角形の骨片（涙滴骨片）が生じる．
- **破裂骨折**：涙滴骨折と椎体の前額面垂直骨折が複

合したものがほとんどである．椎弓骨折が合併し，重度の脊髄損傷を併発する場合がある．
- **脱臼骨折**：受傷機序により過屈曲脱臼（損傷）と伸展圧迫損傷に分ける．
- **過屈曲脱臼損傷**：過屈曲により伸延力が加わり，椎体が前方に脱臼し，下関節突起が下位椎骨の上関節突起を越えて外れる．
- **伸展圧迫損傷**：回旋性に伸展圧迫力が加わると，上・下関節突起の基部あるいは椎弓根または椎弓が片側性に骨折し，椎体が回旋しながら前方へ転位する．回旋を伴わず伸展圧迫力が加わると，椎弓あるいは椎弓根が両側性に骨折し，椎体が著しく前方脱臼する．
- **棘突起骨折**：単独骨折は棘突起の長い C7 に起こりやすい．屈曲力によるほか，急激な筋収縮による牽引力により生じる．土木作業時やゴルフスウィング時に生じる．複合骨折は脱臼骨折，伸展損傷に合併する場合がある．

3. 胸椎以下

- **圧迫骨折**：屈曲外力による前柱の損傷，安定型の骨折である．椎体前方の高さが減少し楔状変形を呈する．後方への転倒（尻餅）で発症する場合がある．高所からの飛び降りで踵骨骨折と同時に発生する場合がある．
- **Chance 骨折**：自動車事故のシートベルト損傷，椎弓と椎弓根の水平骨折が特徴である．
- **破裂骨折**：軸圧による前柱と中柱の損傷である．椎体後縁の破損があり，骨片が脊柱管内に侵入し，脊髄を傷害すると，脊髄損傷を合併する．
- **脱臼骨折**：屈曲，伸展，回旋および剪断力により発生する．多くの場合，これらが複合し，3つの柱（前柱，中柱，後柱）すべてが損傷している，不安定型の骨折である．

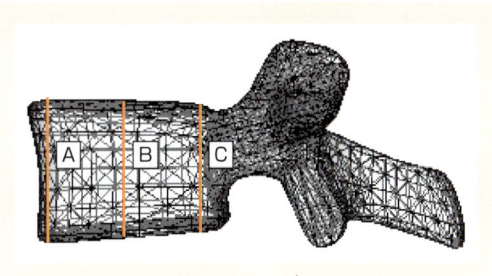

図 1　椎体骨折の診断基準：QM 法

図に示す測定を行い，C/A，C/B のいずれかが 0.8 未満，または A/B が 0.75 未満の場合を椎体骨折と判定する．椎体の高さが全体的に減少する場合（扁平椎）には，判定椎体の上位または下位の A，C，B より，各々が 20％以上減少している場合を椎体骨折とする．
楔状椎：椎体前縁の高さが減少 A/B<0.75
魚椎：椎体の中央がへこむ変形，C/A<0.8 or C/B<0.8
扁平椎：椎体の全体にわたって高さが減少する変形，上位または下位椎体と比較して A，C，B おのおのが 20％以上減少

4　診断 [3, 4]

『原発性骨粗鬆症の診断基準（1996 年度版）』[3] に掲載された診断基準を**図 1** に，『椎体骨折評価基準（2012 年度改訂版）』[4] に掲載された診断基準を**図 2** に示す．1996 年度版では，椎骨変形に着眼点をおいた評価基準であり，X 線像から椎体高を計測する必要があった（定量的評価法，Quantitative measurement：QM 法[※1]）．しかし，X 線像を撮影したときの患者の体位により椎体高は影響を受けるため，判定に注意が必要であること，QM 法には実施するための時間が必要であることや，観察される椎骨変形がなくても椎体骨折を起こしている場合があることなどから臨床上，実用上に問題があった．これらの問題点を考慮して作成された新しい基準が，『2012 年度版評価基準』である．QM 法あるいは半定量的評価法（Semi-quantitative method：SQ 法）[※2] のいずれかで判定することが述べられて

解説

[※1] 定量的評価（Quantitative measurement：QM）法：胸腰椎の側面 X 線像を用いて図 1 に示した基準に基づき，圧迫骨折を診断する．ただし臨床的に新鮮な骨折例で X 線像上，明らかに骨皮質の連続性が断たれたものは，図 1 に示した変形に至らなくとも圧迫骨折と診断してもよい．X 線像撮影時のポジショニング（姿勢，体位）に影響を受けやすい，計測が必要で評価に時間がかかるという特徴をもつ．

[※2] 半定量的評価（Semi-quantitative：SQ）法：Genant らにより 1994 年に考案された評価法．椎体全体の形態をみて，変形の程度を Grade 分類する方法である．特徴は判定を目視で行い，計測を必要としないことである．SQ 法の優れている点は，椎体を全体像として捉えるために，撮影によるばらつきに影響を受けにくく，判定の再現性が高いことである．

第2章 | 骨折

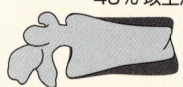

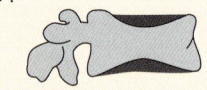

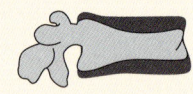

図2 椎体骨折の診断基準：SQ法

Grade0：正常．椎体骨折なし．

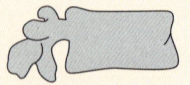

Grade1：軽度の骨折．椎体高（前縁，中央，後縁）が隣接椎体のおよそ20～25%減少．

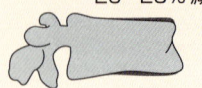

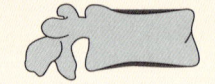

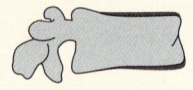

Grade2：中等度の骨折．椎体高（前縁，中央，後縁）が隣接椎体のおよそ25～40%減少．

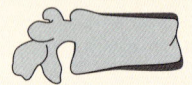

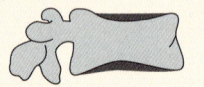

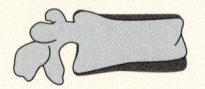

Grade3：重度の骨折．椎体高（前縁，中央，後縁）が隣接椎体のおよそ40%以上減少．

椎体全体の形態をみて，その変形の程度をグレード分類する方法（図）であり，正常（グレード0）を基本にして，グレード1は椎体高（前縁高・中央高・後縁高）がおよそ20～25%減少，面積が10～20%減少とし，グレード2はそれぞれおよそ25～40%，20～40%，グレード3はそれぞれおよそ40%以上の減少とする．目視で行い，計測は必要としない．SQ法の優れている点は，椎体全体像のスペクトラムとして椎体の変形をとらえるために，撮影によるばらつきに影響されず，再現性が向上したことにある（Genant HK et al，文献16より）．

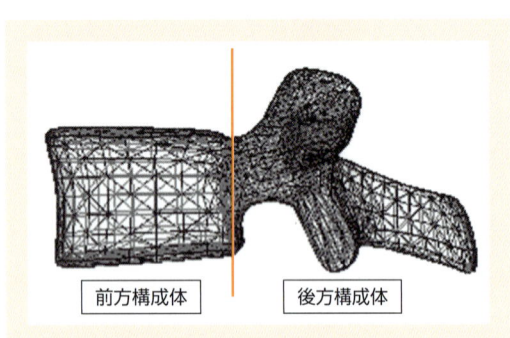

図3 脊柱の基本構造（Lancet et al，文献18より）

前方構成体　後方構成体

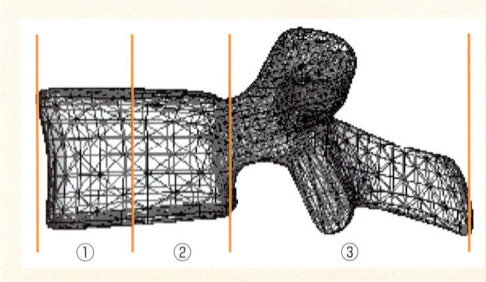

図4 three-column theory

①前柱：椎体前後径の前1/2の椎体と椎間板および前縦靱帯
②中柱：椎体前後径の後1/2の椎体と椎間板および後縦靱帯
③後柱：椎弓根，椎弓，椎間関節，黄色靱帯，棘上靱帯，棘間靱帯
（Denis F，文献5より）

おり，①MQ法で判定する場合には，骨の立体構造を考慮すること，②X線像上，明らかに骨皮質の連続性が断たれている場合，あるいはMRI矢状面像T1強調画像で椎体に限局して，その一部が帯状あるいはほぼ全部が低信号の場合を骨折と判定する，などが付記された．骨折受傷早期と思われる時期に明らかな骨折像がなくても，骨折特有の痛みを有する場合には"臨床骨折"と判断するという内容も含まれている．骨折の領域を拡大，かつ臨床的，合理的に分類化された内容となっている．2012年度版[4]には1996年度版[3]の内容も含まれているため，現在の臨床場面の活用としては2012年度版[4]のみの理解で十分と思われるが，診断基準の経緯を理解することも必要と考え，両年度の基準を掲載した．

5 病態に関連する基礎知識：脊柱の基本単位

腰椎は機能解剖の見地から，椎弓根を境に腹側を前方構成体，背側を後方構成体に区別されている（図3）[18]．前方構成体は脊柱に加わる荷重の支持・吸収・分散および伝達を役割としている．後方構成

体は脊柱の運動方向・可動性を制御する．後方構成体に局在する各突起には脊柱伸展筋群が付着しており，筋トルクが作用するベースとなっている．

6 Three-column theory

Denis[5]は脊柱構造を矢状面上にて3つの柱（three-column）に見立て，骨折の病態を捉えている（three-column theory）．前柱は椎体前後径の前1/2の椎体と椎間板および前縦靱帯，中柱は椎体前後径の後1/2の椎体と椎間板および後縦靱帯，後柱は椎弓根，椎弓，椎間関節，黄色靱帯，棘上靱帯，棘間靱帯である（図4）．前柱の骨折では，脊柱の荷重・支持機構が損なわれる．中柱の骨折では骨片が脊柱管内へ侵入する場合があり，脊髄損傷のリスクが高い．後柱の骨折では，椎間関節の破綻や筋や各靱帯の付着部が損傷することにより，脊柱の不安定性が発生する．

一般的な治療原則の概略

脊椎骨折自体の治療ガイドラインは存在しない．2011年に作成された『骨粗鬆症の予防と治療ガイドライン』[13]の中で，運動療法の骨密度上昇，立位バランス能力向上，転倒予防に対する効果が記述されている．

2011年に作成された『骨粗鬆症の予防と治療ガイドライン』[13]の中で，運動療法の骨密度上昇，立位バランス能力向上，転倒予防に対する効果が記述されている．具体的には，筋力強化運動，バランス運動，ストレッチング，エアロビクスなどの耐久運動を2種類以上組み合わせて実施すると，対照群に比べ17%転倒が減少すること，負荷量，回数，実施頻度はさまざまであるが（1RM：1 repetition maximumの40%で15~20回，または80%で8回を各々3セットとする内容が多い），四肢，体幹の抵抗運動は骨密度増加に効果があることが記述されている．いずれも，理学療法士などが高度に運動管理することが必要であり，実施継続が難しい．一方で，詳細は不明だが歩行運動を実施するのみでも骨密度維持には効果があること，運動療法の骨折予防に対する効果についての報告は少ないことが述べられている．

1 安静

受傷椎の変形進行予防の目的で安静臥床が選択される．3週間の安静臥床により，椎体変形を予防できるとする記述[7]，安静期間が短いと遅発性神経麻痺が発生するという報告など，安静を肯定する内容がある一方で，安静期間を設けても設けなくても治療成績には関係ないとした安静臥床に対して否定的な報告[8]もある．

2 外固定[9]

骨折部位へ繰り返し，力学的ストレスが加わり，骨癒合機転が阻害されるのを防ぐことを目的とした治療法であり，ギプス固定，装具療法（コルセットなど）に大別される．コルセットよりもギプス固定のほうが治療効果が高く，偽関節の発生率，遅発神経症状の発生率，椎体変形の発生率が低い．軟性コルセットと硬性コルセットでは治療効果に差がないという報告がある[17]．

ただし，ギプス固定は，患者自身で着脱ができないため，ギプス固定に対する患者の受け入れが困難な場合がある．心疾患など内臓器の疾患を有している症例に対して使用する場合には治療のためにギプスを除去する場合があるため，特に注意が必要である．

胸腰椎レベルのコルセットには軟性型，硬性型，Jewett型などがあり，頸椎レベルの損傷に対しては，高位頸椎損傷症例に対しては，頭蓋骨-頸椎-体幹上部までを固定可能なハローベストがある．ハローベストは自力で着脱ができないことから，ギプス固定に近い．臥位から一人で起き上がりにくい，足元の視認が不良，衣服着脱困難などの不利がある．その他頸椎から胸部までを固定するSOMI型装具，アドフィットブレース，頸椎単独を固定するフィラデルフィアカラー，ソフトカラー等がある．

コルセットを構成する材質の剛性が高いこと，固定部位が広範囲であることで患部（骨折部位）の固定性は高くなり，骨癒合に関して効果が高くなる．患部の安定と，日常生活動作，特に起居動作の容易

さはトレードオフの関係にある．したがって，コルセットの装着は，高齢者にとって離床困難の要因の一つになりえるため，起居動作遂行の代替手段を確保しておくなど配慮が必要である．

3 手術療法[10]

痛みがほとんど改善しない，運動麻痺など神経症状が出現した，あるいは脊柱変形が進行したなどの理由により，手術療法が選択される．主な術式は以下の通りである．

1. 後方固定術

椎体骨折の偽関節化によって進行性の後弯変形をきたしている症例や，椎体後壁が突出して神経症状を引き起こしている症例では，インストゥルメントを併用した後方固定術が治療選択肢となる．

2. 前方固定術

前柱の再建と神経除圧を直視下に行うことができる利点があるため，椎体の破壊が著しい症例に関して，重要な治療選択肢となる．胸椎高位では開胸手術となるため，高齢者では呼吸器合併症などのリスクを伴う．

3. 椎体形成術

① 経皮的椎体形成術
　　（percutaneous vertebroplasty：PVP）

経椎弓根的に椎体内に骨セメントを注入する手技である．比較的早期の疼痛軽減が効果として挙げられている．合併症に新規隣接椎体骨折の発生，セメントの漏出などが挙げられる．

② 経皮的バルーン椎体形成術
　　（balloon kyphoplasty：BKP）

経椎弓根的に挿入したバルーンを加圧し，骨セメント注入のための空間をあらかじめ形成することで，楔状変形を矯正するとともに骨セメントの漏出を防止することを目的に考案された方法である．疼痛軽減の効果に関しては，経皮的椎体形成術と差がないが，椎体高の整復の面では経皮的椎体形成術よりも経皮的バルーン椎体形成術の方が優れている．合併症に関しては，セメント漏出が経皮的椎体形成術とくらべて発生率が低いこと，新規隣接椎体骨折の発生率が保存療法よりも低いことが報告されている．

理学療法検査・測定

1 医療情報の収集

1. 看護師など病棟職員からの情報収集

担当看護師などから，痛みの訴えはあるか，どのような状況になると痛みが増すかなどを聴取しておくのがよい．その情報に応じて，事前に検査・測定項目を選択しておき，体位交換の回数をできる限り少なくすることに留意する．

2. 本人あるいは家族からの情報収集

可能であれば，受傷前の基本動作能力について聴取しておきたい．ゴール設定（外出の必要性，自宅内で必要となる動作など）の参考として有益な情報である．また，受傷前の身体機能（筋力やROM）を推察するための参考となる．

3. 病態把握とリスク管理

病態（骨折のタイプ，骨癒合の状況）に関する情報を得ることは必須である．医師から直接確認を取ること，X線像を確認することで情報を得ることが可能である．この情報がなければ，脊柱が動くことを許可できるのかが判断できず，必要な検査であっても実施することができない．座位開始，起立開始，歩行開始がいつから可能なのかも決定できないし，安静度・活動度のレベルアップを進められない．病態が安定していたとしても，患者は一向に離床できない．理学療法開始早期の情報確認，指示確認はしつこいくらいこまめにとるのがよい．

4. 骨粗鬆症性椎体骨折の椎体圧潰・偽関節発生のリスクファクター

硬性装具（Thoraco-lumbo-sacral orthosis：TLSO）による保存療法が施行され，受傷後1年以上経過観察可能であった骨粗鬆症性胸腰椎椎体骨折症例101例に対して，①年齢，②性別，③骨密度，④受傷機転，⑤損傷形態（middle column損傷の有無），⑥治療期間（床上安静，入院，装具着用期間），⑦初期損傷の重症度（椎体楔状角，椎体破壊度）について調査し，偽関節発生に関連する因子はどれかを検討した後ろ向き研究[6]が報告されている．それによると，偽関節発生に関連する重要な危険因子は，

①受傷機転：ADL レベルのきわめて軽微な受傷機転により発生した椎体骨折，②高齢，③middle column の損傷であることがわかった．

高齢で，受傷機転が明確でなく（いつ骨折したのかわからない），さらに middle column の損傷を有している症例は非常にリスクが高い．

理学療法士が介入するにあたって，椎骨の脆弱性を疑わせる併発症の有無には十分留意すべきである．日常生活においても，着座動作が急激にならないように注意する（患者へ十分，説明し，理解していただく）ことが重要である．

2 身体構造

1. 姿勢（図5）

脊椎椎体骨折において，特に注意すべきは脊柱後弯である．脊柱後弯が高度であれば，背臥位をとることが困難となる．立位では，脊柱弯曲，骨盤傾斜，下肢アライメントの関連，身体重心位置との関連[11]から，姿勢評価を行う．

2. バランス

バランス評価は"静的バランス"と"動的バランス"に分類し実施されることが多い．前者は身体の動きの伴わない姿勢の保持や維持を意味する．後者は安定した状態から姿勢が変化する過程においての姿勢調節を意味する．立位場面における動的バランス評価には Timed up and Go テスト（推奨グレード A）や BBS（Berg Balance Scale）（推奨グレード A～D）が用いられる場合が多い[12]．

3 心身機能

1. 痛み

痛みをみるには，痛みの有無，痛みの部位，伝導痛の有無，痛みの程度（強度），性質に関連する 4W1H（後述）を中心に評価する．

痛みの有無，部位は問診から聞き出す．部位に関しては，触診を用いて確認する．患者の訴え方は pin-point method[※3]，palm sign[※4] のどちらだろうか？ X線像写真で確認した骨折部位との位置

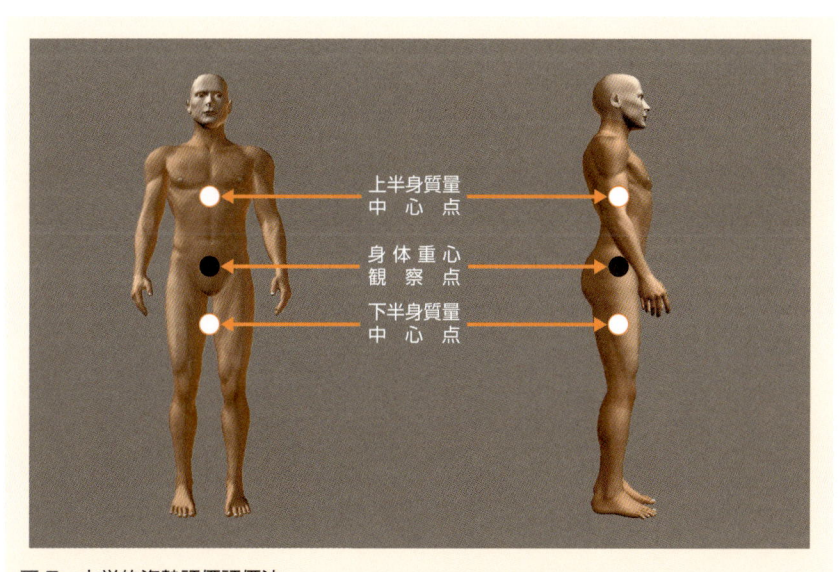

図5 力学的姿勢評価評価法
身体重心観察点は，上半身質量中心点（第 9-10 胸椎の高位で前後径中央）と下半身質量中心点（大腿骨長 1/2～近位 2/3）の中点に位置する．それぞれの位置関係を観察することで，身体各部位に加わる力を推察することができる．

解説

※3　pin-point method：患者が疼痛部位を示指先端で示す．限局した部位を示す．
※4　palm sign：患者が疼痛部位を手掌を使って示す．手掌で疼痛部位をさするような動きで示すことが多い．比較的広範囲を示す．

第2章 | 骨折

関係はどうだろうか？　これらの情報を得ることで痛みは骨性か，それ以外かを推定できる．

痛みの評価は，基本的には痛みの程度（強度），性質に関する問診から始める．程度はVAS（推奨グレードA）やNRS（推奨グレードA）を用いるとよい．経時的に評価することで，痛みが軽減しているのか，悪くなっているのかを視覚的に把握することが可能である．

疼痛発生状況に関する詳細についての聞き取りは，4W1H：When（いつ：1日中，起床時，就寝時など），Where（どこが：痛みのある部位，局所的，広範囲），Who（だれが：自分が，他人が），What（何を：自分の身体を，荷物を），How（どうした：じっとしていても，立ち上がろうとしたとき，寝返りしようとしたとき，持ち上げようとしたとき），にのっとって行うとよい．疼痛発生の状況を具体的にすることで，理学療法の達成目標を明確にすることができる．

2. 関節機能

可能ならば，全身のROMを評価するのがよい．ただし，痛みや病態，リスクによって，選択できる体位や検査には制限があるので，この限りではない．頸部回旋・屈曲，肩甲帯前方突出，股関節回旋・内転などは寝返りや起き上がりなどの能力に関連する．股関節のROMは骨盤の傾斜運動に影響を及ぼす，あるいは靴下着脱，爪切りなどのADL動作と直接関連する．股関節屈曲・内旋，足関節背屈は立ち上がり動作に関連するので評価しておきたい．また，胸郭の可動性は脊椎軸上伸展と密接に関係しているため，可能であれば合わせて評価をしておく．高齢者の胸郭可動性を評価する際には，肋骨骨折の発生に十分注意すること．

3. 筋機能

基本的には，MMT（manual muscle testing：徒手筋力検査）に基づき四肢，体幹の筋力評価を行う．ただし，痛みや脊柱変形のために，原則通りの

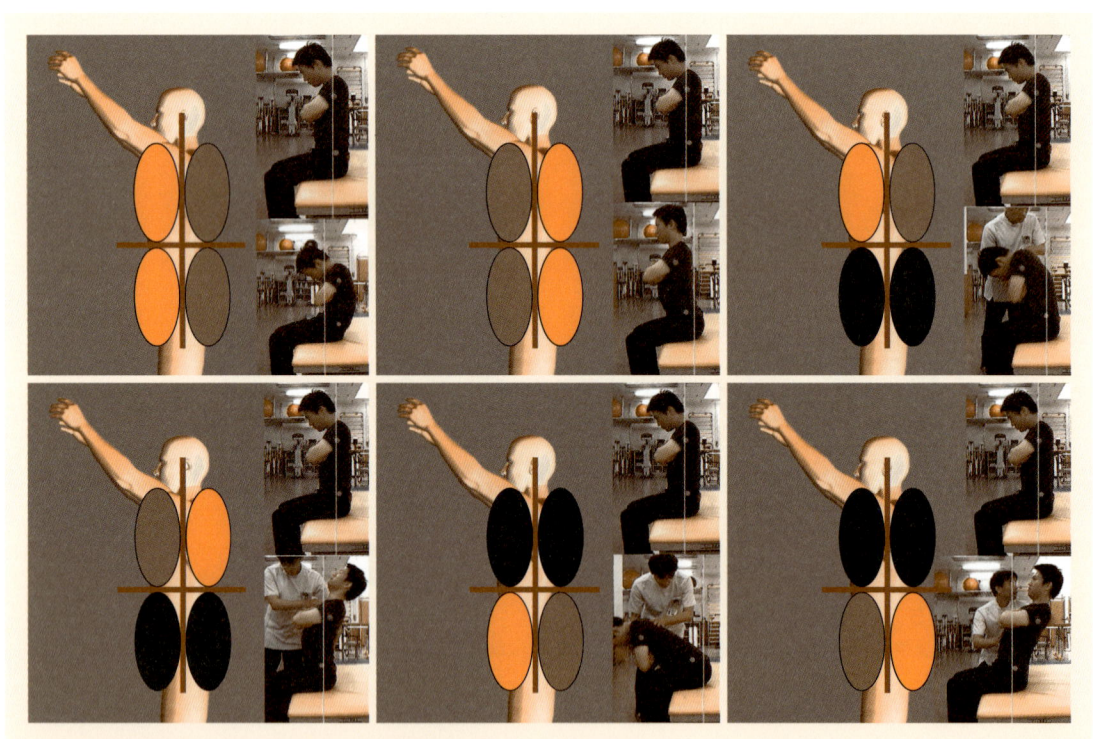

図6　体幹筋収縮の評価：体幹筋収縮の組み合わせ

脊柱のROM制限や運動の禁忌により，実施できない場合もあるため，実施には注意を要する．
オレンジ色の楕円が主動筋，黒い楕円が肢位を保持するために同時収縮をしている部位，茶色い楕円が動作を補助するために遠心性収縮をしている部位と考えていただきたい．
上図のような組み合わせで筋がトルクを発生させることで写真に示した動きが遂行できると仮定し，評価に利用している．まだ筋電図学的な確認をしてないことをご了承いただきたい．

体位・肢位をとることが困難な場合や筋収縮自体が困難な場合があるので，MMTを無理に実施する必要はない．どのような条件下であれば，痛みがなくもしくは少なく，筋力を発揮することができるかを把握することが重要である．図6に示したように，端座位で体幹の動きを誘導して運動の可否を確認することで，体幹筋収縮の状態をある程度把握することが可能である．

4．感覚

脊椎圧迫骨折では，感覚不全や運動麻痺などは，基本的に起こらない．ただし，骨癒合が遷延し，骨折部位の再損傷や偽関節が生じると，神経症状が遅発性に発生する場合がある．発見された場合には，主治医へ直ちに報告する．

5．基本動作

可能・不可能だけでなく，リスク（痛み，脊柱に過度な回旋など）の発生，動作にかかる時間，口頭指示や介助の要・不要，必要な口頭指示や介助の種類・程度，代償手段の要・不要や内容についても確認する．

理学療法治療

1 筋力強化運動

1．体幹伸展筋群の強化

脊柱後弯を抑制することは，背部痛発生予防や遷延治癒予防のために重要である．脊柱後弯を抑制するには，体幹伸展筋群の筋力低下を予防あるいは強化しなければならない．体幹直立位から，脊柱後弯を減じる方向へ脊柱を伸展させることは困難な場合が少なくない．特に，高齢者で受傷前から胸椎後弯を呈している症例や理学療法介入時，すでに体幹伸展筋が低下している症例では，前述のような動きは困難な場合が多く，胸腰椎移行部，下位腰椎の代償運動を生じ，患部へ負担を強いる．このような事態を避けるために，図7に示した方法を実践する（推奨グレードC2，エビデンスレベル6）．

運動開始姿勢は，図7に示した通り脊柱屈曲位である．そこから，脊柱後弯を減じるように脊柱伸

図7 体幹上部伸展筋力強化運動
運動開始姿勢は，図に示した通り，脊柱屈曲位である．そこから，脊柱後弯を減じるように脊柱伸展運動を行う．ここには描画していないが，手を大腿前面に置くか，体の前方にカットテーブルを設置し，その天板の上に前腕を置いて体幹の重みを支えておくとよい．すでに筋力低下がある場合，脊柱伸展運動を行う際，上肢の力を利用するとよい．

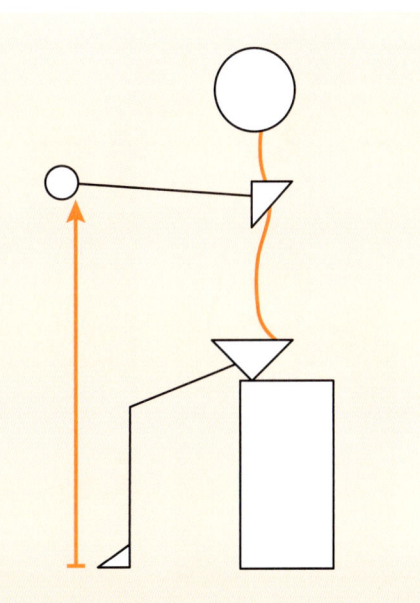

図8 体幹上部伸展筋力強化運動 その2
（赤羽根，文献14をもとに作図）
体幹を可及的に軸上伸展させ，床へ固定したセラバンド（エラスティックバンド）を把持させた状態で肩関節90°屈曲位に保持させる．事前に，上肢を前挙させたときに体幹を後方へ並進させないこと，肩甲帯の外転方向への可動性，筋力が十分であることを確認しておく．

第2章 | 骨折

展運動を行う．ここには描画していないが，手を大腿前面に置くか，身体の前方にカットテーブルを設置し，その天板の上に前腕を置いて体幹の重みを支えておくとよい．すでに筋力低下がある場合，脊柱伸展運動を行う際，上肢の力を利用するとよい．患部への負担をかけずに実施できる方法として，図8に示した方法も報告されている（推奨グレードB，エビデンスレベル4b）．

2. 体幹下部筋収縮学習
① 腹横筋収縮学習（図9）（推奨グレードB，エビデンスレベル2）

膝立て臥位，あるいは背臥位で膝窩部下方へクッションなどを挿入し，下肢を軽度屈曲位に保つ．それから患者の臍を床方向へ軽度に（指示としては2～3mm程度）引くことを指示する．このとき，呼吸を止めないこと，背部と支持面の接触部位が変化

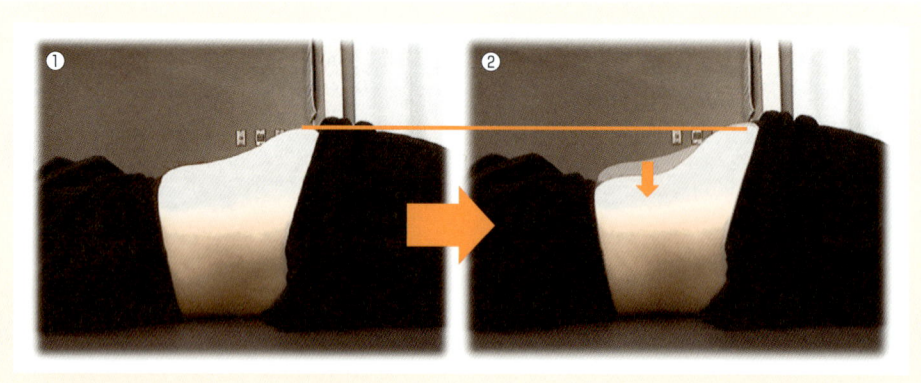

図9 腹横筋，内腹斜筋の強化
①開始時．②腹横筋・腹斜筋収縮時．②では，胸部の挙上，腰椎前弯増大などが起こらないよう注意する．

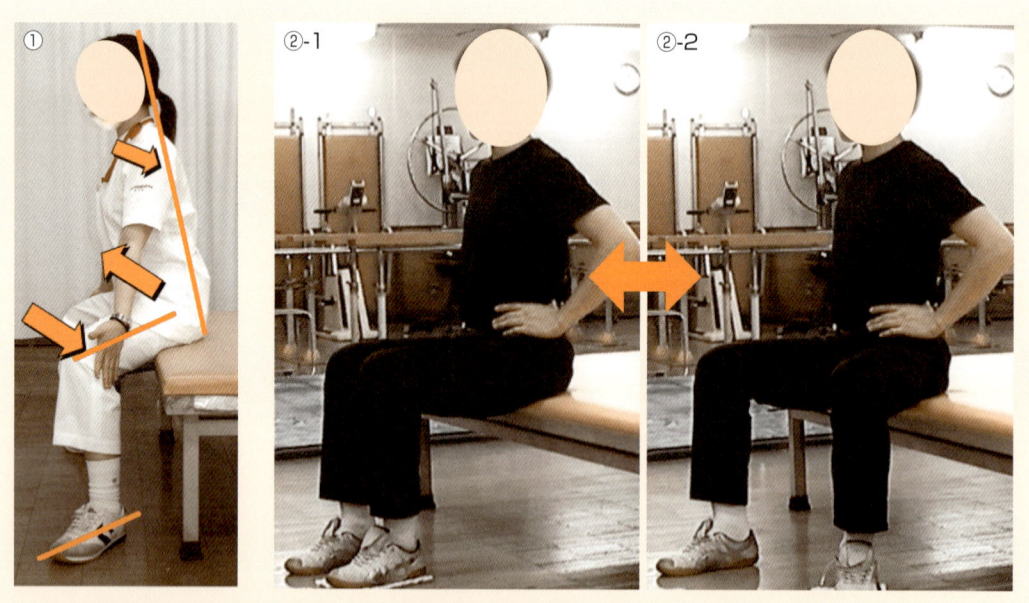

図10 腰部伸筋群の強化：腰背腱膜と大腿筋膜張筋の連結と緊張を高める．
①静的トレーニング．トレーニングの姿勢は，体幹直立位，骨盤前傾・脊柱軸上伸展を保持する．手を大腿外側に置き，大腿部を水平内転させるような力を加える．大腿部は水平外転方向へ力を入れ，肢位を保持するよう努める．
②動的トレーニング：下腿を床とは垂直になるように肢位を保持し，大腿部を水平外転／水平内転させる．トレーニング中，坐骨支持にて端座位をとらせ，体幹は軸上伸展を保つ．足底下にタオルなどを入れておくと，足部が滑りやすくなり，実施しやすい．難易度が高い場合には，手を座面に置いて実施するとよい．大腿部を動かす際，足部の足部が外転したり，大腿が回旋したりしないよう注意する．

しないよう（脊柱弯曲が変化しないこと）に注意させながら実施する．うまくいかない場合には，臍を引くことだけに注意を向けさせる．鳩尾の硬化，腸腰筋の収縮，胸郭形状の変化などは理学療法士が確認し，タイミングよく患者へフィードバックする．この状態を10秒間持続させる．この行程を10回×3セット実施できるようにしたい．

② 体幹下部屈筋 - 伸筋活動性向上

● 腰部伸筋群の強化（推奨グレード C2，エビデンスレベル6）

腰背腱膜と大腿筋膜張筋の連結と緊張を高める（図10）．トレーニング方法には，静的トレーニングと動的トレーニングがある．静的トレーニングは，図10の①を行う．トレーニングの姿勢は，体幹直立位，骨盤前傾・脊柱軸上伸展を保持する．手を大腿外側に置き，大腿部を水平内転させるような力を加える．大腿部は水平外転方向へ力を入れ，肢位を保持するよう努める．動的トレーニングは，図10の②を行う．下腿を床とは垂直になるように肢位を保持し，大腿部を水平外転/水平内転させる．トレーニング中，坐骨支持にて端座位をとらせ，体幹は軸上伸展を保つ．足底下にタオルなどを入れておくと，足部が滑りやすくなり実施しやすい．難易度が高い場合には，手を座面に置いて実施するとよい．大腿部を動かす際，足部が外転したり，大腿が回旋したりしないよう注意する．

3. 腹横筋，腰部深層伸展筋群の強化（図11）（推奨グレード C2，エビデンスレベル6）

仙骨長軸上にタオルをロール状にしたものを挿入しておく．膝立て臥位の状態から，大腿部を水平外転/内転させる．この際，骨盤が床方向へ回旋しないように注意させる．骨盤が左右へ回旋しないように，患者自身で確認ができるように工夫する（腸骨稜に沿って手を置くなど）．

2 足関節の安定化トレーニング

椎体固定術に際して，腓骨から自家骨を採骨し移植された症例で，足関節の不安定が発生した症例に対して実施する．

このタイプの症例では，腓骨内果，脛骨内果による後足部の固定が得られないため，足関節の構造上不安定が発生する場合がある．歩行時に足関節・膝関節のコントロールが不良となると，立脚時に下腿の前傾が著明となり，みかけ上の膝折れを呈する場合がある．一時的に，足関節周囲をバンデージ，面ファスナーなどで固定したり，足関節周囲，足趾の筋力強化を実施したりすることが必要になる（図12）．

3 骨盤帯不安定を呈した症例への対処

椎体固定術に際して，腸骨から自家骨を採骨し

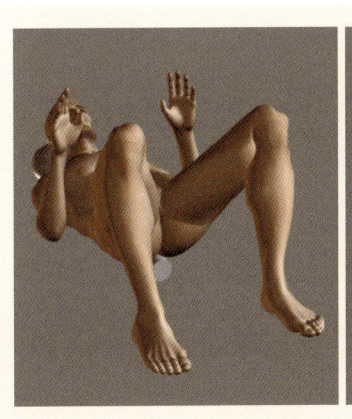

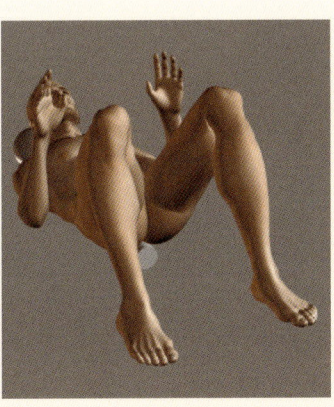

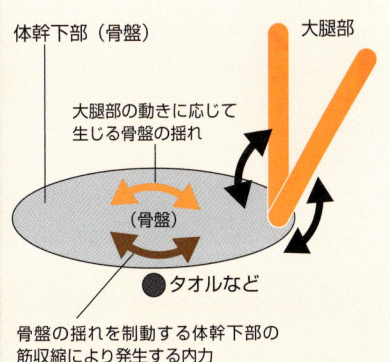

図11 腹横筋，腰部深層伸展筋群の強化
仙骨長軸上にタオルをロール状にしたものを挿入しておく．膝立て臥位の状態から，大腿部を水平外転/内転させる．この際，骨盤が床方向へ回旋しないように注意させる．骨盤が左右へ回旋しないように，患者自身で確認ができるように工夫する（腸骨稜に沿って手を置くなど）．

第 2 章 | 骨折

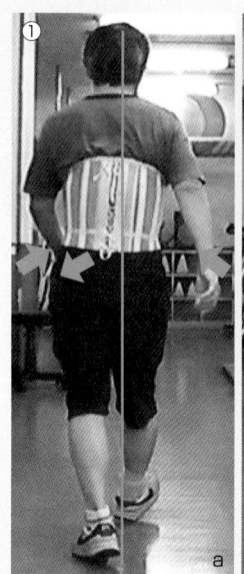

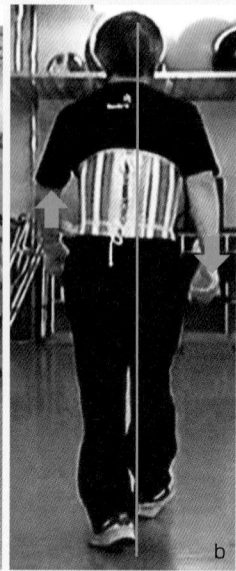

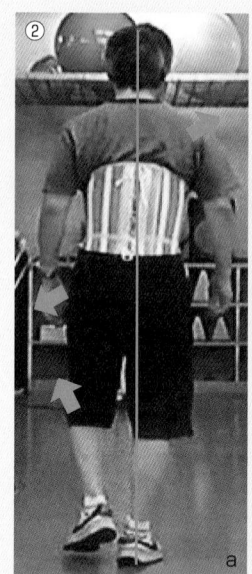

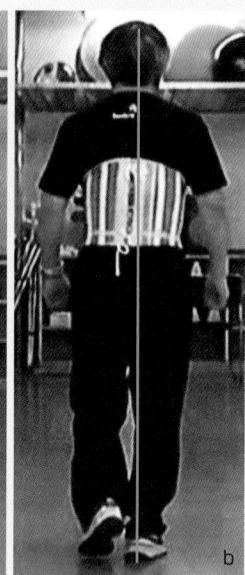

図12　右足関節不安定の影響
椎体骨折に対して，固定術を施行された症例で，右側腓骨から自家骨を採取されている．a は術後2週ほどの写真であり，2は術後5週ほどの写真である．写真左上隅に示す①は右初期接地（踵接地）直後を，②は右立脚期中期を示している．頭尾方向に引いた直線は，①では，両脚支持であるから両足の中央付近を通るように，②では立脚側である右足内・外果の中点付近を通るように作図している．a では，右立脚期での下肢支持性低下の様子が示されている．腓骨から自家骨が採取されているために，足部外果，内果による距骨の挟み込みができないために，下腿と後足部の間の動的な安定が得られない．立脚期を通じて足部に対する下腿傾斜のコントロールが十分に得られない．a から b の3週間の間，足関節周囲，足部周囲筋の活動性促すトレーニングを実施し，一時的にバンデージを巻くなどの処置を施した．
① a から② a にかけて，右膝伸展が不十分である．左下肢から右下肢の方向へ骨盤の並進が適切でない．② a では，左下肢の上に右下肢-骨盤が配列されない．骨盤は左後方へ並進し（右股関節が十分に伸展しない），体幹上部へそれとは反対方向右前方へ傾斜する．左下肢は進行方向に対して外方へ降り出されようとしている．②と比較し，①では上腕は下垂されておらず外転傾向で，腕の振りは歩行の進行方向と一致していないことが観察される．下肢-骨盤帯の支持機構が十分に発揮されていないことから生じる現象のひとつである．

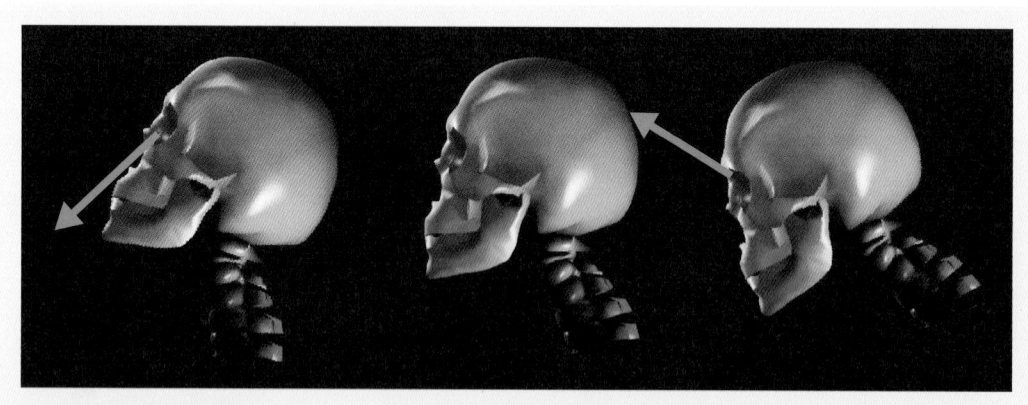

図13　眼球運動と頭部の運動
通常，眼球運動の運動が先行し，次いで頭部の運動がそれに追従する形で協調される．しかし，高齢者では，眼球運動と頭部の運動方向が逆転している場合がある．視線の動きに応じて，頭部がどのように動くかを観察するとよい．
眼球運動と頭部の運動の不調が，高齢者では静止立位において前方頭位になりやすかったり，頭部を動かすことでバランスを崩しやすくなったりすることの原因のひとつになっているのかもしれない．

移植された症例で，骨盤帯の不安定が発生した症例に対して実施する．

このタイプの症例では，採骨は上前腸骨棘の上部から実施されるため，腸骨稜に付着する内腹斜筋などの機能に影響する場合がある．骨盤帯の不安定や体幹下部の機能的な不安定の存在に配慮する必要がある．大殿筋や腹横筋，広背筋など他の体幹安定化機構による機能の補償を考慮する．時折，採骨部周囲に痛みを発生する症例がある．採骨部周囲軟部組織の柔軟性を確保することや，そこに連結する周囲の軟部組織の柔軟性を確保しておくことが必要である．

4 眼球運動と頭部の運動（図13）

通常，眼球運動の運動が先行して起こり，次いで頭部の運動が追従して発生する．しかし，高齢者では，眼球運動と頭部の運動方向が逆転している場合がある．視線の動きに応じて，頭部がどのように動くかを観察するとよい．

眼球運動と頭部の運動の不調が，高齢者では静止立位において前方頭位になりやすかったり，頭部を動かすことでバランスを崩しやすくなったりすることの原因のひとつになっているのかもしれない．

5 起居動作練習

1. 背臥位からの寝返り

両膝を立て，上半身－下半身を一塊にして側臥位まで回転するように実施する．当初は痛みが起こらないよう体幹のねじれを抑制するために，回転時天井側になる上肢を背部におき腕の力を利用して回転しようとする行動や，枕に頭部を押しつけて回転する力を生み出そうとする行動，下肢のみを先行して寝返り方向へ動かそうとする行動が観察される．いずれも動作を阻害するばかりか，かえって脊柱を回旋することになるため，これらの行動パターンは避けなければならない．

2. 起き上がり

側臥位を経由して行うのがよい．背臥位から側臥位へ体位を変換する際，頭部・胸郭・骨盤・下肢が回旋するタイミングが合わないと，体幹が回旋し，腰部・背部痛が出現する場合がある．ベッド端より下肢を床方向へ下ろす動きと上半身を離床させるタイミングを適切にすることが疼痛回避のポイントである．股関節周囲筋，腰方形筋の筋出力の程度によっては，下肢を先に降ろすことが困難な場合がある．下肢を降ろす前に，体幹を起こし（体幹側屈方向ではなく，屈曲方向への動きを利用する），その後に下肢を一側ずつベッドから降ろすなどの工夫が必要である．

ギャッジアップを利用して起き上がる場合には，注意が必要である．30°以上のギャッジアップ座位では，脊柱後弯が増大する傾向がある．臥位から座位へ起き上がるにはギャッジアップ座位を経由しないで起き上がるのがよいとする報告がある[15]．

3. 端座位からの立ち上がり

理学療法介入初期においては，殿部より後方に手をついて，体幹を後傾させながら立ち上がろうとする場面をみかけることが多い．当初は腰部伸筋群が収縮するタイミングの遅延や，収縮力が弱化のために起こる行動パターンである．腸骨稜よりも高い位置で上肢を使わせるなど（立ち上がるための支点とする）の配慮が必要である．殿部と同じ高さに手を付かせて立ち上がることにこだわりすぎると，腰痛を発生させる原因となる．決して無理をさせてはならない．足部へ荷重をかけることが容易になるよう，座面の高さなどを考慮するとよい．

4. 歩行練習

初期は腰痛再発を考慮し，歩行器を使用するとよい．歩行が安定したらT字杖歩行，歩行補助具なしへ変更することを検討する．

6 住・生活環境へのアプローチ

退院時，退院準備期に，必要に応じて，家屋評価，聞き取り調査を行い，必要な物品の調達，手すり造設の計画を立てる．その際には医療ソーシャルワーカーなどの介入が必要となる．

理学療法の課題

脊柱骨折，特に高齢者の骨粗鬆症を基盤とした脊椎圧迫骨折後，椎体骨折後症例に対する理学療法のポイントと課題は，以下のとおりである．

①可及的早期の離床を目指すこと

受傷後初期には，受傷椎保護・骨癒合，疼痛コントロールを目的に，投薬（内服，注射），ベッド上安静臥床，整形外科的処置などが中心となる．廃用症候群予防の見地からは可及的早期の離床が理想であるが，現在，適正な期間に関する明確な指標がないことが問題であり，指標を示すことが課題のひとつである．疼痛緩和に難渋するケースでは，早期離床を困難にする．痛みが残存するケースでは，主治医からベッド上安静指示が継続する場合があるが，理学療法士は痛みが骨由来であるか，それ以外であるかを的確に判断し，主治医へ状況を報告する．そのうえでその後の対応変更などの指示を仰ぐことが理学療法士として適切な態度であり，そうなることが課題である．

②受傷椎の再損傷・偽関節発生の予防

1）適切な外固定の選択・施行，2）円背姿勢（脊柱後弯姿勢）を予防・改善し，脊柱屈曲方向へのモーメントが加わらないようにするため，体幹伸展筋力強化運動，体幹下部筋活動改善に対するアプローチの施行が，主に挙げられる．外固定は，固定性が強固であるほど受傷椎の保護は確実になる一方で，寝返り，起き上がり動作の遂行は困難であり，かなりの努力が必要となる．このことが，離床を遷延させる要因のひとつとなっている．受傷前から起居動作が困難な症例であればなおさらである．動作が可能な症例であっても，筋の過剰な収縮を要するため，筋性の痛みを惹起する場合もある．このような状況にどう対応していくかが2つ目の課題であり，受傷椎の保護，動作遂行を保障の両面を考慮した体幹装具の考案が3つ目の課題である．

③起居移動動作能力の再獲得

理学療法士が適切に介入することが第一であることはもちろんのこと，前述した①②と同様の課題が考えられる．

④転倒予防

各種の運動療法を実施することで転倒リスクを低下させるとの報告がある．転倒リスクの低下と大腿骨頸部骨折発生率の低下には相関があるという報告がある一方で，脊椎椎体骨折との関連に関する報告が少ないとの報告がある．これに関するデータの集積が課題である．臨床上，テレビCMで流れている「いつの間にか骨折」のように，受傷機転と転倒が関連していない症例も少なくはない．このような状況を考えると，受傷後はもちろんのこと，受傷していない高齢者に対しても，ADLに関する注意喚起（急激な着座動作，軽度なつまずきなどに注意すること）を実践することが必要であり，これには医療現場のみならず行政などの介入も重要と考えられる．

⑤骨粗鬆症，骨密度への対応

各種の運動療法を実施することで，骨密度を維持することが可能であるという報告があることを本文中に述べた．それに加え，栄養分野の介入，NST（Nutrition Support Team：栄養サポートチーム）※5の導入が重要であり，今後の課題のひとつであると考える．

受傷後症例に対する介入，受傷に関連する要因排除に対する介入（予防医学的介入）が確立されることが今後の課題である．

● 文献

1) 大国生幸・他：特集 リハビリテーション・アプローチ 骨・関節疾患―骨折を中心に―．総合リハ：35(10), 1071-1076, 2007.
2) 清水克時：第6編 外傷学 脊椎・脊髄損傷〔国分正一（監修），中村利孝（編）：標準整形外科学 第10版〕．pp713-724, 医学書院．2008.
3) 折茂 肇・他：原発性骨粗鬆症の診断基準（1996年度版）．日骨代謝誌，14：219-33, 1997.
4) 森 諭史・他：椎体骨折評価基準（2012年度改訂版）．Osteoporosis Japan, 21 (1), 25-32, 2013.
5) Denis F：The three column spine and its significance in the classification of acute thoracolumbar spinal injuries. Spine, 8 (8)：817-831,1983.
6) 種市 洋：特集 骨粗鬆症性椎体骨折の治療戦略 骨粗鬆症性椎体骨折の予後と椎体圧潰・偽関節発生のリスクファクター．関節外科，29：537-542, 2010.
7) 菊地臣一（編著）：腰痛 第2版．医学書院, 2014.
8) 浅野 聡：骨粗鬆症性椎体骨折の転帰と治療方針．Osteoporosis Japan, 21 (3)：21-25, 2013.
9) 長谷川雅一：特集 骨粗鬆症性椎体骨折の治療戦略【骨粗鬆症性椎体骨折の保存療法】コルセットによる治療．関節外科，29：

解説

※5 NST：医師や管理栄養士，薬剤師，看護師，臨床検査技師などの専門スタッフが連携し，それぞれの知識や技術をもち寄り合い，患者に対して最良の方法で栄養支援をするチームのことである．

554-560, 2010.
10) 木村 敦:第10章:手術治療 骨粗鬆症性椎体骨折に対する治療のレビュー. 脊椎脊髄, 27:456-461, 2014.
11) 鈴木貞興:脊柱〔山嵜 勉(編):整形外科理学療法の理論と技術〕. メジカルビュー社, pp144-171, 1998.
12) 對馬 均:リハにおけるアウトカム評価尺度. 第29回 Timed Up and Go Test, Berg Balance Scale. J Cinical Reabil,16(6):566-571,2007.
13) 骨粗鬆症の予防と治療ガイドライン作成委員会(編):骨粗鬆症の予防と治療ガイドライン2011年版. pp41-47, ライフサイエンス出版, 2011.
14) 赤羽根良和:骨粗鬆症性脊椎圧迫骨折に対する運動療法の意義—椎体圧潰変形の抑止効果について. 理学療法ジャーナル, 44(6):527-533, 2010.
15) 鈴木 哲:ギャッジアップ角度の増加に伴うベッド上臥床時の脊椎カーブの変化—2種類の座位姿勢との比較—. 理学療法科学, 26(5):699-702, 2011.
16) Genant HK, et al:Vertebral fracture assessment using a semiquantitative technique. J Bone Miner Res, 8(9):1137-1148, 1993.
17) 長谷川雅一・他:特集 骨粗鬆性椎体骨折の治療戦略【骨粗鬆症性椎体骨折の保存療法】コルセットによる治療, 関節外科, 29(5), 554-560, 2010.
18) Lancet. T et al:Clinics in Physical Therapy. Physical Therapy of the low Back. p2-3, Churchill Livingstone, New York, 1987.

(鈴木貞興)

第3章 肩関節疾患

肩関節疾患の病態

肩関節周囲炎

1 概要

　肩関節周囲炎は，明らかな外傷や誘因がなく，肩関節の痛みと拘縮を主症状とする疾患である．加齢による関節外軟部組織の退行変性を基盤として，組織の易疲労性，易損傷性，関節運動の減少などが絡み合い，関節内外の滑膜癒着性病変が生じ，関節拘縮を招いている．信原[8]は，広義の五十肩を肩関節周囲炎と捉え，烏口突起炎，上腕二頭筋長頭炎，肩峰下滑液包炎，腱板炎，石灰沈着性腱板炎，いわゆる五十肩，肩関節拘縮の7群に分類した．そして狭義の五十肩をいわゆる五十肩とし，中年以降に発生する肩関節部の痛みとROM（range of motion：関節可動域）制限をきたす疾患と定義している．五十肩は，50歳前後に生じる誘因のない動きの制限を伴った肩関節痛の症候群である．これは俗称であり，江戸時代に俗語を集めた『俚言集覧』で最初に用いられたとされる[8]．

2 病理学・組織学所見

　関節内視鏡下所見では，関節内に癒着所見がなく，関節包の肥厚，瘢痕化，腱板疎部の線維化を認める※1．組織学的には，滑膜に浮腫性の変化がみられ，血管の増生が著しい．表層細胞の多層化はみられず，炎症性細胞の浸潤もみられない[11]．肩峰下インピンジメントに続発する拘縮では，肩峰下滑液包には炎症所見がみられるが，五十肩では変化は乏しいとされている．

3 病期と症状 [9,10]

- **急性炎症期**：肩峰下滑液包，腱板，上腕二頭筋長頭腱などの炎症による痛みが1日中持続する．肩峰下滑液包炎では，滑液包に液が貯留し腫脹が強く，自発痛や各方向への運動痛，水腫による運動制限がある．腱板炎は，肩峰下滑液包から腱板まで炎症が波及した場合であり，痛みによりROM制限が生じる．上腕二頭筋長頭腱炎は，長頭腱が結節間溝の中で摩擦炎症を起こした状態である．水平面からみた結節間溝の形態が広く浅いときは，腱の固定性が悪く横靱帯に，深く狭いときは滑膜へ影響を与え，上肢の過使用にて炎症を生じやすく，ROM制限が生じる．
- **拘縮期**：ROM制限は強くなり，烏口上腕靱帯，関節上腕靱帯，腱板の短縮が生じ，関節包下部の縮小，肩甲下滑液包の閉塞により関節腔の狭小化が起こり，外旋，内旋，挙上，水平外転などあらゆる方向に強度のROM制限が起こる．特に挙上時，大結節が肩峰下に潜り込まず肩峰外にあることが多い．この時期は長期に及ぶことになり，ROMは一定となり，関節の可動範囲内での日常生活を送ることになる．

腱板損傷

1 概要

　腱板損傷は，棘上筋，棘下筋，小円筋，肩甲下筋の腱性部分の損傷であり，棘上筋腱と棘下筋腱の損傷が多く認められる．損傷は，中高年に多く加齢による変性や腱の強度の低下が起こり，さらに繰り

解説

※1　拘縮の強い重症の五十肩では，関節包中の細胞数が増加し，Ⅰ型コラーゲンの遺伝子，蛋白質の発現が亢進している．

返し牽引力が生じることで断裂のリスクは高くなる．断裂が生じた後は，基本的に自然治癒はせず，時間の経過とともに断裂は拡大し，筋の萎縮は進行する．その結果，肩関節の挙上運動が困難となる．

2 分類

画像所見や術中所見から，断裂の程度によって完全断裂と不全断裂に分類される．完全断裂はpostの分類が一般的であり，長径1cm未満の小断裂，長径1cm以上3cm未満の中断裂，長径3cm以上5cm未満の大断裂，長径5cm以上の広範囲断裂に分類され，不全断裂は，滑液包面断裂（浅層側で，肩峰の形態が関与し外傷後に多い），腱内断裂，関節面断裂（深層側で断裂する）に分類される．

3 発生機序（成因）

腱板損傷の成因は，外傷と変性がある．外傷は，転倒や転落などにより，腱板が肩峰に衝突して生じるインピンジメント症候群として提唱されている[12]．インピンジメント症候群は，上腕骨頭と肩峰下の間に腱板が接することでメカニカルストレスが生じることにより起こる．変性は，加齢により線維芽細胞数の減少，コラーゲン線維の層の乱れ，細血管の減少，腱板付着部の層構造の乱れなどを生じ腱板は変性するとされる．これらが生じやすい部位は，大結節付着部から約1cm内側の部位が多い．いずれの成因でも，肩峰下と腱板の接触が問題となるため，肩峰下の形状の違いが腱板の損傷に影響を与える．肩峰下の形状は，直線的な平面形状（タイプⅠ），ゆるやかな曲線形状（タイプⅡ），かぎ型の形状（タイプⅢ）の3タイプに分類される．タイプⅠは若年層に多く，中高年層ではタイプⅡ，Ⅲの割合が多くなる[13, 14]．肩峰の形状は加齢によって変化し，肩峰が弯曲してくると大結節が通過しにくくなり，腱板が弯曲した肩峰下に接することが，腱板損傷の成因になっている．

4 症状

夜間痛は，腱板に病変がある場合の特徴的な症状である．寺林ら[15]は，腱板断裂に対する鏡視下腱板修復術の際，夜間痛の強い症例において充血した滑膜を関節内の腱板疎部や関節包上にしばしば認めるとしており，関節包栄養血管のひとつである前上腕回旋動脈の血流が上昇し，関節内滑膜炎の状態が夜間痛の成因としている．また，肩峰下滑液包の内圧を測定した研究では，夜間痛がある者は，夜間痛出現体位にて肩峰下滑液包の内圧が増加していることから，体位と上肢位置が肩峰下滑液包の内圧を変化させ，夜間痛を引き起こしている可能性を示唆している[16]．

運動時痛が出現する状況は，自動挙上の途中や挙上位から下垂させるときに痛みが出現することが多く，最大挙上位で生じることは少ない．これは，腱板が上腕骨頭を関節窩に適合させることができず，安定した関節運動の支点が作れないことが原因である．

挙上困難は，断裂の部位および程度で異なる．自動挙上は肩甲骨の上方回旋と三角筋によって45°程度は可能であるが，それ以上の挙上は困難である．自動挙上は困難でも拘縮がなければ，反対側の手や他人に補助してもらうと挙上運動は可能である．

腱板断裂が存在しても症状がない無症候性腱板断裂があり，近年の疫学調査により広く認識されるようになり，高齢になるにしたがってその有病率が上昇することが知られてきた．その特徴は，症候性腱板断裂と比べ非利き腕側に多い，インピンジメント徴候が陰性，自動挙上ROMが大きい，外転，外旋筋力が保たれていることである[17]．この場合痛みや運動制限がないため，他の腱板や肩甲骨の代償運動をうまく利用して，日常生活に適応している．よって無症候性腱板断裂者の筋の使い方などを分析することで，保存療法の一助になることが示唆される．

肩関節の形態と運動

1 肩関節の概要

肩関節疾患の肩関節周囲炎や腱板損傷は，中高年に多くみられる運動器疾患である．疫学的調査から，中高年者で肩関節周囲の痛みを有する人は全体の約20％に存在し[1, 2]，その40％に腱板全層断裂

があり，残り60%にも腱板不全断裂があるとしている[3]．つまり，肩関節周囲炎の病態には，程度の違いがあるものの腱板損傷が存在することになり，これらの疾患は，病態が複雑に絡み合っているので，病態や症状の把握は重要である．

肩関節（肩甲上腕関節）では，肩甲骨関節窩は上腕骨頭の1/3程度からなり，浅く狭い構造のため安定性に乏しい．そのため関節窩には関節唇があり，関節窩の深さと大きさを拡大させ，安定性を補助している．しかし，骨頭を支えるには不十分であるために，静的安定化機構である関節包や靱帯が挙上などの運動に伴い上腕骨頭を求心位に保つ役割がある．さらに動的安定化機構である腱板が，上腕骨頭を関節窩に安定させるように働く．これらは共同して肩甲上腕関節の安定性を担っている．そのため，動的・静的安定化機構の破綻（断裂や拘縮）は肩関節の機能を著しく低下させる．これらを回復させるためには，病態や症状の把握に加え，その形態や機能を理解し治療することが重要である．さらに理学療法士は，肩関節可動時の軟部組織の動的な変化を把握することや問題となる組織を同定し，的確に触察する技術が要求される．本項では，肩関節周囲炎と腱板損傷の治療に必要な機能解剖学と各々の病態について解説を行う．

2 解剖学的特徴

1. 肩甲上腕関節の外観

肩甲上腕関節周囲を肩峰外側端の位置で切断し，上腕骨を取り除き関節包を外側方からみると，最上端には上腕二頭筋長頭腱が関節上結節と関節唇に付着し，その前方には上関節上腕靱帯（腱板疎部）がある．そこからおよそ最下端までには，肩甲下筋が広く存在しており，前方部の上部半分が腱板を形成し，下部半分は筋線維で覆われ下方関節包前下部と付着している．肩甲下筋の腱板部分にはWeitbrecht孔[※2]があり，肩甲下滑液包と連絡している．そして，最下端部には下方関節包に付着しながら関節下結節に付着する上腕三頭筋長頭，下方関節包後部に付着する小円筋がある．その上方には棘下筋，肩峰下には棘上筋がある．このように肩甲上腕関節の全周囲は静的，動的な組織に覆われており，運動時の動力や制限となるように配置されている（図1）．

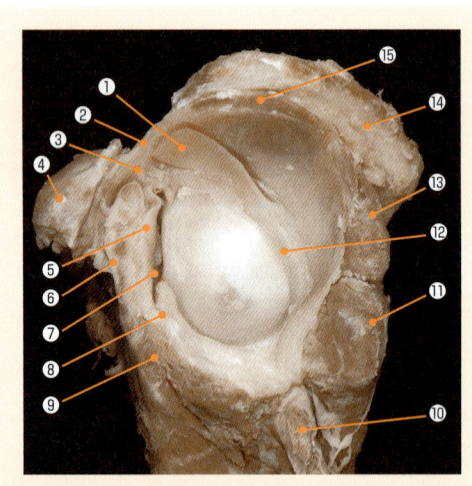

①上腕二頭筋長頭腱　②腱板疎部　③上関節上腕靱帯　④烏口突起　⑤中関節上腕靱帯
⑥肩甲下筋腱　⑦Weitbrecht孔　⑧下関節上腕靱帯　⑨肩甲下筋下部線維　⑩上腕三頭筋長頭
⑪小円筋　⑫後方関節唇　⑬棘下筋　⑭肩峰　⑮棘上筋

図1 肩甲上腕関節外観（左臼蓋側）

解説

※2　Weitbrecht孔：上下関節上腕靱帯の間にある，肩甲下滑液包への開口部である．臨床上，肩関節脱臼の骨頭の通路として知られている．また，ここが閉塞すれば著明なROM制限を発現する．この現象は，挙上時にみられる関節内圧の上昇に対する肩甲下滑液包の調整機能としての予備能力の低下によるものである．

2. 関節包

　関節包の構造は，網目状の走行をした何層にもなるコラーゲン線維であり，その内部は絨毛構造となっている．関節包を上・下・前・後に分け，全関節包の緊張が均一になる基準肢位は，肩甲骨面上で，肩甲上腕関節挙上角度20°～30°付近となる．この肢位を基準に挙上すれば下方の関節包が緊張する[4]．また，この基準肢位より挙上するとき，上腕骨頭が関節窩の下方より出てくるので，挙上角度に伴い下方の関節包は伸張され緊張を増す．つまり，最大挙上時には，下方の関節包は上腕骨頭が収まる程度の余裕が必要となる．上方関節包は腱板の裏側に存在し，非常に薄い膜状の構造である．その上腕骨付着部は約3～4mmの幅をもって付着している．棘下筋と小円筋の付着部付近では，腱の付着はほとんどなく，関節包の付着部の幅は9mmとなる[5]．付着部では，関節包は腱板と一体であるため，共同して上腕骨頭を上方より支持している．

3. 腱板疎部・烏口上腕靱帯・上関節上腕靱帯

　腱板疎部は，烏口突起の深層で，肩甲上腕関節の前上部にある棘上筋腱と肩甲下筋腱の間隙部であり，腱板は存在しない（図1, 2）．この部位は棘上筋腱と肩甲下筋腱の走行や作用の違いを緩衝する作用を担っているため，負担がかかりやすく脆弱な部分でもある．また，烏口上腕靱帯と上関節上腕靱帯があり，異なる運動時にも柔軟に対応できる構造である．烏口上腕靱帯は，烏口突起基部から起始し，腱板疎部，上腕二頭筋長頭を上面から覆い結節間溝側の大・小結節に付着する（図2）．上関節上腕靱帯は関節上縁より起始し，腱板疎部を横切りながら烏口上腕靱帯の下方やや前方を走行し，肩甲下筋と境をつくり，上腕二頭筋長頭筋腱を下から包み込みながら，骨頭との間を隔てて結節間溝および小結節上端に付着する．一方，上腕二頭筋長頭腱外側端には，上関節上腕靱帯はなく，上腕二頭筋長頭腱は棘上筋腱の下に潜り込むような構造である（図3）．したがって，これらの靱帯は，上腕二頭筋長頭の関節への入口部分を安定と補強の役割を担っている．また靱帯の柔軟性低下は，腱板疎部の緩衝作用の機能を低下させ，上腕二頭筋長頭腱の自由度を阻害させることになり，肩関節の運動を著しく低下させる．

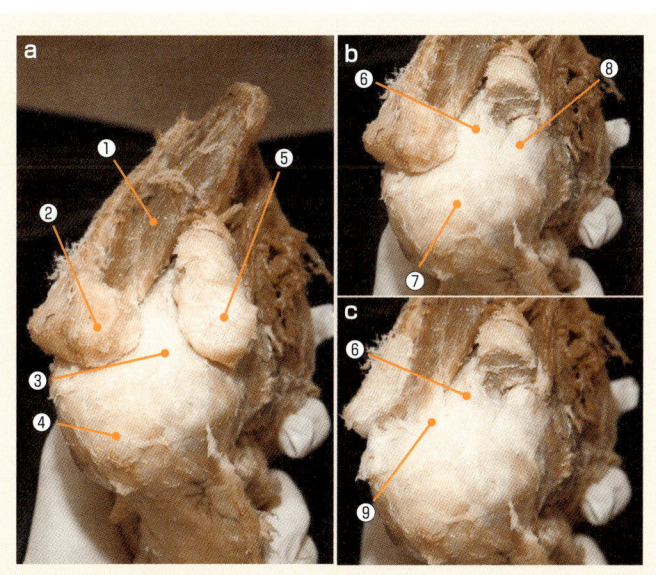

①棘上筋　②肩峰　③腱板疎部　④大結節　⑤烏口突起　⑥烏口上腕靱帯　⑦結節間溝　⑧肩甲下筋腱　⑨棘上筋腱

図2　腱板疎部　烏口上腕靱帯
a　右の肩甲骨と上腕骨を上外側方からみる．肩甲上腕関節で，三角筋と烏口肩峰靱帯を除去している．
b　aより烏口突起を除去している．烏口突起の尾方に腱板疎部の前縁と肩甲下筋上縁が観察される．
c　aより烏口突起と肩峰を除去している．肩峰の尾方に腱板疎部の後縁と棘上筋の前縁が観察される．関節外からの腱板疎部の全体像が現れ，烏口上腕靱帯に覆われている．

4. 肩峰下滑液包・肩甲下滑液包

肩峰下滑液包（subacromial bursa：SAB）と肩甲下滑液包（subscapularis bursa：SSB）は，隣り合う組織の緩衝を防ぎ，関節運動を円滑に行えるような補助組織である．

肩峰下滑液包は肩峰・三角筋と棘上筋・大結節の間にあり，外側端は大結節外側端に付着し，内側端は肩峰下面内側部のやや中央部に付着する．前端は烏口肩峰靱帯の肩峰烏口突起間の中央部間であり，後端は棘上筋腱の後端までで，棘下筋腱の上にはない．挙上時は，肩峰下滑液包の腱板付着部は棘上筋腱とともに内側に移動し，肩峰内側端より内側に出てくる．一方肩峰外にある肩峰下滑液包の上面は三角筋と結合しているため，大結節が肩峰下に位置しても三角筋の収縮とともに皺になりながら折りたたまれるので，肩峰下滑液包が肩峰下に入り込むことはない（図4）．

肩関節挙上時，大結節上端は約30°挙上位で肩峰外側端にさしかかり，挙上角度が増すにしたがい，肩峰下に潜り込むことになる[※3]．大結節とそこに付着する腱板，その上面にある肩峰下滑液包は，肩峰や烏口肩峰靱帯の下面と接触しており，正常肩でも肩峰と腱板は肩峰下滑液包を介して隣接することになる（図5）．

肩甲下滑液包は，肩甲頸前方部分で烏口突起下面と肩甲下筋腱の間に位置している．外側端は関節内に開口しており，Weitbrecht孔にて関節内と交通している（図1）．これは関節運動に伴う内圧変化の調整をしている．内側端は烏口突起基部内側部付近までであり，肩甲下窩までは達していない．上端は肩甲下筋腱の上面までであり，腱が烏口突起下面と緩衝しないようにしている．下端は肩甲下筋腱の下方までである．肩関節内旋時は，小結節基部が関節唇に接するので肩甲下滑液包の前方部分は緩み内側方に陥入する．外旋時は，肩甲下滑液包の前方部分が伸張されながら，肩甲下筋腱とともに外側に引き出

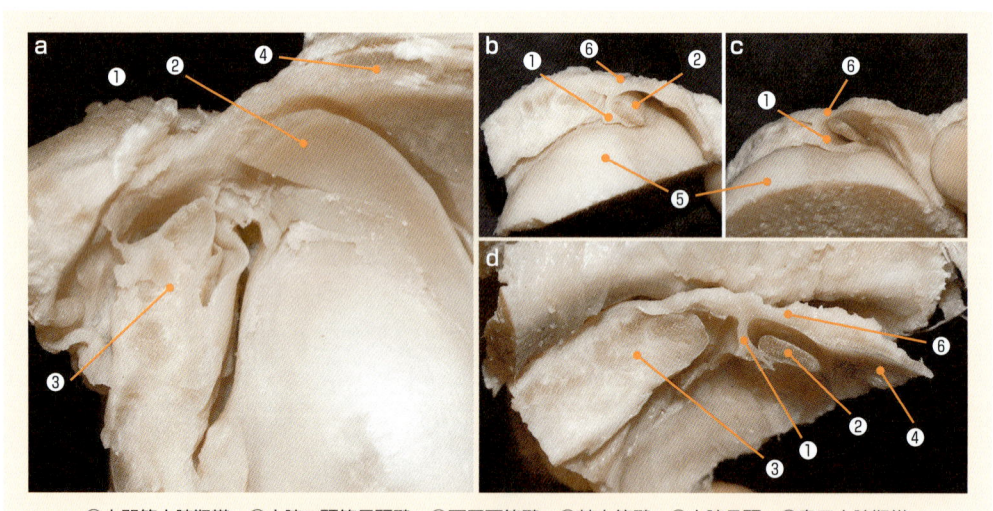

①上関節上腕靱帯　②上腕二頭筋長頭腱　③肩甲下筋腱　④棘上筋腱　⑤上腕骨頭　⑥烏口上腕靱帯

図3　上関節上腕靱帯
a　左肩甲骨の臼蓋上部を外側方からみる．上腕二頭筋長頭腱前方での上関節上腕靱帯は一部切除している．
bc　肩甲下筋腱，上関節上腕靱帯，上腕二頭筋長頭腱と上腕骨頭の位置関係をみる．上関節上腕靱帯は上腕二頭筋長頭腱の尾方にもあり，上腕二頭筋長頭腱を前方半分で包み込むようになっている．
d　bcより上腕骨頭をはずしている．上関節上腕靱帯は肩甲下筋側にはあるが，棘上筋側にはない．

解説

[※3]　側方挙上と前方挙上における大結節の通路を，各々後側方路（postero-lateral path），前方路（anterior path）といい，後側方路と前方路の間を neutral path という．また，大結節の位置が肩峰外にあるもの〔pre rotational glide（pre R.G.）：0°～80°〕，肩峰下にあるもの（R.G.：80°～120°），内にあるもの（post R.G.：120°～）に分類し，大結節の通路を立体的に把握することができる．

される（図6）．このように肩甲下筋腱が円滑に滑走することで肩関節の運動を行っている[6]．

5. 腱板

腱板は，棘上筋，棘下筋，小円筋，肩甲下筋より構成される．棘上筋は肩甲骨の棘上窩から起始し，

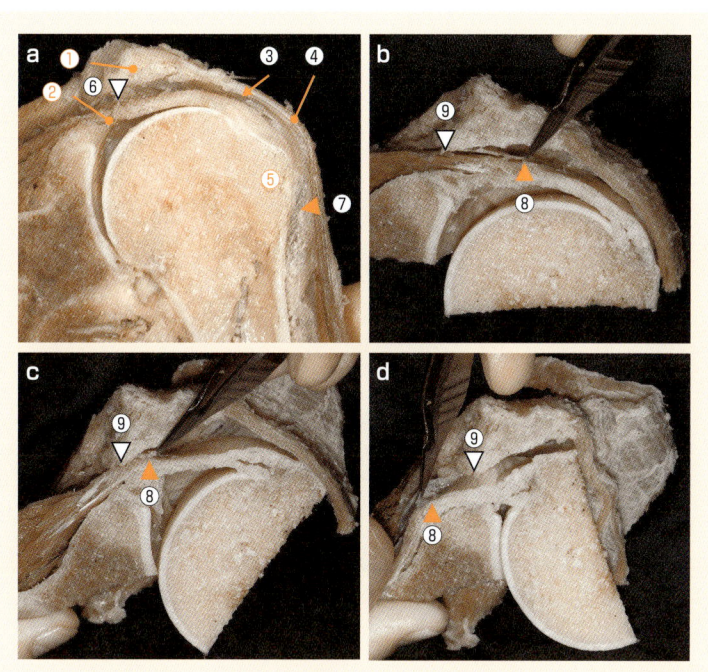

①肩峰　②棘上筋　③肩峰下滑液包　④三角筋　⑤大結節
⑥肩峰下滑液包内側端　⑦肩峰下滑液包外側端

図4　肩峰下滑液包
a 肩甲骨と上腕骨を大結節の中心付近で切断し，それを前方よりみる．肩峰下滑液包は，肩峰および三角筋と棘上筋の間にある間隙で⑥から⑦の間にある．
b 肩峰下滑液包内側端の腱板付着部を鑷子で示している（⑧）．
c 上腕骨を挙上すると肩峰下滑液包内側端は棘上筋とともに内側に移動する．
d 最終的には反転し肩峰内側端（⑨）より内側にくる．

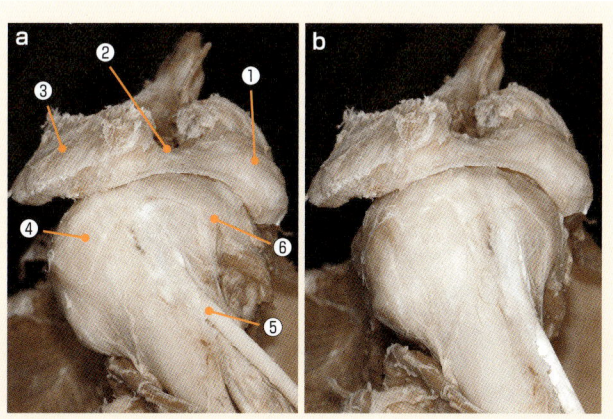

①烏口突起　②烏口肩峰靱帯　③肩峰　④大結節　⑤上腕二頭筋長頭　⑥小結節

図5　肩峰，烏口肩峰靱帯と大結節との関係
右の肩甲上腕関節を外側方からみる．a は下垂位で，b は大結節が肩峰下にさしかかる程度挙上している．挙上の程度にかかわらず，腱板は，常に肩峰下滑液包を介して肩峰と烏口肩峰靱帯に隣接している．

第3章 | 肩関節疾患

その筋線維は前方にある筋内腱に向かっており，筋内腱は腱板となり，大結節前方に付着する．棘上筋の腱板は前方が厚く後方は薄くなっているので，その部分を覆うように棘下筋の腱板が存在する(**図7**)．

棘下筋は，肩甲骨の棘下窩と肩甲棘下面から起始し，棘上筋の後方に付着する．棘下筋は肩甲棘から起始する上部線維と棘下窩から起始する横部線維と下部線維に分かれている．上部と下部は厚くなっている．本筋付着部付近は棘上筋と異なり，肩甲頸部の肩甲上神経の筋への進入部位は骨と直接付着していない．つまり，外旋運動時肩甲頸部付近の筋は移動することが可能であり，大結節に付着する腱板が折りたたまれず，スムースに移動する形態をとっている (**図8**)．小円筋は，肩甲骨の外側縁より起

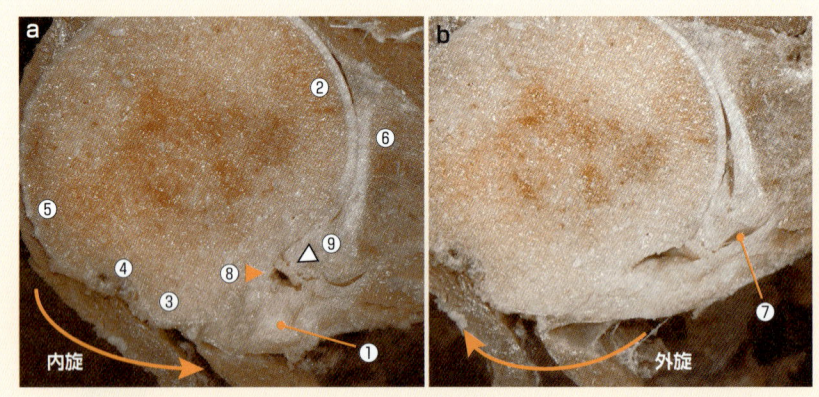

図6 肩甲下滑液包
ab 図1の肩甲下筋腱の中央の高さで水平断したものを上方からみる．aは内旋位であり，bは外旋位である．
a 内旋時は小結節基部（⑧）が関節唇（⑨）に接するので，肩甲下滑液包の前方部分は緩み内側方に陥入する．
b 外旋時は，肩甲下筋腱とともに肩甲下滑液包の緩んだ前方部分が伸ばされながら外側に引き出される．

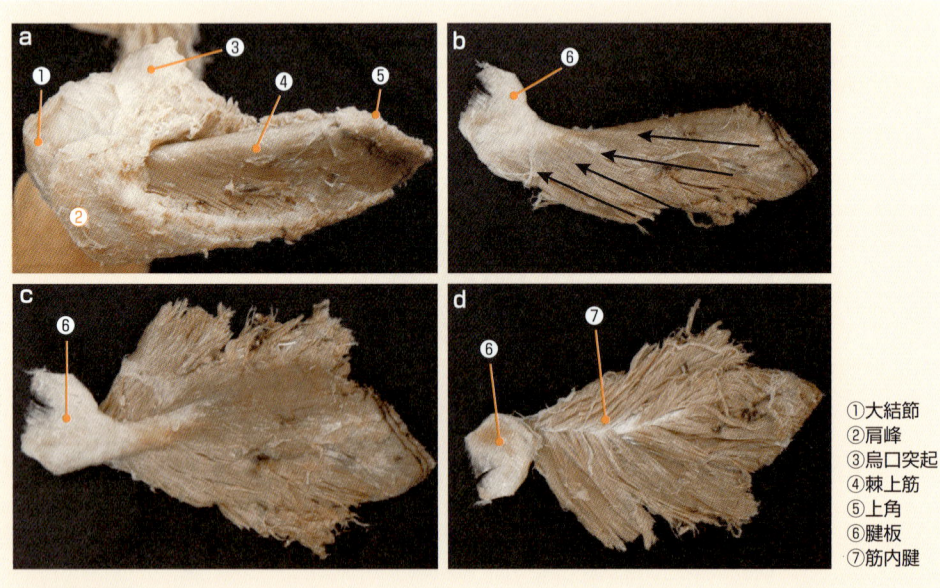

①肩甲下筋腱 ②上腕骨頭 ③小結節 ④結節間溝 ⑤大結節 ⑥臼蓋 ⑦肩甲下滑液包

①大結節 ②肩峰 ③烏口突起 ④棘上筋 ⑤上角 ⑥腱板 ⑦筋内腱

図7 棘上筋
a 左肩甲骨と棘上筋を頭方よりみる．
b 肩甲骨から棘上筋をはずし頭方よりみる．筋線維は前方にある筋内腱に向かっている．
cd 棘上筋を棘上窩側から開くと筋内腱に向かって筋線維が走行し，筋内腱は末梢にいくにしたがい広くなり，腱板となる．

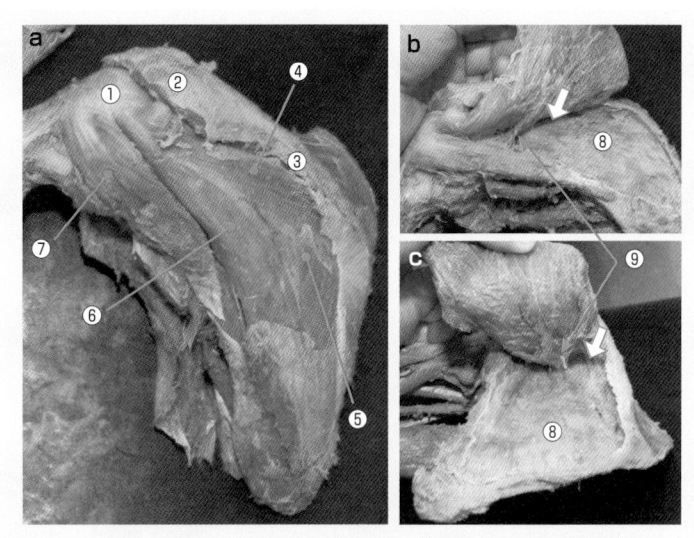

①大結節 ②肩峰 ③肩甲棘 ④棘下筋上部線維 ⑤棘下筋横部線維
⑥棘下筋下部線維 ⑦小円筋 ⑧棘下窩 ⑨肩甲上神経

図8 棘下筋

a 左肩甲骨を後方よりみる．三角筋を除去し，棘下筋は上部線維，下部線維，横部線維に分かれる．
bc 棘下筋全体を肩甲骨棘下窩からはがし，付着部方向に反転している．肩甲上神経の棘下筋への進入部位付近では，骨への付着はない（⇧）．

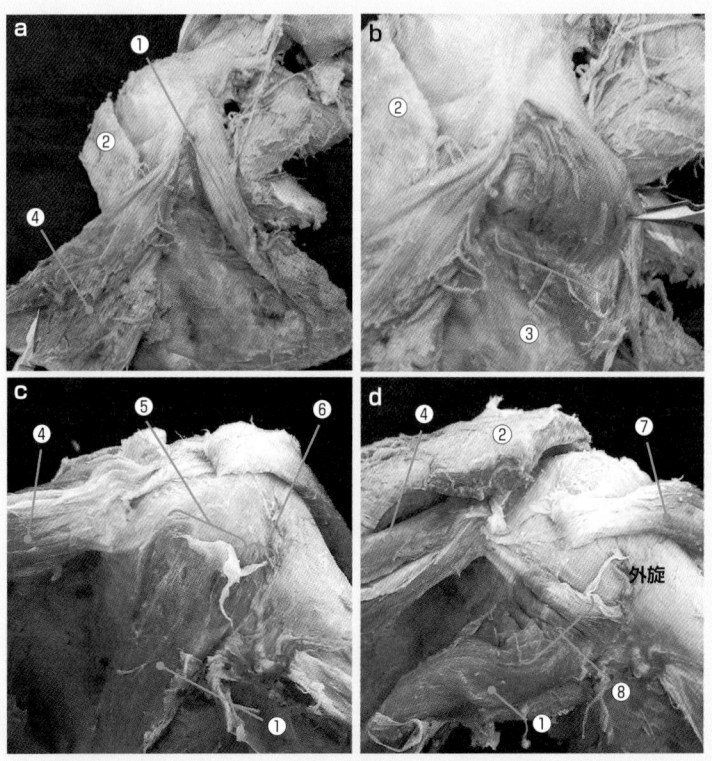

①小円筋 ②肩峰 ③小円筋起始部 ④棘下筋 ⑤小円筋上部 ⑥小円筋下部
⑦棘下筋下部線維 ⑧外旋による皺

図9 小円筋

a 右肩甲骨を後方よりみる．三角筋を除去し，棘下筋を頭方に反転し小円筋をみる．
b 小円筋を外側方に倒し，側面からみると肩甲骨の外側縁すべてから起始する．
c 小円筋は，停止部付近では起始部に比べて幅が広くなり，上部と下部の2頭に分かれる．
d bのように肩甲骨外側縁に付着しているため，上腕骨を外旋させると谷折り状に折りたたまれて皺になる．

第3章 | 肩関節疾患

始し，遠位部に行くにしたがい，幅が大きくなり2頭に分かれる．上部は大結節の下面に付着し，下部は上腕骨外科頸に付着している．本筋の起始は，肩甲骨外側縁の外側部まですべてに付着しているので，棘下筋の付着の仕方とは異なっている．つまり，肩関節の外旋運動時に谷折り状に折りたたまれるため，柔軟性が低下すると圧迫され痛みの原因となることがある（図9）．

肩甲下筋は，肩甲骨の肩甲下窩より起始する．肩甲下窩には通常4つの隆起部分が存在し，そこに腱が強く付着している．腱により筋腹は5束に分けられる．上部4束が腱板となり小結節に付着し，5束目は小結節下方に付着する．さらに関節の最下部に肩甲骨外側端上部と5束目の付着部の後方部に付着する非常に短い，6束目が存在することがある．肩甲下筋は起始部が他の腱板に比べて広いため，腱板を形成する1〜4束の筋束は内旋に作用し，5束（6束）の筋束は内転に作用する（図10）．また，5束目の筋束は，前下方の関節包にも付着し，挙上時の上腕骨頭の前下方への移動を制御しており，この

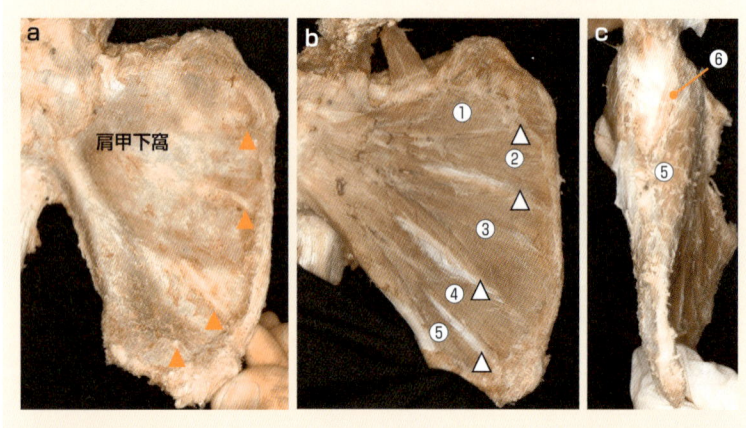

図10　肩甲下筋
a　右肩甲骨を前方よりみる．肩甲下筋を除去し，肩甲下窩には4つの隆起部分が存在する（▲）．
b　4つの隆起部に肩甲下筋腱（△）が付着し，①〜⑤の筋束に分けられる．
c　肩甲骨を外側方からみると腋窩の部分に非常に短い6束目（⑥）の筋束がある．

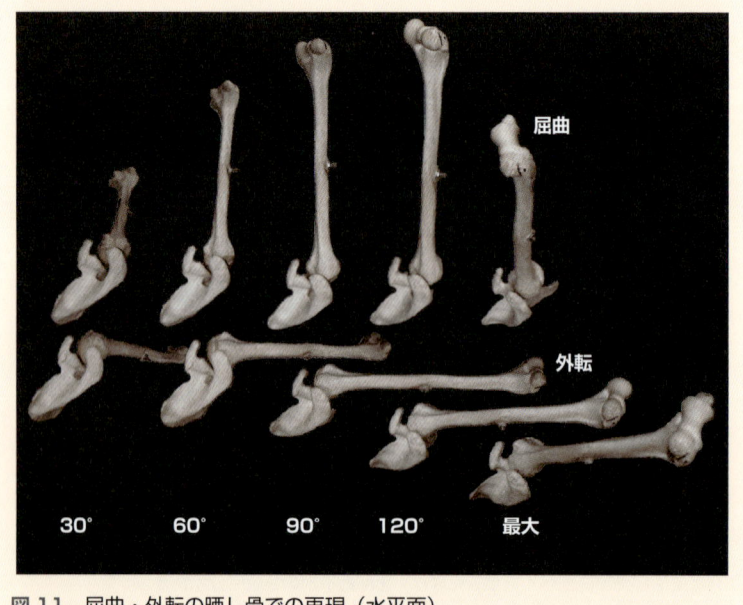

図11　屈曲・外転の晒し骨での再現（水平面）

筋束の柔軟性低下は，挙上の制限因子となる．

3 肩関節の正常運動

1．挙上（屈曲，外転，肩甲骨面挙上）

　肩関節の屈曲運動は，上腕骨が矢状面上を挙上するように規定されるために，上腕骨の動きに合わせて肩甲骨が追随しながら可動する．関節内の動きは，上腕二頭筋長頭腱が走行する結節間溝とその起始部である関節上結節が近づくように，肩甲骨は可動する（図11）．つまり，上腕骨の外旋角度は30°〜40°程度であり，外旋角度が大きくなると上腕二頭筋長頭腱が捻れ，挙上しにくくなる．

　外転運動は，上腕骨が前額面上を挙上するように規定されるために，鎖骨や胸郭により肩甲骨が上腕骨を追随できず，肩甲骨に対して上腕骨は水平外転位となる．そのため，結節間溝と関節上結節は近づくことができず，肩甲上腕関節での外転角度は制限される．それを解消するように体幹の伸展や外転最終域での水平内転を行うことで，最大外転位を確保している（図11）．外転運動は，さまざまな要素が関係し，制限されやすい運動である．

　肩甲骨面挙上は，肩甲骨面と上腕骨が一致した挙上方法であり，肩甲骨面とは胸郭上を肩甲骨が最も効率よく滑動する面である．その角度は，Neer[7]は水平内転50°〜60°としている．しかし，筆者らが検討した自動運動での肩甲骨面挙上（肩甲骨と上腕骨が一致する角度）は，挙上30°では水平内転30°，挙上60°では水平内転45°，挙上90°以上では水平内転60°であった．つまり挙上する時は，水平内転60°での挙上から始め，屈曲や外転に移行するとスムースに挙上運動の獲得につながる．

2．外旋・内旋

　外旋と内旋は，肩甲骨に対する上腕骨の位置によって，関節窩に対する上腕骨頭の動きが異なってくる．

　第2肢位（2nd）外旋は，外転90°であるため，上腕骨は肩甲骨面[※4]に対して水平外転位をとる．肩甲骨面外旋は，肩甲骨面と上腕骨が一致している．臼蓋と骨頭の関係は，2nd外旋は骨頭の中央部を水平に結ぶ線上を使って運動を行うため，大結節の後方と臼蓋後縁がかなり接近する．このため，大結節に付着する小円筋や棘下筋腱の内面が，臼蓋後縁の

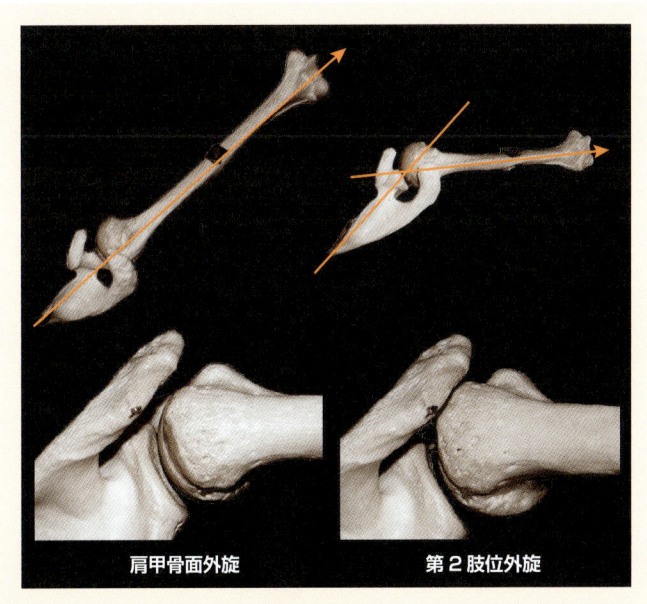

図12　肩甲骨面外旋と第2肢位外旋の晒し骨での再現

解説

[※4]　肩甲骨面：挙上30°では水平内転30°，挙上60°では水平内転45°，挙上90°以上では水平内転約60°で肩甲骨と上腕骨向きが一致する．この角度は関節の適合性や筋効率がよく日常生活で利用しやすい．

第3章 | 肩関節疾患

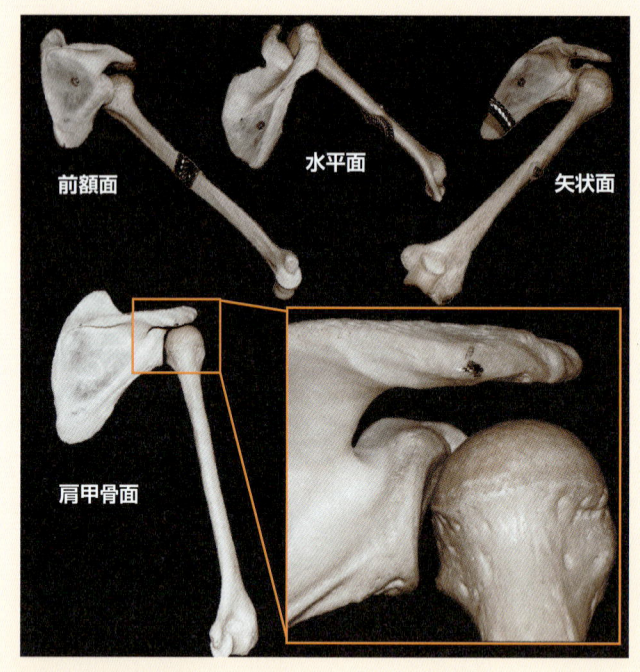

図13 結帯動作の晒し骨での再現

関節唇と衝突することが予測される．これに対して，肩甲骨面外旋は，骨頭中央部を中心とした軸回旋の運動に変わり，大結節と臼蓋後縁との距離は保たれ，関節内での衝突は生じない（**図12**）．前方では，小結節が大きく移動し肩甲下滑液包が肩甲下筋腱とともに大きく滑動するため，関節内のWeitbrecht孔の開口は必須であり，ここの閉塞は外旋角度を著しく低下させる．

結帯動作は，内旋のROMを最大限必要とする動作であり，肩甲骨面に対して上腕骨は伸展しながら内旋している．臼蓋と骨頭の関係は，小結節の内側方と臼蓋前縁が接近しているため，小結節に付着する肩甲下筋腱の関節面が臼蓋前縁の関節唇と衝突することが予測される．臼蓋と骨頭前方部分が接するため，骨頭の大部分は後方を向き後方関節包を最大に伸張させる（**図13**）．後方関節包の伸張性低下は，上腕骨頭の移動を妨げ内旋角度（結帯動作）を著しく低下させる．

● 文献

1) 後藤康夫・他：高齢者の肩関節障害の疫学調査．肩関節，20（1）：205-208，1996．
2) 後藤康夫・他：高齢者健常肩の機能評価と加齢変化．肩関節，22(2)：355-358，1998．
3) 井樋栄二：五十肩の病態．肩関節，36（1）：32，2011．
4) 山口光圀・他：結果の出せる整形外科理学療法．pp30-31，メディカルビュー社，2009．
5) 二村昭元・秋田恵一：肩鏡視下手術に必要な肩の機能解剖．関節外科，7：13-14，2012．
6) 壇　順司：肩の滑液包［嶋田智明・大峯三郎（編）：肩関節運動機能障害　何を考え，どう対処するか］．pp123-125，文光堂，2009．
7) Neer CS：Shoulder Reconstruction. pp4-5. W.B.SAUNDERS COMPANY，1990．
8) 信原克哉：肩　その機能と臨床　第4版．pp136-156，医学書院，2012．
9) 立花　孝：肩関節周囲炎の場合［嶋田智明，大峯三郎（編）：肩関節運動機能障害　何を考え，どう対処するか］．pp112-120，文光堂，2009．
10) 熊谷　純：いわゆる五十肩［越智隆弘（編）：最新整形外科大系］．pp338-347，中山書店，2006．
11) 熊谷　純・他：いわゆる五十肩の回復における肩関節の可動域の変化と遠隔成績．肩関節，28：573-578，2004．
12) Neer CS：Anterior acromioplasty for the chronic impingement syndrome in the shoulder. *J Bone joint surg Am*, 54：41-50, 1972．
13) Speer KP, et al：Acromial morphotype in the young asmptomatic atletic shoulder. *J Shouder Elbow Surg*, 10：434-437, 2001．
14) Wang JC, Shapiro MS：Changes in acromial morphology with age. *J Shouder Elbow Surg*, 6：55-59, 1997．
15) 寺林伸夫・他：肩関節周囲血流と臨床症状との関連．関節外科，7：10-16，2012．
16) 山本宣幸・他：腱板断裂患者の夜間痛について　―アンケート調査ならびに肩峰下滑液包の圧測定―．肩関節，2：259-262，2003．
17) 山本敦史・他：無症候性腱板断裂の臨床像．肩関節，32（2）：409-412，2008．

（壇　順司）

肩関節疾患に対する理学療法

総論

1 肩関節周囲炎の概要

広く知られている疾患だが実態はほとんど不明である．発症原因も不明とされるが，加齢による変性が始まっている腱板にとっては，腕を動かすだけでも上肢自体の重さが過負荷になり得るので，軽微な外傷が生じている可能性が高い．

凍結状態に至った関節包の組織学的検討に関しては多くが報告されている．腱板疎部，烏口上腕靱帯を中心に瘢痕変性が生じていて，関節包，滑膜には肥厚が確認されている[1,2]．手術中の直視下所見でも腱板疎部や烏口上腕靱帯は硬い手応えを感じるほど肥厚，瘢痕化していて，麻酔下でもROM制限の強さや最終域感は変わらない．瘢痕化を最小限に押さえることが拘縮の重度化を防ぐことにつながる．

なぜ瘢痕化するまで炎症が重度化するのか，瘢痕化した組織がどのような経緯で自然緩解するのかはわかっていない．また，炎症が発症してから瘢痕組織が形成されるまでの炎症反応の進行具合が患者個々に判断できない．したがって，炎症期にもかかわらず炎症に拍車をかける介入をしたり，自然緩解を妨げる介入をしている可能性がある．

反対側も以前に発症したが自然緩解したという患者では，痛みが消失したため「治った」と感じているが，最終域感の硬い拘縮が残存していることがよくある．自然緩解の中にはこのような例が多く含まれていて，必ずしもROMが正常に戻っているとは限らない．

また糖尿病を合併していると重症化する．

2 腱板損傷の概要

腱板断裂があっても，痛みがなく日常生活できている場合を「無症候性」と表現する．肩の異常を訴えて受診した患者の健側を調査した結果，50代で25％，70代では50％以上に完全断裂を認めたとする報告がある[5]．ただし，無症候の判断は無痛であることが決め手で，筋力低下を中心とした機能低下には気付いていない可能性がある．臨床でも左右比較のために健側を評価して初めて筋力低下に気付くケースをよく経験する．無症候性腱板断裂は数年後には症状が出現するので時間の経過とともに断裂は徐々に拡大，腱の変性も進行し，手術が行いにくくなることを念頭に置くべきである．

診療ガイドラインおよび一般的な治療原則の概略

1 肩関節周囲炎の診療ガイドラインの概略

運動療法は，単独の介入でも効果があるが，物理療法などの他の理学療法と併用し，筋緊張を緩和すればさらに効果が高まる．また，非ステロイド性抗炎症薬（non-steroidal anti-inflammatory drugs：NSAIDs）の内服やステロイド剤の局所注射を併用して消炎鎮痛を行うことで，痛みの改善のみならずROMに関しても介入初期の変化が大きくなる．

関節包の瘢痕変性ではなく筋緊張が高いことが主症状である場合は，ストレッチング，自動運動，抵抗運動，全身運動，心理面も含めたリラクゼーションなどで即時的効果が出せる．他方，最終域感が極めて硬い難治性の場合は，瘢痕変性が既に起こっており，即時的効果は期待できない．保存的に対応するには，組織学的変化を待つくらい長期間にわたる介入が必要になる．いずれにしても痛みを無視した強引なストレッチングは害を及ぼす[3]．

難治性の拘縮に対しては，麻酔下マニピュレーショ

第3章 | 肩関節疾患

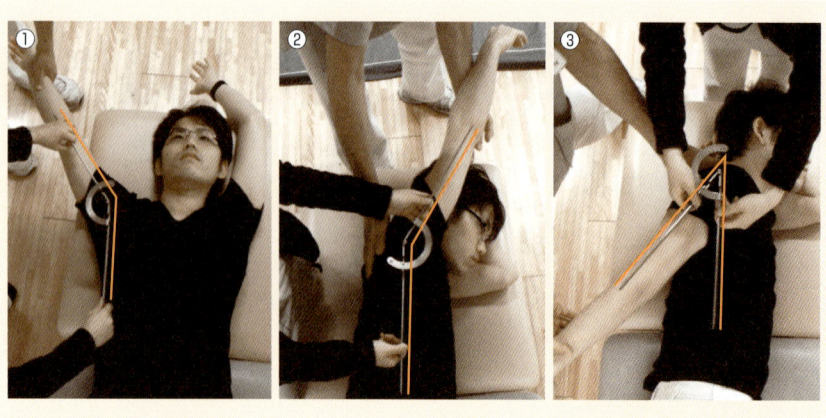

図1 ROM測定の姿勢
①外転は背臥位．反対側を最大挙上して側屈を防ぐ．運動面は前額面からずれない．
②，③屈曲，伸展は側臥位．頸部，股関節の角度を加減して脊柱の代償を防ぐ．

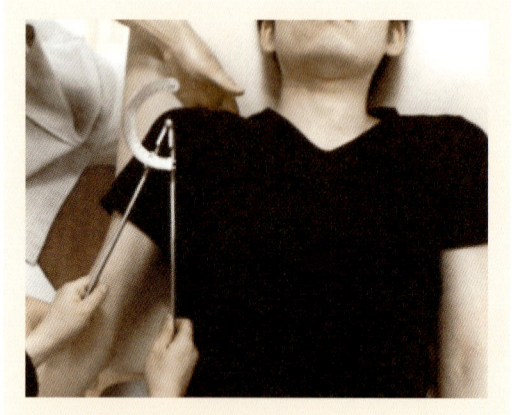

図2 内転制限の測り方
肩甲骨内上角を触知しながら内転し，内上角の突き上げが始まった時点の角度をマイナス表示する．

ン，ハイドロプラスティー，手術療法が選択される場合があり，術後は理学療法が併用される．治療期間短縮とROM改善に概ねよい結果が得られている．

2 腱板損傷の一般的な治療原則の概略

まず無症候性を目指して保存療法が選択されるのが一般的になっている．腱板の浮腫とROM制限を改善できれば，肩峰下インピンジメントのために起こっている痛みを改善できる．その後は残存腱板筋の強化と断裂の拡大を最小限に抑えるための肩甲骨の使い方を体得する．乱れた肩甲上腕リズムを是正するのがよいとする意見が多いが，果たしてど

うだろうか．断裂があるのだから，その部分に関しては力源を失ったことになる．したがっていわゆる正常のリズムではもはや動かせないはずである．正常なリズムにこだわると代償機能を担っている残存腱板に大きな負担をかけ，断裂の拡大を招くことになる．

保存療法に抵抗がある場合は手術療法が選択される．関節鏡視下でのアンカーによる固定術が主流であるが，広範囲断裂など関節鏡では対応できない場合は直視下での再建術が行われる．

理学療法検査・測定

1 心身機能

1. 関節機能

一般的には日本リハビリテーション医学会・日本整形外科学会の「関節可動域表示ならびに測定法」が用いられるが，肩に関する項目をみると，①肩のROMは肩甲帯の動きを含むこと，②脊柱の代償（側屈，前後屈）が起こらないように固定すること，③屈曲，伸展，外転，内転は立位か座位で測ることという規定がある．当院では，①に関しては内旋・外旋のみ測定開始肢位で肩甲骨を固定している．機能的には肩甲骨を含むべきだが，代償に限度がなく再現性に乏しいからである．②と③を両立させることは甚だ難しい．脊柱の代償をコントロールしやすく

するため，外転・内転は背臥位で，屈曲・伸展は側臥位で計測している**（図1）**（推奨グレードB）．

内転は肩甲骨内上角を触知し，上方への突き上げが出始めたときの角度をマイナス表示する**（図2）**．0°を正常とする（推奨グレードB）．

複合機能としては，第7頸椎と母指先端の指椎間距離，結帯・結髪動作のチェックを行っている．

2．痛み

急性炎症期が過ぎているかどうかの判断を行うには，痛みや逃避反応の起こり方が最も有力な情報である．最終域感が出る前に筋スパズムが発生し，突発的逃避反応が出る場合は，炎症が激しいと判断する．運動は禁忌である．

また，痛みからの解放は患者が最も望むことであり，効果判定の再重要項目である．VAS（visual analog scale），NRS（numeric rating scale）など個人が考える最大の痛みと比較して表現する方法が一般的だが，罹患後の最大苦痛時に比較して現状は何割かを答えてもらうほうが，経過に伴う変化がより正確に捉えられる（推奨グレードC）．

3．腱板機能（図3）

全体の共同作業で主動作と安定性確保の機能を果たしているので，筋力が低下している方向の主動作腱板に断裂があるとは限らない．他動的に上腕骨頭を安定させて評価することで正確性を高めることはできるが，筋萎縮の起こり方や画像所見と合わせて正確に把握する．保存療法においては負荷を少なくしたいもの（断裂腱）と強化したいもの（残存腱）を分けることが必要である．

①棘上筋

外転初期の筋力が最も反映している（推奨グレードB）．

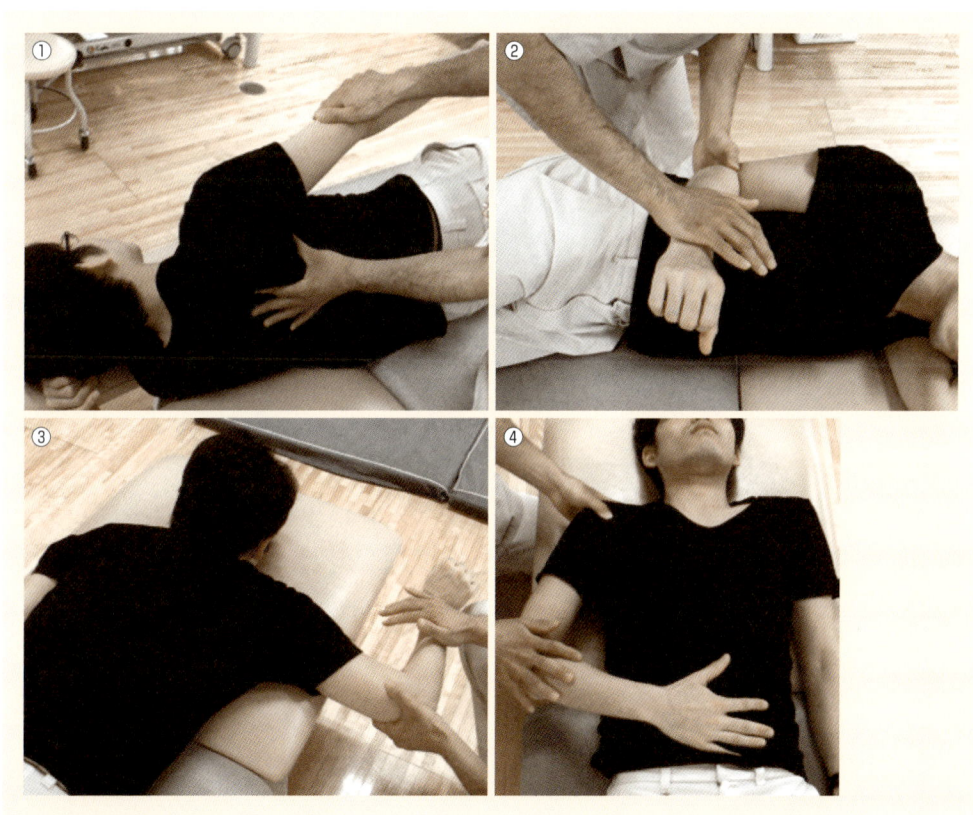

図3　腱板機能のチェック
①棘上筋．図のように肩甲骨の下角を固定すると肩甲骨の機能不全を排除できる．
②棘下筋．上腕体側位では横走線維，45°外転位では斜走線維を反映するといわれている．
③小円筋．
④Belly pressテスト．肩甲下筋のテスト．手を腹部に置いてクローズドカイネティックにして，肘を前方へ出す筋力で判定．

② 棘下筋

上腕体側位での外旋が最も反映している．横走線維は上腕体側位で，斜走線維は45°ぐらい外転位でチェックできるという意見もある（推奨グレードB）．

③ 小円筋

外転位での外旋が最も反映している（推奨グレードC）．

④ 肩甲下筋

肩甲下筋に関しては大変多くのテストがあるが，裏返せばどれも問題があるということである．主に大胸筋，大円筋による代償が強く働くことで，肩甲下筋単独の機能がわかりにくいためと思われる．筆者は背臥位で行う belly press テストを推奨する．大胸筋の代償は排除できないが大円筋は起始・停止が離れるため収縮しない．筋電図でも確認済みである（推奨グレードC）．

理学療法治療

1 肩関節周囲炎に対する理学療法治療

1．各病期に対する介入（推奨グレードC1，エビデンスレベル4b）

ここでは炎症反応の進行具合が判断できると仮定して各病期での介入方法を考える．

① 発症直後

発症直後の対応がその後の炎症反応を大きく左右すると思われる．損傷部の修復のためには炎症反応は必要だが，それは必要最小限でなければならない．安静が基本と考えるが，この時期に安静にする（できる）人はあまりいない．

② 炎症最盛期

不動による弊害も炎症の重症化に等しく問題であるが，ここで余計な介入を行うと炎症収束期に入れず広範囲の瘢痕組織の形成（ストレッチングに反応しないいわゆる凍結肩状態）につながる．多くの患者は，「五十肩は動かさないと硬くなる」と信じていて，炎症最盛期でさえ痛みを我慢して腕を使っている．必要な炎症反応は阻害しないが，余分な炎症を惹起しない運動とはどのようなものか，明確な答えはない．滑膜は毛細血管の新生が盛んで赤く爛れたようになっている．安静が基本と考えるが，運動する場合は滑膜を刺激しないように動かさなくてはならない．最もわかりやすい指標になるのはやはり痛みであろう．

③ 炎症収束期

炎症反応の強さに比例して瘢痕組織が形成される．毛細血管が増殖しているので，強い運動を行うと簡単に炎症が再燃することが予想される．痛みが出ない範囲での自動介助〜自動運動程度の運動強度で，拘縮の改善ではなく増悪を予防するという意識で行う．

④ 拘縮完成期

毛細血管が減少し，拘縮が完成したころからはストレッチングを行ってもよい．ただし，即時的効果を狙った強力なストレッチングは，瘢痕組織が形成されているため無意味である．軽いメカニカルストレスを与えることと血液循環を改善することで新陳代謝を促し，組織のリモデリングを待つという臨み方が適している．そういう意味ではストレッチングにこだわらず自動運動を多用したほうが効果的かもしれない．

⑤ 拘縮解凍期

ストレッチングに反応しなかった拘縮が，自然緩解してくる．発症後1年ぐらいで迎えることが一般的である．この時期のストレッチングは有効であるが，痛みを無視した強引な方法はやはり無意味である．

2．ストレッチングのターゲットと方法（推奨グレードC1，エビデンスレベル4b）

① 筋

筋も二次的に拘縮が進行し，即時的には反応しない状態まで悪化する．腱板を構成する筋，大胸筋，大円筋が主なターゲットになる．すべてが均一に拘縮するわけではなく，強弱のパターンも症例によって異なる．骨運動によるストレッチング，能動的収縮・弛緩，後述のプレスアウトストレッチングやディープマッサージで柔軟性を回復させる．

② 靭帯
● 烏口上腕靭帯

烏口突起の起部から大・小結節に向かって関節包表層（腱板疎部表層）を走行する靭帯（図4）．元来は靭帯としての機能が果たせるか疑問に感じるほど柔軟性に富んだ組織だが，凍結肩では瘢痕変性が顕著に起こる．非常に強力な制限因子で，術中直視下所見では，「ストレッチングで伸張させることは不可能」という印象を受けるが，地道に丁寧に対応したい．水平外転，内転位や伸展位での外旋などで伸張される．烏口突起のすぐ外側で触知もできる．

● 臼蓋上腕靭帯（図5）

走行から判断して上・中臼蓋上腕靭帯は外転位での内旋で，下臼蓋上腕靭帯は挙上，外転位での外旋で伸張される．また，内転位での外旋ですべてが伸張される．ただし，関節包と一体と考えるべきなので，前方～前下方の関節包をストレッチングしていることになる．

③ 関節包

骨運動，関節の引き離し，クローズドパックでのモビライゼーションで対応する．

④ 肋骨の可撓性（たわみ）

可撓性の少ない円背がみられる患者では肋骨の可撓性も悪く，肩甲胸郭関節は可動しているにもかかわらず，肩甲骨の内転 ROM が制限されているような印象を受ける．肋骨の可撓性がないために肩甲骨の空間的位置が腹側になり，肩甲帯全体としては，特に外転，水平外転の角度に影響する．背側，腹側，尾側へゆっくりと慎重にたわませるように ROM 運動を行う．肋椎関節のモビライゼーションも有効である．高齢者の場合は肋骨骨折を起こさないように十分注意する．

⑤ 肩甲胸郭関節

一見，肩甲胸郭関節の制限と思われても，肩甲骨の最終域と脊柱の位置関係を確認し，真に肩甲骨の動きに問題があるかを判断すべきである．菱形筋と肩甲挙筋が脊柱側から，前鋸筋が前方から肩甲骨を繋留して肩甲骨の位置をコントロールし，僧帽筋が上方回旋をコントロールする．小胸筋と広背筋は，肩甲骨が肋骨から離れすぎないように留める役目が大きいと思われる．ROM 制限があるとしても，これらの筋の緊張が高まっているためであり拘縮は稀である．自動介助運動で ROM を誘導するのが効果的である．

正常の肩を外転したときの肩甲骨の動きは，外転120°あたりから肋骨の形に沿って前方に向きながら上方回旋が起こるのであって，外側にせり出

棘上筋
烏口上腕靭帯
肩甲下筋

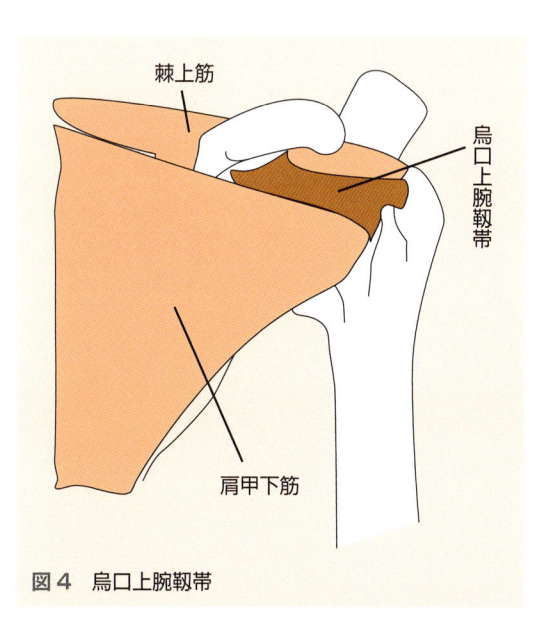

図4 烏口上腕靭帯

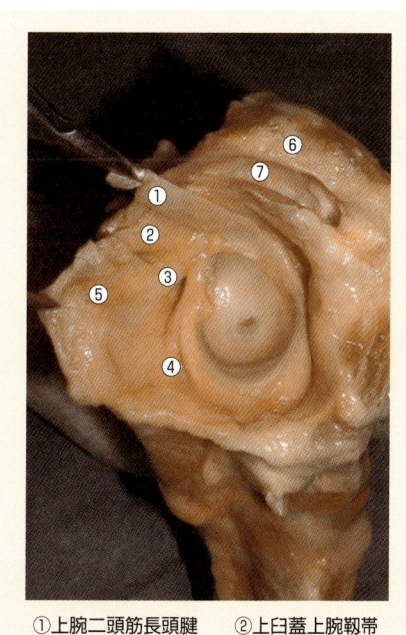

① 上腕二頭筋長頭腱　② 上臼蓋上腕靭帯
③ 中臼蓋上腕靭帯　　④ 下臼蓋上腕靭帯
⑤ 肩甲下筋腱　　　　⑥ 肩峰
⑦ 肩峰下滑液包内部

図5 臼蓋上腕靭帯（左肩）

第3章 | 肩関節疾患

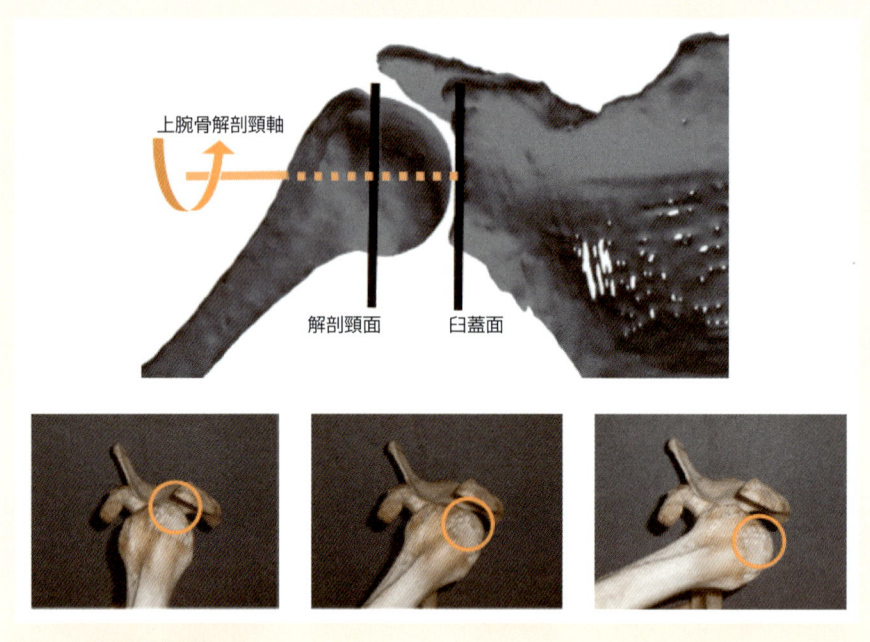

図6 上腕骨解剖頸軸回旋
臼蓋面と解剖頸面は平行が維持されるのでインピンジメントは起こらない．

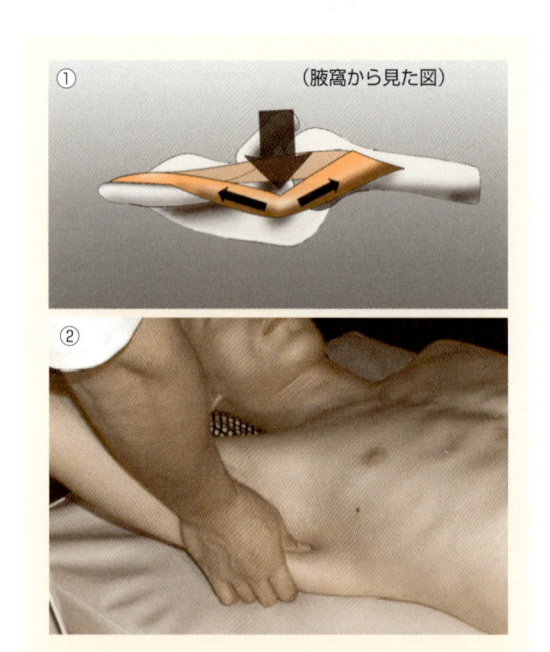

図7 プレスアウトストレッチング（大円筋の例）

ているわけではない．したがって，肩甲上腕関節にとっては水平外転の要素が必要になる．拘縮肩では前方組織の伸張性が低下していてこの動きが起こらないので，肩甲骨の動きがブロックされてしまう．肩甲胸郭関節の拘縮ではないので介入すべきは肩関節の前方組織である．

3. 肩峰下インピンジメントを回避してストレッチングする方法

① 上腕骨解剖頸軸回旋（図6）[4]（推奨グレードC1，エビデンスレベル4b）

　大・小結節が烏口肩峰アーチの下に入り込むことで最大挙上が可能だが，拘縮肩では関節包や関節下部の筋の拘縮の影響で，上腕骨挙上に伴う上腕骨頭の下方への滑り運動が阻害されているので，肩峰下インピンジメントが起こりやすい．徒手的に上腕骨頭を操作して回避するにも限界がある．当院では，上腕骨解剖頸軸回旋を利用している．臼蓋に対して上腕骨の解剖頸軸（つまり上腕骨頭が向いている方向）を垂直に位置させ，その軸回旋（スピン）を行えば，上腕骨頭はコマのように動くので大・小結節は烏口肩峰アーチに平行に移動するのみで，アーチの下には向かわない．したがって肩峰下インピンジメントは起こり得ない．上肢を操作して解剖頸軸回旋を再現するには，135°の頸体角と30°の後捻角を相殺するように動かす．頂角90°の直円錐を臼蓋に対して垂直に想定し，上腕骨はその斜面上を動く（頸体角を相殺）．上腕がどこにあっても前腕を接線に

対して常に30°外旋位にする（後捻角を相殺）．これで関節内では解剖頸軸を軸としたスピンが起こっている．この運動面に沿って最終域でのストレッチングを行う．正常では外旋方向に約75°，内旋方向に約55°のROMがある．

② プレスアウトストレッチング（図7）[4]（推奨グレードC1，エビデンスレベル4b）

骨運動は行わず，筋を弓の弦のように押し出してストレッチングする．押し出す空間が必要なので，適応できる筋に限りがあるが，十分ストレッチングになる．大円筋，大胸筋，小胸筋，上腕三頭筋長頭に応用できる．

4. 物理療法（推奨グレードC1，エビデンスレベル2）

物理療法の効果については意見が分かれるところだが，少なくとも凍結状態の拘縮に対する即時的効果は期待できない．組織のリモデリングを促すために深部の循環を改善する目的で，超音波や直線偏光近赤外線（スーパーライザー）を利用する．深部温熱の作用で痛みの閾値が上がる効果もある．

5. 肩甲下滑液包のディステンション（distention）（医師による）

ほとんどの肩関節周囲炎患者では，関節造影の際，肩関節腔と交通がある肩甲下滑液包が造影されない．連絡孔が塞がっているか滑液包そのものが閉塞していることを表す．造影剤を入れることで関節内圧が高まるが，挙上・内旋動作でさらに内圧が上がり，閉塞した肩甲下滑液包を関節腔側から解放できる．この操作をディステンションとよぶ．解放によって一気に内圧が下がるので痛みが激減する．拘縮した組織が伸張されるわけではないので，ROMは少しの変化しか得られないが，痛みが減少するので運動がやりやすくなる．

6. 肩関節周囲炎に対する麻酔下マニピュレーションと手術療法

保存療法に抵抗する患者には，麻酔下マニピュレーションや観血的に癒着剝離・靱帯切離を行いながらのマニピュレーション，関節鏡による関節包起始部の切離などが行われる．ROMは直ちに改善するが，麻酔の覚醒と同時に筋緊張が回復するのでROMは術前と同じ程度に戻ってしまう．術後は浮腫と痛み

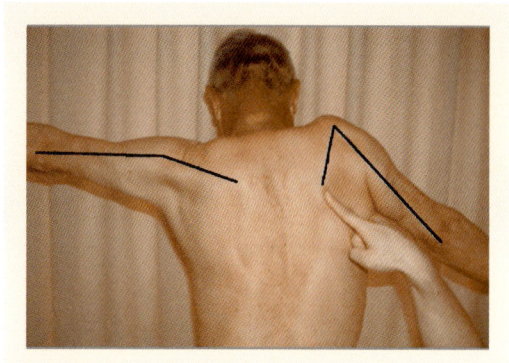

図8　Shrug sign
腱板が全く働いていない例．示指先端は肩甲棘三角をさす．

に対するケアとともにできるだけ早期から他動・自動運動を開始する．痛みを無視した運動は防御反応が強化されるだけなので，無痛の範囲内で行う．

2 腱板損傷に対する理学療法治療

腱板の機能不全が進行するとShrug sign（図8）が出る．挙上動作が登攀性にみえることを指すが，セッティングフェーズの次の相にスムースに移行できず努力性に挙上した結果，肩甲骨の上方移動と上方回旋が挙上初期に大きく起こる現象である．この時点ではもはや抗重力位での挙上動作の持続は困難で，見かけ上の挙上はできるが，肩甲上腕関節にとっては挙上するたびに過内転位になる局面があるので断裂の拡大につながる．この現象が顕著になる前に，セッティングフェーズから早く抜け出し，腱板筋以外の肩関節筋（long rotator）を使って挙上する方法を体得すべきである．

1. セッティングフェーズから早く抜け出す方法（推奨グレードC1，エビデンスレベル5）

自然挙上を肩甲上腕関節の筋モデルでシミュレーションした結果，棘上筋は挙上初期から積極的に働き，概ね挙上60°でピークがくることがわかっている[6]（図9）．このことから，腱板断裂の保存療法では挙上60°までをできるだけ腱板に頼らないで乗り切らねばならない．

① 初めに肩甲骨を下方回旋させて（図10）

挙上初期に"手を下方に遠回りさせる"ことで，

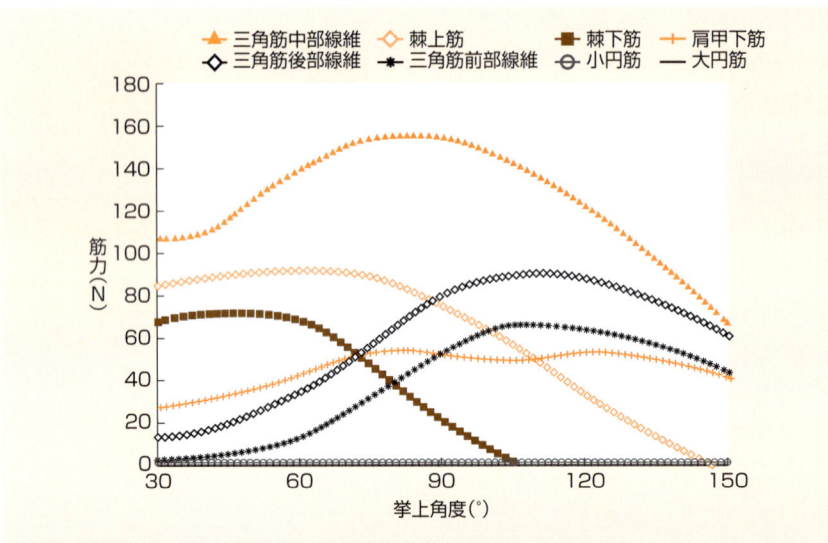

図9 肩筋骨格モデルを用いた肩甲骨面自動挙上のシミュレーション
肩甲骨面上で自動挙上したときの筋力推定．棘上筋は60°でピークを迎えている（大円筋のグラフは横軸の基線と重なっている）．

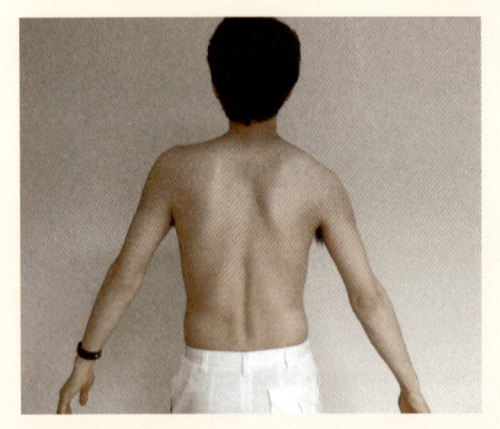

図10 挙上初期に肩甲骨を下方回旋
右肩は挙上初期に手を下方へ遠回しするように挙上．肩甲骨は下方回旋している．

最初に肩甲骨を下方回旋させることができる．これで重力が大きくかかる前に肩甲上腕関節の挙上角度を得ることができる．挙上60°のうち，肩甲上腕関節の分担が約40°と考えると，そのうちの大部分をこの下方回旋でまかなうことは不可能なことではない．その後は肩甲骨の機能で挙上する．

② 反動を利用して

伸展方向に少し反動を付けることによっても腱板への負荷を少なくできる．

2. 残存腱板筋の強化

前述したシミュレーションにおいて，棘上筋が断裂した状態で正常と同じ肩甲上腕リズムで自動挙上した場合，挙上60°までの間に棘下筋は約2倍，肩甲下筋に至っては3〜5倍の張力が必要であることがわかっている（図11）．このことからも残存腱板筋の強化は極めて重要な項目である．機能評価と同じ運動を強化にも用いる．

3. 腱板筋以外の肩関節筋（long rotator）と肩甲骨周囲筋の強化

腱板筋以外の肩関節筋（long rotator）と肩甲骨周囲筋の機能に頼らなければならないので，それらの筋力強化も重要な項目である．特に三角筋と上腕二頭筋は，腱板断裂を発症した後，健側よりも筋腹が肥厚していることから過剰に働いていることが想像できる．三角筋の強化に際しては，断裂部への負荷をできるだけ軽減して断裂範囲の拡大に注意する．後述する項目4の①②を利用する．

4. 既にShrug signが顕著な症例に対して（推奨グレードC1，エビデンスレベル5）

自動挙上が何とかできる程度の機能が日常生活にどれほど役に立つかは別として，自動挙上に対する要望は切実である．腱板の機能はもはや望めないので，腱板筋以外の肩関節筋（long rotator）の機能を高めることで挙上機能の獲得を目指す．

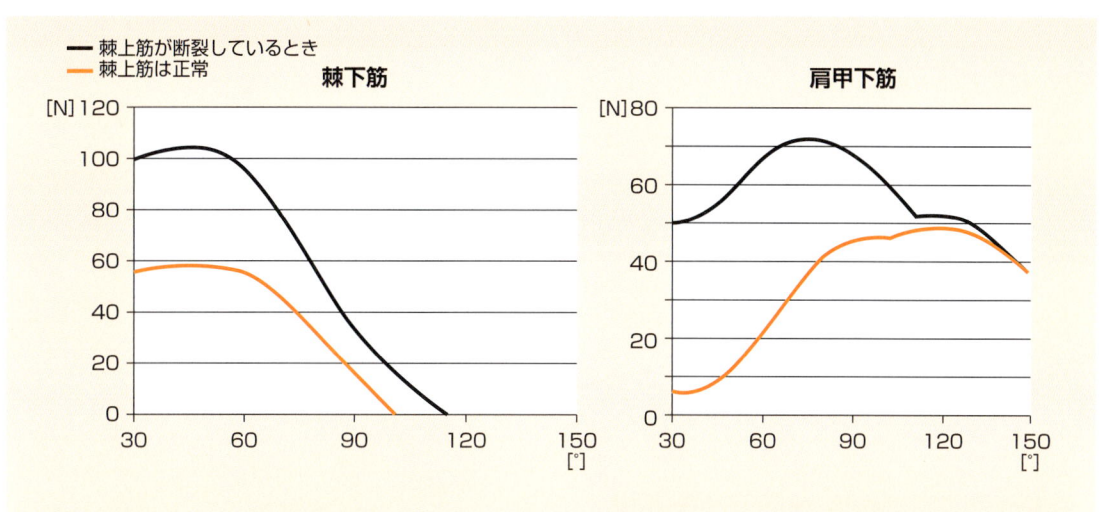

図11　シミュレーションで棘上筋を断裂させたときの棘下筋と肩甲下筋
下の線は棘上筋が断裂していないとき．上の線は棘上筋を断裂させたときの棘下筋と肩甲下筋の推定筋力．

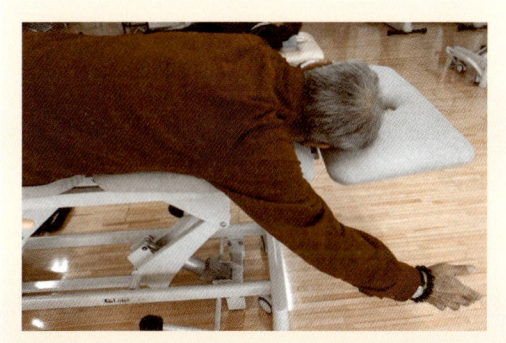

図12　腹臥位腕鉛直位からの挙上運動
腱板の機能が最も必要とされる角度は過ぎているので，腱板への負荷が少ない状態で三角筋の強化ができる．

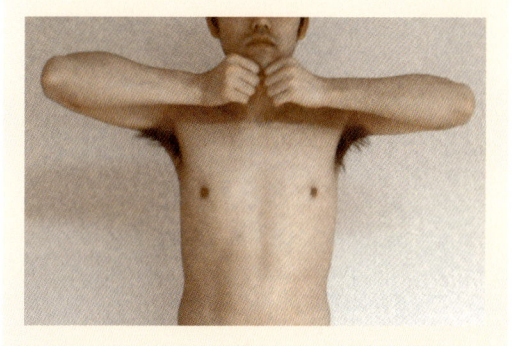

図13　レバーアームを短くした三角筋の運動
肘を曲げて顎に手を固定して肩外転運動を行う．肘伸展位より腱板にかかる負荷を少なくできる．

① **腹臥位腕鉛直位からの挙上運動（図12）**

　この姿勢は腱板の働きが強く求められる角度が過ぎているので，下垂位からの自動挙上ができない患者でも三角筋を利用して挙上運動ができる．継続して行うと自動挙上を再獲得できる場合がある．

② **肘を曲げレバーアームを短くした姿勢からの運動（図13）**

　何とか自動挙上ができる程度の患者にとっては，肘を伸展した自然挙上は断裂部や残存腱板に負荷がかかり過ぎるので，肘を屈曲してレバーアームを短くする．手を顎に固定した姿勢からの肩外転が，安定感があって運動しやすい．

5．手術療法後の理学療法

　手術療法後の理学療法では，再断裂に対するリスク管理と癒着の防止がポイントである．最近は再断裂防止の観点からスケジュールを遅らせる傾向にある．

① **再断裂に対するリスク管理（図14）**

　運動療法中のみではなく院内生活や日常生活においても自己管理が必要である．

● **無収縮完全他動運動**

　2週経過するまでの間は術部の筋収縮を伴わない完全他動運動を行う．ストレッチングは禁忌で，自然長を保つ程度の運動範囲で行う．日常生活での使用は禁止し，患肢の取り回しも健側による介助で行う．

● **MMT（manual muscle testing：徒手筋力検査）2レベルまでの運動**

　2週経過以後，リスクによって3週〜6週経過す

第3章 肩関節疾患

術後経過	1週	2週	3週	4週	5週	6週	7週	8週	3か月	4か月	5か月	6か月
運動強度	無収縮完全他動運動											
			MMT 2レベルまでの運動	状態によって6週まで継続								
				MMT 3レベルまでの運動		状態によって6週経過後から開始						
									漸増的抵抗運動			
												重労働,スポーツ
ストレッチング強度	自然長を保つ						自動運動レベル	努力性自動運動レベル	ストレッチング許可			

図14 術後の運動強度，ストレッチング強度

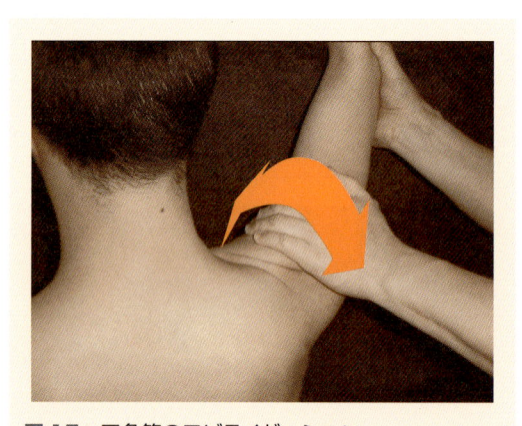

図15 三角筋のモビライゼーション
三角筋をずらすようにモビラーゼーションする．肩峰下滑液包，三角筋下滑液包の癒着防止ができる．

るまでの間は2レベルまでの運動に留める．ストレッチングは禁忌．更衣動作などに伴う患肢の取り回し程度は許可するが，抗重力挙上になってはいけない．

● **MMT3レベルまでの運動**

リスクによって3週～6週経過してからMMT3レベルまでの運動を行う．日常生活では物を持たない抗重力挙上を許可する．やはりストレッチングは禁忌である．

● **漸増的抵抗運動とストレッチング**

MMT3レベルの運動を許可した後も，筋力強化はしばらくは自動運動レベルで行い，負荷は回数を増やすことでコントロールする．抵抗運動は経過がよい患者で3か月以降と考えたほうが安全である．ストレッチングの強度もそれに準ずる．日常生活では速い動きや重量感を感じる負荷は禁止する．

● **重労働やスポーツへの復帰（速い動きや強い筋力の発揮）**

6か月以降で様子をみながら許可する．

② **癒着の防止と術後拘縮の改善**

無収縮完全他動運動の期間にどれだけ丁寧に介入するかで癒着の起こり方に大きな差が出る．三角筋のモビライゼーションも有効である（**図15**）．ROMは自動運動で回復していくが，術前の拘縮が強かった患者ではストレッチングが必要になる場合がある．この場合も努力性自動運動までに留め，いわゆるストレッチングは3か月以降まで行わない．

肩関節周囲炎と腱板損傷に対する理学療法の課題

肩関節周囲炎では，医療者，患者双方にいえることだが，いまだに「痛みを我慢してでも動かしたほうがよい」と認識されていることが最大の問題である．また，瘢痕変性が生じた組織が自然緩解していく過程で，どのような組織学的変化が起こっているのかが明らかになれば，格段に効率のよい介入ができるはずである．

腱板損傷において，術後の再断裂が生じる率は，報告によって20～90％とばらつきがみられる．手術適応の範囲が大きく影響していると思われる．また，再断裂の時期も術後5週から6か月と幅がある．単独断裂より広範囲断裂，外傷より変性による断裂で再断裂の危険が高い．また，唯一前方の壁である肩甲下筋腱の状態によっても左右されるといわれている．再断裂の原因には腱の変性など配慮のしようがないものもあるが，理学療法としては運動療法ス

ケジュールを見直すのみではなく,患肢の取り回しの方法など具体的で実効性のある方法を指導することが重要である.

● 文献

1) Bunker TD, Anthony PP : The pathology of frozen shoulder. A Dupuytren-like disease. *J Bone Joint Surg Br*, 77 : 677-683, 1995.
2) Rodeo SA, et al : Immunolocalization of cytokines and their receptors in adhesive capsulitis of the shoulder. *J Orthop Res*, 15 : 427-436, 1997.
3) Diercks RL, Stevens M : Gentle thawing of the frozen shoulder : a prospective study of supervised neglect versus intensive physical therapy in seventy-seven patients with frozen shoulder syndrome followed up for two years. *J Shoulder Elbow Surg*, 13 : 499-502, 2004.
4) 立花 孝:拘縮へのアプローチの進め方［立花 孝（ゲスト編）:肩関節運動機能障害 何を考え,どう対処するか］.pp43-48,文光堂,2009.
5) 近 良明・他:無症候性肩における腱板完全断裂の頻度-肩関節造影による検討.日整会誌,78（4）:S406,2004.
6) 田中 洋・他:腱板のバイオメカニクス［立花 孝（ゲスト編）:肩関節運動機能障害 何を考え,どう対処するか］.pp88-90,文光堂,2009.

（立花 孝）

第4章

腰椎・腰髄疾患

第4章 腰椎・腰髄疾患

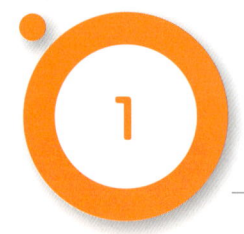

1 腰椎・腰髄疾患の病態

総論

　日本人の80％以上が生涯に一度は腰痛を経験するという[1]．平成25年国民生活基礎調査[2]の結果によると，有訴者率の症状において「腰痛」は男性で1位，女性では2位であり，通院者率においても「腰痛症」は男女それぞれ4位，2位である．この有訴者率は年代階級が高くなるにつれて増加していることから，超高齢社会を迎えた日本において腰椎・腰髄疾患が医療的，社会的・経済的に大きなインパクトをもっていることは明白である．しかし，腰痛の誘因はさまざまで，原因の特定できない非特異的腰痛が腰痛全体の85％を占めており[3]，有訴者数の顕著な軽減には至っていない．

　ヒトは進化過程において直立二足歩行を獲得し，より遠くまで見通せる視界と手・手指の機能を獲得した．手と手指の機能を発達させるため，あるいは発達させることで大脳皮質の上肢に関わる領域を拡大させた．この進化に伴って脊柱の弯曲にも構造上の変化が生じた．もともと四足動物の脊柱は全体的に後弯しているのに対し，ヒトの頸椎と腰椎は前弯している．力学的に，後弯が安定性優位の構造であるのに対し，前弯は可動性優位の構造であると考えられる．脊椎変性疾患の多くが頸椎と腰椎に発症するのはそれらの可動性とおおいに関連している．腰椎の変性は個人の素因を基盤として，日常の習慣的動作の繰り返しによって進行することから，理学療法を展開していくうえで腰椎の病態ならびに病態運動学を十分に理解しておく必要がある．本項では特異的腰痛をもたらす主要な腰椎・腰髄疾患に焦点を絞って述べる．

正常腰椎の解剖と運動学[4]

1 骨

1．椎体

　海綿骨を取り囲む皮質骨の殻である．腰椎椎体は海綿骨の成分率が高い．海綿骨は垂直および水平に走行する骨梁から構成されており，それが支柱の役目を果たすことで皮質骨よりも大きな負荷に抗することができる．椎体の形状は荷重支持に適したデザインであり，特に垂直方向に加わる負荷に抗することができる．

2．椎弓

　関節突起，棘突起とともに後方要素を形成し，椎弓はその中心に位置する．よって，椎弓の損傷は腰椎の安定性を低下させる．筋肉が多く付着する棘突起や横突起などに加わる力は椎弓に伝達される．そのため，大きな力に耐えられるように椎弓の皮質骨は厚くなっている．

3．椎弓根

　椎体と椎弓をつなぐ唯一の部分である．後方要素にかかる力は最終的には椎弓根へ向かう．後方要素に付着する筋の作用は椎弓根自体に屈曲力をもたらすため，椎弓根の形状は強固な円筒形となり，このような力に抗する構造となっている．

2 椎間板

　椎間板は主に髄核と線維輪から成り，髄核は上下から約1mmの終板という軟骨層で覆われている．髄核はゼリー状のムコイド基質の間にコラーゲン線維が散りばめられた組織であり，外からの圧力を受けると変形し，すべての方向に圧を伝達する．一方，線維輪は髄核が放散する圧を緩衝する役目を担う．線維輪の構造は個性的で，10～12の

lamellae（層板）が髄核を囲むように同心円状に規則正しく配列されている．前方および側方では厚いが，後方部分は薄く密度が濃くなっている．前額面からみたlamellaeの走向は65〜70°斜走しているが，それは最表層が右斜走である場合，その内層は左斜走となり，一層おきのlamellaeが同じ方向に斜走する構造となっている．

椎間板は線維軟骨であり，プロテオグリカンとコラーゲンから成る．椎間板の約80％は水分で，髄核，線維輪ともに多くの水分を含有しているが，それはプロテオグリカン分子が水を吸着，保持する能力を有するためである．この水結合能は，構造中のコンドロイチン硫酸塩の密度に依存する．椎間板には，伸張性に富むⅠ型コラーゲンと弾力性に富むⅡ型コラーゲンがともに認められるが，髄核に含まれるコラーゲンはⅡ型コラーゲンが，線維輪にはⅠ型コラーゲンが豊富である．これは先述した圧放散−緩衝というそれぞれの機能に見合った組成であることがわかる．

椎間板の神経分布については線維輪の外側1/3に神経終末が存在する．動脈についても線維輪外層の周囲にわずかな血管が認められる程度で，大きな動脈からの栄養供給は受けていない．そのため，それ以外の部分への栄養は拡散に依存することになる．椎間板への圧迫は椎間板から水分を絞り出し，圧迫を解除すると水分は再度吸収されるが，この水分の移動とともに栄養も運搬されている．このことは，椎間板への適度な間欠的な圧負荷は，椎間板自身を養ううえで必要なストレスとなっていることが理解できる．

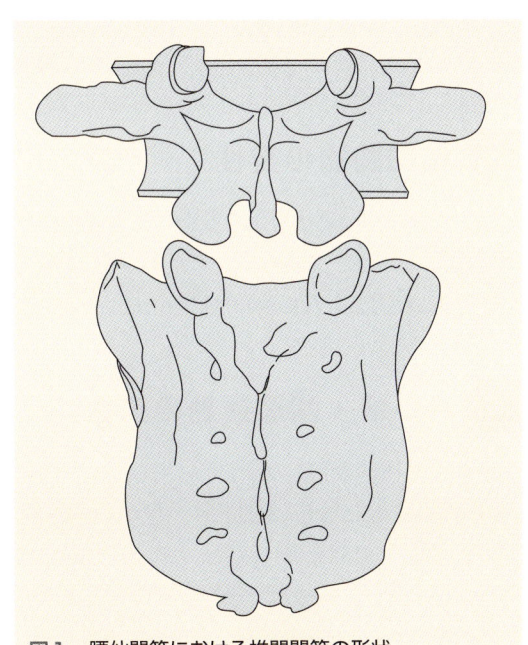

3 関節

腰椎を構成する関節は，左右の椎間関節と機能的な関節としての椎体間関節がある．椎体間関節の動きは椎間板の形態や変性の程度に強く依存する．椎間関節は当該椎体の下関節面と下位椎体の上関節面が向かい合って形成する平面関節である．頸椎や胸椎に比べて，胸腰関節を含めた腰椎椎間関節は前額面に対する関節面の角度が大きい．このため，屈伸の動きは大きく許容されるのに対して回旋は強く制限される．また，この形状により屈伸に伴って生じる椎体の並進運動に対する抵抗力が弱い．しかし，腰仙関節になると関節面の形状が一変し，第5腰椎下関節面と仙骨上関節面はほぼ前額面に向かい合っているため，仙骨上関節面が第5腰椎の前方へのすべりや回旋を防ぐようなロッキング構造となっている（図1）．

4 靱帯

靱帯は関節の脱臼防止と適切な運動方向への誘導という2つの役割を担う．上下椎体で起こる関節運動の矢状面上における瞬時回転中心軸（instantaneous axes of rotation：IAR）は，椎間板のほぼ中央にあるため，椎体前縁に付着している前縦靱帯は，主に椎体前縁が垂直方向に離解する力，すなわち腰椎の伸展運動を制限する．前縦靱帯は椎体の前方すべりにも抗するが，その力は線維輪によるものよりも弱いとされる．後縦靱帯は前縦靱帯同様，全脊柱を通して認められ，椎体後縁の離解を防ぐことから屈曲運動時に緊張する．後方要素の靱帯として，黄色靱帯，棘間靱帯，棘上靱帯がある．黄色靱帯は短いが分厚く，隣接する椎弓間を連結し，腰椎が屈曲した状態から伸展方向に力を発揮

図1 腰仙関節における椎間関節の形状
腰仙関節における第5腰椎下関節面（仙骨上関節面）はほぼ前額面に向かい合っている．

する。棘上靱帯は第5腰椎が最下位レベルであるため、腰仙関節の安定、運動には寄与しない。棘間靱帯と同様、棘突起間を連結しているため、椎間関節の屈曲運動を制限する。腸腰靱帯は主に第5腰椎横突起先端に起始をもち、腸骨の前内側面および腸骨稜内唇に付着する。水平面からみると、第5腰椎横突起を後外方に引っ張ることで前方へのすべりを抑止していることがわかる。

5 腰椎の関節運動学・運動学

腰椎のROM（range of motion：可動域）は矢状面が最も大きく、胸腰関節と腰仙関節を除く腰椎椎間関節だけで50°以上のROMを有する。また、腰椎そのものが前弯しているため、伸展よりも屈曲角度のほうが大きい。各椎間関節の矢状面におけるROMは下位椎間に移行するほど大きく、第4/5腰椎間が最大となる。一方、前額面における腰椎のROMは矢状面の約半分、水平面にいたっては10°程度と非常に小さい。しかし、腰椎の回旋運動は運動学的に非常に興味深い。腰椎の回旋は主として受動的に起こり、特に胸椎の回旋に伴って続発的に生ずる。そのため、腰椎の回旋ROMは胸椎の矢状面上のアライメントに強く影響を受ける。例えば、胸腰椎を伸展位で側屈すると、側屈とは対側に回旋するのに対して、胸腰椎を屈曲位で側屈した場合は、側屈と同側に回旋する[5]。また、腰椎の回旋運動には屈伸・側屈が随伴する、いわゆるカップリングモーションが起こる。背臥位で体幹を回旋すると、第1/2腰椎間から第4/5腰椎間は屈曲し、かつ回旋とは反対方向に側屈する。それに対して、腰仙関節では回旋運動に伴って屈曲するが、回旋と同じ方向に側屈する[6]。これは、前述した腰仙関節における椎間関節の特徴的形状が影響していると考えられる。このように、各腰椎間における分節運動の個性と、隣接する胸椎や仙椎の影響を受けながら、腰椎全体の動きが三次元レベルで複雑に展開されている。ただし、個人の腰椎アライメントや計測方法、計測肢位などによって報告されている角度にはばらつきが大きい。

立位にて体幹後屈位から前屈すると、上位腰椎間から下位腰椎間へと分節運動が展開される。逆に、前屈位から後屈する時は下位腰椎間から上位腰椎間へと順序性をもって分節運動が起こる。また、各椎間の分節運動の速度は運動開始から徐々に上昇する。

腰椎の加齢による変性[4]

1 椎体の変化

椎体の加齢変化は海綿骨の変性に代表される。海綿骨を構成する水平骨梁が減少することで骨強度が低下し、荷重に対する支持力が低下する。皮質骨よりも強度の強い海綿骨の退行変性は骨密度の低下、骨構造自体の変性をもたらす。脆弱性骨折により楔状椎を呈すると、腰椎前弯が減少することで脊柱全後弯となる。

2 椎間板の変性

椎間板の変性は20歳頃から始まる。加齢に伴いプロテオグリカン濃度が減少、縮小する結果、椎間板の水結合能が低下する。さらに、変性によってII型コラーゲンはI型コラーゲンに置換され、弾性線維の減少により線維化が強くなり、椎間板自体が硬くなる（椎間板の硬化）。このような退行変性により線維輪に亀裂や圧壊が生じ、線維輪の原線維の直径は減少する。椎間板の形状は加齢とともに前後径は増加し、椎間板腔は狭小化する。

3 椎間関節の変性

強力な、反復する力学的な負荷により腰椎椎間関節の軟骨は断裂、剥離し、びらんや局所的な軟骨の菲薄化が生じる。関節裂隙は狭小化し、骨棘や骨硬化が生じる。

4 ROM・関節運動の変性

腰椎の変性はROMの減少だけでなく、分節構造の脆弱化をもたらす。腰椎全体、および各椎間関節のROMは30歳を境に減少し始める。加齢に伴う矢状面のROM減少は、後方要素の靱帯や椎間関節の変性よりも椎間板の硬化が主因であると考えられている。また、変性により線維輪の椎体回旋に対する制御機能が破綻するため、腰椎カップリング

モーションにも影響を及ぼす可能性がある.

各疾患の病態[7]

1 変形性腰椎症[※1]

ROAD（Reseach on Osteoarthritis/osteoporosis Against Disability）プロジェクトでの調査結果によると，日本人40歳以上の変形性腰椎症有病率は男性81.5％，女性65.5％，X線像で診断される患者数は3,790万人（男性1,890万人，女性1,900万人）にも及ぶと推定され，その数は変形性膝関節症の数を大きく凌ぐ.

他関節と比較して，変形性腰椎症（lumbar spondylosis：LS）では椎間板の変性が特徴的である.髄核，線維輪におけるプロテオグリカン濃度の狭少とⅠ型コラーゲン線維の増加により線維化が進行する.椎間板腔の狭少，椎体間には不安定性が生じ，骨膜や靱帯付着部が刺激されることで椎体辺縁に増骨変化，骨棘が形成される.椎間関節では，骨棘に加えて関節軟骨の変性による関節不適合，やがて関節裂隙の狭小化から骨硬化に至る.他にも関節突起や棘突起の肥大化，黄色靱帯の肥厚や線維化が認められるようになる.

一次性の症候として，痛みとROMの減少が挙げられる.腰椎のROM減少は主に椎間板の変性よって生じるが，それは腰椎の機能にも影響を及ぼす.正常な腰椎間の屈伸時瞬時回転中心軸は，ほぼ椎間板の矢状面上中央あたりで小さく変位する（図2）[9,10].椎間板の変性により関節不安定性が生じると，屈伸運動に伴う並進運動が大きくなり，瞬時回転中心軸は前後・上下に変位しながら椎間板から逸脱し，その軌跡長は延長する.さらに変性が重度になると，瞬時回転中心軸は完全に椎間板から逸脱するが，ROMの減少に伴い軌跡長は正常分節運動と同程度に戻る（図3）[9,10].関節不安定性を基盤とする異常

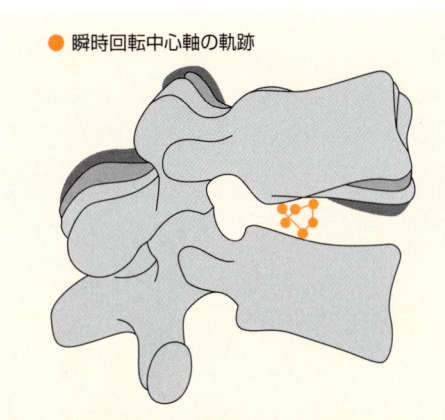

図2　正常腰椎間の分節運動における瞬時回転中心軸の軌跡
瞬時回転中心軸は椎間板のほぼ中央に集中し，その軌跡長は短い.（Gertzbein et al, 文献9, 白土, 文献10より一部改変）

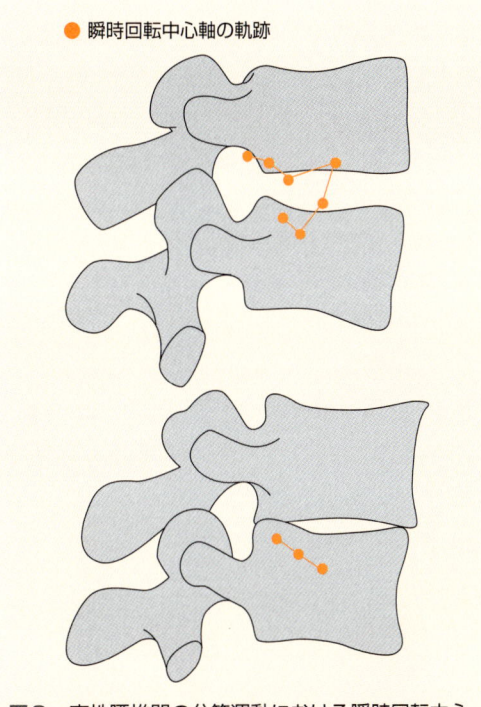

図3　変性腰椎間の分節運動における瞬時回転中心軸の軌跡
中等度の変性（上），重度の変性（下）の瞬時回転中心軸の軌跡.（Gertzbein et al, 文献9, 白土, 文献10より一部改変）

解説

※1　変形性腰椎症：本症は「変形性腰椎病」ではなく「症」と名付けられているように，診断には画像所見と同等，あるいはそれ以上に「症候」が重視される.しかし，変形性腰椎症の症候は一律ではなく，さらに無症候の場合も多いことから，疾患ではなく通常の加齢変化としてとらえられる見方もある.本症は明らかな神経症状が認められず，主に腰痛を主訴とする.

2 腰椎椎間板ヘルニア[11]

腰椎椎間板ヘルニア（lumbar disc herniation：LDH）は，髄核の一部が線維輪より突出し，脊柱管内に入り込んだ状態で，進行すると周辺の神経組織を圧排する．20代に多く，30〜40代，次いで10代の男性に多く発症することから，変形性腰椎症のような加齢変化によって発症するものとは区別される．腰椎椎間板ヘルニアの発症には職業（重労働，ドライバー，金属・機械業労働など）や動作（前屈して物を持ち上げる）といった環境因子が強く関与しているが，その一方で遺伝的素因の関与も明らかになっている．好発椎間板は最も可動性の大きい第4/5腰椎椎間板である．

線維輪は前方および側方では厚いが，後方部分は薄く外力に対する抵抗力が弱いため，髄核は後方に脱出する．ヘルニアの脱出形態は髄核膨隆，髄核突出（protrusion），ヘルニア塊が後縦靱帯を穿破しない髄核脱出（subligamentous extrusion），後縦靱帯を穿破する髄核脱出（transligamentous extrusion），髄核分離（sequestration）に分けられる**（図4）**[11]．

椎間板内圧は姿勢に強く影響を受ける．椎間板内圧を直接計測したNachemson[12]やWilkeら[13]の研究は有名で，体幹前屈により椎間板内圧が上昇するという知見で一致している．膝伸展位での体幹前屈は椎間板内圧をさらに上昇させることから，椎間板内圧上昇の主要因は背筋群の作用によってもたらされる圧負荷であると考えられる．実際，背筋群の筋活動量と椎間板内圧はほぼ正相関する．長時間にわたる体幹前屈での作業や荷物を持っての立ち仕事では，椎間板内圧の上昇により椎間板内の水分が脱失し，変性の進行を助長する．さらに，体幹前屈により腰椎が屈曲すると，後方線維輪が頭尾側方向へ牽引されることで発生する張力によって髄核は力学的に脆弱な後方線維輪へと引っ張られることとなる．

一次性の症候は痛みと神経症状である．線維輪外側1/3に自由神経終末が存在するため，髄核突出まで進行すると，多くの場合，痛みを自覚する．概ね，ヘルニアの大きさと下肢痛や神経症状は相関するが，必ずしも一致するわけではない．予後としては，2〜3か月で著明に退縮するヘルニアも少なくない．中でも，サイズの大きいヘルニア，MRIでリング状に造影されるヘルニア，髄核脱出や髄核分離では他のタイプと比べて高率に自然退縮することが知られている[11]※2．

3 腰椎分離症

腰椎分離症（lumbar spondylolysis）は，椎弓を構成する上・下関節突起の関節突起間部の骨性連絡が断たれた状態を指す．ほとんどの症例において第5腰椎に発症する．①胎児，新生児には分離が認められない，②生下時より歩行したことのない

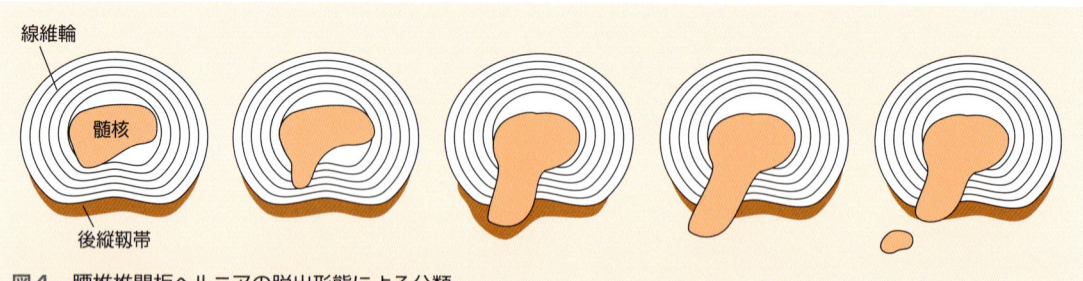

図4 腰椎椎間板ヘルニアの脱出形態による分類
左から髄核膨隆，髄核突出，髄核脱出（後縦靱帯の穿破なし），髄核脱出（後縦靱帯の穿破あり），髄核分離．(Minds, 文献11より)

解説

※2　自然退縮の機序は，ヘルニア塊が脊柱管に脱出することで炎症が惹起され，活性化したマクロファージ，リンパ球などが浸潤することにより新生血管の増生が生じる．新生血管から炎症性細胞がヘルニア塊へ浸潤する結果，ヘルニア塊の主成分であるプロテオグリカンに対する分解能を有するマトリックスプロテアーゼ（matrix metalloproteinase：MMP）などの産生が促進され，退縮していくと考えられている[11]．

者には分離が認められない，③体幹運動の多いスポーツ選手や体幹の不随意運動を繰り返すアテトーゼ型脳性麻痺患者に発症率が高い，④長管骨の疲労骨折と類似したX線像の経過をたどり，保存療法により骨癒合が得られる症例と偽関節に移行する症例がある．以上の理由から本症は一種の疲労骨折と考えられている[14]．発症者の大多数が青少年であることから，この時期の過度なスポーツによる強いメカニカルストレスが関節突起間部に集中，反復することで発症すると考えられている．競技種目としてはサッカーや野球が多く，バスケットボールやバレーボール競技者にも認められる．その一方，本症の遺伝的素因についても指摘されており，イヌイットで発症率が高く，家族集積性が認められることから，遺伝要素がメカニカルストレスによる疲労骨折の下地となっていると推測される．分離腰椎では45°後斜位からのX線像において，スコッチテリアの首輪（スコッチテリアサイン）が認められる（図5）．

本症は腰部の運動，中でも腰部の伸展，および対側への回旋時に関節突起間部へ高い応力が及ぶ[14]ため，これらの方向への運動は本症の進展予防あるいは保存療法時には避けなければならない．特に，伸展の制限はすべり症への進展を防止するためにも重要になる．関節突起間部の骨吸収が少なく，すべりを呈していない場合は骨癒合が良好であるが，関節突起間部における骨欠損が大きく，すべりが顕著な場合は高率に偽関節へと移行する[15]．一次性の症候は痛みとROM制限である．分離が重症化し，すべりを呈するようになると，正常腰椎とは異なる瞬時回転中心軸の軌跡が認められるようになる．関節不安定性に起因した異常分節運動が運動時痛やROM制限を誘発する．

4 腰椎すべり症

腰椎すべり症（lumbar spondylolisthesis）は，椎骨が下位椎骨に対してすべる，いわゆる亜脱臼状態の総称である．正常アライメントでは，骨盤前傾，腰椎前弯していることから圧倒的に前方へのすべりが多い．すべりによる椎体の配列異常は脊柱管や椎間孔の形状を変化させ，神経症状を誘発する．すべりの原因として，先天的な形成異常に基づいて起こるすべり症，脊椎分離すべり症，変性脊椎すべり症，外傷性すべり症，病的脊椎すべり症に大別される．ここでは，分離すべり症と変性すべり症について述べる．

1．腰椎分離すべり症

腰椎分離すべり症(isthmic lumbar spondylolisthesis)は，腰椎分離症を基盤として発症するため第5腰椎に多く発症する．分離椎体が前方にすべることで腰椎前弯が増強するが，前弯の増強自体がさらなる前方へのすべりを助長する．腰椎前弯角の増強，仙骨傾斜角や骨盤回旋角の増大が認められることが多い．分離症から分離すべり症へと進展する症例は，両側の関節突起間部の欠損例に多く，一側の欠損例では稀である[16]．

本症の一次性症候として，痛み，ROM制限，神経症状が挙げられる．体幹運動時には，他椎間に先行してすべり椎間から動き始めること，またすべり椎間の運動速度が最大であることから，不安定性に起因した運動時痛や運動開始時痛が特徴である．本症は分離を基盤とするため，椎弓は前方にすべらず後方に残ることから，馬尾症状は生じない．神経根症状の出現は，分離部における線維軟骨塊による圧迫が原因として考えられている．

2．腰椎変性すべり症

腰椎変性すべり症（degenerative lumbar spondylolisthesis）は，関節突起間部における分離がなく，加齢に伴う変性を基盤として椎体が下位椎体に対して前方にすべった状態である（図6）．椎

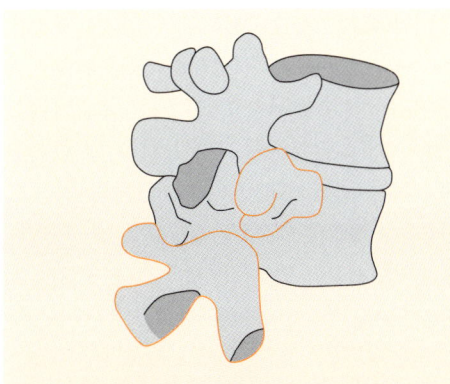

図5 腰椎分離症にみられるスコッチテリアサイン
右後斜位45°からのX線像．

間板の変性を伴う変形性腰椎症を基盤として発症するものが多い．本症は第4腰椎に好発する．正常腰椎・仙骨のアライメントを想像すると，物理的に最も前方にすべりやすいのは第5腰椎である．しかし，第5腰椎には特別な前方すべりを抑止する構造的特徴がある．まず，第5腰椎椎体ならびに腰仙関節椎間板の形状が前方開きの楔形であることが挙げられる．また，腰仙関節における椎間関節はほぼ前額面に向いており，第5腰椎の前方すべりに対してロッキング構造となっている．さらに，黄色靭帯・棘間靭帯，棘突起間靭帯に加え，第5腰椎には腸腰靭帯による後方からの支持，そして上位腰椎が後方に傾斜することで前縦靭帯や線維輪前方部分が緊張することにより前方並進を抑止し，仙骨上での安定を維持している．このような構造的特徴のため，第5腰椎の上位椎骨である第4腰椎が最も前方にすべりやすい状態となる．

本疾患は1930年にJunghannsが関節突起間部に分離のないlumbar vertebral slippage（腰椎すべり）を"psuedospondylolisthsis（偽のすべり症）"として紹介し，その後1963年にNewmanによって脊椎変性すべり症として新たに定義づけられた[17]．罹患率は男性の5～6倍の割合で女性に多く，特に黒人女性に多く発症することが報告されている．

発症要因として，靭帯を弛緩させる女性ホルモンや，第5腰椎と仙骨の癒合，正常腰椎に比べて腰椎椎間関節の前額面に対する角度が大きい，といった形態学的な特徴が挙げられる[17]．

変性すべり症の発症には椎間板と椎間関節，双方の変性が関与するが，特に椎間関節すなわち後方要素の水平化が必須条件であり，それを基盤として椎間板の変性すなわち前方機能の破綻が加わりすべりが生じる[18]．変形性腰椎症の項で述べたように，関節不安定性を基盤とした椎体の並進動揺は瞬時回転中心軸のばらつき，軌跡長の増大をもたらす．

分離すべりと異なり，変性すべりでは椎弓も前方にすべるため脊柱管の狭窄症状を呈することが多い．変形性腰椎症に神経症状を呈した場合，腰部脊柱管狭窄症（lumbar canal stenosis：LCS）と診断される．腰部脊柱管および椎間孔は腰椎の前弯あるいは回旋により狭窄する．腰部脊柱管狭窄症罹患者を対象として第4/5腰椎間高位の硬膜圧迫力を計測した報告[19]によると，臥位－座位－立位と腰椎の前弯が増強していくにしたがって圧迫力が増加し，立位では臥位の約4倍，立位で体幹を伸展すると約6倍にも及ぶ（図7）[19]．狭窄が重度の症例では直立位でさえ症状が誘発される．狭窄症状を回避するために慣習的に骨盤後傾位をとることが多く，腰椎前弯角が小さい症例が多い．このようなアライメント変化により，腰椎椎間板ヘルニアで陽性となりやすいLaségueテストは本症では陰性となる場合が多い．また骨盤後傾位により後方に変位した重心を制御するため，大腿直筋や大腿筋膜張筋といった大腿前面の二関節筋の活動が持続的に高くなることで，Elyテストが陽性となる症例が多い．また，骨盤後傾による脊柱アライメント変化のため，肩関節のROM制限を呈する症例も少なくない．本症は過体重の女性が多く，腹部肥満やそれに伴う体幹筋の筋力低下が症状の増強に関連している可能性がある．

腰部脊柱管狭窄症の特徴的な症状として馬尾性間欠性跛行があり，その合併頻度は60～70%と報告されている[20]．その発生機序は，歩行中の馬尾への間欠的圧迫により馬尾内の静脈をうっ血させ，阻血をもたらすことで症状が誘発されると考えられている．歩行中，腰椎前弯が最大となる両脚支

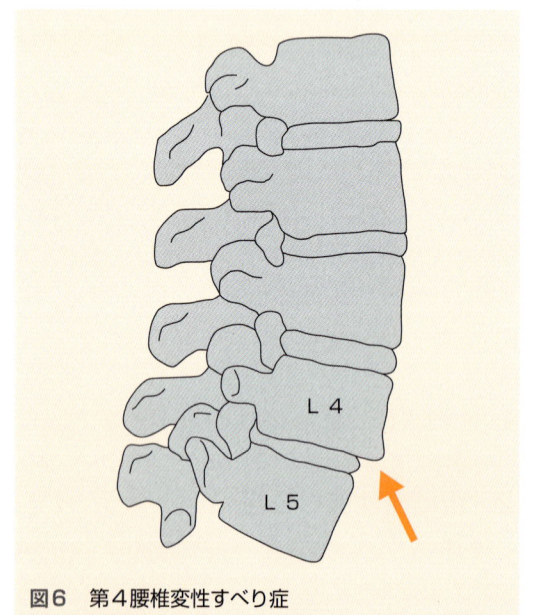

図6　第4腰椎変性すべり症
下位椎体前縁から上位椎体の前縁をみると，第5腰椎に対して第4腰椎が前方にすべっていることがわかる．

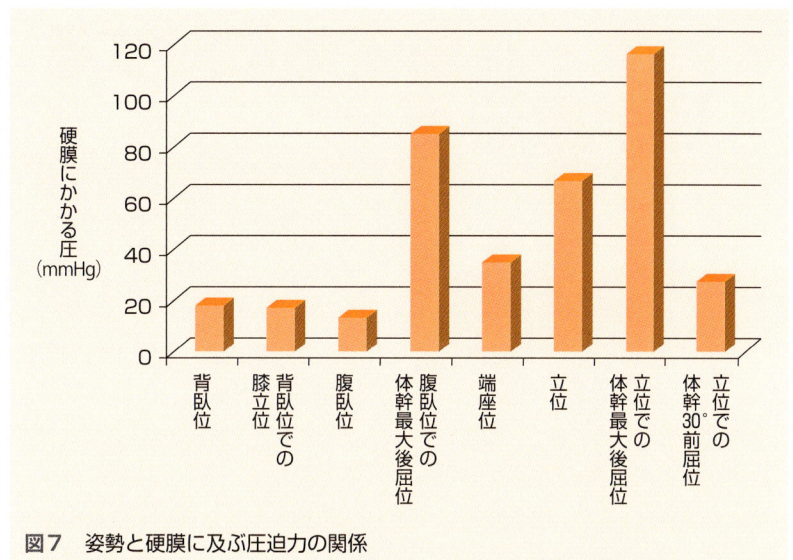

図7 姿勢と硬膜に及ぶ圧迫力の関係
第4/5腰椎間高位における馬尾症状を有する腰部脊柱管狭窄症患者を対象とし,第4/5腰椎椎間板高位で計測された結果.（Takahashi K et al, 文献19より作図）

持期に馬尾への圧迫が増強し,やがて神経症状が増悪するため座位での休息を余儀なくされる.歩幅と歩行速度の増大は腰椎前弯と回旋を増強させ,狭窄症状を誘発するため,腰部脊柱管狭窄症患者では狭窄症状を回避する代償として,歩幅,歩行速度の減少,左右への重心動揺の増大などが認められる[※3].

● 文献

1) Fujii T, Matsudaira K : Prevalence of low back pain and factors associated with chronic disabling back pain in Japan. *Eur Spine J*, 22（2）: 432-438, 2013.
2) 厚生労働省:平成25年国民生活基礎調査の概況. III世帯員の健康状況. www.mhlw.go.jp/toukei/saikin/hw/k-tyosa/k-tyosa13/dl/16.pdf（2015年3月11日確認）
3) 渡邊和之, 紺野愼一: 1. 総論. 運動器疼痛治療を取り巻く現状と課題. —疼痛の病因, 病態生理, リエゾンの現状と課題, 重要性など—. *Prog. Med*, 33（1）: 9-12, 2013.
4) Bogduk N, Twomey LT : Clinical anatomy of the lumbar spine. Longman Group UK Limited, 1987.（四宮謙一：腰椎の臨床解剖. 医学書院, 1989.）
5) Kaltenborn FM : The spine. Basic evaluation and mobilization techniques 2ed. Olaf Norlis Bokhandel, Oslo, 1989/（富 雅男：脊柱の評価とモビリゼーション. 医歯薬出版, 1997.）
6) Fujii R, et al : Kinematics of the lumbar spine in trunk rotation : in vivo three-dimensional analysis using magnetic resonance imaging. *Eur Spine J*, 16（11）: 1867-1874, 2007.
7) 馬場久敏:胸椎, 腰椎［内田淳正（監）:標準整形外科学 第11版］. pp520-542, 医学書院, 2011.
8) Yoshimura N, et al : Prevalence of knee osteoarthritis, lumbar spondylosis, and osteoporosis in Japanese men and women : the research on osteoarthritis/osteoporosis against disability study. *J Bone Miner Metab*, 27（5）: 620-628, 2009.
9) Gertzbein SD, Seligman J, et al : Centrode patterns and segmental instability in degenerative disc disease. *Spine*, 10（3）: 257-261, 1985.
10) 白土 修:不安定性脊柱の病態とバイオメカニクス, —腰椎, 腰仙椎—［金田清志（編）:新 図説臨床整形外科講座4胸腰椎, 腰椎・仙椎, 骨盤］. pp20-30, メジカルビュー社, 1995.
11) Minds:腰椎椎間板ヘルニア診療ガイドライン改訂第2版. http://minds.jcqhc.or.jp/n/medical_user_main.php#（2015年3月11日確認）
12) Nachemson : Disc pressure measurements. *Spine*, 6（1）: 93-97, 1981.
13) Wilke H-J, et al : New in vivo measurements of pressures in the intervertebral disc in daily life. *Spine*, 24（8）: 755-762, 1999.
14) 西良浩一・他:脊椎の疲労骨折—腰椎分離症—. 臨床スポーツ医学, 27（4）: 411-421, 2010.
15) Fujii K, et al : Union of defects in the pars interarticularis of the lumbar spine in children and adolescents. The radiological outcome after conservative treatment. *J Bone Joint Surg Br*, 86（2）: 225-231, 2004.
16) Beutler WJ, et al : The natural history of spondylolysis and spondylolisthesis : 45-year follow-up evaluation. *Spine*, 28（10）: 1027-1035, 2003.
17) Herkowitz HN : Spine updata. Degenerative lumbar spondylolisthesis. *Spine*, 20（9）: 1084-1090, 1995.
18) Nagaosa Y, et al : Pathoanatomic mechanisms of degenerative spondylolisthesis. A radiographic study. *Spine*, 23（13）: 1447-1451, 1998.
19) Takahashi K, et al : Epidural pressure measurement. *Spine*, 20（6）: 650-653, 1995.
20) 菊地臣一:腰部脊柱管狭窄症—概念と分類. 脊椎脊髄ジャーナル, 21（4）: 259-264, 2008.

（佐々木賢太郎）

解説

[※3] 腰部の脊柱管腔と硬膜嚢の大きさには個体差があり, さらに両者の大きさは相関しないため, 画像所見から評価される前方へのすべりの程度と間欠性跛行出現までの歩行距離は必ずしも一致しない.

2 腰椎・腰髄疾患に対する理学療法

総論

　腰痛は世界の約80％の人が生涯一度は経験するといわれるほど一般的で身近なものである．腰痛の定義は，肋骨縁より下，かつ下殿筋線より上における痛み，筋緊張，あるいは硬直であり，下肢痛を伴う場合と伴わない場合があるとされている[1]．この定義をもとに，日本人20～79歳の65,496名を対象とした腰痛の大規模調査によると，生涯有病率は83.4％（男性82.4％，女性84.5％）であり，世界的な有病率と同等であった[2]．

　腰痛症とは画像診断などにより原因が特定できない腰痛のことであり，腰痛の約85％が非特異的腰痛症ともいわれる．腰痛症は急性と慢性とに分類され，腰痛の持続が3か月未満のものを急性，3か月以上持続するものを慢性と分類される．急性腰痛症のうち約9割は6週間以内に自然回復するが，2～7％は慢性になるといわれている[3]．一方，残りの約15％については腰痛の原因となる疾患が特定できるものである．腰椎椎間板ヘルニア，脊椎分離症，脊椎すべり症などはこれに含まれる．

　変形性脊椎症とは，中年期以降に多くみられ，加齢とともに進行する脊椎の退行性変性疾患である．構造的な所見として，椎体の変形や骨棘形成，椎間板の変性，椎間関節の変形などが生じ，腰痛や下肢痛，神経根や馬尾神経の神経症状がみられる．

　腰椎椎間板ヘルニアは椎間板線維輪の断裂を伴う髄核の後方への突出であり，神経根や馬尾神経が圧迫されると大腿神経痛や坐骨神経痛，また筋力低下や知覚低下などがみられ，重度になれば，排尿・排便機能不全が生じることもある．『腰椎椎間板ヘルニア診療ガイドライン　改訂第2版』によれば，有病率について詳細は十分明らかにはされていないが，男女比は約2～3：1，好発年齢は20～40代，好発高位は第4/5腰椎，第5腰椎/第1仙椎間であるとされている[4]．

　腰椎分離症は，椎弓の椎間関節突起間部（pars interarticularis）における骨の連続性が欠損した状態であり，腰痛が生じるが，痛みの程度はさまざまである．

　腰椎すべり症は，上位椎体が下位椎体に対して前方もしくは後方（多くは前方）に偏位する疾患であり，腰痛あるいは下肢痛が生じる．腰椎分離症から進行して起こる分離すべり症，椎間関節や椎間板の変性によって生じる変性すべり症などがある．変性すべり症は一般的には40歳以降に発生し，女性に多くみられ，第4/5腰椎レベルが最も多いとされている[5]が，その原因についての解明は十分ではない．

診療ガイドラインの概略[6]

　腰痛のリスクファクターとして近年のシステマティックレビューでは，余暇活動での運動，長時間の座位，立位，および歩行は腰痛と関連がないこと，重労働，体幹屈曲もしくは回旋位での作業，全身振動，看護の仕事と腰痛との関連については一致した見解が得られていないとされている[21]．

　また，近年は心理社会的要因と腰痛との関連についてのシステマティックレビューが多数報告されるようになった．腰痛と関連がある心理社会的要因としては，職場での社会的サポート不足，職場での人間関係のストレス，仕事に対する満足度が低いこと，受動的なコーピング，痛みの認知，恐怖−回避（fear-avoidance），抑うつ，不安，苦悩，情動などが挙げられている．さらに，急性痛から慢性痛への移行については，痛みや機能低下の重症度が高いことのみならず，種々の心理社会的要因が重要なリス

クファクターとなるとされている.

腰椎椎間板ヘルニアについては，保存療法と手術療法の比較に関してのランダム化比較試験の報告では，手術療法は術後1年で65％，4年で66％，10年で58％が良好な成績であり，保存療法は1年後36％，4年後51％，10年後56％であり，術後1年では手術療法のほうがよい成績であるが4年以降は有意な差がない[2]．しかし保存療法群のうち，1年以内に手術が必要になったものを不良群とすると，1年後24％，4年後38％，10年後41％となり，長期的にみても手術療法のほうが成績がよいことになる．これまでの研究では長期成績ほど保存療法と手術療法との間に差がなくなってくるという報告が多かったが，近年では短期成績の差が4〜8年経過しても縮まらず，手術療法のほうが有用とされている．

理学療法検査・測定

1 医療情報の収集

腰痛患者に対する評価に医療面接は欠かせない．腰痛患者の主訴は腰背部痛であることが多く，医療面接によって痛みの発生した状況を詳細に探ることで，その原因を絞ることが可能である．この際，一般に用いられる4W1H（いつ？　何をしていて？　どのあたりが？　どのように？　思い当たる原因は？）に沿って質問をしていく．医師が医療面接により疾患を同定するように，理学療法士は医療面接によって得られた受傷機転により，それに関連する機能低下を同定する．また主観的な痛みの程度についての評価方法はVAS（visual analog scale）またはNRS（numeric rating scale）を用いるのが一般的だが，これらは簡便であり，かつ痛みの評価としての妥当性が高いことが報告されている[7]．

また情報収集の中から，患者の活動制限と参加制約について明らかにし，ゴール設定のための情報のひとつとするとともに患者に対し理学療法の目的を明確に示す．

2 身体構造

1．構造評価

腰椎，腰髄疾患の構造評価として，単純X線検査，CT検査，MRI検査，脊髄造影検査などにより椎体，脊柱のアライメント，椎間関節，椎間板，脊髄，筋，靱帯などの画像所見を確認する．変形性腰椎症であれば主に椎体の変形，骨棘，椎間関節の変性，腰部脊柱管狭窄症では脊柱管周囲の靱帯の肥厚や椎間板，椎間関節の変形などによる脊柱管の狭小化などが，椎間板ヘルニアでは椎間板の変性，椎間板の狭小化，髄核の突出，神経根の圧迫など，腰椎すべり症では椎体のアライメント異常や脊髄，馬尾神経の絞扼など，腰椎分離症では椎間関節突起間部での炎症，骨折線所見などがみられる．

MRIは腰椎疾患の診断に広く用いられている．腰椎椎間板ヘルニアの確定診断においてMRIの診断精度がCTや脊髄造影などと比較し最も高いとされている．しかしコホート研究によって無症候性のヘルニアの存在も今や周知のこととなっている．理学療法士としては，画像所見は参考情報のひとつとして捉え，あくまで動作や神経学的所見から得られた臨床症状と一致しているかどうかを判断し，問題点を抽出することが重要であると考える．

2．姿勢・動作

姿勢観察により脊柱や身体全体のアライメントから身体の機能異常を推測することが理学療法士には求められる．普段の姿勢における特徴や，腰痛を回避・軽減するための姿勢により，骨盤・脊柱アライメントの非対称性が生じることがある．したがって臥位，座位，立位において，それぞれ姿勢観察を行うことが重要である．腰椎疾患における歩行時の特徴として腰部脊柱管狭窄症で特徴的にみられる間欠性跛行の有無の確認や，神経根症状による下肢の機能低下による跛行のほか，疼痛回避により出現した異常歩行を観察する必要がある．

3 身体機能

1．関節機能

ROM検査および柔軟性テストにより，患者の身体機能を評価する．柔軟性のテストは体幹前屈の場

第4章 | 腰椎・腰髄疾患

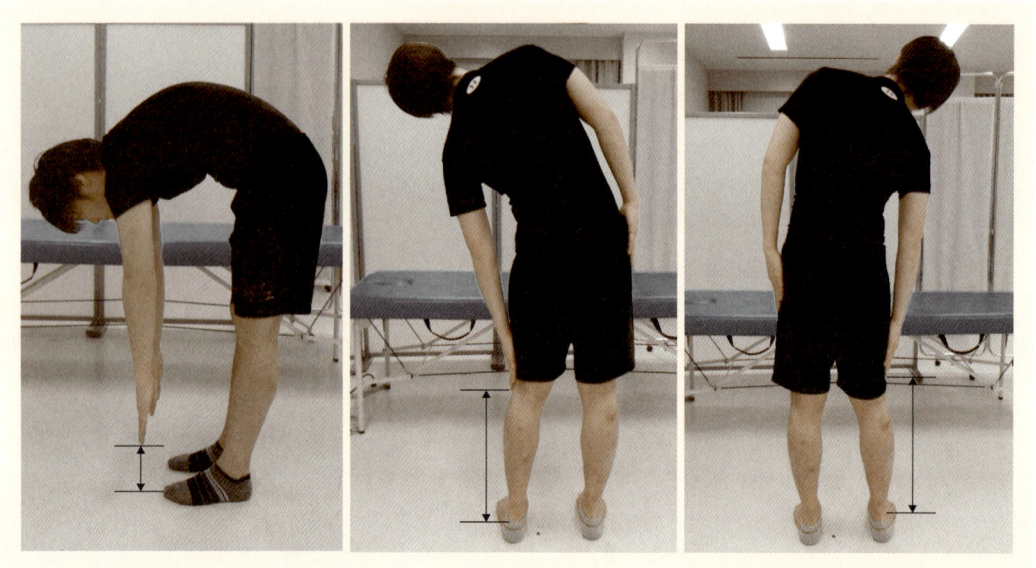

図1 指床間距離（Finger Floor Distance：FFD）
前方および側方で計測する.

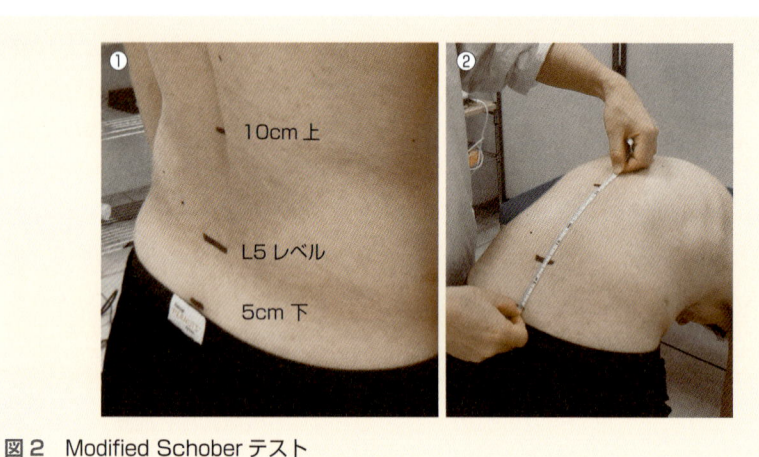

図2 Modified Schober テスト
立位にて第5腰椎レベルの棘突起および上方10cm, 下方5cmの所を測定し, マーキングをする（①）. その後, 最大前屈を行ってもらい, その際の上下の距離を測定し, その差（cm）を計測する（②）.

合, 指先から床までの距離である指床間距離（Finger-Floor Distance：FFD）（図1）や Modified Schober テスト（図2）による背部の一定距離の変化量を計測して客観的に評価を行う. また, このときの姿勢を観察し, 骨盤傾斜の程度, 脊柱のカーブの程度や滑らかさから, 特にどの部位で動きが制限されているのか, または限局した部位で大きく動きを有していないかどうかをチェックする. 体幹後屈についても同様にその弯曲の滑らかさを評価する. 後屈の場合, 胸腰椎移行部（第12胸椎／第1腰椎）や第4/5腰椎レベルで過剰な動きが生じていることが多く, その場合には隣接した前後の髄節では可動性がほとんどないことが多くみられる. 同時に同部位に圧痛を認めることもあり, 同部位の不安定性を示唆することがある.

一般に前屈時痛を生じる腰椎疾患として筋・筋膜性腰痛症, 腰椎椎間板ヘルニア, 椎間板性腰痛症などが挙げられ, 後屈時痛を生じる腰椎疾患として椎間関節性腰痛症, 腰椎分離症, 腰部脊柱管狭窄症などが挙げられる.

また腰椎分離症の場合, 後屈動作および疼痛側と反対方向への回旋動作にて痛みを確認できる. また分

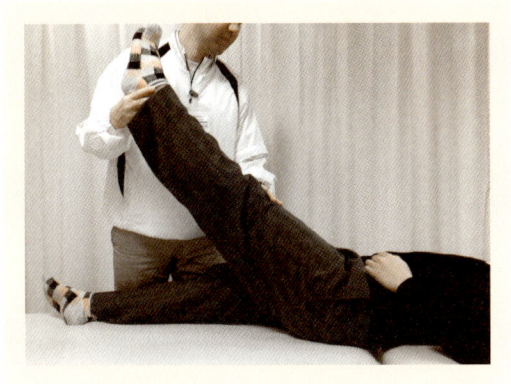

図3　下肢伸展挙上テスト（SLRテスト）

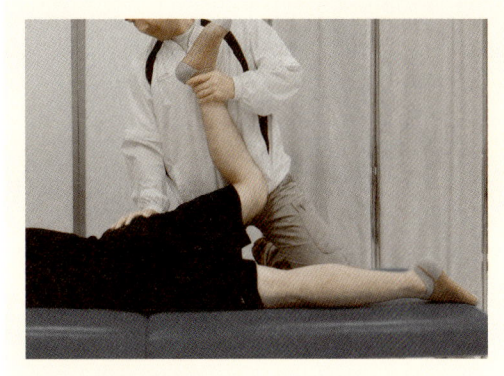

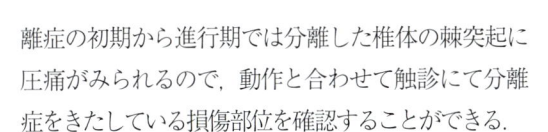

図4　大腿神経伸張テスト（FNSテスト）

離症の初期から進行期では分離した椎体の棘突起に圧痛がみられるので，動作と合わせて触診にて分離症をきたしている損傷部位を確認することができる．

また腰痛患者の場合，下肢の柔軟性の低下もよくみられる．特にハムストリングス，腸腰筋，大腿四頭筋，下腿三頭筋の短縮の有無を評価するためにROM測定に加えThomasテスト，Elyテストなどの整形外科的検査も実施する．

2. 神経機能

腰椎疾患では神経の圧迫などにより，髄節レベルの支配領域に感覚症状が認められることがあるので，知覚検査を行う．筋力においても損傷を受けた支配神経筋の筋力低下を確認するために筋力テストを行う．また，損傷神経根の髄節レベルを確認するために深部腱反射を行う．

さらに，また神経学的徴候を惹起させるための整形外科的検査を行う．腰椎椎間板ヘルニアに対する整形外科的検査として，下肢伸展挙上テスト（straight leg raising test：SLRテスト）がよく用いられている（図3）．下肢伸展挙上テストは70°以下で陽性とされ，坐骨神経の刺激症状を確認する．腰椎椎間板ヘルニアの診断に下肢伸展挙上テストが有用であるとする報告は多い．『腰椎椎間板ヘルニア診療ガイドライン』でも下肢伸展挙上テストはヘルニアによる坐骨神経痛に対して信頼性のある徴候であり，感度（sensitivity）0.85，特異度（specificity）0.52であったと報告している[4]．また上位の腰椎椎間板ヘルニアに対するテストとして大腿神経伸張テスト（femoral nerve stretch test：FNSテスト）が用いられるが（図4），141例の上位腰椎椎間板ヘルニアの所見を調査した横断研究ではFNSテストが陽性となる頻度は不明であるとされている[8]．またKempテスト[※1]も椎間板ヘルニアの症状を確認するために用いられる．その他，脊椎疾患由来の腰痛ではなく，骨盤帯や股関節に起因する腰痛との鑑別を行うための種々の整形外科的検査が報告されている．代表的なものとして，Fabereテスト[※2]，Fadireテスト[※3]，Newtonテスト[※4]などが挙げられる．

3. 痛み

疼痛評価については医療面接の項目でも述べたが，妥当性の高いVASやNRSが広く用いられて

解説

※1：Kempテスト：座位または立位にて患者の体幹を他動的に伸展・側屈・回旋させ，側屈側の痛みが生じたものを陽性とする．

※2　Fabereテスト：股関節を屈曲（flexion），外転（abduction），外旋（external rotation）させた後に伸展（extension）を行い，この動作で痛みが生じれば股関節の問題が疑われる．

※3　Fadireテスト：股関節を屈曲（flexion），内転（adduction），内旋（internal rotation）させた後に伸展（extension）を行い，この動作で痛みが生じれば，仙腸関節の問題が疑われる．

※4　Newtonテスト：背臥位もしくは腹臥位にて仙腸関節へゆっくりとストレスをかけ，痛みがみられれば骨盤帯の不安定性を疑う．

おり，その他にも表情評価スケール（face rating scale）などがある．また安静時痛，動作時痛，腰椎疾患に特異的な動きの有無について評価する．動作時痛の評価に関しては，問診にて予め把握したうえで，その動作を実際に行ってもらうことにより腰痛の程度を確認する．一般に前屈時には骨，関節，椎間板，筋・筋膜，関節包，靱帯などのうち，回転軸よりも前方にある脊柱の前方要素の圧縮・屈曲ストレスおよび後方要素の伸張ストレスが物理的に生じる．後屈時には逆に脊柱の前方要素の伸張ストレスおよび後方要素の圧縮，屈曲，剪断ストレスなどが生じることから，動作時痛の評価は痛みを惹起している組織および動作を推測するのに役立つ．多次元的な痛みの評価法では 1975 年に Melzack により発表された痛みの質問票である McGill Pain Questionnaire（MPQ）が有名である[9]．MPQ は各国語に翻訳され，日本においてもその信頼性や妥当性については確認されている．MPQ は自己記入式で，痛みを表す最も適切と考えられる表現を選択していき，感覚的，感情的，評価的痛みを総合的に評価可能であるが，実施するのに時間を要するため，臨床では使いにくい．そこで 2009 年に Dworkin らが revised version of the SF-MPQ（SF-MPQ-2）を報告し，日本においても妥当性や信頼性が確認されている[10]．

4 腰痛疾患に関連した日常生活活動・QOL の評価

　腰椎疾患に関する特異的評価表としては Roland-Morris Disability Questionnaire（RDQ）が挙げられる．RDQ は 24 項目からなる自己記入式評価であり，国際的に最も用いられている質問票である．この信頼性や妥当性については十分な検討がなされている．RDQ は日本語版が 2003 年に原著者の許可を得て日本語版作成委員会により作成された．鈴鴨は RDQ の信頼性について，級内相関係数は 0.92，内的一貫性を示す指標となる Cronbach の α 係数は 0.85 であったと報告しており，また基準値との比較評価も可能であると述べている[11]．また Oswestry Disability Index（ODI）も RDQ とともに世界で広く用いられている腰痛特異的評価票である．ODI は 10 項目からなり，各項目 0〜5 点で合計 50 点となっている．ODI も 2003 年に日本語版が正式に作成され，その信頼性や妥当性の検証がなされてきた．その結果，Cronbach α は 0.83-0.94 であり，再現性の検証に関しても，24 時間のインターバルで相関係数は 0.93 であったと報告している[12]．ODI は，その内容を変更しない限り原著者の許可を得ることなく自由に使用してよいこととなっている．また特徴として，社会生活や睡眠についての項目があり，SF-36 といった健康関連 QOL 評価票の身体面および精神面のサブスケールとの相関も十分示されている．また日本では日本整形外科学会の成績評価基準（JOA score）の改訂がなされ，日本脊椎脊髄病学会と日本腰痛学会とで作業部会を立ち上げ，新しく腰痛疾患治療評価問診票（JOA Back Pain Evaluation Questionnaire：JOABPEQ）を 2007 年に発表した．JOABPEQ は社会心理的な項目を含んだ 25 項目からなる質問紙票であり，その信頼性についても確認されている．また日本整形外科学会運動器リハビリテーション委員会，日本運動器リハビリテーション学会診療報酬等検討委員会，日本臨床整形外科学会整形外科理学療法検討委員会により 2007 年に報告された腰痛症患者機能評価質問表（Japan low back pain evaluation questionnaire：JLEQ）においても，信頼性，妥当性について確認されている[13]．

理学療法治療

1 変形性脊椎症

　変形性脊椎症に対する理学療法は，脊柱にかかる負担を軽減させるために，姿勢の改善や脊柱を支える体幹筋を強化することが重要である．また脊椎の変形や椎間関節の炎症などにより脊柱起立筋の筋スパズムなどが生じると考えられる．したがって筋のリラクゼーションやストレッチングを行い，筋の stiffness や柔軟性を改善させることが効果的であると考えられる．変形性脊椎症は変性疾患であるので，病態が進行すると，椎間腔の狭小化が生じて神経根症状を呈したり，脊柱管の狭窄による脊髄症状

が出現したりする．間欠性跛行が生じることもあり，理学療法では脊柱だけでなく股関節の柔軟性にも着目する必要がある．股関節のROMが小さくなり歩幅が減少して，蹴り出しが十分行えていなければ，脊柱のアライメントを症状が増強しない程度に保ちつつ，股関節の伸展可動性を拡大していくことで，歩行能力の改善につながる．

1. 関節機能の改善

脊椎の動きは椎間板を介した椎体間の動きと椎間関節の動きからなる．変形性脊椎症において脊柱を生理的前弯のアライメントに矯正するためには椎間関節の動きを改善していく必要がある．体幹前後屈に必要な椎間関節のjoint play（遊び）を促すために，関節モビライゼーションを行う．また膝立背臥位にて骨盤の前後傾運動（Pelvic Tilt）や四つ這い位でのキャット・ドッグ運動など，脊柱・骨盤帯の自動運動を行う（図5）．またさらに脊柱の分節的な動きを改善する必要があるときには，ブリッジング運動で，背骨を床からひとつずつ順番に離していくように行うと有効である（図6③）．これは筆者が臨床で取り入れているピラティスのエクササイズの代表的な運動のひとつであり，脊柱のアーティキュレーション[※4]とよばれるものである．

2. 体幹筋力の改善

変形性脊椎症に対する体幹筋の強化については，痛みが増悪しないよう，等尺性運動から徐々にダイ

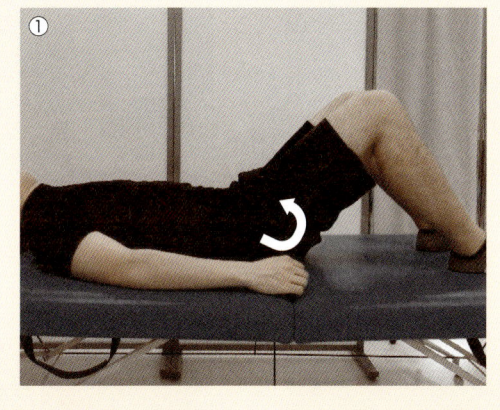

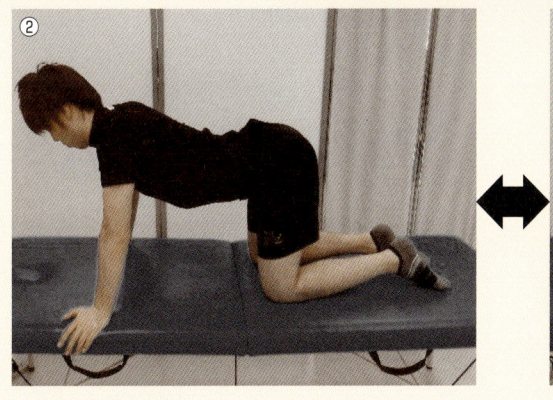

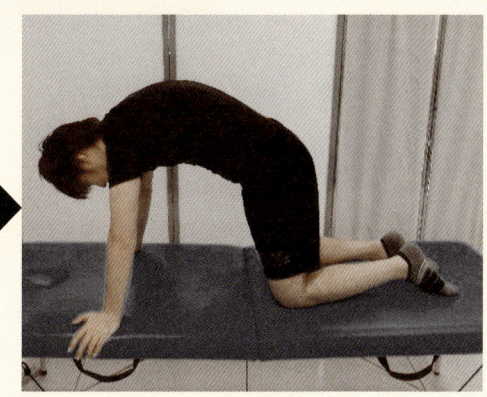

図5 脊柱の自動運動
①Pelvic Tilt．②キャット・ドッグ運動：四つ這い位で脊柱を前弯，後弯させる．

解説

[※4] アーティキュレーション：脊柱を12個の胸椎および5つの腰椎と捉え，各椎体を一つひとつ分離して動かす意識をもってかつ連動的に滑らかに動かす動作のことをいい，脊柱全体をひとつの剛体として行わせる動きよりも脊柱のタイトネスな部位の改善につながり，アライメントの改善に効果的である．

第4章 | 腰椎・腰髄疾患

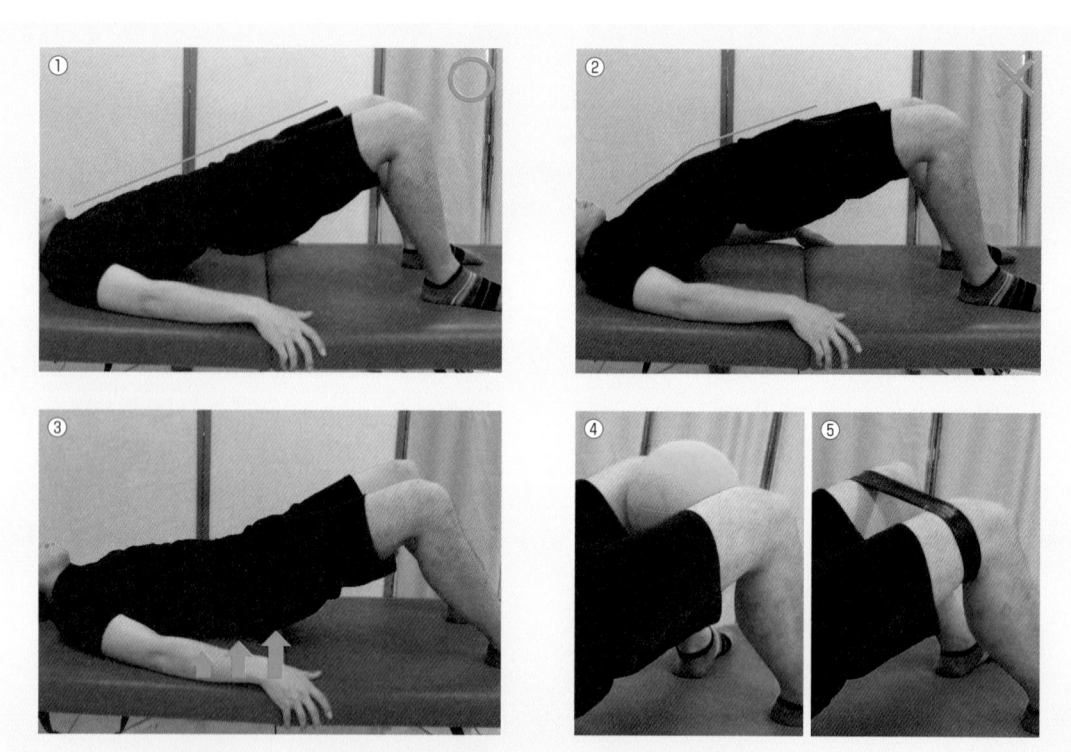

図6 ブリッジング運動
肩から膝が一直線となるまで持ち上げる（①）．腰を反らせすぎない（②）．
ピラティスでは，背骨をひとつずつ床から離していくように浮かせていく（③）．ボールやチューブを用いて股関節内転筋群や殿筋群も働かせることができる（④, ⑤）．

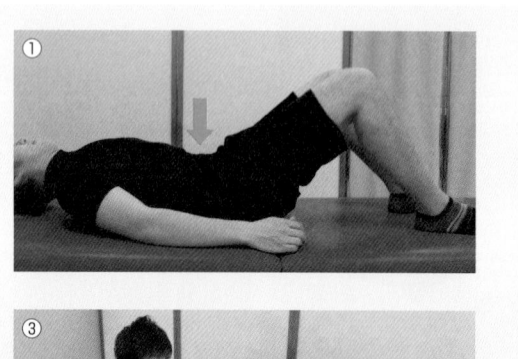

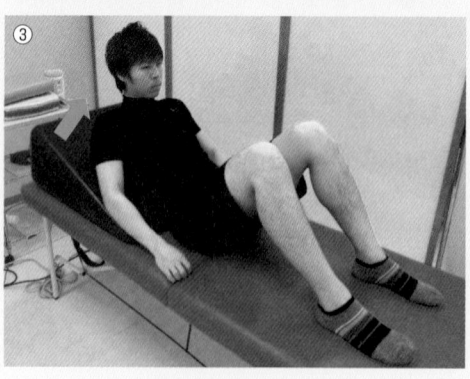

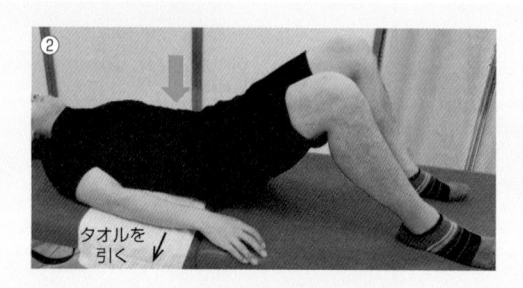

図7 腹筋群の強化運動
①ドローイン運動：お腹を引き込む運動．
②床面を腰で押すように力を入れる運動：腰背部にタオル等を敷き，タオルを引っ張ることに対して抜けないように腰部で押さえるように指導するとイメージしやすい．
③上体起こし運動：高齢者の場合，クッションなどで，体勢や負荷量を調節する．

124

ナミックな運動へと進めていくのがよい．腹筋群のエクササイズとしてはcrook lyingでの腹部引き込み（ドローイン）運動，床面を腰で押すように力を入れる運動，上体起こし運動（**図7**）などを行う．また，背筋群のエクササイズとしてブリッジング運動などを行う（図6）．この際，腰椎の過度な前弯が生じないように，アライメントを確認して行う．腹部を引き込む運動は腹横筋の収縮を促し，腹横筋などの体幹深部筋のエクササイズは脊柱の安定化運動ともいわれ，近年では腰痛に対して一般的に実施されていると思われるが，関節運動をあまり伴わないため，高齢者にとっても安全な運動であると考えられる．変形性脊椎症患者に対し，安定化運動のホームエクササイズを6か月行ってもらい，VASおよびODIの有意な改善がみられたと報告がある[14]．

2 腰椎椎間板ヘルニア

1. 保存療法

椎間板ヘルニアは縮小することが多くの報告で示されており，腰椎椎間板ヘルニアに対する治療は保存療法が第一選択となっている．理学療法では，物理療法としてホットパックなどの温熱療法，体幹・下肢筋のストレッチング，体幹筋の筋力強化運動，日常における姿勢や動作における注意点などADL（activities of daily living：日常生活活動）指導が行われる．また体幹の屈曲位では髄核の後方への内圧が上がり症状が増悪し，逆に伸展の動きにより髄核は前方へ誘導されるという考え方に基づき，マッケンジー運動が行われる．腰椎椎間板ヘルニアでは体幹の前屈時痛がみられ，特に急性期ではいわゆる腹筋運動のように体幹を前屈させる運動で痛みを訴えることもみられる．腰痛に対するマッケンジー運動の効果は報告されているが[15]，腰椎椎間板ヘルニアに対しての高いエビデンスを示した研究報告は見出せなかった．しかし筆者は臨床において若年者の椎間板ヘルニアや椎間板性腰痛症の患者に対し，この考え方をもとにした腹臥位での腰椎伸展運動を行い，症状の改善を多く経験している（**図8**）．『理学療法診療ガイドライン』では，マッケンジーの運動療法について，急性腰痛に対しては短期間での若干の効果は認められるとしている（推奨グレードC，エビデンスレベル2）．

脊椎マニピュレーションについては，『腰椎椎間板ヘルニア診療ガイドライン』によると脊椎マニピュレーションが非施行群に比べて有効であったとする報告を挙げているが，信頼性に乏しく十分な科学的根拠は示されていないと報告している[4]．これらをふまえ，『理学療法診療ガイドライン』では推

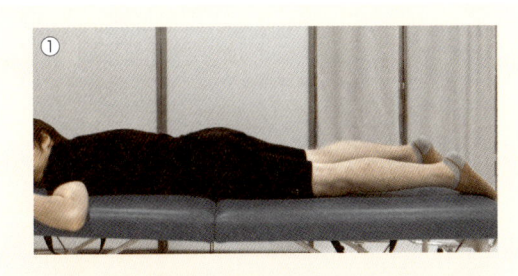

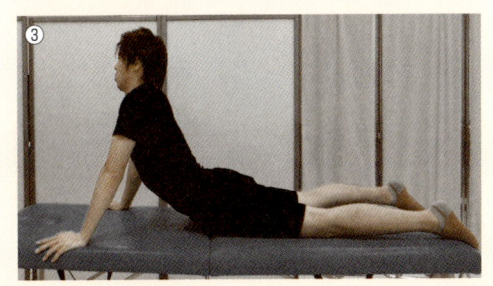

図8 体幹伸展運動
①腹臥位 ②伸展腹臥位 ③伸展反復運動 ④伸展腹臥位保持

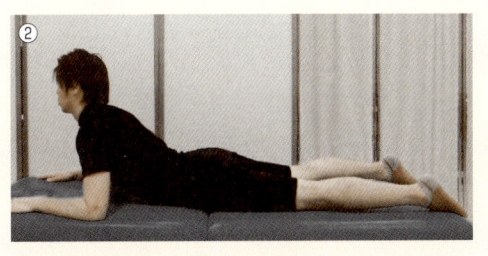

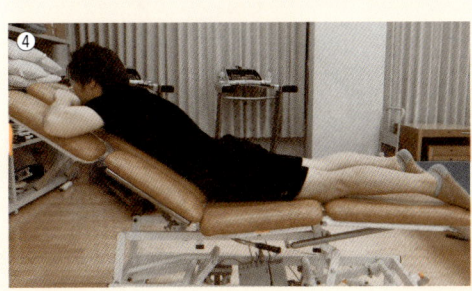

第4章 腰椎・腰髄疾患

奨グレードCとされている．一方，クリニカル・エビデンスによると脊椎マニピュレーションは有益である可能性が高いとされている[16]．

2．術後の理学療法

現在の腰椎椎間板ヘルニアに対する手術療法として，Love法，内視鏡下ヘルニア摘出術（Microendoscopic Discectomy：MED法），顕微鏡下ヘルニア摘出術（Micro Discectomy：MD法），経皮的髄核摘出術（Percutaneous Nucleotomy：PN法）などさまざまな方法が実施されている．近年は，低侵襲手術が行われることが多い．低侵襲手術は，組織損傷だけでなく，精神的・肉体的ストレスが少なく在院期間が短くてすむなどメリットが多いが，椎間板ヘルニア摘出術後の理学療法については，急性期は患部に荷重がかかり過ぎないよう注意が必要であり，ギャッジアップやコルセットを装着し，コルセット装着下での歩行練習を行う．また体幹・下肢の筋力強化運動や下肢のストレッチングなどを行う．椎間板ヘルニア摘出術後の理学療法についてのシステマティックレビューでは，術後の開始時期および頻度について，早期から，また高頻度に理学療法を行ったほうが，VASおよびRDQでの短期成績はよいと述べている[17]．『理学療法診療ガイドライン』によると，有効性を示す具体的な介入法のエビデンスはないが，術後なるべく早期からの介入が勧められている（推奨グレードB，エビデンスレベル2）．また石田らは術後のリハビリテーションにおいて腰椎の生理的前弯を意識した座位姿勢の指導や腰椎伸展運動を行った結果，腰椎，骨盤のアライメントや痛みの改善に効果があった[18]と報告し，日常において正しい姿勢をとることが重要であると考えられる．これらのことから，早期からの介入に加え，組織の生理学や機能解剖を考慮した理学療法の重要性を認識する必要がある．

③ 腰椎分離症

腰椎分離症は成長時期における分離症であるのか，成人以降の分離症であるのかによって理学療法の内容は変わってくる．成長時期における分離症の多くはスポーツによって生じるといわれている．急性期では骨癒合が十分期待できるので，医師と密に連携をとり，治療方針を把握したうえで理学療法プランを立てる必要がある．骨癒合を得る場合，硬性コルセットを装着し，スポーツは中止となることが多い．また日常の動作で体幹伸展や回旋動作を行わないよう指導する．運動療法として下肢の柔軟性の改善のためにストレッチングを行う．また腹筋運動や脊柱の安定性運動を積極的に行う．次に，成長時期であっても骨癒合が期待できず，無症候性の分離症とするのであれば，装具療法は行わず体幹深部筋の強化，下肢の柔軟性の改善などを実施する．成人以降の分離症も原則は無症候性にさせる目的で，同様のエクササイズを実施する．慢性の脊椎分離症や脊椎すべり症患者を対象に腰椎安定化運動を10週間実施し，

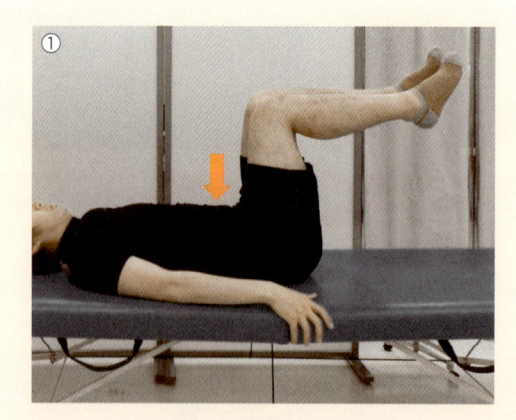

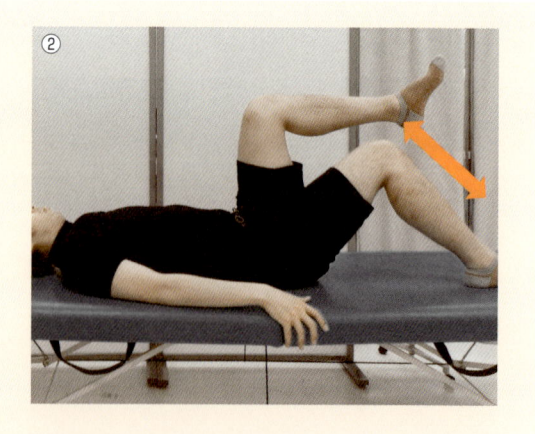

図9 ピラティスに基づいた脊柱安定化運動
①股関節，膝関節90°で腹部を引き込み保持する．なお，この姿勢で保持できず腰が反ったり，痛みがみられた場合は行わない．
②息を吐きながら一側下肢を膝関節90°のまま股関節のみ伸展していき足部を床に接地する．次に息を吸いながら下ろした下肢を元の位置まで屈曲していく．次に反対の下肢で行い，交互に10回実施する．

痛みや ODI を用いた腰痛の機能評価に有意な改善を認め，その後 30 か月に及ぶ追跡調査でも効果が持続していたとの報告がある[19]．日本でもコアスタビリティートレーニングといった言葉が普及し，臨床現場で広く行われてきている．なお，筆者は体幹深部筋に対するアプローチとしてピラティスに基づいた脊柱安定化運動も行っている（**図9**）．

4 腰椎すべり症

腰椎すべり症は変形性脊椎症や腰椎椎間板ヘルニア，腰椎分離症などから進行して生じることもあり，手術の適応を医師が判断する．保存療法として，Takemasa らは腹筋・背筋の強化や腰背部のストレッチングなどを主体とした運動療法が効果的であったとし，3～6か月継続することにより体幹筋力，VAS，JOA score の有意な改善がみられたと報告している[20]．手術療法として，後方腰椎椎体間固定術（posterior lumbar interbody fusion：PLIF），経椎間孔椎体固定術（transforaminal lumbar interbody fusion：TLIF），前方椎体間固定術（anterior lumbar interbody fusion：ALIF）などの固定術や，椎弓切除術（Laminectomy）などの除圧術が行われる．術後の理学療法としては，術創部周囲筋の筋スパズムの改善のためのホットパックなどの温熱療法，筋リラクゼーション，マッサージなどを行う．また筋緊張の緩和，筋の柔軟性の改善のための下肢のストレッチング，体幹筋の筋力強化運動などを行う．

理学療法の課題

腰痛に対する治療は構造学的アプローチから心理・社会的アプローチに至るまで多方向的な介入が効果的であるとされている．その中で脊椎・脊髄疾患に対する理学療法においても多くの研究がなされているが，日本においては理学療法効果を示した研究報告はごくわずかであり標準化された介入方法はいまだ示されていない．けれども実際の臨床現場においては介入効果を実感されていることも多いのではないかと思われる．教育，研究機関に所属する理学療法士が増えている現在において，研究機関と臨床機関との連携を強め，理学療法介入の効果を示す国際的に質の高い報告を行っていく必要がある．

●文献

1) Van der Heijden GJMG, et al：De effectiviteit van tractie bij lage rugklachten. De resultaten van een gerandomiseerde en geblindeerde pilotstudy. *Ned. T. Fysiotherapie*, 101（2）：37-41, 1991.
2) Fujii T, et al：Prevalence of low back pain and factors associated with chronic disabling back pain in Japan. *Eur Spine J*, 22：432-438, 2013.
3) Frymoyer JW：Back pain and sciatica. *N Eng J Med*, 318：291-300, 1988.
4) 日本整形外科学会，日本脊椎脊髄病学会（監修）：腰椎椎間板ヘルニア診療ガイドライン 改訂第2版，南江堂，2011.
5) Rosenberg N：Degenerative spondylolisthesis：surgical treatment. *Clin Orthop Rel Res*, 117：112-120, 1976.
6) 1．背部痛 各疾患・領域の理学療法診療ガイドライン「理学療法診療ガイドライン第1版（2011）」について．http://www.japanpt.or.jp/00_jptahp/wp-content/uploads/2014/06/back_pain.pdf
7) Williamson A, Hoggart B. Pain：a review of three commonly used pain rating scales. *J Clin Nurs*, 14（7）：798-804, 2005.
8) Albert TJ, et al：Upper lumbar disc herniations. *J Spinal Disord*, 6（4）：351-359, 1993.
9) Melzack R：The McGill Pain Questionnaire：major properties and scoring methods. *Pain*, 1（3）：277-299, 1975.
10) 圓尾知之・他：痛みの評価尺度・日本語版 Short-Form McGill Pain Questionnaire 2（SF-MPQ-2）の作成とその信頼性と妥当性の検討．*PAIN RESEARCH*, 28（1）：43-53, 2013.
11) 鈴鴨よしみ：Roland-Morris Disability Questionnaire（RDQ）によるアウトカム評価．日本腰痛会誌, 15（1）：17-22, 2009.
12) 藤原 淳・他：Oswestry Disability Index —日本語版について—．日本腰痛会誌, 15（1）：11-16, 2009.
13) Shirado O, et al：An outcome measure for Japanese people with chronic low back pain：an introduction and validation study of Japan Low Back Pain Evaluation Questionnaire. *Spine*, 32（26）：3052-3059, 2007.
14) Nava-Bringas TI, et al：Effects of a stabilization exercise program in functionality and pain in patients with degenerative spondylolisthesis. *J Back Musculoskelet Rehabil*, 27（1）：41-46, 2014.
15) Long A, et al：Does it matter which exercise？：A randomized control trial of exercise for low back pain. *Spine*, 29：2593-2602, 2004.
16) 葛西龍樹（監訳）：クリニカルエビデンス・コンサイス issue16 日本語版．771-776, 医学書院，2007.
17) Oosterhuis T et al：Rehabilitation after lumbar disc surgery（Review）．2014 The Cochrane Collaboration. Published by John Wiley & Sons, Ltd.
18) 石田和宏・他：腰椎椎間板ヘルニア摘出術後の早期理学療法．PTジャーナル, 48（8）：780-786, 2014.
19) O'Sullivan, et al：Evaluation of specific stabilizing exercise in the treatment of chronic low back pain with radiologic diagnosis of spondylolysis or spondylolisthesis. *Spine*, 22（24）：2959-2967, 1997.
20) Takemasa R, et al：Trunk muscle strength in and effect of trunk muscle exercises for patients with chronic low back pain. The differences in patients with and without organic lumbar lesions. *Spine*, 20（23）：2522-2530, 1995.
21) Bakker EW, et al：Spinal mechanical load as a risk factor for low back pain：a systematic review of prospective cohort studies. *Spine*, 34：E281-E293, 2009.

（大久保吏司）

第5章 頸椎・頸髄疾患

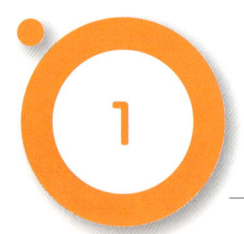

第5章 | 頸椎・頸髄疾患

1 頸椎・頸髄疾患の病態

総論

　頸椎・頸髄疾患は，頸椎および頸髄に生じた何らかの病変に伴い痛みやしびれ，運動麻痺などの症状を呈する疾患であり，その原因，程度，経過により治療方針が大きく違ってくる．
　頸椎・頸髄疾患の病態を記載するにあたり，頸椎・頸髄の構造とその機能を踏まえ主な病態および治療について述べる．

頸椎・頸髄の構造とその機能[1]

　頸椎は，7つの椎体で構成され，主に①頭部を支える，②大きな可動性を有す，③脊髄を保護する，④バランスを制御するという4つの役割を担っている．なお，上記の役割を担うにあたり，頸椎を取り巻く筋，靱帯などと綿密に連動しその機能を担っている（図1，2）．

1 骨

　出生後，脊柱はC状のカーブを呈している．その後，頭部の伸展動作や寝返りに伴い頸椎の前弯が形成され，筋力の強化と相まって座位・立位・歩行の動作の獲得に伴い，頸椎前弯，胸椎後弯，腰椎前弯という生理的弯曲が形成され，力学的に負荷を軽減する特徴的な構造を獲得している．その中でも，頸椎は，7つの椎体がそれぞれ特徴的な構造を有しており，後頭骨-環椎，環椎-軸椎の上位頸椎と第3～7頸椎の下位頸椎とでは，構造も機能も異なる．
　上位頸椎の後頭骨-環椎は，重さ約5kgを有する頭部と頸椎とを連結する重要な役割を担い，かつ若干の前後屈の可動性を有している．環椎-軸椎は，軸椎の歯突起を軸とし両方向45°の回旋の動きを有している．
　下位頸椎は，各椎体間に椎間板を有し，前後屈および側屈の可動性を有している．さらに，椎弓根，椎弓，棘突起および椎間孔を有し神経根を保護している．
　なお，頸椎全体として多少個人差はあるが前屈45°，後屈45°，側屈45°，回旋各方向90°の可動性を有している．

2 神経

　頸椎に関係する神経には，脳からの意思を伝達

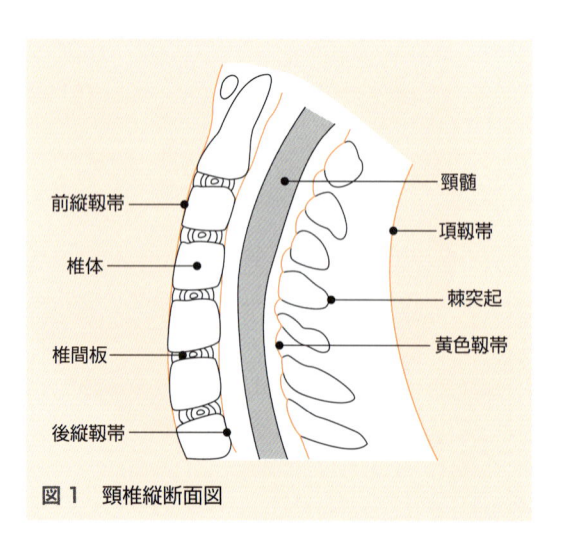

図1　頸椎縦断面図
（前縦靱帯，椎体，椎間板，後縦靱帯，頸髄，項靱帯，棘突起，黄色靱帯）

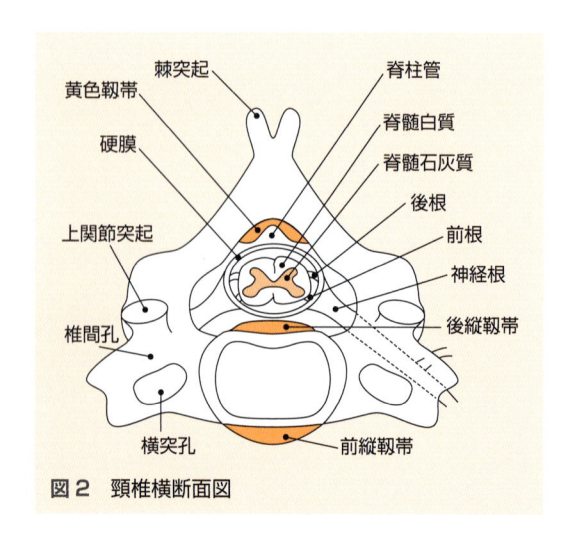

図2　頸椎横断面図
（棘突起，黄色靱帯，硬膜，上関節突起，椎間孔，横突孔，脊柱管，脊髄白質，脊髄灰質，後根，前根，神経根，後縦靱帯，前縦靱帯）

する下行経路ならびに末梢からの刺激を脳に伝達する上行経路が存在する．また，その機能により頸髄と神経根に大別される．

頸髄が圧迫された場合は，感覚異常や痙性運動麻痺などを呈し，神経根が圧迫された場合は，痛みや弛緩性運動麻痺を呈すなど，圧迫される部位により若干症状の出方が異なる．

なお，頸椎は7個であるが，頸髄からは8本の頸神経が出ており，第1神経は後頭骨と第1頸椎間から，第2神経からは上位頸椎の椎間孔から出ている．

3 筋

頸椎を取り巻く筋は，多くの筋で構成され，その機能により上位筋群と下位筋群とに大別することができる．

上位筋群は，主に頭部を前後屈させる役割を担い大・小頭直筋，上・下頭斜筋などで構成されている．下位筋群は，頸長筋や頸板状筋などで構成され，頸椎の前後を制御している．また，頸板状筋は頭板状筋と連動し頭部の回旋の役割も担っている．さらに，鎖骨などの胸郭と連結する胸鎖乳突筋なども頸椎の可動性を制御している．

4 靱帯

上位頸椎は，多くの靱帯で連結されており，とりわけ後頭骨と軸椎においては，後頭骨と軸椎の歯突起部とを連結している歯尖靱帯，翼状靱帯さらに後頭骨と軸椎の前弓部とが連結している十字靱帯により強固に連結され頭部を支えている．また，後頭骨から仙骨に付着し脊椎全体のアライメントを制御する前縦靱帯，後縦靱帯や椎弓と椎弓との間を連結する黄色靱帯があり頸椎の可動性を制御している．

病態

1 発生機序

頸椎・頸髄疾患の多くは，一般的に変形性頸椎症と総称される．発生機序は，頸椎の加齢に伴う退行変性により，脊髄や神経根などが圧迫または絞扼され，痛み，感覚異常，運動麻痺などの症状を呈する病態が多い．発症の主な原因は頸椎の骨棘形成や椎間板の変性，さらに靱帯の肥厚などがある．

2 誘因

明らかな誘因は定かでなく，病態によりさまざまな誘因が合わさり発症する場合が多い．一般的に，退行変性に伴う組織の線維化や肥厚ならびに外的刺激が誘因となることが多い．なお，その際脊柱管の幅や頸椎のアライメントが大きく関与している場合がある．例えば，頸椎後縦靱帯骨化症など靱帯の肥厚に伴う病態は，脊柱管の幅が大きく関与しており，各個人の構築学的特性による影響も大きく，また，頸椎椎間板ヘルニアは，椎間板の弾性の影響や外的刺激の影響が発症の誘因となることが多いと考えられる．

3 症状

主に痛みやしびれ，運動麻痺であり，傷害部位により弛緩性運動麻痺や痙性運動麻痺を呈し，傷害部位の違いにより頸椎症性神経根症と頸椎症性脊髄症とに大別されている（表1）．また，症状を誘発

表1　変形性頸椎症

	頸椎症性神経根症	頸椎症性脊髄症
原因	頸椎の加齢に伴う変化	
	骨棘形成・椎間板の変性・靱帯の肥厚	
	神経根の圧迫	脊髄の圧迫
症状	痛み 頸部運動制限 筋力低下 知覚低下	しびれ こわばり 電撃痛 痙性歩行 膀胱直腸機能不全
治療	保存療法が推奨される	軽度の場合は保存療法
経過	自然治癒が多い	手術療法が必要となる場合が多い

する原因が椎間板の変性に伴う場合は頸椎椎間板ヘルニア，後縦靱帯の肥厚・骨化による場合は頸椎後縦靱帯骨化症と称され，症状ならびに経過や治療方針が違ってくる．なお，退行変性以外の頸椎由来の疾患として，外傷性頸部症候群などがある．

4 診断基準

類似した症状を呈する脊髄腫瘍や筋萎縮性側索硬化症，多発性硬化症などの神経筋疾患との鑑別が重要とされる．その際，放射線画像上の病変の高位と症状とを比較することが重要とされている．なお，筋萎縮性側索硬化症の場合は，球麻痺症状など他の症状や経過も踏まえ鑑別する必要がある．

5 分類

頸椎・頸髄疾患は，末梢神経症状を主に呈する頸椎症性神経根症と脊髄症状を主に呈する頸椎症性脊髄症とに大別される．治療を行うにあたり，これらの症状の変化を踏まえ治療計画が立案される．なお，その症状を誘発する原因も治療を行うにあたり重要であり，とりわけ手術療法においては，原因を踏まえた治療経過が最も重要となる．

1. 頸椎症性神経根症

頸椎症性神経根症は，神経根が圧迫され頸から肩や腕に痛みを認め，頸椎の運動によって増強し激痛を訴えることが多い．また，神経根の知覚線維である後根が圧迫される場合は，神経痛様の痛みが各知覚神経支配領域に生じ，運動線維である前根が圧迫される場合は，筋肉痛様の痛みが各支配領域に生じる（図2）．さらに痛みに伴う防御反応として，急性期にはほとんどの例に頸椎の運動制限を認め，とりわけ伸展や患側への側屈や回旋が制限される．知覚異常は，主に触覚や痛覚で生じ，位置覚や運動覚の異常はほとんど認められない．なお，本症は第5～7頸椎レベルに生じやすく，一般的に自然治癒する場合が多く，保存療法が推奨されている．しかし，筋力の低下や激しい痛みのため日常生活に支障をきたす場合は，手術療法の適応とされる．

2. 頸椎症性脊髄症

頸椎症性脊髄症は，脊髄が圧迫や絞扼され手指のしびれ，こわばりから発症することが多く，頸椎を屈曲させると上肢から背部あるいは下肢に至るまでの電撃痛（Lhermitte徴候）を認める場合がある．なお，痛みは圧迫部位の関係により頸椎症性神経根症に比べ訴えは少なく，あっても軽度であり，むしろ痛みを主訴とするより，頸部や肩甲部の突っ張りやこりとして訴える場合が多い．頸椎の運動制限は，中等度以上の場合に多く認め，頸椎の構築学的変化に伴う運動制限が多く，電撃痛の防御反応により運動が制限されている場合がある．なお，圧迫される部位により症状が違い，知覚異常の場合，表在知覚および深部知覚に麻痺が生じ，末梢に強く訴える場

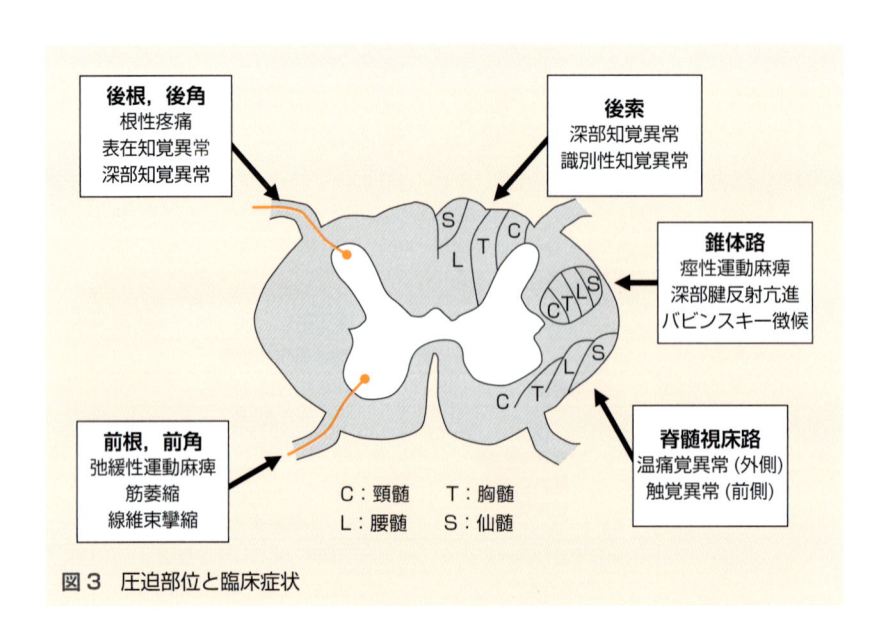

図3 圧迫部位と臨床症状

合が多い（図3）．また，症状が進行すると歩行能力低下や膀胱直腸機能不全を呈する場合もある．なお，症状が軽度な場合，保存療法が選択される．

3. 頸椎椎間板ヘルニア

椎間板の退行変性に伴い，椎間板の線維輪の断裂部から髄核などの組織が脱出し，脊髄ならびに神経根を圧迫し発生する．一般的に30〜50代の男性に多く，好発部位は頸椎の可動性が大きい中・下部頸椎部位である．なお，後方正中に脱出した場合は脊髄症を呈し，神経根が圧迫または絞扼された場合は一側上肢の運動麻痺，感覚麻痺および痛み，しびれなどを訴える場合が多い．なお，胸郭出口症候群（図4a），肘部管症候群，手根管症候群（図4b）と同じような症状を呈する場合があり，JacksonテストやSpurlingテスト（図4c）などの整形外科的検査を用いて鑑別する必要がある．

4. 頸椎後縦靱帯骨化症

脊柱管の前壁にある後縦靱帯の肥厚・骨化に伴い，脊髄が圧迫され引き起こされる疾患であり，男

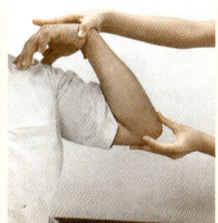

肘屈曲テスト（肘部管症候群）
前腕回外位・肘最大屈曲位を5分間持続させ環小指のしびれを誘発する．環小指にしびれを認めれば陽性となる．

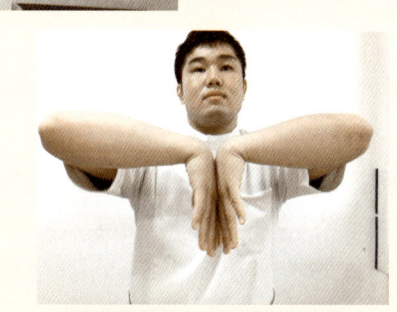

手関節屈曲テスト（手根管症候群）
手関節掌屈位にて1分間保持することにより正中神経領域のしびれや痛みを誘発する．正中神経領域にしびれや痛みを認めれば陽性となる．

図4b　整形外科的検査

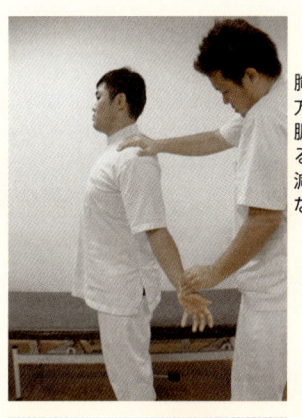

Edenテスト（胸郭出口症候群）
胸を張り，両肩を後下方に引き，橈骨動脈の脈拍の減弱を確認する．橈骨動脈の脈拍の減弱を認めれば陽性となる．

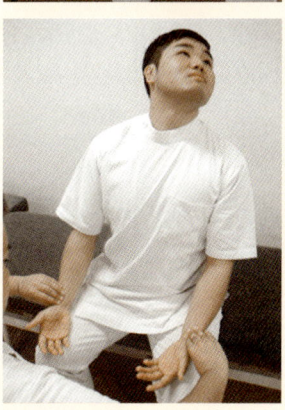

Adosonテスト（胸郭出口症候群）
頸椎伸展位で疼痛側に頸部を回旋させ，前斜角筋の緊張による橈骨動脈の脈拍の減弱を確認する．橈骨動脈の脈拍の減弱を認めれば陽性となる．

図4a　整形外科的検査

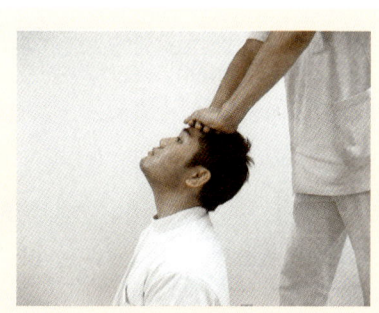

Jacksonテスト（頸椎椎間板ヘルニア）
頭部に回旋を加えずに頸椎後屈位にて圧迫を加える．頸椎神経根の支配領域にしびれや痛みを認めた場合陽性となる．

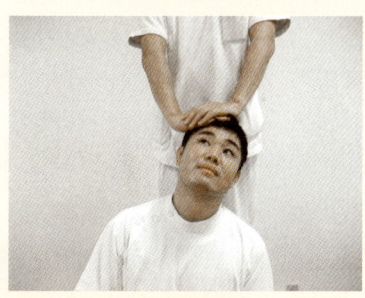

Spurlingテスト（頸椎椎間板ヘルニア）
頭部を後側方に圧迫し，椎間孔を狭窄させ神経根に刺激を加える．その神経根の支配領域にしびれや痛みを認めた場合陽性となる．

図4c　整形外科的検査

性に多い．遺伝的因子の関係もあり厚生労働省の難病疾患に指定されている．なお，後縦靱帯の骨化に伴い頸椎の可動性が低下することにより脊髄への刺激が減少され，画像上より症状が軽度の場合が多く，転倒などの軽微な刺激で脊髄損傷となる例もあるので注意を要する．

初期症状として，肩こりや頭痛，しびれなどを呈するが，臨床上は，手指の巧緻性低下や痙性歩行などによる日常生活の制限を呈し気づく場合も少なくない．

5. 外傷性頸部症候群（頸椎捻挫・頸部挫傷・むち打ち損傷）

外傷性頸部症候群は「頸部外傷によって生じた頸椎および神経系の構築学的，神経学的帰結であり，運動および神経系の多彩な異変のみならず，精神神経学的ならびに耳性学的，視覚平衡機能低下をも伴い得る症候群」と定義されている[2]．なお，従来は同様の病態を頸部捻挫や頸部挫傷と称し，頸部捻挫は「外傷後に頸部痛などさまざまな症状を呈し頸椎の骨折や脱臼を認めない頸部軟部組織が損傷し生理的可動範囲を超えたと考えた場合」，そうでない場合は頸部挫傷と定義され用いられていた[3]．また，むち打ち損傷と同義語として用いられてきたが，医学的見地から頸部捻挫，頸部挫傷，むち打ち損傷は，外傷性頸部症候群として総称されるようになってきている．

最も多い症状は，頸部痛であり，その他頸部ROM制限，筋力低下および感覚異常や頭痛，めまい，耳鳴りなどの随伴症状を伴う場合も多い．土屋は，症状に応じて「頸椎捻挫型」「根症状型」「バレ・リュー型」の3つに分類し，多彩な症状の把握に用いられている(**表2**)[5]．なお，頸部痛はほぼ全例に認められ，受傷後6時間以内が全体の65％を占めるが，2～3日後に遅発的に頸部痛を認める場合も少なくない[2]．

画像検査などで明らかな病態を確定することが困難であるため，自覚症状が主体となり症状も多岐にわたり，さらに心理社会的要因も関係するため統一的な診断および治療の実施が難しいのが現状である．

なお，外傷性頸部症候群として治療をしている患者の中に，頭痛などの多彩な症状を長期にわたり訴え治療が長期化する場合がある．近年その原因の1つとして髄液腔を包む硬膜，くも膜に何らかの理由により穴が開き，髄液が漏れ脳の血管や頭蓋底の硬膜が刺激され生じる脳脊髄液減少症に伴う場合があるとの報告がなされ[5]，治療がさらに複雑になってきている．

治療

原因や症状の程度や進行状況に応じて，保存療法と手術療法が選択される．しかし，その選択においては明らかな基準は定まっておらず，原因が明らかで日常生活などに大きく支障をきたす場合に手術療法が選択される．

1 保存療法

一般的に症状が軽度な場合に薬物療法，理学療法，装具療法などが選択され，対症療法として実施されている．なお，保存療法には限界があり，安易な保存療法の継続によって適切な手術の時期を逃すことが考えられ，医師との連携が重要となる．また，経過が長期化する場合や器質的病変と症状が一致しない場合は，生活指導，職務調整，さらには心理的治療も踏まえ検討する必要があり，適宜評価を行う必要がある．なお，生命予後が不良でないからといって，漠然と保存療法を続けるべきでなく，患者のQOL（quality of life：生活の質）の維持・向上に主眼を置き治療を行うべきである．

表2 外傷性頸部症候群の病型分類

病型	臨床症状
頸椎捻挫型	後頭痛，頸部痛，背部痛，頸部可動域制限，など
根症状型	上肢から手指のしびれ，放散痛，脱力，など
バレ・リュー型	頭痛，めまい，耳鳴り，吐き気，眼痛，視力低下，難聴，咽頭異常感，など

（土屋，文献5より）

1. 薬物療法

痛みに対する薬物療法は，侵害受容性疼痛[※1]に対し非ステロイド性抗炎症薬（non-steroidal anti-inflammatory drugs：NSAIDs）が投与される場合が多く，椎間板ヘルニアなどの神経の病理学的・生理学的変化に伴う痛みに対しては，専用の治療薬が用いられる場合が多い．鎮痛補助薬として，痛みによって悪くなった血流を改善する目的で血管拡張薬が，筋の過剰な緊張を緩和する目的で筋弛緩薬が，さらに精神的な不安に対しては抗不安薬などが用いられる場合もある．なお，投薬による疼痛コントロールが難しい場合は，ブロック注射が用いられる．

2. 理学療法

保存療法として重要な役割を担っている．主な手法として物理療法や運動療法，徒手療法などが用いられるが，症状に応じた的確な治療が求められる．安易に継続するのではなく，医師と連携する必要がある．詳細は，「理学療法」の項を参照されたい．

3. 装具療法

頸椎装具は，簡易で軽量なソフトカラーやフィラデルフィアカラー，SOMIブレースのように金属支柱により固定性が優れているものなどがあり，使用目的に応じて選択される．なお，長期間の使用は，二次的な廃用を招く恐れがあり，かつ依存してしまう可能性も考えられ注意が必要である．また，頸椎の可動性を抑制することにより視界が制限されるため足元の注意がしづらく，高齢者の階段昇降などの生活に危険性が増える場合があるので注意が必要である．

❷ 手術療法

手術療法は，明らかな適応基準は定まっていないが，病態ならびに症状の程度や経過を踏まえ，日常生活などに大きく支障をきたす場合や社会的背景などにより手術の適応が決定される．主な手術方法として，大きく分けて頸部の前方から行う前方法と後ろから行う後方法とがある．手術方法の選択は，病態や術者の経験により若干違ってくるが，一般的に前方法として，頸椎椎間板ヘルニアや骨棘形成，靱帯骨化症例に対し頸椎前方除圧固定法が用いられることが多い．後方法として，神経根の除圧を行う場合は，椎間孔拡大術が用いられ，脊髄の除圧を行う場合は，椎弓形成術が用いられる．なお，頸椎の後弯変形などのアライメント不良により後方除圧では十分な除圧の獲得が困難な場合や，頸椎の不安定性を有する場合は，前方固定やプレートを用いた脊柱インストゥルメンテーション手術[※2]が用いられる（図5）．

なお，近年，低侵襲な鏡視下での手術技術の開発も進み，治療の選択肢が広がってきている．頸椎の治療を行うにあたり，所見や画像から的確に病態を把握し，患者に十分な説明を行い同意のうえ，患者の希望に応じた治療を選択することが必要とされている．

1. 頸椎症性神経根症

一般的に自然治癒する場合が多く，保存療法が推奨されている．しかし，筋力の低下や激しい痛みのため日常生活に支障をきたす場合は，手術療法の適応とされている．なお，手術は神経根の除圧を目

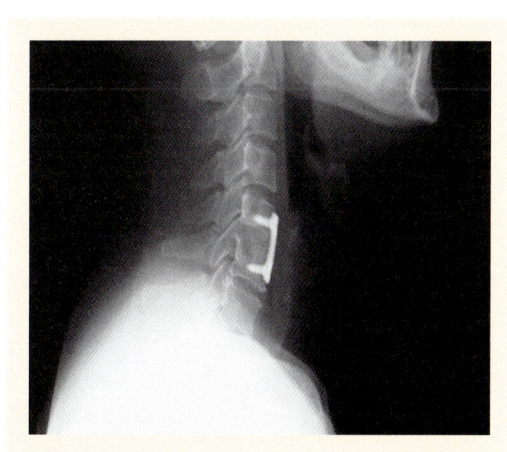

図5 脊柱インストゥルメンテーション手術後のX線像

解説

[※1] 侵害受容性疼痛：末梢の自由神経終末に存在する侵害受容器が，熱や機械刺激によって活性化されて生じる痛みであり，頸椎椎間板ヘルニア等神経圧迫により生じる痛みと大別される．

[※2] 脊柱インストゥルメンテーション手術：1980年代後半から普及しはじめた新しい手術方法で，チタン製の金属のネジやロッド等を用い脊柱を強固固定することが可能となり，理学療法実施において早期離床が可能となった．

2. 頸部脊椎症性脊髄症

日本整形外科学会頸部脊椎症性脊髄症治療判定基準[※3]が治療の指標とされ,階段昇降に支障を生じた場合や箸の使用が困難になった場合など,明らかに日常生活を営むのに支障をきたす状態になった場合が手術の適応とされている.なお,その際も最終的な決定には,家庭環境や年齢や合併症に伴う手術のリスクを踏まえ手術の適応か否かが決定されている.また,壮年者においても,保存療法の効果がない場合や進行性の場合,症状は軽度でも画像診断上圧迫が大きい場合は,除圧を目的に椎弓切除術などが行われる.なお,保存療法の予後調査で,平均7年5か月で47%が手術へ移行したとの報告もある[6].

3. 頸椎椎間板ヘルニア

一般的に保存療法が推奨され,その治療目的は安静が最も重要とされている.その際,日常生活の指導として,痛みを誘発する姿勢である頸椎の後屈は避けるよう指導が必要である.なお,激しい上肢痛や上肢運動麻痺が持続する場合や下肢痙性麻痺などを呈する場合は,手術療法が選択される.術式は,一般的に前方法が多く,脊柱管の狭窄を合併する場合は,脊柱管拡大術による後方法を併用する場合もある.

4. 頸椎後縦靱帯骨化症

後縦靱帯の骨化の原因や範囲により分節型,連続型に分類され,ROMの制限の有無などの症状の訴えが若干違う.治療において,頸椎カラーや頸椎牽引が保存療法として有効な場合がある.なお,日常生活に支障が生じる場合や膀胱直腸機能不全を呈する場合は,頸椎症性脊髄症と同様に手術療法が選択される.

5. 外傷性頸部症候群

主に保存療法が優先される.なお,従来は頸椎装具などを用いての安静治療が優先されていたが,最近は,長期安静は望ましくないと考え,早期から動かすよう推奨されている.近年,ケベックによる重症度分類(表3)[5]に伴う診療ガイドライン(図6)[6]が確立され用いられるようになってきたが,確定診断が難しく,社会環境なども関係し,長期化する場合も見受けられる[7].なお,外傷性頸部症候群の中に,脳脊髄液減少症に伴い長期化する報告がなされ,さらに治療が複雑になってきている.

表3 外傷性頸部症候群のケベック分類

Grade 0	頸部に訴えがない,徴候がない
Grade I	頸部の痛み,こわばり,圧痛のみの主訴,客観的所見なし
Grade II	頸部の痛み,筋・骨格徴候 ※a
Grade III	頸部の痛み,神経学的徴候 ※b
Grade IV	頸部の痛み,骨折または脱臼

※a 筋・骨格徴候は,ROM制限と圧痛を含む
※b 神経学的徴候は,腱反射低下や消失と感覚障害を含む
＊症状や障害は,耳が聞こえない・めまい・耳鳴り・頭痛・記憶喪失・嚥下障害・側頭上顎関節痛などを含み,どのような程度に発現してもよい

(土屋,文献5より)

解説

※3 日本整形外科学会頸部脊椎症性脊髄症治療判定基準:日本整形外科学会が運動,知覚,膀胱の機能から総合的に頸髄疾患を評価する指標として定めた優れた評価基準である.手術の適応の要否に用いられ,理学療法経過の指標としても有用な評価と考える.

図6 ケベック診療ガイドライン（森田，文献6より）

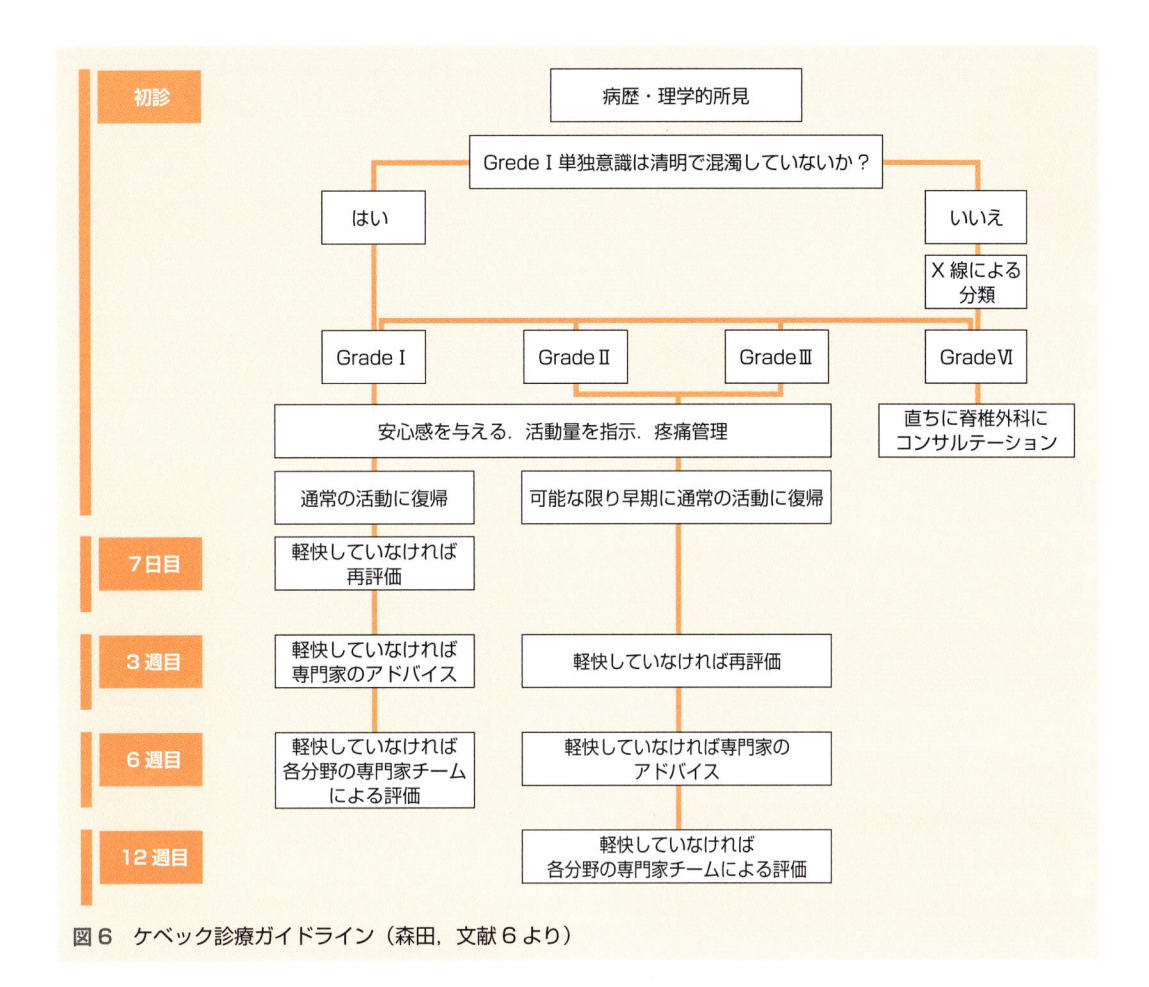

● 文献

1) Donald A.Neumann（著），嶋田智明，有馬慶美（監訳）：筋骨格系のキネシオロジー．医歯薬出版，2005．
2) Cesarani A et al（編），遠藤健司・他（監訳）：むち打ち損傷－診断と治療．シュプリンガー・フェアラーク東京，2000．
3) 平林 洌：外傷性頸部症候群の診断・治療ガイドラインの提案．MB Orthop, 12：85-93，1999．
4) Morki B：Spontaneous cerebrospinal leaks：From intracranial hypertension to cerebrospinal fluid hypovolemia-evaluation of a concept. Mayo Clinic Proc 74：1113-1123. 1999.
5) 土屋弘吉・他：いわゆる鞭打ち損傷の症状．臨整外，3：278-287, 1968．
6) 森田雅和・他：頸椎症性脊髄症の保存的治療の予後予測．西日本脊椎研究会誌，20：55-57, 1994．
7) Spitzer WO et al：Scientific Monogaraph of the Quebec Task Force on Whiplash -Associated Disorders：redefining "whiplash"and its Management. Spine, 20（8 s）：2s-73s, 1995.

（大野博司）

頚椎・頸髄疾患に対する理学療法

総論

頚椎・頸髄疾患では，頚椎および頚髄に何らかの病変が生じた結果，痛みやしびれ，感覚異常，運動麻痺などの症状を呈し，その原因，程度，経過により治療方針が大きく違ってくる．そのため，理学療法の実施にあたっては，頚椎・頸髄疾患の病態を理解し，理学療法評価を的確に行い，病態に応じた理学療法を行う必要がある．ただし，理学療法は治療の一手段であることを認識し，症状の変化に応じた幅広い視野に立って理学療法を行う必要がある．

診療ガイドラインの概略[1]

『理学療法診療ガイドライン』[1]では，頚椎・頸髄疾患に対するエビデンスは，理学療法評価（指標）および理学療法介入の推奨グレードやエビデンスレベルについて記載されている．

理学療法評価項目においては，病歴聴取，ROM測定，筋力測定はいずれも推奨グレードBとされている．その中でも，Neck Disability Index（NDI）[※1]は，理学療法経過を踏まえるにあたり重要な数値化された指標であり推奨グレードAとされている．なお，触診は数値化しづらいこともあり推奨グレードCとされているが，理学療法導入時の患者との信頼関係の構築の手法として重要であると考える．

理学療法介入の項目においては，物理療法では，一般的によく行われている間欠的頚椎牽引は推奨グレードDと低く，干渉波療法（interferential current therapy）は推奨グレードB，経皮的電気神経刺激法（transcutaneous electrical nerve stimulation：TENS）は推奨グレードA・エビデンスレベル2とされており，病態に応じた適切な物理療法の実施の難しさを痛感する．運動療法においては，筋力強化・筋持久力強化やストレッチングは推奨グレードB・エビデンスレベル2，頚部に対する徒手療法として，関節モビライゼーションとマニピュレーションは推奨グレードAとされている．

なお，前述のように頚椎・頸髄疾患に対する理学療法のエビデンスは非常に少なく，とりわけ物理療法のエビデンスにおいては，病態に応じた各治療の適応時期，頻度や強度などまだまだ解明されておらず，今後さらなる研究が望まれる．

理学療法検査・測定

頚椎・頸髄疾患の病態は多岐にわたり，発症原因や時期，程度により症状の訴えも違ってくる．これらの病態に対し理学療法を実施するにあたり，病態を理解し的確に患者の症状を把握し，患者との信頼関係を構築することが重要となってくる．

理学療法士は，"聴く・視る・触る" 行為を通じ一定期間継続的に直接患者と接する職務特性があり，これらの行為を通じ患者との信頼関係が構築しやすい環境にあると考える．その際，重要なのが理学療法評価（図1）であり，機能の評価はもちろんのこと，医療面接，視診，触診が最も重要と考える．

解説

[※1] Neck Disability Index（NDI）：頚部痛患者の健康状態や治療のアウトカムを測定するために使用されている自己記入式の質問票．

頸椎・頸髄疾患評価チャート

氏名：＿＿＿＿＿＿＿＿＿＿＿＿＿＿＿　　評価日：　　　年　　月　　日

主訴　　頭痛 ・ 肩凝り ・ しびれ ・ めまい ・ 吐き気 ・ 歩行障害 ・その他（　　　）

疼痛	安静時	有・無	（訴え：	部位：	VAS：	その他：	）
	運動時	有・無	（訴え：	部位：	VAS：	運動方向：	）

関節可動域制限		有・無	
	方向	右	左
頸椎	屈曲		
	伸展		
	側屈		
	回旋		

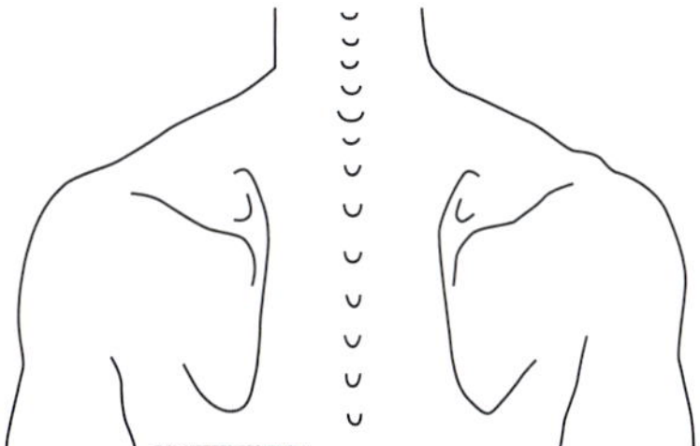

筋硬結：▨　　痺れ：～～
圧痛：×　　　放散痛：↓

NDI		点

関節	方向	MMT 右	MMT 左	C2	C3	C4	C5	C6	C7	C8
頸椎	屈曲/伸展			■	■	■	■	■	■	■
	回旋			■	■	■	■	■	■	■
肩関節	屈曲						■	■	■	
	伸展						■	■	■	■
	外転						■	■		
肘関節	屈曲						■	■		
	伸展								■	■
前腕	回外						■	■	■	
	回内							■	■	■
手関節	掌屈							■	■	■
	背屈							■	■	■

知覚検査　肩甲帯　　　　前面 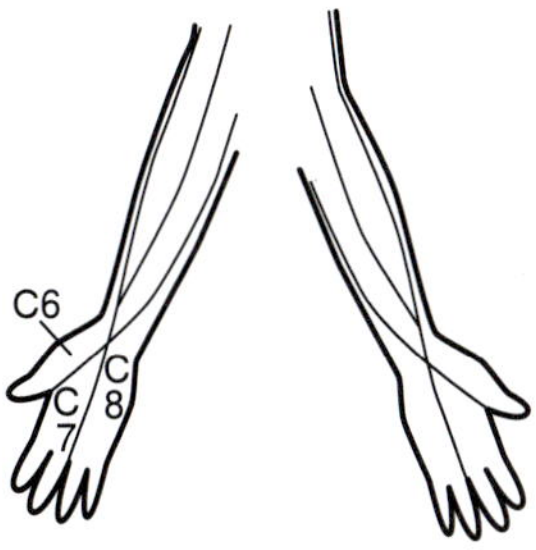　　　　後面

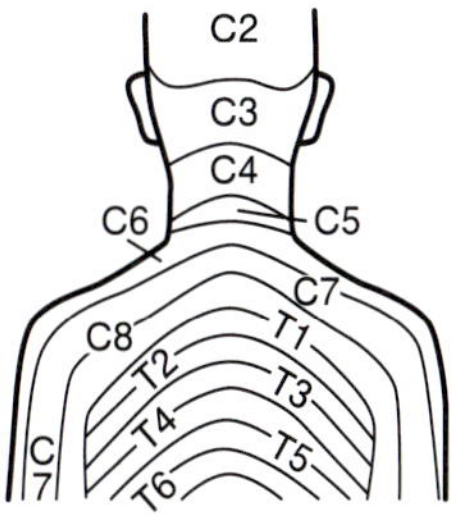

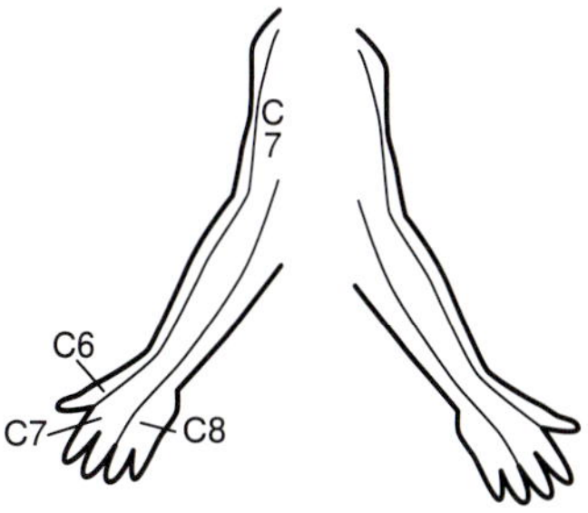

備考

図1　頸椎・頸髄疾患評価チャート

第5章 頸椎・頸髄疾患

1 医療情報の収集

基本的評価として問診，視診，触診があり，理学療法実施において最も重要な評価である．基本的評価は，症状を把握する目的以外に，聞く行為や触る行為を通じて患者との信頼関係の構築につながる行為であり，理学療法の場面において適宜的確に実施することが重要である（表1）．

1．医療面接

問診は患者の訴えを聞く治療行為であり，話しやすい雰囲気づくりが必要である．また，安易に病歴を聴取するのではなく，疾患の特性を踏まえ神経学的知識をもとに行う必要がある．その際，患者自身が自覚していない場合もあるため，家族や周囲の方々に協力してもらい，気づいた点や印象を聞くことが必要な場合もある．

実施の際，できる限り専門用語は用いず，患者が理解しやすいよう平易な言葉を用いることが重要であり，患者の訴えた内容をよく確認する必要がある．例えば「手が痛い」と訴えた場合，手関節なのか，手部なのか，それとも手指なのかを確認する必要がある．特に，外傷性頸部症候群においては症状が多岐にわたり，どこにどのような症状を呈するかを確認することは重要である．また，趣味などの生活環境，仕事の体制，時間など，具体的な業務内容の聴取も病状によっては重要な項目となってくる．

なお，聴取項目は，長期的に経過を診ることを踏まえ，内容を定めて聴取するほうが後々比較しやすく，日本語版 Neck Disability Index（表2）[2] が有用と考える．

また，QOL（quality of life：生活の質）の評価も必要であり，アメリカで開発された SF-36（MOS 36-item short-form health survey）[※2] がよく用いられる．

2．視診

視診では，表情や姿勢，歩容などの確認が重要である．その際，自然な環境下での視診が重要であり，来室時や帰室時の動作や何気ないしぐさを注視する．また，会話の際の表情や何気ないしぐさからは，患者の心境を感じ取ることが可能である．さらに，頸椎・頸髄疾患の特性を踏まえ，筋の萎縮や手指の巧緻運動などを直接確認することも重要である．

3．触診

触診は，患者の訴える部位を直接触る行為であり，患者との信頼関係構築の第一歩につながる最も重要な評価と考える．その際，痛みを増強させるなど，不快感をできる限り与えないようにすることが重要であり，知覚の低下などがある場合は注意が必要である．触診の内容として，圧痛の確認や筋緊張

表1 医療情報の収集

	評価事項	評価ポイント
問診	現病歴・既往歴	発症順序，進行度合い，症状の誘発・軽減因子，過去の病気，治療中の病気　など
	職業歴・スポーツ歴	職務特性（作業内容・役割），スポーツ特性（内容，期間）　など
	家庭環境・生活環境	家族構成，家庭内での役割，趣味，生活状況　など
視診	表情	暗い，明るい，重い，いらいら感　など
	姿勢	座位や立位での姿勢，日常生活での姿勢　など
	歩行	歩容，歩行スピード，歩行持続距離　など
触診	筋緊張	筋の硬さ，筋硬結　など
	圧痛・運動時痛	痛みの部位・程度・種類，時期，誘発動作，環境因子　など
その他	1）患者との信頼関係をつくる第一歩 2）理学療法士の職務特性上最も重要な評価 3）初回だけでなく適宜実施する必要あり	

解説

※2　SF-36：健康関連QOLを測定するための尺度のひとつ．身体機能，日常役割機能，身体の痛み，全体的健康感などがある．

表2 日本語版 Neck Disability Index

このアンケートは、あなたの**首の痛み**が日常生活にどのような影響を及ぼしているかを知るためのものです。それぞれの質問について、あてはまるものに1つだけ印（☑）をつけてください。答えが2つある場合もあるかもしれませんが、**今の状態に一番近いもの**に印をつけてください。

項目1－痛みの強さ
- □ 現在、首は痛くない
- □ 非常に軽い痛みがある
- □ 中程度の痛みがある
- □ 強い痛みがある
- □ 非常に強い痛みがある
- □ 考えられる中で一番強い痛みがある

項目2－身の回りのこと
- □ 首の痛みなく、身の回りのことは自分でできる
- □ 首は痛くなるが、身の回りのことは自分でできる
- □ 身の回りのことをすると首が痛くなるので、ゆっくりと気をつけて行っている
- □ 多少手伝ってもらうが、ほとんどの身の回りのことは何とか自分でできる
- □ ほとんどの身の回りのことは、毎日手伝ってもらう必要がある
- □ 着替えや洗髪をすることが難しく、ベッドに寝ている

項目3－物の持ち上げ
- □ 首の痛みなく、重い物を持ち上げることができる
- □ 首は痛くなるが、重い物を持ち上げることができる
- □ 首の痛みのため、床から重い物を持ち上げられないが、テーブルの上などにあれば持ち上げることができる
- □ 首の痛みのため、重い物を持ち上げられないが、持ち上げやすい場所にあれば、軽い物ならば持ち上げることができる
- □ 非常に軽い物ならば持ち上げることができる
- □ 持ち上げたり、運んだりすることがまったくできない

項目4－読書
- □ 首の痛みなく、好きなだけ読書ができる
- □ 軽い首の痛みはあるが、好きなだけ読書ができる
- □ 中程度の首の痛みはあるが、好きなだけ読書ができる
- □ 中程度の首の痛みのため、長時間の読書ができない
- □ 強い首の痛みのため、長時間の読書ができない
- □ まったく読書ができない

項目5－頭痛
- □ 頭痛はまったくない
- □ たまに軽い頭痛がする
- □ たまに中程度の頭痛がする
- □ 頻繁に中程度の頭痛がする
- □ 頻繁に強い頭痛がする
- □ ほとんど常に頭痛がする

項目6－集中力
- □ 問題なく十分に集中することができる
- □ 多少の問題はあるが、十分に集中することができる
- □ 集中するのが難しい
- □ 集中するのがかなり難しい
- □ 集中するのが非常に難しい
- □ 全く集中できない

項目7－仕事
- □ 思う存分仕事ができる
- □ 通常の仕事はできる
- □ 通常の仕事のほとんどはできる
- □ 通常の仕事ができない
- □ ほとんど仕事ができない
- □ まったく仕事ができない

項目8－運転
- □ 首の痛みなく、車の運転ができる
- □ 軽い首の痛みはあるが、運転できる
- □ 中程度の首の痛みはあるが、運転できる
- □ 中程度の首の痛みのため、長時間の運転はできない
- □ 強い首の痛みのため、ほとんど運転できない
- □ 首の痛みのため、まったく運転できない

項目9－睡眠
- □ 眠るのは問題ない
- □ 睡眠障害はわずかで、眠れない時間は1時間未満である
- □ 睡眠障害は軽く、眠れない時間は1～2時間である
- □ 睡眠障害は中程度で、眠れない時間は2～3時間である
- □ 睡眠障害は重く、眠れない時間は3～5時間である
- □ 睡眠障害は非常に重く、眠れない時間は5～7時間で、ほとんど眠れない

項目10－レクリエーション
- □ 首の痛みなく、すべての余暇活動を行える
- □ 首は少し痛いが、すべての余暇活動を行える
- □ ほとんどの余暇活動を行えるが、首の痛みのため、すべては行えない
- □ 首の痛みのため、わずかな余暇活動しか行えない
- □ 首の痛みのため、ほとんどの余暇活動が行えない
- □ 首の痛みのため、まったく余暇活動が行えない

COPYRIGHT: VERNON H & HAGINO C, 1991
NAKAMARU K, VERNON H, et al. 2012
(reprinted with permission)

患者氏名＿＿＿＿＿＿＿＿＿　日付＿＿＿＿＿＿
点数＿＿＿＿＿＿[50]

出典：Nakamaru K, Vernon H, Aizawa J, Koyama T, Nitta O: Crosscultural Adaptation, Reliability, and Validity of the Japanese Version of the Neck Disability Index. Spine, 37(21)：E1343-7, 2012.
（本書式は複写可能であるが，改変して使用することは禁止する）

の確認，頸椎の運動制限の確認が重要である．なお，理学療法評価の多くが患者に直接触って行う内容であり，広義で触診といえる．

4. その他

外傷性頸部症候群では14〜42％は慢性化すると報告されており[3]，症状が長く持続する場合は，家庭環境や職務環境さらには心理的側面も踏まえた評価が必要な場合もある．

2 身体構造

1. 姿勢・アライメント

頭頸部の評価として，頭部の傾きや頸椎のアライメントがどのようになっているかを確認することが重要である．頸椎のアライメントの確認は，概ね頸椎前弯増強型や直線型，局所後弯型に分けることができる．とりわけ，高齢者の頸椎症性脊髄症では，下位頸椎が後弯を呈している例が多く，第3/4頸椎間および第4/5頸椎間での椎体のすべりや不安定を生じやすい[4]．

なお，健常者においても頸椎前弯の消失や局所後弯が認められることから，一概に頸椎のアライメント異常が病的であるとはいいがたいと考えられる[5]．

全身的な姿勢評価の実施において，下肢および体幹の影響により頸椎のアライメントが不良になる場合があり，幅広く評価を行う必要がある．とりわけ，高齢者の多くにみられる円背姿勢は，体幹の前屈に伴い頸椎の過度な伸展を招いている場合があるので要注意である．

2. バランス評価・歩行

バランス評価は，転倒のリスクを予想することができ，ADL（activities of daily living：日常生活活動）指導において重要な指標となり得る．治療計画の立案の際，足関節のROM，筋力，感覚，俊敏性などの局所的評価結果を踏まえ検討することが重要である．なお，評価方法として，FRT（Functional Reach Test）やBBS（Berg Balance Scale）が有用であり，FRTでは測定距離が15cm未満であれば転倒の可能性が大きくなるとされており，BBSにおいては46点以上であれば病棟内自立判定基準となり，45点以下36点以上では病棟内見守り判定基準とされている（表3）．

理学療法の目的として歩容の改善を求められることが多く，治療効果の判定には詳細な歩容の評価が必要となる．なお，実生活にはおいては，安全上歩行スピードや持久力も重要であり，総合的に評価を行う．

歩行スピードの評価として，屋内外での移動の実用性を踏まえ，10m歩行テストが用いられることが多い．また，総合的な歩行評価としてTUG（Timed Up & Go）テストのような定量的評価が用いられている（表4）．

3 心身機能

1. 痛み

頸椎・頸髄疾患による痛みは，脊髄や神経根の圧迫に伴う神経性疼痛と筋などの軟部組織の炎症に伴う炎症性疼痛が考えられる．また，心理的要因にも影響されることがあり，評価の際は注意する必要がある．評価の具体的方法として，痛みの訴え方や程度，部位などを踏まえて評価することが重要であり，運動方向と痛みの関係を注視する必要がある．

また，頸椎・頸髄疾患における圧痛部位は，後頭下部，項部の傍脊椎部，僧帽筋の上縁，肩甲間部に多くみられるが，その原因として神経性と筋性の圧痛がある．なお，筋部の圧痛において，筋硬結に伴う圧痛と神経性の圧痛とがあり，筋・神経の解剖を熟知し，痛みの捉え方に注意し判断が必要である．

2. 関節機能

ROM測定は，頸椎の屈曲・伸展・側屈・回旋の可動範囲が重要と考えられるが，頸椎・頸髄疾患では，疾患特性として構築学的原因により可動範囲が制限される場合がある．よって，可動範囲だけに注目するのでなく，頸椎の運動に伴う痛みやしびれの誘発の有無，動きの滑らかさなどの複合的な運動の評価が必要となる．

3. 知覚検査

大きく表在感覚と深部感覚に分けられ，表在感覚はデルマトームを使用し評価することにより，病変部位の判定の指標となり得る．

感覚異常は，日常生活において大きく影響する場合がみられる．とりわけ，火傷や転倒につながる

表3　バランス評価

FRT（Functional Reach Test）
- ●方法
  ① 横の壁に両足を左右に開いて立つ．
  ② 壁側の上肢を90°屈曲させ地面と水平になるように前に伸ばす．
  ③ 壁にその上肢の指尖の位置をマークする．
  ④ 足は動かさず，高さを保ったまま指尖をできるだけ前方へ伸ばす．
  ⑤ 最大に伸びた所にマークを付ける．
  ⑥ 開始の位置から最大伸びた位置までの距離を計測し，小数点第1位を記録する．
- ●評価
  測定距離が15cm未満が転倒の可能性が大きくなるとされている（境界値）．
  25cm以上の高齢者に対し，15cm未満の高齢者は転倒の危険が4倍あるとされている．

BBS（Berg Balance Scale）
- ●特徴
  立ち上がり，立位保持，座位保持，座り，移乗，立位保持，方向転換，踏み台昇降，片足立位などの14項目からなり，それぞれ0～4点の5段階評価をし56点満点とする．
- ●カットオフ値
  46点以上　病棟内自立判定基準
  36点以上　病棟内見守り判定基準

ため，生活指導において必要な評価である．

4．筋の機能

　筋力低下の原因として，疾患特性である神経症状としての筋力低下の場合と痛みなどによる二次的な筋力の低下の場合が考えられる．神経症状としての筋力低下の場合，筋力低下の状態から病変部位の判定に重要な指標となり得る．さらに，治療計画の立案において，筋力低下の改善見込みに大きく関係し，患者への説明および装具などの適応の判断に重要となる．

理学療法治療

　保存療法における理学療法の有用性は，長期的な治療効果については不明な点が多く定かでない．しかし，薬物療法などと併用し適切な時期に的確な理学療法を実施した場合は，短期的には有用であると考えられる．その際，運動療法や物理療法，薬物療法をうまく組み合わせ，適切な評価と的確な理学療法を行う必要があり，安易に継続することは避けるべきである．また，手術療法後の理学療法の有用性には，手術の時期と圧迫の程度が大きく関与する．適切な時期に適切な内容の手術が実施されれば，根

表4　歩行評価

10m歩行テスト
- ●方法
  助走路（各3m）を含めた約16m（直線歩行路）を歩行し，定常歩行とみなせる10mの所要時間を計測する．
- ●カットオフ値
  24.6秒：屋内歩行
  11.6秒：屋外歩行

TUG（Timed Up & Go）テスト
- ●方法
  肘掛つきの椅子から立ち上がり，3m歩行し，方向転換後3m歩行して戻り，椅子に座る動作までの一連の流れを測定する．
- ●カットオフ値
  13.5秒：転倒予測
  20秒：屋外外出可能
  30秒以上：日常生活活動に要介助

本的な原因が改善されることから十分に機能的改善が見込めると考えられる．よって，病期に応じた安全で効果的な理学療法の実施が求められる．

　頸椎・頸髄疾患に対し理学療法を実施するにあたり，病期に応じた適切な評価と的確な理学療法の実施が求められ，長期的視野に立って治療計画を立案することが重要である．

① 物理療法

　頸椎・頸髄疾患に対する物理療法として，温熱療法や通電療法などが用いられる．そのひとつとして間欠的頸椎牽引療法が用いられ，冬木によると，神経根症状を呈する患者に対しては施行するが，脊髄症状を呈する患者に対しては，症状を悪化させる危険性があり原則施行してはならないとしている[6]．実際，間欠的頸椎牽引を実施する場合，牽引力は体重の1/10～1/6程度で，牽引時間は10～15秒，休止は5秒で10～15分程度の時間が一般的によく用いられるが，症状に応じて治療条件を変更し，治療効果を踏まえ医師と相談して実施期間を決定する必要がある．なお，実施上の注意として，座位姿勢での間欠的頸椎牽引では，頸椎を牽引する方向が10°～20°屈曲位となるのがよく，座位姿勢が悪い状態で牽引すると症状が悪化する恐れがある．また，症状に対し刺激が強い場合，実施時間中に痛みや痺れなど症状が悪化する場合があるので注意が必要である．

　間欠的頸椎牽引の治療は長年実施されているが，

その効果は定かでなくエビデンスは不十分であり，さらなる検討が必要と考えられる．

通電療法のひとつとして，筋のリラクゼーションを目的とした家庭用低周波療法が普及しているが，TENSもそのひとつであり，痛みに対する直接的治療として有用である．一般的に，TENSの疼痛軽減機序には「ゲートコントロール理論（Gate Control Theory：GCT）※3」と「内因性疼痛抑制機構（内因性オピオイド放出）※4」の2つが関与していると考えられ，前者は主に即効性のある疼痛軽減効果，後者は主にTENS終了後の持続性のある疼痛軽減効果と関連が深いと考えられている[7,8]．実施時の検討事項としては，①刺激強度，②通電時間，③波形，④周波数，⑤実施部位の要素があげられる．刺激強度について高刺激強度を使用した場合は，内因性疼痛抑制機構が活性化すると考えられており，即効性には乏しいが持続性があり，不快を感じない低刺激強度はその逆であるとされている．周波数に関しては，低周波数（30Hz以下）では即効性はないが持続性に期待でき，高周波数（70～100Hz）では即効性はあるが持続性に欠けるとされている．実施部位は，疼痛部位と一致するデルマトーム上に電極配置することにより疼痛軽減の効果が認められている．しかし，静脈血栓や心臓ペースメーカーなどには禁忌となるため十分注意が必要である．なお，痛みの程度や原因などを踏まえた周波数設定や通電時間などのさらなる検討が望まれている．

2 運動療法

頸椎・頸髄疾患に対する運動療法は，症状や病期により選択肢は違ってくるが，主にROMの改善や頸部のリラクゼーション，筋力強化を目的としたストレッチングや筋力強化運動および徒手療法などが用いられている．また，関節モビライゼーションやマニピュレーションなどの治療方法もあるが，『理学療法診療ガイドライン』[1]では，関節モビライゼーションは制限された関節の副運動または関節の遊び（joint play）を徒手によって他動的に正常位置へ戻すことであり，比較的大きい振幅（large amplitude）を低速度（low velocity）で動かす療法と定めている．また，マニピュレーションは，整形外科における麻酔下で行う関節伸張法とは異なり，関節の緩み（slack）がなくなり緊張（tightness）が得られた状態で，低振幅（low amplitude）で高速度（high velocity）の運動を加えることと定めており，理解しておく必要がある．

1. 関節モビライゼーション・マニピュレーション

関節モビライゼーションは，神経筋骨格系機能異常の中で，関節機能異常とそれに関連した軟部組織の機能異常に対し徒手的に扱う手技であり，機械的な原因による一側性の頸部痛に対し選択的モビライゼーションを実施し，安静時痛や最も痛みを伴う動作のROMについて改善がみられている．なお，臨床の場では，関節モビライゼーションに加え，後頭下筋群の深部マッサージや牽引など手技を併用し，個々の状態に合わせて実施されている場合が多い．

マニピュレーションにおいても同様で，機械的な原因による急性頸部痛に対して物理療法のみと比較し，物理療法と胸椎へのマニピュレーションの複合治療のほうが頸部の痛みやROMの改善に優れた効果があるとされている．

なお，関節モビライゼーションやマニピュレーションといった手技は，直接理学療法士が関節を動かす特殊な手技であり高度な知識・技術と経験を要する．それに対して，同様の徒手的治療である宗形テクニックは，セルフアライメントの矯正を主とした手技であり，患者自身が自分の状態を確認し患者自身が行うことから，直接理学療法士が関わる手技に比べ導入がしやすく，患者自身が継続的に実施できる利点を有する手技と考える．なお，この手技は

解説

※3 ゲートコントロール理論：触る，撫でるといった行為によりAβ線維を刺激することにより脊髄で痛覚伝達の抑制が起こり痛みが軽減するという考え．

※4 内因性疼痛抑制機構（内因性オピオイド放出）：エンドルフィンなどの内因性オピオイド物質がオピオイド受容体と結合し，モルヒネ様作用をして痛みを軽減する．

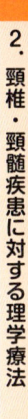

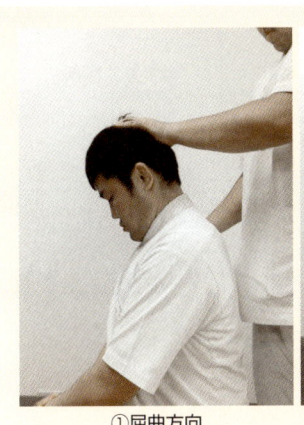

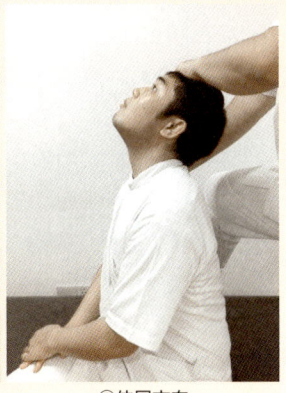

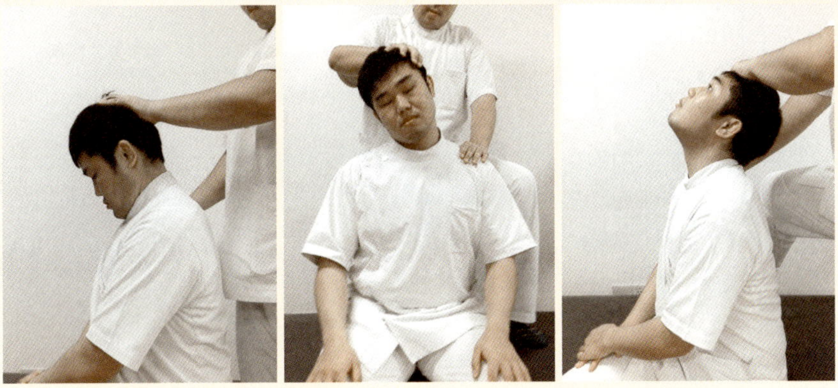

①屈曲方向　　②右側屈方向　　③伸展方向

図2　頸部ストレッチング

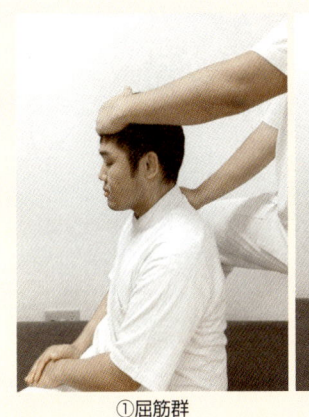

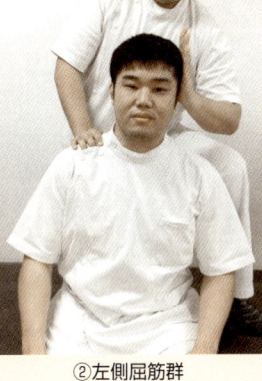

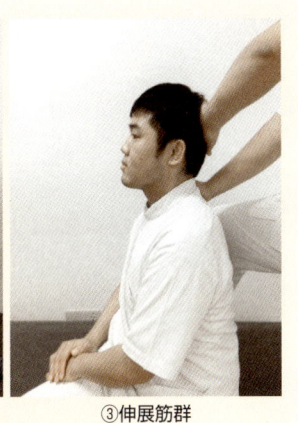

①屈筋群　　②左側屈筋群　　③伸展筋群

図3　筋力強化運動（等尺法）

患者自身に自分の関節のアライメントがどのようになっているかを確認してもらう必要があり，それを指導する理学療法士には基礎解剖の知識と触診技術などが必要不可欠である[9]．

2．ストレッチング

　急激なストレッチングは禁忌であり，リラックスした肢位・状態で実施する必要がある．その際，痛みに応じて行う必要があり，頸部に限らず肩関節，肩甲帯，頸部へ順次ストレッチングを行うことが望まれる．その際，頸椎の構築学的問題に伴う運動制限に対しては，安易にストレッチングを行ってはいけない．また，痛みに伴う防御反応による運動制限に対しては，痛みに応じて慎重に行う必要がある（図2）．

3．筋力強化運動

　安易に「筋力低下＝筋力強化」と考えず，その原因を分析し経過なども踏まえ運動量や運動方法について熟慮し適切に行うことが望まれる．なお，長期的な痛みに伴う二次的な筋力低下の場合「痛み⇒安静⇒筋力低下」という負の連鎖を招かないためにも，他の治療と併用し最大限痛みの軽減を図り，痛みが出現しない方法で筋力強化運動を行う必要がある．頸部の周囲の筋力強化運動を行う際は，痛みの誘発に注意し自分の手を用いた等尺性の抵抗運動が望まれる（図3）．頸椎・頸髄疾患では加齢に伴う疾患も多く，高齢者も少なくない．高齢者に対する筋力強化を実施する際は，蛋白質などの栄養面に配慮したうえでの筋力強化の実施が望まれる．

理学療法の課題

頸椎・頸髄疾患は，多岐にわたる症状を呈し，病期も数か月，数年と長期的に関わる場合も少なくない．したがって，理学療法の実施に際し，患者との信頼関係の構築が重要であり，安易に理学療法を継続するのではなく，個々に応じた適切な評価と的確な理学療法の実施が求められる．その際，病態を理解し疾患の特性を踏まえ，患者のQOLの向上に主眼を置き治療計画を立案し，的確な理学療法を実施することが望まれる．

● 文献

1) 日本理学療法士協会：理学療法診療ガイドライン．2011. http://jspt.japanpt.or.jp/guideline/
2) Nakamaru K, Vernon H, Aizawa J, Koyama T, Nitta O: Crosscultural Adaptation,Reliability, and Validity of the Japanese Version of the Neck Disability Index. Spine, 37(21): E1343-7, 2012.
3) Vendrig AA et al: Results of a multimodal treatment program for patients with chronic symptoms after a whiplash injury of the neck. Spine, 25: 238-244,2000.
4) 鷲見正敏・他：頸椎症性脊髄症のX線学的病態解. 臨整外, 33: 1277-1286, 1998.
5) 松本守雄・他：頸椎椎間板の加齢変化と肩凝り. ペインクリニック, 28: 159-164, 2007.
6) 冬木寛善：牽引療法—脊椎疾患に対する介達牽引療法の要点. 臨床リハ, 7: 58-61, 1998.
7) 齋藤昭彦：経皮的電気神経刺激（TENS）[網本 和（編）：物理療法学 第3版]．pp.146-154, 医学書院, 2008.
8) Cheng GA, 星野一夫：疼痛コントロール：経皮的電気神経刺激（TENS）[細田多穂（監修）：物理療法学テキスト]．pp183-201, 南江堂, 2008.
9) 宗形美代子：宗形テクニック 第2版. p52, 三輪書店, 2014.

（大野博司）

第6章

膝靱帯・半月板損傷

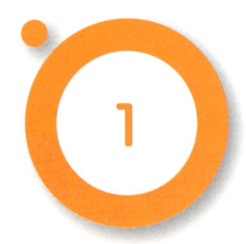

1 膝靱帯・半月板損傷の病態

総論

1 膝靱帯・半月板損傷の概要

　膝関節は骨構造上，曲面で形成された大腿骨顆部とほぼ平面で構成される脛骨高原，および大腿骨顆部前面に滑車上に安定化された膝蓋骨によって構成されている．このため，骨のみでは構造的に不安定であり，静的な安定化機構として，内・外側の半月板と4つの周囲靱帯（内・外側側副靱帯，前・後十字靱帯）が重要な役割を担っている（図1）．これら静的支持機構には，関節運動時に上記の不安定な骨構造の安定性を補償しながら，膝関節に求められる高度かつ複雑なメカニカルストレスを受け止めるための柔軟性と，破綻せずに関節運動を維持・制動するための強度という，相反する特性が要求される．

　このような構造的・機能的特性を背景として，スポーツ動作など高強度の関節運動により生じるメカニカルストレスが，靱帯や半月板の生理的限界を超えた時にこれらの損傷は発生するため，患者自身が明確な受傷機転を記憶している場合が多い．

　膝関節の靱帯・半月板損傷の発生頻度に関するヨーロッパの報告[1]では，全スポーツ外傷のうちの39.8％が膝関節に関係していたとされ，このうち靱帯・半月板損傷の内訳は，前十字靱帯損傷が20.3％と最も多く，次いで内側半月板損傷が10.8％，内側側副靱帯損傷が7.9％，外側半月板損傷が3.7％，外側側副靱帯損傷が1.1％，後十字靱帯損傷が0.65％であり，やはり前十字靱帯損傷および内側半月板損傷の発生頻度が高い．

　膝靱帯・半月板の損傷に対する治療戦略としては，軽度から中等度の損傷では保存療法が選択されるが，自己治癒能が低い組織が多いため，外科的再建術が適応となる場合も多い．そのため，これら損

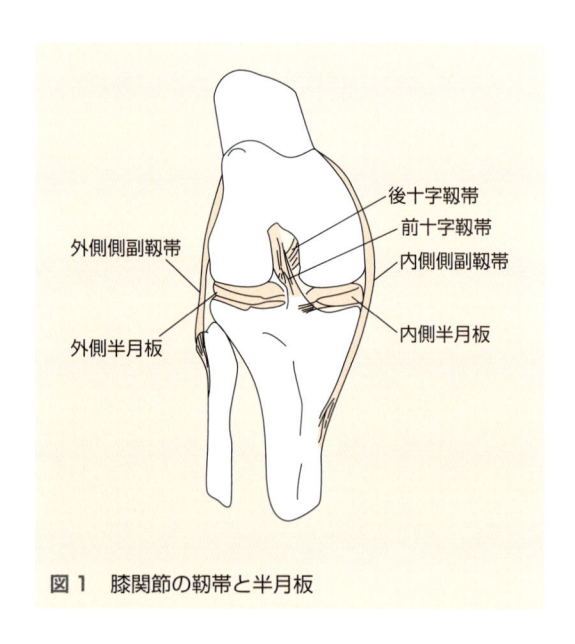

図1　膝関節の靱帯と半月板

傷後の病態および治癒，靱帯再建術後の靱帯化メカニズム等における分子メカニズムの詳細な理解は，いずれの治療法を選択した場合においても，病期に応じた適切な理学療法を提供するうえで大きな助けとなる．膝靱帯損傷および半月板損傷受傷者の多くは，日常生活動作レベルへの復帰以上，すなわちスポーツ競技等への復帰を希望する場合が多いため，保存療法・外科的再建術のいずれを選択した場合でも，理学療法は治療計画の主軸となる．

2 膝関節の構造とバイオメカニクス

　膝関節アライメントは，生理的外反（図2）を有するため，荷重下では外反方向の外力が働きやすい．そのため，内側側副靱帯は外側側副靱帯に比べ幅広く強靱な構造をもち，膝関節伸展位で緊張し，この外力に抗している．しかし屈曲位では，内側側副靱帯は内側の一部の線維を除いて弛緩するため，外反の制動力とはなりえない．外側側副靱帯も同様に伸展位で緊張し，屈曲位で弛緩するため，屈曲位では靱帯が制動因子とはなりえない．一方，膝関節内側

図2 膝の生理的外反

図3 大腿骨顆部の形状特性

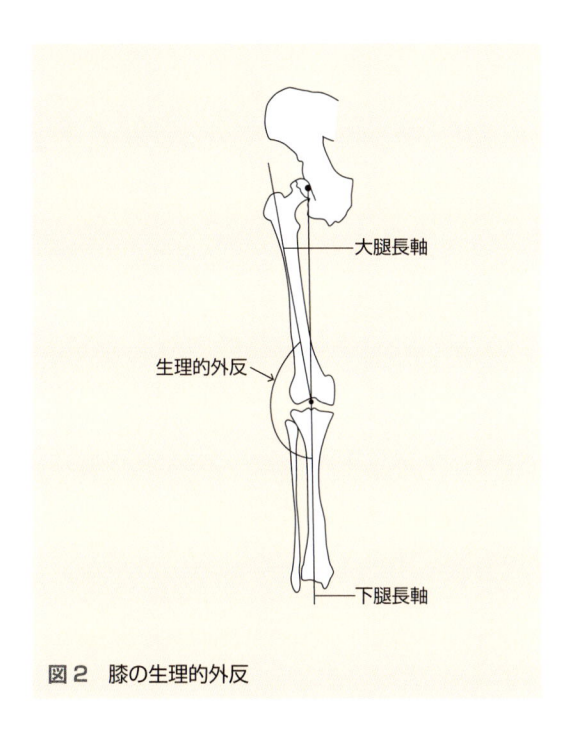

①ベルヌーイの螺旋（対数螺旋，等角螺旋）
⇒螺旋の中心から距離が，1回転ごとに一定倍になっていく曲線

②膝関節伸展位で接触する部分の曲率半径（r1）に比べ，屈曲90°前後で接触する部分の曲率半径（r2）は非常に小さい

を通る筋群（縫工筋，半腱様筋，薄筋，半膜様筋）は，膝関節屈曲位で外反に対する制動力を発揮することが可能であるが，その力は非常に小さい．また十字靱帯は，構造上膝関節の左右ほぼ中央部分に位置するため，ごくわずかな内外反方向の制動力を有するものの，膝関節に生じる外力に抗するほどではない．以上の理由から，膝関節屈曲位では周囲靱帯による左右方向の安定性はほぼ得ることができず，不安定性が高まる[※1]．

これに加えて，大腿骨顆部の骨形態も屈曲位での不安定性に影響を及ぼす．膝関節伸展位では，ほぼ平面に近い脛骨高原に曲面形状の大腿骨顆部が接するが，関節周辺部の間隙を半月板が埋めることで安定性を高めている．しかし，この大腿骨顆部の形状には，ベルヌーイの螺旋（図3-①）のように，中央から後方に向かい顆部の曲率半径は徐々に小さくなっていく特徴がある（図3-②）．これにより，屈曲していくことで大腿骨顆部のより曲率半径の小さい部分が脛骨高原と接触するため，構造的な観点

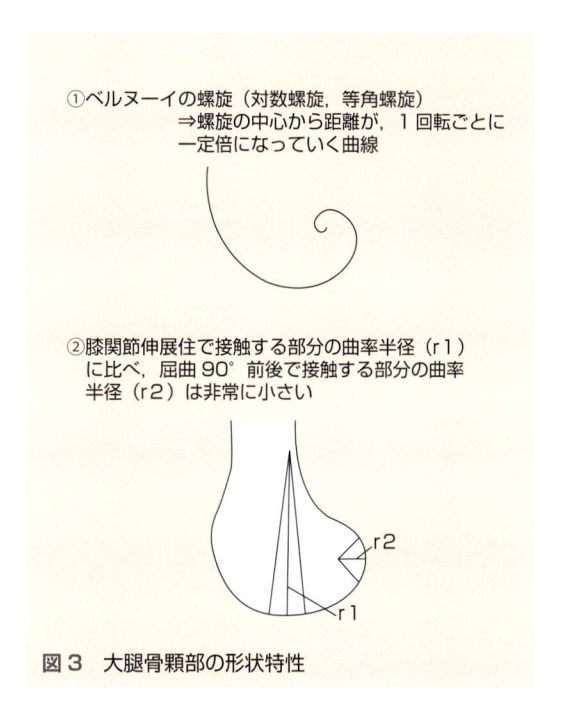

からも屈曲位での不安定性は増大する．この時，半月板は大腿骨顆部の前後変位に対する制動力とはなりえるが，本来の機能である荷重分散による安定性の向上には貢献しえない．

以上をまとめると，ヒトの膝関節では，生得的に外反力を主とした左右方向の動揺が生じやすいが，構造的に伸展位では内・外側側副靱帯が制動する一方で，屈曲位では制動しえず，骨構造的にも不安定性は増大していく．このことは，以下に述べる膝関節靱帯・半月板の損傷メカニズムと大きく関係している．

3 受傷機転

膝関節の靱帯および半月板には，それぞれの構造特性および関節における機能により，特異的なメカニカルストレスが生じた場合に，損傷が発生する．損傷形態には大きく分けて，接触型と非接触型があるが，組織によりそれぞれの発生頻度は異なる．受傷機転の理解は，損傷後の理学療法において，再発

解説

[※1] 縫工筋，半腱様筋，薄筋の脛骨付着部において，腱が合して下腿腱膜に放散する状態を，その形状から"鵞足"（Pes anserinus）とよぶ．また，縫工筋，半腱様筋，薄筋の付着腱は浅層部にあるため"浅鵞足"，半膜様筋の付着部は前述3筋に比べ深層にあるため"深鵞足"と分けてよばれる場合もある．

1. 各靱帯損傷の受傷機転

前十字靱帯損傷の受傷タイプは，大きく分けて接触型，非接触型に分けられる．接触型損傷は，ラグビーなどのコンタクトスポーツにおける受傷が多く報告されており，膝関節の外反や過伸展の強制により受傷するとされ，競技特性上，男女比では男性が多い．非接触型の受傷機転としては，着地やストップ動作，ジャンプ動作などの減速・加速混在動作など，膝関節に外力と筋による力の双方が付加された際に受傷する場合が多い．受傷者は圧倒的に女性が多く，特に15～25歳までの若年層に頻発する．

後十字靱帯損傷は，屈曲位での脛骨に対する後方への外力を受けることで受傷する．膝関節屈曲位で脛骨近位部を地面に接触しての受傷や，交通事故において助手席に乗っていた者が屈曲位のまま脛骨近位部がダッシュボードに接触し受傷するダッシュボード損傷が一般的である．さらに着地時膝関節深屈曲位で足関節が背屈強制されるような形でも受傷する．

内側側副靱帯損傷は，膝関節の靱帯損傷のなかで最も損傷頻度が高く，受傷機転は前十字靱帯損傷とほぼ同様である．膝関節の構造上，スポーツ動作のみならず日常生活動作においても外反力は容易に生じやすく，内側側副靱帯はその場合の第一制御機構であるため，非常に軽度な損傷も含め，高頻度に受傷する．その損傷形態としては，前十字靱帯損傷と同様に，接触型と非接触型損傷に分けられ，非接触型損傷の受傷機転は共通する部分が多い．このため，前十字靱帯損傷との合併損傷の頻度も非常に高い．

外側側副靱帯損傷は，膝関節への内反強制により受傷するが，膝関節は構造的に生理的外反を有するため，外反力は生じにくく，タックルなどの強力な外力を受けた場合に受傷するが，その損傷頻度は内側側副靱帯損傷と比べ圧倒的に低い．このため，外側側副靱帯の単独損傷はほとんどみられず，多くは前十字靱帯損傷との合併，あるいは後十字靱帯損傷との合併による後外側支持機構（posterolateral corner：PLC）損傷となる場合が多い[※2]．

2. 半月板損傷の受傷機転

半月板損傷は，前述の膝関節靱帯損傷と同様に，スポーツ動作等において1回あるいは数回の大きな外力によって生じる損傷と，膝関節におけるクッションとしての機能的特性から，反復される軽微な外力の積算により長期的な経過をもって発生する損傷とに分けられる．

スポーツ活動中の損傷は，前十字靱帯損傷などと同様に，接触型・非接触型に分けられ，なかでも非接触型損傷の割合が高いとされている．損傷が発生するメカニズムにも共通点が多いことから前十字靱帯損傷や内側側副靱帯損傷などとの合併損傷の割合も高いが，半月板の単独損傷もある．ただし，受傷機転に多くの共通点が見出されているものの，その男女比では靱帯損傷に比べて半月板損傷では男性の割合が高いことがその特徴である．このことから，半月板損傷は前述の靱帯損傷のように外力の特異性により発症するというよりも，単純に外力の大きさに依存して発症頻度が高まる可能性が考えられる．

内側・外側での発症頻度は，内側半月板の損傷が，外側半月板損傷に比べ2倍強の割合で多い[1]．また，損傷部位としては，靱帯損傷に合併する損傷では外側半月板の後節や内側半月板の中節での損傷の報告が多く，単独損傷では外側半月板中節での損傷の報告が散見されるが，縦断裂や水辺断裂などを合併していることも多く，その損傷形態（図4）は多岐に渡る[2]．MRIにおける損傷診断としては，Minkの分類（図5）がよく知られている[2]．

解説

※2 近年のスポーツシューズの高機能化，およびスポーツ競技を行うフロア環境・グラウンド環境の高機能化により，スポーツ動作中に足底が滑りにくくなったことも，間接的に膝関節に対する外力を増大させるため，膝関節靱帯・半月板損傷が増加している要因とも考えられている．

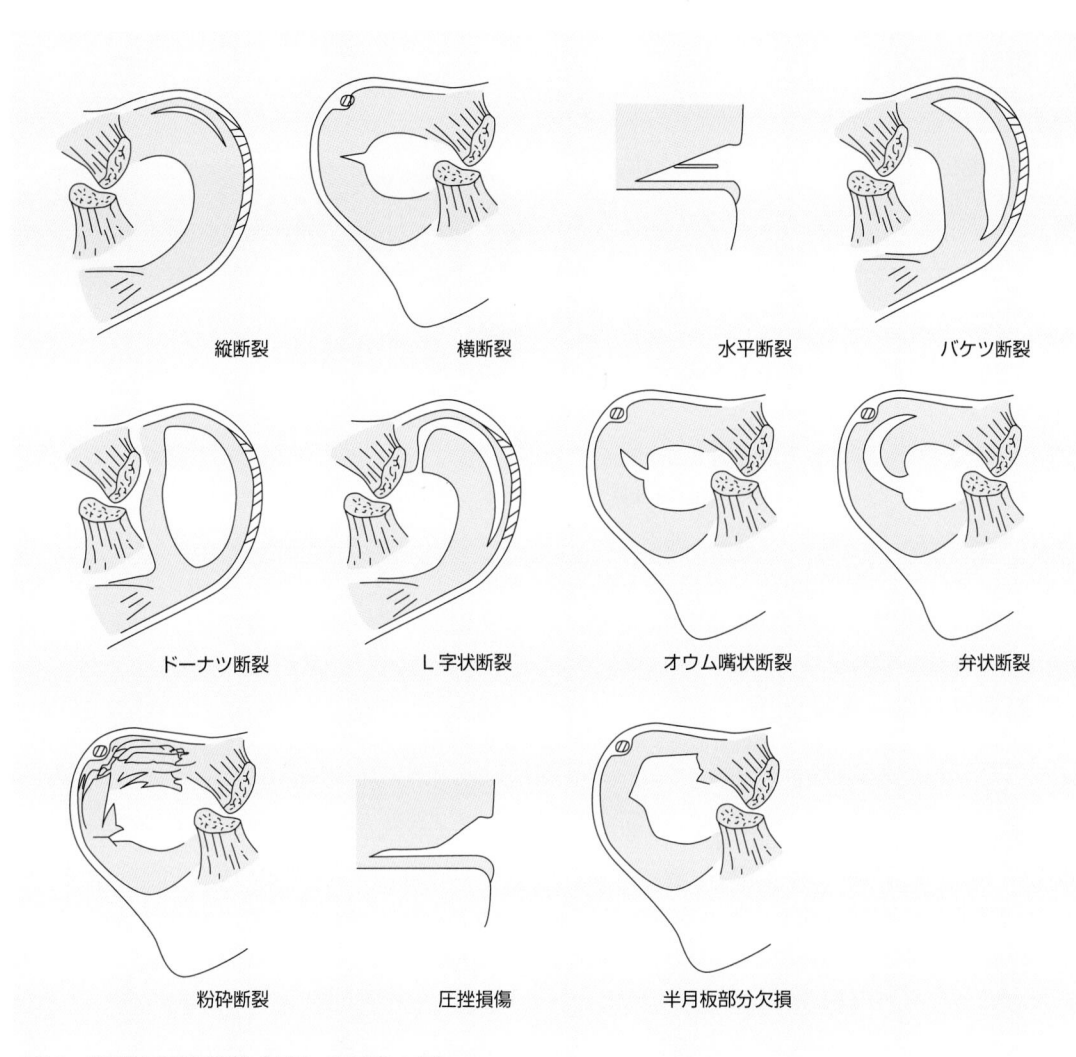

図4 半月板の損傷形態（守屋，文献2より）

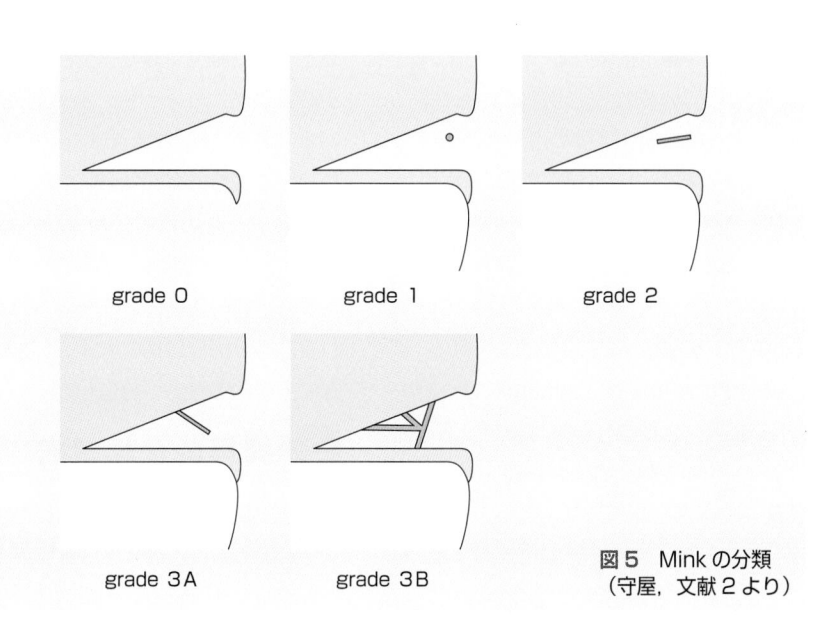

縦断裂　　横断裂　　水平断裂　　バケツ断裂

ドーナツ断裂　　L字状断裂　　オウム嘴状断裂　　弁状断裂

粉砕断裂　　圧挫損傷　　半月板部分欠損

grade 0　　grade 1　　grade 2

grade 3A　　grade 3B

図5 Minkの分類（守屋，文献2より）

4 臨床症状

1. 痛み

受傷を転機とした急性痛が，最も顕著な臨床症状である．側副靱帯損傷では，自発痛に加え靱帯部の圧痛が認められ，これにより損傷部位のおおよその特定ができる．急性期では，安静時でも強い痛みがあり，運動や動作などはもちろんのこと，痛みにより関節を動かすことが困難な場合も多い．

2. 腫脹

側副靱帯損傷では，腫脹および皮下出血が認められる場合もあるが，これらの有無と損傷の程度にはあまり関係がない．十字靱帯損傷では，関節血症が特徴的で，特に前十字靱帯損傷では顕著にみられる．半月板損傷では，関節水腫がみられる場合があるが，関節血症は急性期にのみ認める．

3. 関節運動制限・機能低下

急性期は痛みにより関節運動は著明に制限され，靱帯・半月板いずれの損傷においても膝関節軽度屈曲位で保持している場合が多い．損傷後2～3日経過時点では，炎症の鎮静化とともに痛みは軽減し，徐々に関節を動かすことが可能となる．この時，損傷した組織に応じて特徴的な関節不安定性および運動制限を生じる．前十字靱帯損傷では，脛骨の前方制動の欠如により，膝くずれ（giving way）や，膝の外れ感や緩さなど顕著な不安定感を訴える．後十字靱帯損傷では，同様に膝関節の不安定感を訴える場合が多いが，前十字靱帯損傷のような膝くずれは生じない．一方で脛骨の後方不安定性により，膝関節屈曲位からの動作では関節運動の円滑性が妨げられる．側副靱帯損傷では，特に内側側副靱帯損傷で膝関節の不安定性を訴える．これら靱帯損傷では急性期に痛みにより完全伸展が制限されるため，関節を動かせる状態となっても伸展制限が残存している場合が多く，前述の構造的不安定性が助長される．一方，半月板損傷では嵌頓症状（locking）といわれる関節運動時に関節内に損傷した半月板が挟み込まれる症状により，関節運動が制限される．

4. 筋力低下

陳旧例では，損傷に伴う痛みと腫脹に伴う不動，その後の関節血症および関節水腫による生理学的反応，さらには損傷後の伸展制限や異常アライメント等に活動性の低下が相まって，徐々に筋力低下が生じる．

正常靱帯の構造・成分・機能

1 靱帯の構造

靱帯は，I型コラーゲンが主成分であり，それらが集まってコラーゲン細線維を作り，さらにコラーゲン細線維が集まってコラーゲン原線維を作る．そのコラーゲン原線維が集まってコラーゲン線維となり，コラーゲンの最小単位が形成される[3]（図6）．顕微鏡にて靱帯を観察するとクリンプとよばれる特徴的な波上形態が観察される．このクリンプ形状は，靱帯によりその求められる機能に特異的にその形状が変わり，靱帯に生じる外力に対してこの形状が変化することで応答している．

靱帯の骨への移行部においては，さらに特徴的な形状が観察される．筋活動や外力により，骨という非常に硬い組織に対して生じた力を，靱帯のような比較的軟らかい組織が制動する構造上，硬い組織と軟らかい組織の接点に応力が集中することになる．そのため，比較的大きな外力のかかる膝関節周囲靱帯においては，軟らかい組織である靱帯の線維性組織層，非石灰化線維軟骨層，石灰化線維軟骨層，そして硬い組織である骨層という段階的な4層構造が観察され，エンテーシス（enthesis）とよばれている（図7）．この構造は，比較的多くの靱帯および腱組織の骨接合部において観察され，非石灰化線維軟骨と石灰化線維軟骨層の間では石灰化前線（tidemark）が観察される．このエンテーシス構造により，骨の運動に伴う靱帯への力学的ストレスが付着部の一部分に集中することを防ぎ，分散することで力学的応答を可能にしている．

2 靱帯の化学組成

各靱帯の一般的な重量別化学組成をみると，約2/3が水である．残り1/3はコラーゲン，エラスチン，プロテオグリカン，その他の生化学的基質によ

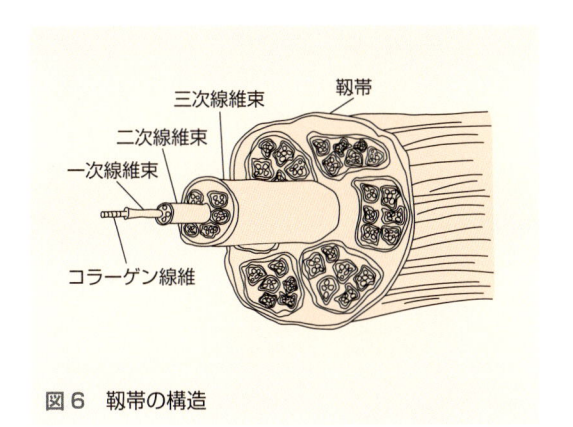

図6 靱帯の構造

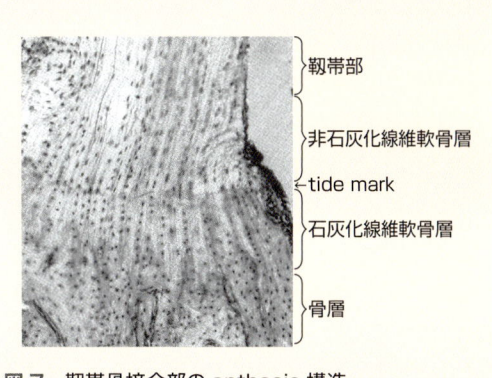

図7 靱帯骨接合部の enthesis 構造

り構成されている．一般的に靱帯は腱に比べると，コラーゲン濃度は少なく，Ⅲ型コラーゲンとプロテオグリカンの割合が多い．

1．コラーゲン

コラーゲンは靱帯における細胞外基質の主要な構成要素であり，乾燥重量の70～80％を占める．このうちの90％は線維性コラーゲンであるⅠ型であり，靱帯の引っ張り強度に関与している．残りの10％の多くはⅢ型コラーゲンで，同じく線維性のコラーゲンであるⅢ型は一般的に皮膚や血管に豊富とされる．靱帯内のコラーゲンの半減期は300～500日とされ[4]，そのサイクルで絶えず合成と分解を繰り返している．

2．エラスチン

エラスチンは嫌水性蛋白質で，靱帯の乾燥重量の5％以下の割合で含まれている．小さな力で高度の可逆的伸張性を有する点を特徴としており，靱帯の柔軟性に重要な物質である．

3．プロテオグリカン

プロテオグリカンは細胞外構造の主要な構成物質で，コラーゲンが引っ張り応力負荷に抵抗するのに対して，プロテオグリカンは圧迫応力に抵抗する．プロテオグリカンのもつ親水性が靱帯の粘性に関与し，かつ細胞と周囲の基質との恒常性に寄与している[※3]．

4．その他の構成物質

靱帯の細胞外基質には，他にもいくつかの非コラーゲン蛋白質が少量ではあるが存在している．これらは，主として損傷などに対する創傷治癒時に活性化される．代表的なものとしては，フィブロネクチン，テナシン，ラミニンなどがある．これらの非コラーゲン蛋白質は，損傷靱帯の治癒・再生を可能とし，治癒靱帯の力学的強度の回復に寄与する．

3 靱帯の機能

膝関節の周囲靱帯は，大腿骨と脛骨を関節包内・外で強固に連結し，膝関節伸展位では前額面上における運動，屈曲位では軽度の回旋運動を制限しながら，正常な骨運動を誘導している．各靱帯の役割としては，内側側副靱帯は外反方向の外力に対する主要な制限因子であり，外側側副靱帯は内反の主要な制御因子である．膝関節は構造上，直接的に外反力および内反力に抗する力を発揮しうる筋は存在しないため，これら前額面上の外力に対しては，これら側副靱帯が最大かつ唯一の制動因子となる．

前・後十字靱帯の主要な役割は，大腿骨と脛骨間の前後方向変位と回旋の制動である．前十字靱帯は大腿骨に対する脛骨の前方変位を制動し，後十字靱帯は脛骨の後方変位を制動する．また，両十字靱

解説

※3　プロテオグリカンとコラーゲン線維の関係では，小サイズのプロテオグリカンが核蛋白質とコラーゲン線維の相互作用を通してコラーゲンの原線維発生に関与しているとされている．そのため，小サイズのプロテオグリカンが過剰に存在する場合，コラーゲン線維が発生しても小径にとどまってしまう．このことは，靱帯の治癒過程において，プロテオグリカンが重要な役割を担っていることを意味している．

帯は，内・外側側副靱帯いずれかの損傷時には，ごく軽度の前額面上の安定性に寄与できるとされているが，十字靱帯の損傷時，前後方向の変位に対しては，十字靱帯以外の組織では制動しえない．この損傷時における補助機能の有無が，側副靱帯は保存的に治癒するが，十字靱帯は治癒しない要因のひとつでもある．

また，前十字靱帯が大腿骨外側顆の後内側面から脛骨の前顆間区，後十字靱帯は大腿骨内側顆の前内側面から脛骨の後顆間区に走行しているため，大腿骨に対する脛骨の内旋では両十字靱帯がより捻じれあう構造となり，脛骨-大腿骨間の安定性は高まる．一方で脛骨の外旋では，この捻じれが緩む方向となるため，両十字靱帯による安定性は低下する．この構造的特性は，発症頻度の高い前十字靱帯損傷が，膝関節外反位との関係が強いとされている報告とも一致する．

正常半月板の構造・成分・機能

1 半月板の構造

半月板は楔形の線維性軟骨組織であり，関節内における半月板の構造としては，内側半月板は一般的に前後方向に引き伸ばされたアルファベットのC型に近い形状を呈しており，これに対して外側の半月板はO型に近い内側よりも閉じたC型の形状を呈する（図8）．内側半月板では，前角に対し後角のほうが前後方向に幅が広く，脛骨の内側顆の関節面の約60%近くを覆う．外側半月板は前・中・後で幅はほぼ一定であり，脛骨外側関節面の約80%近くを覆う．

内・外側の半月板は，前方において横靱帯により結合されており，それぞれの前角・後角部のみが脛骨の顆間隆起部に強固に付着している．したがって，半月板は，この脛骨付着部を起点として，膝関節の屈曲に伴い後方へ，伸展に伴い前方へ移動する．この時，外側半月板は内側半月板に比べ大きく移動する．これは内側半月板の辺縁部で関節包と付着部をもつことに起因する．この構造により移動量が制

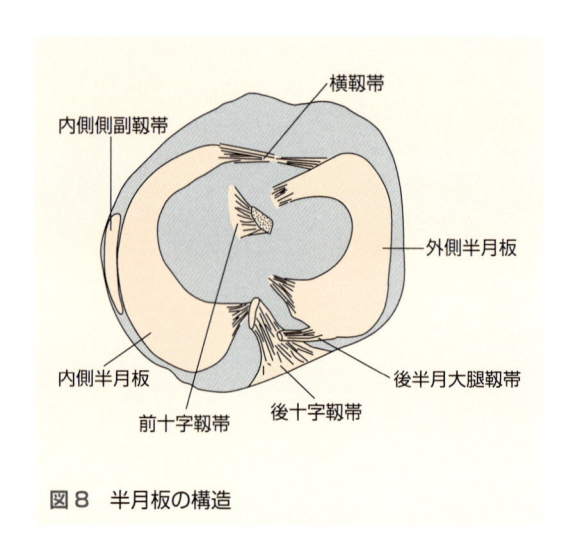

図8 半月板の構造

限されることが，内側半月板の損傷頻度が高いことの一因ともなっている．このような構造およびその機能上，半月板の脛骨付着部には比較的大きな外力が生じることになるため，この部位にも前述した靱帯の骨接合部同様にエンテーシス構造が観察され，外力に対しての防御的構造を有している．

2 半月板の化学組成

半月板は70%強の水分と，コラーゲンを主成分とした細胞外マトリックスが主体となって構成されている．その他の成分としては，グリコサミノグリカンやエラスチンなど，その構成成分自体は靱帯と共通する部分が多い．これらの組成は年齢や外傷の有無等により大きく影響を受ける．

1．コラーゲン

コラーゲンは半月板の主たる線維性成分であり，水分を除いた成分の20〜25%を占める．半月板におけるコラーゲンの特徴として，部位によりその走行方向および各型（主としてI型，II型）の割合が異なる．一般に辺縁部ではI型コラーゲンが主であり，線維は周方向に走行している．関節内部になると，I型コラーゲンと同じ程度の割合でII型コラーゲンも含まれ，表層ではコラーゲン線維の配列に規則性が乏しくなる．また，深層には横方向に走行するtie線維とよばれる線維が周方向線維を連結している[5]．

2．グリコサミノグリカン

グリコサミノグリカンの成分量は半月板全体の

1％前後にすぎないが，半月板の最も重要な機能である衝撃吸収能と密接な関係をもつ．半月板はグリコサミノグリカンが有する保水性により膨張圧が生じ，外力がない状態ではこれにコラーゲン線維の引っ張り応力が釣り合うことで平衡状態を維持している．外力が加わった際には，半月板内の水分が時間をかけて半月板外へ排出されることで，徐々に細胞外マトリックスが変形し，衝撃を吸収する．

3．エラスチン

エラスチンは全重量の1％以下で，ごく少量含まれている．靱帯と同様に，わずかではあるが半月板の柔軟性に関与している．

3 半月板の機能

半月板の主たる機能は，大腿骨-脛骨間の荷重分散と衝撃吸収である．大腿骨の内側顆・外側顆は，位置により曲率半径は変化するが，ともに曲面構造である．これに対し関節を構成する脛骨高原は，内側面では軽度の凹面構造であるため，曲面である大腿骨内側顆との適合性に優れているが，外側面は軽度の凸面をなすため，大腿骨外側顆との適合性は必然的に低くなる．これに対し半月板は，膝関節伸展位において，脛骨高原上で大腿骨の曲面に適合する形態をなしており，伸展位での長軸方向の応力に対して半月板の機能を調べた報告[6]では，半月板は全接触面積の約70％を占めていたとされ，伸展位では関節面の荷重分散に大きく貢献している．しかし，半月板の形状は，膝関節伸展位における比較的曲率半径の大きい面に適合する形で構成されるため，ひとたび膝関節が屈曲し，大腿骨顆部の曲率半径の小さい（カーブのきつい）部分が脛骨高原に接触する状態となると，荷重分散および衝撃吸収能は必然的に一気に低下することとなる．一方で，屈曲位では，大腿骨顆部と脛骨の前後方向の位置関係により，車のタイヤ止めのように脛骨に対する大腿骨の前後方向の位置制動に関して，くさび機能を発揮しうる．

損傷後の病態変化および分子メカニズム

靱帯や半月板など，機能的にメカニカルストレスが集中する組織では，血管の分布が豊富であれば，血管部分に応力が集中すると，構造的破綻が容易に引き起こされてしまう．そのため，膝関節周囲靱帯および半月板は，血管の分布が乏しい．一方で，一般に損傷からの治癒においては，損傷によって生じた血管破綻により，血管透過性の促進や白血球の血管外遊走などが損傷後早期に生じることで，のちに続く治癒反応が導かれる．靱帯・半月板は，構造的破綻に抗するために血管の分布が乏しいが，そのために損傷後に生じる一時的な治癒反応が必然的に乏しくなり，結果として自然治癒能も低くなってしまう．ただし，この自然治癒能は，組織がさらされる環境や元来の機能によっても影響を受けるため，各組織により違いがみられる．

1 靱帯損傷後の治癒反応

損傷後の治癒反応が，関節包外靱帯（内・外側側副靱帯）と関節包内靱帯（前・後十字靱帯）で大きく異なることが明らかとなっている．

関節包外にある内・外側側副靱帯では，他の結合組織の創傷治癒機転とほぼ同様の過程をとり，炎症期，増殖期，リモデリング期を経て自己治癒に至る．炎症期では，血液の血管外流出に伴い，血小板が血餅（clot）を形成して止血が行われる．ここに血小板由来増殖因子（platelet-derived growth factor：PDGF）やトランスフォーミング増殖因子（transforming growth factor beta：TGF-β）などの血小板が放出する治癒関連因子が損傷部周辺に集積することで組織修復の起点となり治癒反応が開始される．この時期は組織学的な観察においては細胞の凝集が観察され，切断部分の接合にいわゆる肉芽組織が観察される．一般的に炎症期は損傷後数日とされ，その後増殖期へ移行する．増殖期では，マクロファージなどの炎症性細胞により，上皮細胞増

殖因子（epidermal growth factor）などのさらなる成長因子が放出し，線維芽細胞の分化と増殖が促進される．また，血管内皮細胞増殖因子（vascular endothelial growth factor：VEGF）の発現増加は血管内皮細胞の分化と増殖を促進し，結果として血管新生を導く．これらにより損傷部の修復は加速し，コラーゲンの合成率は増殖期に最大化する．なお，家兎を用いた内側側副靱帯の治癒経過の分析[7]では，この時期に合成されるコラーゲン線維はⅢ型コラーゲンがほとんどであり，全コラーゲン量が増える中で特にⅢ型コラーゲンの割合が増加することが明らかとなっている．このⅢ型コラーゲンは後に続くリモデリング期において，Ⅰ型コラーゲンに置き換わって行く．組織学的にも，この時期には損傷部分における細胞数もしだいに減少していく像が観察される．この増殖期からリモデリング期の移行期には，損傷靱帯に適度な長軸方向のメカニカルストレスが加わることで，接合部における細胞外マトリックスの線維の配向性も修正され，より力学的強度を回復していく．損傷後数週間からこの細胞外マトリックスの分解と新生が繰り返され，リモデリングが進んでいくが，損傷後数年経過後も損傷靱帯のコラーゲン線維は小径であり，力学的強度も正常と同等までには回復しえない．

一方で，一部またはそのすべてが関節胞内に存在する前・後十字靱帯では，炎症期の一次修復反応に大きな違いがある．関節胞内は関節液に満たされているため，損傷後早期に血小板の反応により血餅を形成するための反応は生じるが，関節液により洗い流されてしまい損傷部に定着しない．これにより，損傷部に治癒の土台が形成されず，その後に続く治癒に関連する増殖因子等の発現が引き起こされず治癒反応が継続しない．この損傷後の経過は，そのすべてが関節内に存在する前十字靱帯で顕著であり，完全損傷では自然治癒は期待できないとされる．この他にも，前十字靱帯の自己治癒能の低さについては，これまで多数の報告があり，治癒を導く鋳型（scaffold）の欠如や細胞反応の低さ，一酸化窒素の関連など，自然治癒を阻害する因子が多数同定されている．これに対し後十字靱帯では，完全損傷後にも保存的に連続性が獲得される等の報告も散見され，その潜在的治癒能力は前十字靱帯に比べ高い可能性がある．この理由としては，後十字靱帯の一部は関節包外にあることや周辺組織からの血管浸潤の違いなどが関係しているが，関節における機能的な違いにより損傷後の組織に負荷されるメカニカルストレスの違いも影響していると考えられる．

❷ 半月板損傷後の治癒反応

半月板は構造的に血管分布が乏しいこと，前十字靱帯同様に関節内の組織であることなどにより，自然治癒能は低いと考えられてきた．しかし，現在では半月板の外側1/3は血行があることが明らかとなっており，損傷の部位や程度によっては治癒が期待できる．このため，損傷の形態や部位，その程度に応じて縫合術などの温存術が行われるようになっている．これに対し，内側2/3に関しては血行が乏しく※4，保存的治癒が期待できないため，同部分の損傷では関節の運動機能低下が生じた場合，手術療法が施行される．

前述したように，半月板の切除はその後の関節軟骨への過剰なメカニカルストレスの増大を招き，変形性関節症の発症リスクを増大させることは明確である．このため，近年では損傷の形態，部位，程度等，その適応は諸説あり，統一されていないが，半月板損傷に対する縫合術も再び行われるようになってきている．無血管領域の損傷に対しては，損傷からの治癒の土台として自己血から精製したフィブリン塊（fibrin clot）を注入し，治癒反応を高める治療法も行われている．さらに，近年の研究では，この内側の無血管領域の治癒能力に，軟骨由来血管新生抑制因子（Chondromodulin-Ⅰ：ChM-Ⅰ）の存在が影響しているとされ，これを抑制することで細胞活性が高まる可能性が指摘されている[8]．この

解説

※4　半月板の外側1/3は血行があるため red zone，中間1/3は血行があるが少ない領域のため red-white zone，内側1/3は血行がなく，関節液から影響を受けているため white zone とよばれる．

ような損傷後の治癒反応が乏しいことに対して，近年成長著しい再生医療の技術を活用した治療法も行われ始めている[※5]．

● 文献

1) Majewski M, et al：Epidemiology of athletic knee injuries：A 10-year study. Knee, 13：184-188, 2006
2) 守屋秀繁（編）：部位別スポーツ外傷・障害2 膝. p88, 南江堂, 1995.
3) Kastelic J, et al：Multicomposite structure of tendon. Connect Tissue Res, 6：11-23, 1978
4) Neuberger A, Slack HG：The metabolism of collagen from liver, bone, skin and tendon in the normal rat. Biochem J, 53 (1)：47-52, 1953.
5) Bullough PG, et al：The strengthof the menisci of the knee as it relates to their fine structure. J Bone Joint Surg Br, 52：564-567, 1970.
6) Fukubayashi T, et al：The contact area and pressure distribution pattern of the knee. Acta Orthop Scand, 51：871-879, 1980.
7) Amiel D, et al：Collagen alteration in medial collateral ligament healing in a rabbit model. Connect Tissue Res, 16：357-366, 1987.
8) Fujii M, et al：Chondromodulin-I derived from the inner meniscus prevents endothelial cell proliferation. J Orthop Res, 31 (4)：538-543, 2013.

（国分貴徳）

解説

※5 近年，半月板損傷後の分子メカニズムを考慮したうえで，間葉系幹細胞（Mesenchymal Stem Cells：MSCs）を用いた治癒促進および半月板再生が最新の治療法として注目されている．主として膝関節内の滑膜から培養された間葉系幹細胞を損傷部あるいは欠損部に注入することで，低治癒能の半月板においても治癒が促進される．この治療法については日本が世界に対してリードしており，基礎研究を端緒として，現状臨床試験が行われ，その良好な治療成績が報告されてきており，今後は現状の主流である半月板切除術に代わる治療法となっていくであろう．

2 膝靱帯・半月板損傷に対する理学療法

総論

　膝関節の靱帯損傷や半月板損傷は，加齢に伴う変性断裂，交通事故やスポーツ活動での直達外力や介達外力によって受傷し，日常生活やスポーツ活動を妨げるのみならず，後の関節症変化を引き起こす可能性がある．そのため，理学療法士はADLの獲得やスポーツ復帰のみならず，再損傷や関節症への進展を予防するため長期的かつ戦略的な視点をもつ必要がある．

　靱帯損傷や半月板損傷に対する手術療法は有用であるが，術後の理学療法は手術療法の成功を左右するほど重要な治療の一部である．

診療ガイドライン・一般的な治療原則の概略

　膝靱帯・半月板損傷に対する一般的な治療原則は，損傷組織の自然治癒能力や患者の活動レベル，手術療法の臨床成績に基づいて保存療法か手術療法が選択される．前十字靱帯（anterior cruciate ligament：ACL）損傷では，日本整形外科学会と日本関節鏡・膝・スポーツ整形外科学会により発表された『膝前十字靱帯診療ガイドライン』[1]において，保存療法の推奨グレードはCであり，手術療法を行うことが標準的である．術前・術後のリハビリテーションの推奨グレードはB〜Cであり，特に大腿四頭筋の筋力改善やジャンプ動作のパフォーマンスの改善に有効とされている．後十字靱帯（posterior cruciate ligament：PCL）損傷や内側側副靱帯（medial collateral ligament：MCL）損傷では，保存療法を行うことが標準的である．重度の不安定性を有する場合は，手術療法の適応となる．しかし，多くの報告があるものの，依然一定した見解が得られていない．保存療法は，活動性の修正や筋力強化運動，機能的装具の使用などがコアとなる治療である．半月板損傷に対する治療に関して，アメリカ理学療法士協会は，『軟骨損傷と半月板損傷の診療ガイドライン』[2]を発表している．推奨度の高い治療は，半月板切除後の筋力強化運動とジャンプなどを含んだ機能的運動（推奨グレードB）であった．

膝靱帯・半月板損傷に対する手術療法

1 前十字靱帯損傷

　前十字靱帯損傷患者は，ジャンプ着地，ステップ，ターン動作の際の膝折れやgiving wayのためにスポーツパフォーマンスが低下する．そのため，スポーツ活動への復帰を望む場合や日常生活においても不安定性を生じる場合が手術適応となる．診療に関わる医療職は，術前の活動レベルを把握し，患者が術後に希望していることを明確にする必要がある．前十字靱帯再建術は，バイオメカニクスの観点から多くの検討が行われ，その手術手技は確立されつつある．前十字靱帯の再建方法は，大きく分けて一重束（single-bundle）再建術，二重束（double-bundle）再建術，前十字靱帯補強術があり，移植腱としては自家腱（自身の腱）を使用した骨付き膝蓋腱（bone-patellar tendon-bone：BTB）やハムストリングス腱（semitendinosus gracilis tendon：STG）や同種腱（他人の腱）や人工靱帯などがある[1]．前十字靱帯は異なる機能を持った2本の線維束で構成されることから，解剖学的に本来の形に近い二重束再建術は従来の一重束再建術と比較して前方安定性と回旋安定性で優れているとされている．一方，2つの術式間で臨床成績に差はないとした報告もあり，

いまだ結論が出ていない．また，前十字靱帯の組織学的治癒促進を目的にレムナント（遺残組織）を温存した前十字靱帯補強術が検討されている．前十字靱帯補強術は，移植腱の細胞増殖や血管再生を促進し，前十字靱帯再建後の膝関節固有感覚機能回復に有利に働くことが期待されている．膝蓋腱法とハムストリングス腱法の比較では，膝蓋腱法のほうが術後の膝安定性に優れていると報告がある．また，ハムストリングス腱法のほうが膝前面の痛みを感じる頻度が少ないとされている．同種腱は，自家腱と比較して術後の膝安定性に劣ること，人工靱帯は，再建靱帯の摩耗による関節水症や，高頻度の再建靱帯のゆるみや術後の骨孔拡大が報告されているため，近年では再建術の多くは自家腱が用いられている．

2 後十字靱帯損傷

後十字靱帯損傷の治療は，損傷の程度（Grade Ⅰ：内側脛骨プラトー前縁が大腿骨内側顆より前に触れる（step off）が健側より減少，Grade Ⅱ：前縁が内側顆と同じレベルにある，Grade Ⅲ：前縁が内側顆よりも後方にある）や活動性によって決定される．重度の不安定性を有する Grade Ⅲ 損傷，日常生活において不安定性による機能不全を有する場合，複合靱帯損傷や半月板・軟骨損傷合併例の場合に後十字靱帯再建術の適応となる．後十字靱帯再建方法は，一重束再建，二重束再建，後十字靱帯補強術が選択され，移植腱は膝蓋腱，ハムストリングス腱，大腿四頭筋腱などが用いられている．一般的には，移植腱の長さとボリュームが十分に得られやすいこと，手術時のトラブルが少ないこと，術後の膝の安定性が得られることからハムストリングス腱を移植腱とした二重束再建が選択される．

3 内側側副靱帯損傷

内側側副靱帯損傷の基本的な治療戦略は，保存療法である．前十字靱帯や後十字靱帯損傷に合併する重度の膝外反動揺を有する場合が手術適応となる．特に，膝伸展位での膝外反動揺性を認める場合は，前十字靱帯の合併損傷が疑われるため，前十字靱帯損傷の鑑別診断が重要となる．

4 外側側副靱帯損傷

外側側副靱帯（lateral collateral ligament：LCL）損傷の基本的な治療戦略は，保存療法である．前十字靱帯損傷や後十字靱帯損傷に合併する重度の膝内反や外旋不安定性を有する場合に手術適応となる．

5 半月板損傷

半月板損傷の治療の第一選択は，保存療法である．半月板損傷により運動時痛，嵌頓症状（locking），引っかかり感（catching），クリック（click）音などの症状が出現し，保存療法で改善しない場合は手術適応となる．

半月板損傷に対する手術療法として，関節鏡視下での部分切除術と縫合術，ラスピング法（断端部の新鮮化を図り，治癒を促す方法）がある．辺縁よりもより中央の無血行分野の断裂や変性所見の著明な断裂や弁状断裂（flap tear）は，部分切除術の適応となる．半月板辺縁の約 1/3 までは血行の分布があるが中央では乏しいことが知られているため，辺縁での断裂は，縫合術が適応となる．縫合術では，inside-out 法，outside-in 法，all-inside 法などがある．inside-out 法は一般的に広く用いられている方法であり，主に半月板の中節と後節断裂，outside-in 法は，前節断裂，all-inside 法は，後節および後角断裂での適応となる．

理学療法検査・測定

膝靱帯損傷や半月板損傷の理学療法検査・測定として，問診，画像評価，理学的検査を実施し，身体機能の回復や損傷リスクの把握を行う．

1 医療情報の収集

医療情報の収集においては，損傷によって起こった臨床症状のみならず，患者がもつ損傷リスクファクターに関する情報取集を行う．前十字靱帯損傷に関しては，『膝前十字靱帯（ACL）損傷診療ガイドライン2012　改訂第2版』[1]において，前十字靱帯損傷のリスクファクターとなる項目が示されている（**表1**）．半月板損傷においては，ハイレベルなスポー

第6章 膝靱帯・半月板損傷

表1 前十字靱帯損傷のリスクファクター

危険因子	詳細	Grade
解剖学的要因	大腿骨顆間窩が狭いと損傷しやすい 脛骨後方傾斜角が大きいと損傷しやすい	B C
全身弛緩性	前十字靱帯損傷患者の全身弛緩性陽性率が高い	B
性ホルモン	損傷率が月経周期の卵胞期で高く，黄体期で低い	B
膝関節の過伸展	前十字靱帯損傷患者は10°以上の膝関節過伸展を呈する割合が高い	C
スポーツ活動	定期的にスポーツ活動を行っている人は損傷しやすい（スポーツ種目による）	C
環境要因（グラウンド，天候）	降雨量が少なく，グラウンドが乾燥していると前十字靱帯損傷発生率が高い	C

（日本整形外科学会・日本関節鏡・膝・スポーツ整形外科学会，文献1をもとに作成）

ツと前十字靱帯損傷などによる膝関節の不安定性がリスクファクターとなる（グレードC）[2]．

医療面接ではまず，現病歴（受傷時の状況とその後の症状）と既往歴を聴取する．さらに活動レベル（スポーツ種目，ポジション，競技レベル）の把握は，理学療法を行ううえでの目標設定に重要となる．特に，患者がどの時期にどの程度の活動レベルを希望しているのかを把握することは，治療方針を決定するうえで非常に重要である．

手術後であれば，術式と合併損傷の有無の把握は必ず行う．術式や合併損傷の有無により術後の固定期間や荷重時期を変更する必要が生じ，術後の症状（痛みや筋力低下など）にも大きな影響を及ぼす．

2 理学療法の適応判断

治療の第一選択として，手術療法が適応となるのか保存療法が適応となるかにより，理学療法の治療方針が大きく異なるため，画像診断や理学所見をもとに，医師との治療方針の確認が必須となる．靱帯および半月板の受傷後早期の炎症期では，RICE処置（Rest：安静，Icing：冷却，Compression：圧迫，Elevation：挙上）が優先され，理学療法の遂行は回避すべきである．また，外傷に伴う骨折や思春期に生じる離断性骨軟骨炎がある場合も関節への負荷を避ける必要がある．外傷後の複合性局所疼痛症候群（complex regional pain syndrome：CRPS）[※1]や手術後の感染が起こった場合は，局所の炎症所見や血液検査結果，異常感覚に注意し適宜医師との治療方針を確認し，理学療法の適応を判断する必要がある．

（徳田一貫）

3 身体構造

1．膝関節の構造評価

靱帯損傷や半月板損傷の診断の補助として，MRI撮影は有効である．『膝前十字靱帯（ACL）損傷診療ガイドライン2012』[1]において，術前・術後ともに高い感度・特異度・正確性で前十字靱帯損傷の診断や再建靱帯の評価ができるとされている（推奨グレードA）．さらに，前十字靱帯損傷に頻繁に付随する損傷（外側半月板後角損傷，大腿骨外側顆骨挫傷）の評価も可能である．X線撮影は，骨折の有無の確認やストレスX線撮影により関節の安定性評価，リスクファクターの確認（大腿骨顆間窩，脛骨後方傾斜角）で使用される（推奨グレードB）．

2．膝関節の病態・不安定性評価

関節安定性の評価には，各構成体に対して徒手的な不安定性テストを行う（推奨グレードB）．不安定性テストは，損傷部位に対してさらなる損傷を与え，症状を悪化させるリスクがあるため，医師への確認が必要である．前十字靱帯の状態を評価するテストには，前方引き出しテストやLachmanテスト，Pivot shiftテスト（**図1，図2**）が用いられる．

解説

※1 複合性局所疼痛症候群（CRPS）：骨折などの外傷や神経損傷の後に痛みが遷延する症候群であり，痛覚過敏，異常痛，感覚異常，感覚過敏，感覚低下，触覚異常，発汗異常，皮膚の色や温度の異常などさまざまな症状が観察される．

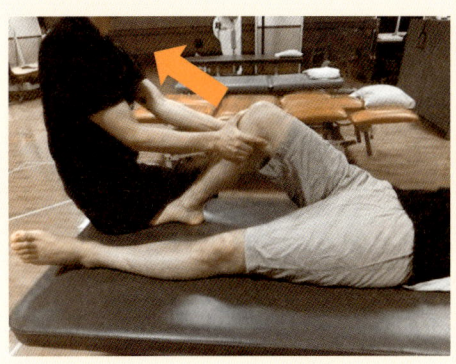

①前方引き出しテスト：膝関節屈曲90°で脛骨を前方に引き出し，脛骨の偏位の程度とエンドポイントを評価する．

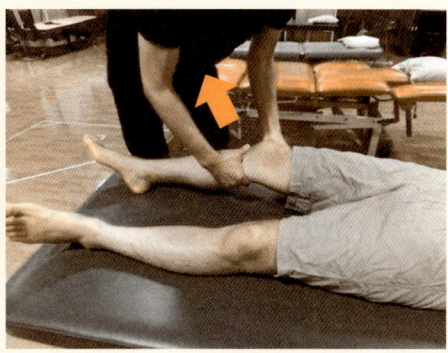

②Lachmanテスト：膝関節屈曲15°で脛骨を前方に引き出し，エンドポイントを評価する．

図1 前十字靱帯損傷の不安定性テスト

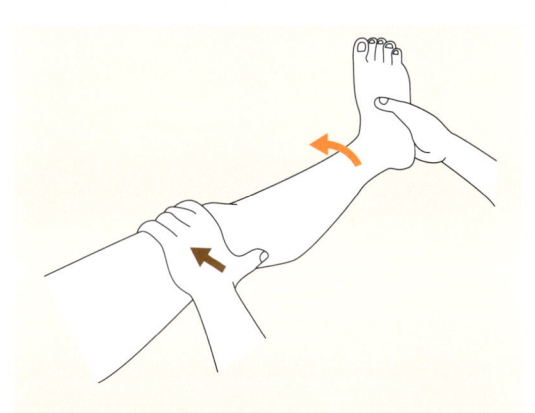

図2 Pivot shiftテスト
膝完全伸展位で脛骨に内旋・外反ストレスを与える．前十字靱帯損傷がある場合は，脛骨の内側が亜脱臼を起こし，そのまま膝を屈曲すると脛骨がガクッと後方に落ち込む．膝を伸展させると亜脱臼が整復される．

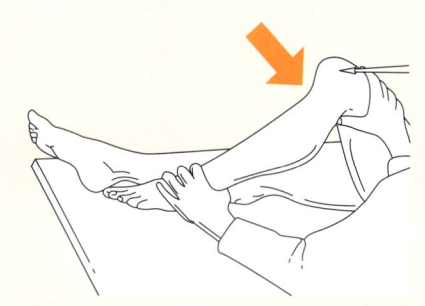

①後方落ち込みサイン：膝関節屈曲90°で大腿骨に対する脛骨の位置を観察する．後十字靱帯損傷では脛骨が後方へ落ち込む．

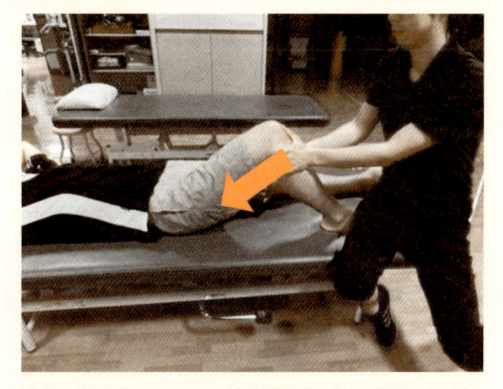

②後方引き出しテスト：膝関節屈曲90°で脛骨を後方に押す．脛骨の偏位の程度とエンドポイントを評価する．

図3 後十字靱帯損傷の不安定性テスト

後十字靱帯の評価には，後方落ち込みサイン（sag sign）や後方引き出しテストを用いる**（図3）**．後外側支持機構（posterolateral corner：PLC）※2 損傷は後十字靱帯損傷に合併することが多く，損傷すると重度の回旋不安定性を呈する．後外側支持機構損傷はdialテストにおいて評価可能である**（図4）**．膝関節の側方動揺性は，膝関節軽度屈曲位と膝関節伸展位にて内反テストと外反テストにより評価され

解説

※2 後外側支持機構：外側側副靱帯，膝窩筋腱，膝窩大腿靱帯，外側関節包，弓状靱帯，fabellofibular靱帯，大腿二頭筋，腸脛靱帯，腓腹筋外側頭などにより構成される．後外側支持機構は，脛骨の外旋，後方変位，膝関節内反を制御する．

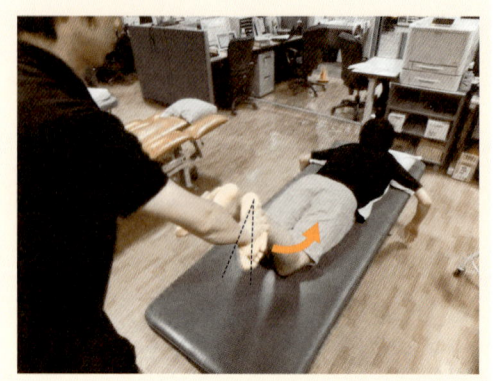

図4　Dial テスト
腹臥位で膝関節を30°または90°屈曲し，検査者は足部を把持して脛骨を外旋強制する．大腿の長軸に対する足部の長軸の角度で回旋を表示する．

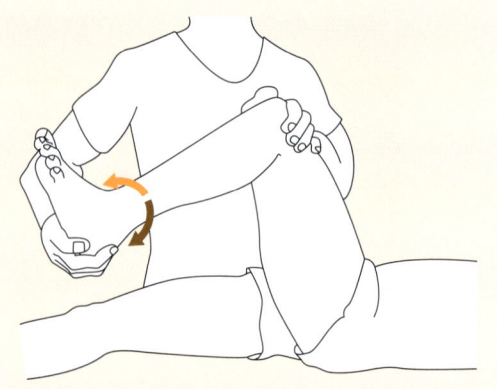

図6　McMurray テスト
膝関節を屈曲から伸展させながら，脛骨を回旋させる．脛骨外旋で内側の痛みやクリック音が触知されれば内側半月板損傷が陽性．脛骨内旋では外側半月板損傷を評価する．

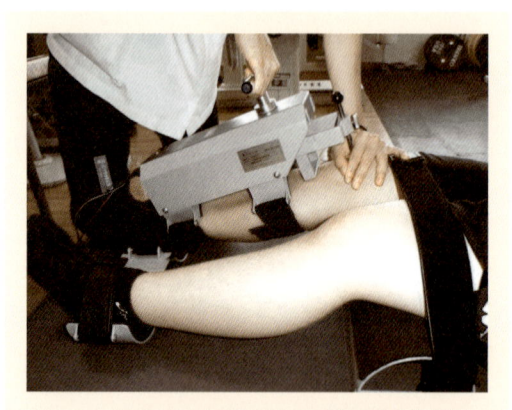

図5　Knee Arthrometer による膝不安定性検査

る．内反テストが陽性の場合は，外側側副靱帯，外反テストが陽性の場合は，内側側副靱帯の損傷を疑う．膝関節伸展位での外反ストレス陽性の場合や，膝伸展位での内反および下腿外旋にて陽性の場合は，十字靱帯合併損傷が疑われるため，鑑別評価が必須となる．また，前十字靱帯損傷と後十字靱帯損傷の評価には Knee Arthrometer を使用し，定量的な評価も行われている（**図5**）．30ポンドで脛骨を前方に引っ張った際の脛骨前方移動量を測定しており，移動量の患健差（患側－健側）が3mm以上で異常と判定される．

半月板損傷の評価は，関節裂隙の圧痛と McMurray テスト（**図6**）のような徒手検査で評価される．徒手検査の精度に関しては，感度は16%と低いものの，特異度は98%であった[3]※3．

3. 姿勢・アライメント評価

　膝靱帯・半月板損傷の受傷メカニズムを知ることは，損傷予防の観点から重要である．静的なアライメント評価では，Q角（膝蓋骨の中心から上前腸骨棘を結ぶ線と，膝蓋骨の中心から脛骨粗面を結ぶ線とのなす角度）の増大や足部の過度な回内（**図7**）は膝関節の外反アライメントを招くとされ，前十字靱帯損傷のリスクファクターになる可能性が報告されているが，十分なコンセンサスが得られていないのが現状である（推奨グレードC）．一方で，前十字靱帯損傷の受傷メカニズムに関する研究は数多くなされており，カッティング動作や片脚でのジャンプ着地動作が報告されている．動的なアライメント評価では，前十字靱帯損傷時のビデオ分析では，受傷時の膝関節は軽度屈曲位，外反位であった[4]．臨床におけるアライメント評価において重要な点は，膝靱帯や半月板に負担のかかる運動パターンである動的なアライメントと静的なアライメントとの

解説

※3　感度とは，実際に異常がある患者を検知する検査の能力を示す．特異度とは実際に異常がない患者を感知する検査能力を示す．

図7 前十字靱帯損傷のリスクファクターとなる下肢アライメント異常
①Q角　②足部の過度回内

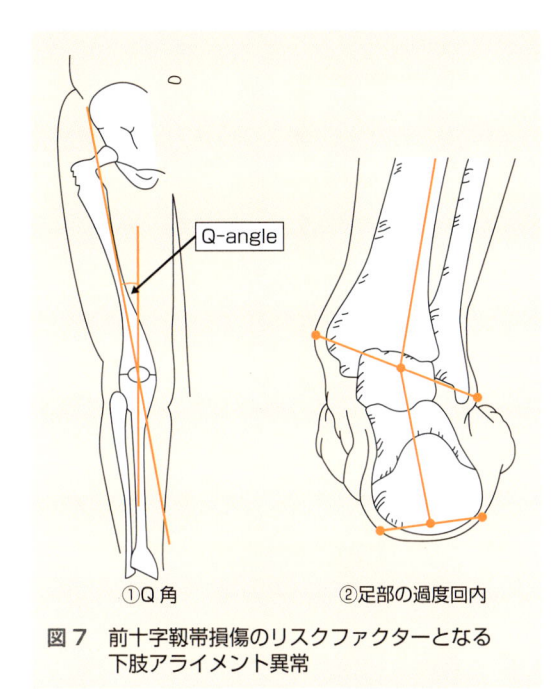

関連性や類似性の有無を評価し，それらが骨形態などの構造学的因子によるものか機能由来のものかを明らかにすることである．

4 心身機能

1．関節機能評価

膝関節の機能評価は，ROM（range of motion：関節可動域），腫脹，関節安定性の評価を行う．ROMは，屈曲・伸展ともに他動運動と自動運動を測定し，エンドポイントや痛みの有無を評価する（推奨グレードC）．膝靱帯・半月板損傷の急性期には，ROMの制限が生じる．これは関節血腫や半月板の断裂部が関節面に挟まれ生じる．術後は，手術侵襲による痛みや腫脹，筋緊張異常などによりROM制限が生じる．膝蓋大腿関節の評価は，膝蓋骨の位置，可動性，傾斜を評価する．大腿脛骨関節では，内外側大腿脛骨関節の位置と可動性，大腿脛骨関節の位置と回旋可動性を評価する．膝靱帯損傷では，靱帯損傷部位に伸長ストレスが加わらないように，大腿脛骨関節の位置と運動方向に十分に注意する必要がある．

2．筋の機能評価

筋力に関しては，靱帯損傷・半月板損傷の術前・術後いずれにおいても術後膝関節の回復を図る指標として非常に重要である（推奨グレードB）．靱帯や半月板損傷や術後の炎症に伴い，大腿四頭筋，特に内側広筋の萎縮が確認され，筋力は筋のボリュームと密接に関連するため，筋萎縮の有無や左右差の比較は，筋量を確認するために簡便で重要な指標となる．前十字靱帯再建術後において，膝伸展筋力とパフォーマンステスト（One leg hopテスト[※4]）（図8）の結果は，患者満足度と相関を認めている[5]．筋力測定の方法としては，等速性膝伸展筋力測定装置を使用し患健差を算出した報告が多く，健側比で85〜90％以上がスポーツ復帰の基準の1つとして使用されることが多い．再建術後の筋力回復について，ハムストリングス腱を使用した前十字靱帯再建術では，ハムストリングスの筋力低下がみられ，筋力低下は術後9か月間まで継続するとした報告もある[6]．前述の筋の量的評価に加えて，臨床においては，筋の質的評価が重要となる．膝関節伸展時の大腿直筋，外側広筋，内側広筋の収縮の程度を触診にて確認し，最終伸展位まで収縮の機能があるか膝伸展のlagの有無を評価する．また，最終伸展位からの遠心性収縮のコントロールについても評価する．膝靱帯損傷・半月板損傷患者のROM制限の原因として，大腿筋膜張筋，大腿直筋，大腿広筋群，ハムストリングスなどの筋緊張亢進，筋の短縮によって制限を生じていることがあるため，筋長検査を行うことは，治療において重要なポイントとなる．

3．固有感覚機能評価

靱帯や半月板内にはルフィニ小体，パチニ小体，ゴルジ腱器官，自由神経終末という機械受容器が存在し，これら機械受容器は，関節運動を認知する固有受容器としての機能を有している．固有感覚の低下は，神経筋コントロールの低下を招き，それがさらなる関節の不安定性などを引き起こすという悪循

解説

[※4]　**One leg hopテスト**：前十字靱帯損傷リスクのスクリーニングとして使用されている．片脚でできるだけ前方に跳躍し着地する動作であり，その跳躍距離や，動作中のパフォーマンスを評価する．

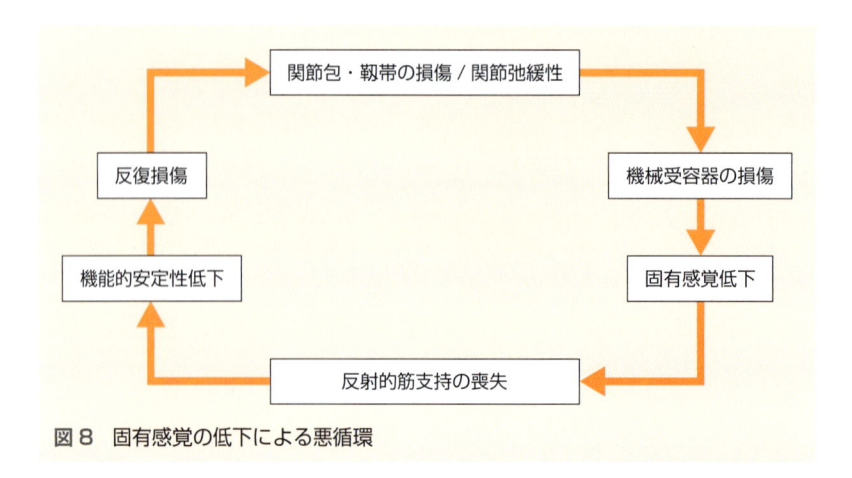

第6章 | 膝靱帯・半月板損傷

図8 固有感覚の低下による悪循環

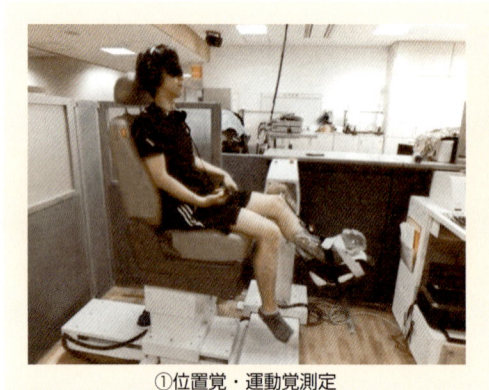

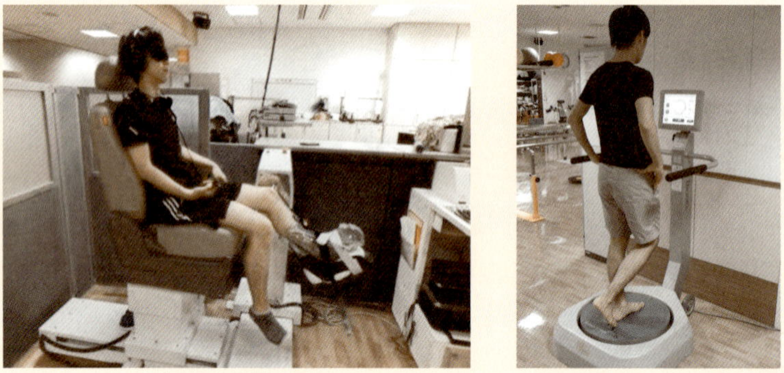

①位置覚・運動覚測定
②重心動揺などによる測定

図9 固有感覚の測定方法

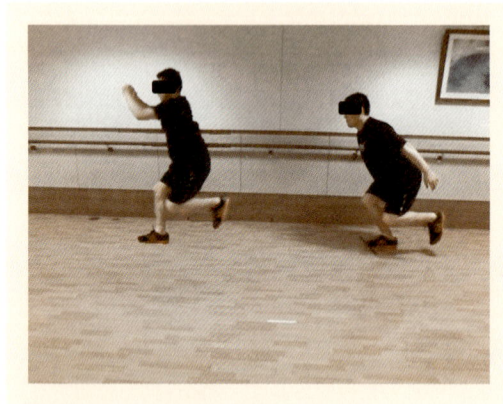

図10 One leg hopテスト

環を形成する(**図8**).固有感覚の測定は,非荷重位で関節の位置覚・運動覚を測定する方法や立位での重心動揺などを測定する方法などがある(**図9**).『膝前十字靱帯(ACL)損傷診療ガイドライン2012』[1]においては,前十字靱帯損傷膝の固有感覚は低下する(推奨グレードB)とされているが,運動療法や再建術による固有感覚の回復については,一定の見解が得られていない.

4. 基本的運動・動作テスト

靱帯損傷・半月板損傷後の基本的動作テストは,損傷リスクのスクリーニングとして,One leg hopテスト(**図10**)や両脚着地動作テストなどが使用されている(推奨グレードC).One leg hopテストでは,跳躍距離の左右差(一般的に患健比90%以上でスポーツ復帰の指標)や着地動作時に膝関節外反や膝関節過伸展など危険肢位をとっていないかを確認する.受傷後や術後早期で膝関節に機能低下が生じている時期では,片脚での跳躍動作は困難な場合が多い.そのため,膝関節機能に応じて最初は,両脚荷重でのハーフスクワット動作(**図11**)を指標とする.スクワット時の,体幹,股関節,足関節の矢状面,前額面,水平面の運動を観察し,各関節

の運動の割合や左右差を評価する．また，大腿四頭筋とハムストリングスの収縮の程度と割合を触診し，前十字靱帯損傷では，大腿直筋，後十字靱帯損傷では，ハムストリングスに過度な収縮が加わらないように身体位置を調整し，動作指導が必要となる．両脚でのハーフスクワットが十分に可能となってきてからは，側方への荷重移動時の運動を同様に評価し，患側下肢のみでのハーフスクワットと徐々に段階を上げていく．さらに，運動強度や運動速度を上げた際の下肢の反応性や俊敏性を評価する．ラダーやミニハードルを利用したドリルの実施は，下肢の反応性や俊敏性を評価するのに有用である．また，スポーツ復帰には，全身持久力の評価も重要である．施設内においては最大酸素摂取量の測定が行われる．フィールド上では，シャトルランやYo-Yoテスト[※5]などが全身持久力の評価として用いられる（推奨グレードC）．

5．痛み

靱帯損傷・半月板損傷後の痛みは，組織の損傷により生じた関節血症や炎症症状によって引き起こされる．また術後は，手術侵襲による痛みが生じる．これら急性期の痛みは，局所の炎症所見（腫脹・熱感・痛み）を毎日モニタリングし，痛みの部位や性質がどのように変化していくかを確認する．炎症症状が改善する頃には，術部の組織は徐々に硬い瘢痕組織に置き換わっていく．特に，前十字靱帯損傷から早期に再建術を行うと術後の関節線維症の発生率が高いとの報告があり[7]，このような場合は，関節線維症による軟部組織のこわばりや痛みが生じる可能性がある．そのため，炎症症状の改善後も関節周囲の軟部組織の状態や炎症性の痛みとは異なる痛みの出現に注意が必要である．さらに長期的な経過では，靱帯損傷や半月板損傷が原因となって生じる二次的な関節症による痛みも生じることに注意が必要である．

（平田和彦）

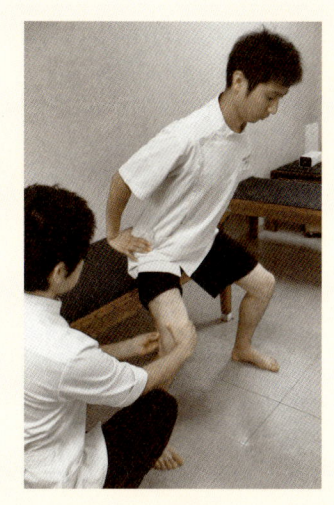

図11　ハーフスクワット動作
体幹正中位，骨盤前傾，股関節屈曲を意識して行う．理学療法士は大腿広筋群，ハムストリングスの筋収縮を確認する．

5　活動と参加

『膝前十字靱帯（ACL）損傷診療ガイドライン2012』[1]において，疾患特異的・患者立脚型QOL評価として，Lysholm scoreやIKDC（international knee documentation committee）スコア，Cincinnati knee score，KOOSなどが代表的に用いられている（推奨グレードC）．それぞれの特徴は，Lysholm scoreは経時的変化の検出感度が低く，高強度の活動レベルでの評価には適当ではない．IKDCスコアは，経時的変化の検出感度が低い．Cincinnati knee scoreは，経時的変化の感度が高い．KOOSは，自覚的症状をよく反映する．

理学療法治療

1　関節機能の治療

1．膝蓋骨運動の改善

膝関節の靱帯損傷や半月板損傷患者の多くが，

解説

※5　Yo-Yoテスト：シグナル音に合わせて20mの往復走を繰り返す，より競技特性に近づけた間欠的運動における持久力を評価する方法である．① Enduranceテスト（断続的持久力），② Intermittent Enduranceテスト（5秒間の休息を挟んで強度の高い運動を反復する能力），③ Intermittent Recoveryテスト（10秒間の休息を取り入れ素早く次の高強度運動を準備できる回復能力）の3種類のテストからなる．

第6章 | 膝靱帯・半月板損傷

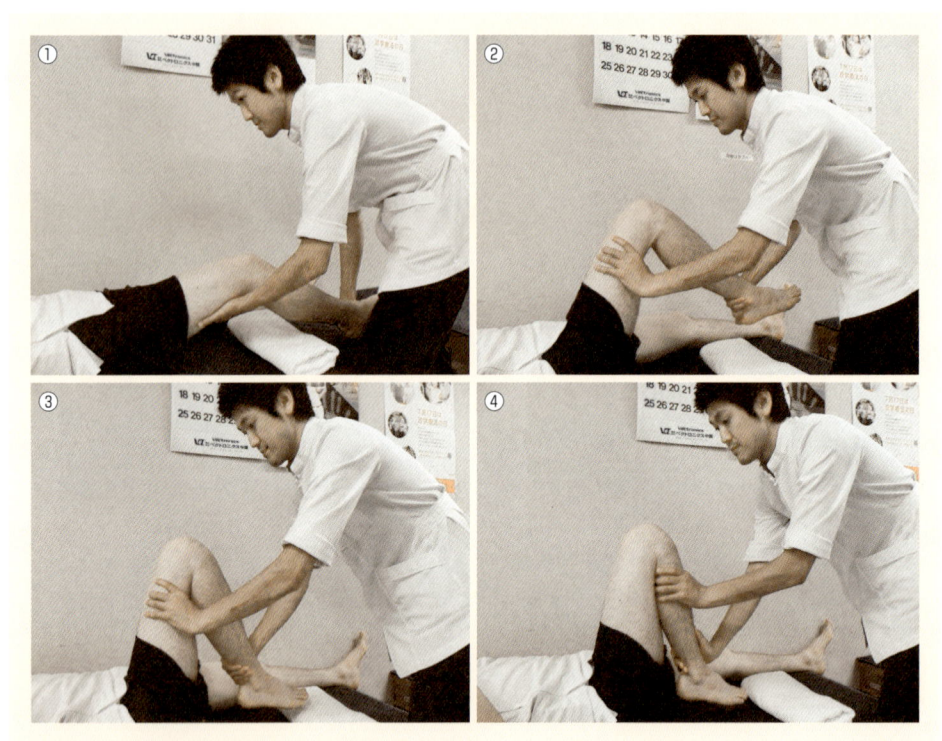

図12 前十字靱帯損傷に対する膝関節ROM運動
大腿直筋による下腿前方引き出しが生じないように注意し，股関節屈曲によって膝関節屈曲を促すように誘導する．下腿後面を支えると脛骨前方方向へのストレスが生じるため，注意が必要である．最終域では，大腿部によって下腿が前方へと行かないように，下腿前面から徒手的に誘導する．

理学療法を実施していく過程で膝蓋大腿関節の痛みを訴える．膝蓋大腿関節の痛みの要因として，手術操作による膝蓋下脂肪体の損傷や膝蓋大腿関節外側の組織（外側支帯や腸脛靱帯）の緊張があり，これらに対しては，膝蓋大腿関節周囲の軟部組織の伸張性を改善し，膝蓋骨の可動性を改善させる．また，内側広筋や殿筋群の筋力低下も膝蓋骨のマルアライメントの原因となるため，筋機能の改善を行う．また，膝蓋大腿関節の痛みの要因のひとつに，大腿骨の内旋，膝関節外反，距骨下関節回内のアライメント異常があり，このようなアライメントでの荷重運動は膝蓋大腿関節に過度のストレスを与える．筋力強化運動を指導する際には，このようなアライメント異常を伴っていないかどうかのチェックが必要である．

2. 脛骨大腿関節運動の改善

膝関節の靱帯損傷や半月板損傷患者は，理学療法を実施していくなかで膝関節外側に痛みを訴えることをしばしば経験する．この痛みの原因として，腸脛靱帯と大腿骨外側上顆との摩擦が一般的である．これは，腸脛靱帯の張力の増大により起こるが，その原因として，腸脛靱帯の短縮や大腿筋膜張筋・大殿筋の短縮，外側広筋・大腿二頭筋と腸脛靱帯間の滑走不良などが挙げられる．また，股関節外転筋力の低下も要因のひとつであるが，外転筋力強化運動を行う際に，大腿筋膜張筋による代償動作に注意をする必要がある．このような不適切な運動は，かえって腸脛靱帯へのストレスを増大させ，症状の悪化を招く危険性がある．十字靱帯損傷に対する脛骨大腿関節運動では，靱帯に対するストレスを特に注意する必要がある．前十字靱帯損傷では，大腿直筋による下腿前方引き出しが生じないように注意し，股関節屈曲によって膝関節屈曲を促すように誘導する（図12）．屈曲最終域では，大腿部によって下腿の前方引き出しが生じないように，下腿前面から徒手的に誘導する．後十字靱帯損傷では，下腿が後方に落ち込まないように，下腿後面より手で支えながら，膝関節運動を行うように誘導する（図13）．

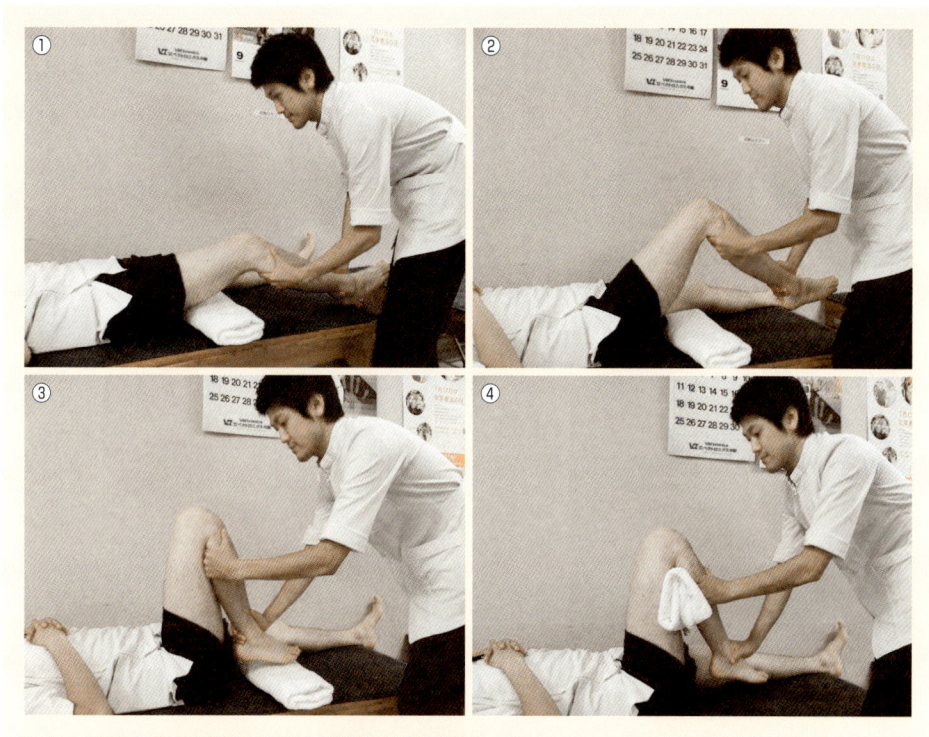

図13　後十字靱帯損傷に対する膝関節ROM運動
下腿が後方に落ち込まないように，下腿後面より手で支えながら，膝関節運動を行うように誘導する．最終域では，手やタオルを膝窩部に当てながら下腿後方移動が生じないようにROM運動を行う．

2 筋機能の治療

1．筋緊張の改善

　靱帯再建術後は，移植片の採取部位（半腱様筋腱，膝蓋腱など）周囲の筋緊張は増加する場合が多く，周囲組織の伸張性と滑走の改善を図るために筋ストレッチング，徒手的なモビライゼーションを行う．ストレッチングやモビライゼーションで筋緊張の改善が得られにくい症例では，自動運動を主体としたエクササイズにより筋緊張の改善を図る．

2．筋力の改善

　筋力の改善は，膝関節の靱帯損傷や半月板損傷のリハビリテーションにおいて中心となる治療であり，『膝前十字靱帯（ACL）損傷診療ガイドライン2012』[1]，『軟骨損傷と半月板損傷の診療ガイドライン』[2] の両方で，最も推奨度の高い治療である．筋力強化の具体的な方法に関しては，修復組織のバイオメカニクスに基づいたプログラムが選択される．大腿四頭筋とハムストリングスの単独収縮時に脛骨へ与える剪断力は，再建前十字靱帯・後十字靱帯を保護する観点より考慮されるべきである．前十字靱帯再建術後の筋力強化運動において，閉鎖性運動連鎖（closed kinetic chain：CKC）運動は，大腿四頭筋とハムストリングスの同時収縮が得られるため，脛骨への剪断力を軽減する点で推奨される．開放性運動連鎖（open kinetic chain：OKC）運動に関しては，『膝前十字靱帯（ACL）損傷診療ガイドライン2012』[1] において，CKC運動にOKC運動を追加することは膝の安定性を損なうことなく大腿四頭筋筋力の改善を得られることが示されており，現在はOKC運動とCKC運動を組み合わせたプログラムが一般的となっている．臨床における重要なポイントとして，前十字靱帯損傷と後十字靱帯損傷における膝関節筋機能改善練習は，OKC運動とCKC運動ともに注意点が異なる．大腿四頭筋セッティングにおいては，損傷部位のストレスを考慮し，前十字靱帯損傷では大腿遠位後面（図14-①）に後十字靱帯損傷では下腿近位後面（図14-②）にタオルなどを置いて筋収縮練習を行う必要がある．大腿四頭筋（図15）やハムストリングス（図

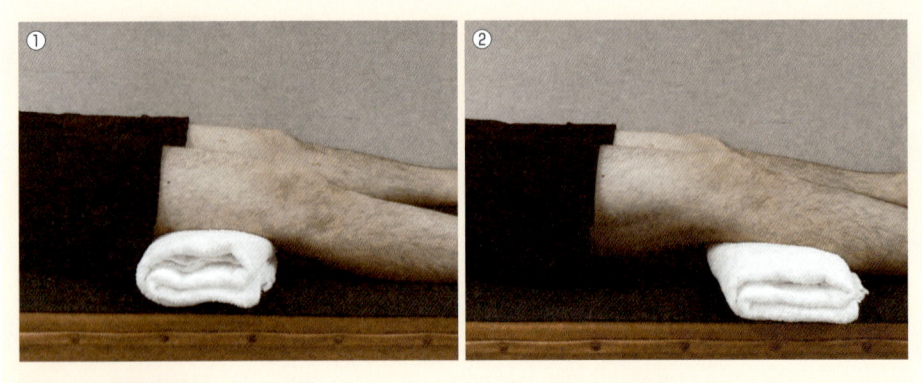

図14　大腿四頭筋セッティング
①前十字靱帯損傷：下腿前方引出しを防ぐため，大腿遠位後面にタオルなどを置いて行う
②後十字靱帯損傷：下腿後方引出しを防ぐため，下腿近位後面にタオルなどを置いて行う

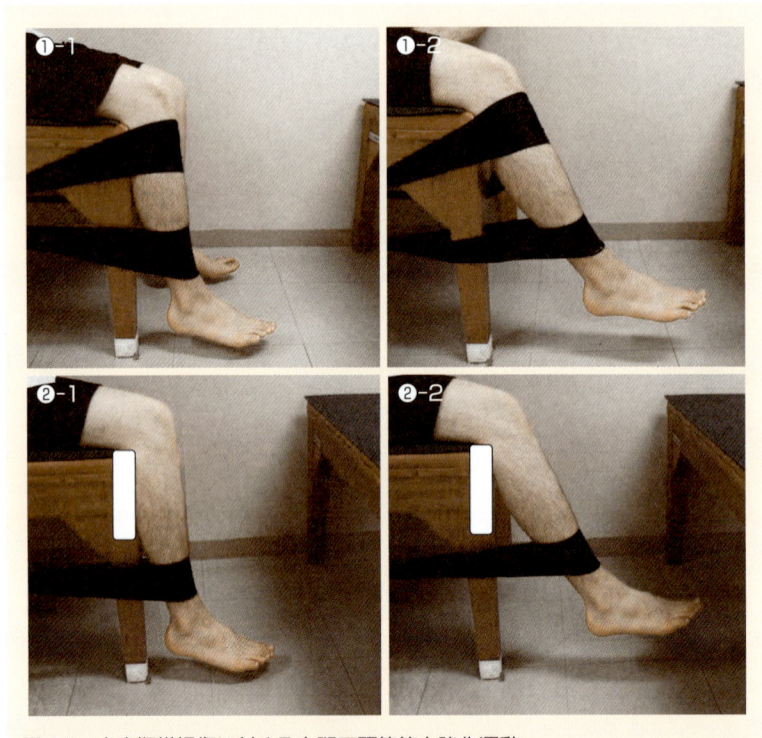

図15　十字靱帯損傷に対する大腿四頭筋筋力強化運動
①前十字靱帯損傷：下腿前方引き出しを防ぐため，下腿近位と遠位にゴムチューブをかけて膝関節伸展運動を行う．
②後十字靱帯損傷：下腿後方引き出しを防ぐため，下腿後面にタオルなどを敷いて膝関節伸展運動を行う．

16)の筋力強化運動では，十字靱帯に伸長ストレスが加わらないように十分注意する必要がある．荷重下での膝関節筋機能改善練習では，各十字靱帯損傷に対して身体重心位置を考慮し，ハムストリングス（図17-①）と大腿四頭筋（図17-②）の筋収縮を促す．『軟骨損傷と半月板損傷の診療ガイドライン』[2]では，神経筋電気刺激（neuromuscular electrical stimulation：NMES）の効果を検討しており，半月板損傷後の患者の大腿四頭筋筋力の強化に有効であるとしている（推奨グレードB）．一般に筋の自発収縮では，遅筋線維から速筋線維へと順次賦活されていくが，電気刺激は，速筋線維を優

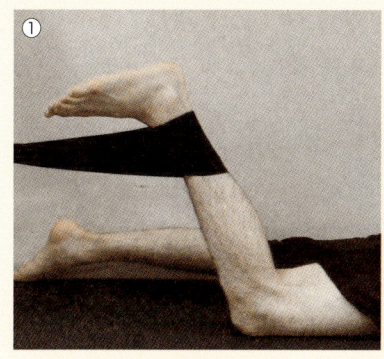

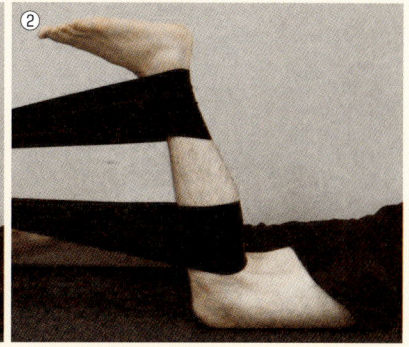

図16　十字靱帯損傷に対するハムストリングス筋力強化運動
①前十字靱帯損傷：ゴムチューブを下腿遠位にかけて，膝関節屈曲運動を行う．
②後十字靱帯損傷：ゴムチューブを下腿遠位と近位にかけて，膝関節屈曲運動を行う．
　　　　　　　　　　ハムストリングスの収縮によって下腿が後方へ引き出されないように，
　　　　　　　　　　ゴムチューブを下腿近位にもかけて行う．

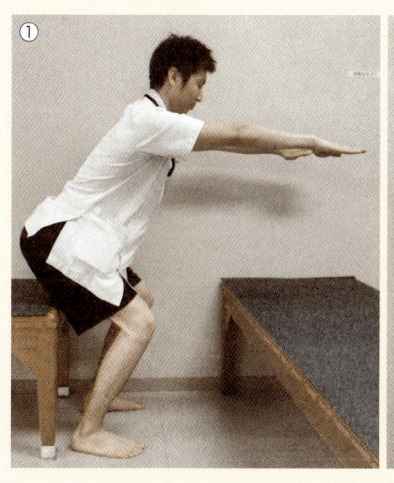

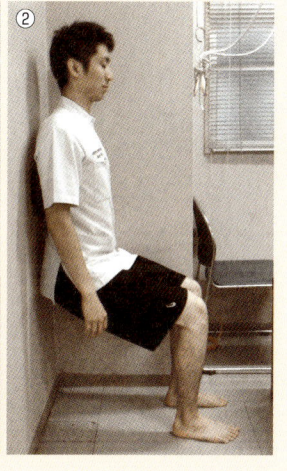

図17　靱帯損傷を考慮したスクワット練習
①前十字靱帯損傷：体幹・骨盤前傾，股関節屈曲，前方リーチにより身体重心
　　　　　　　　　を前方に移動させ，ハムストリングスの収縮を促す．
②後十字靱帯損傷：壁などを使用し，身体重心を後方に位置させ，大腿四頭筋
　　　　　　　　　の収縮を促す．

位に動員する点で運動療法と異なる筋力強化効果が得られる[8]．

3 自己管理と教育

　半月板損傷，靱帯損傷患者に対する教育管理と生活指導は，受傷部位の悪化を防ぐとともに創傷治癒を促す点においても重要である．半月板や損傷靱帯にストレスが加わる脛骨大腿関節の回旋ストレスが加わる動作などはなるべく避けるよう指導を行う必要がある．また，前十字靱帯損傷では，保存療法が適応となった場合や術後早期には，起き上がり動作や入浴動作時などの下肢の持ち上げ動作などもかなり慎重に行うべきである（**図18**）．また，スポーツ復帰に関しても，高いパフォーマンス動作が要求されるスポーツにおいては，保存療法の場合や患者の自己判断による術後早期での復帰によって，再断裂を招く恐れがある．そのため，患者の希望を十分に聴取し，膝関節の不安定性が残存する場合や十分な機能改善が得られていない場合では，再断裂の恐れがあることを十分に説明する必要がある．

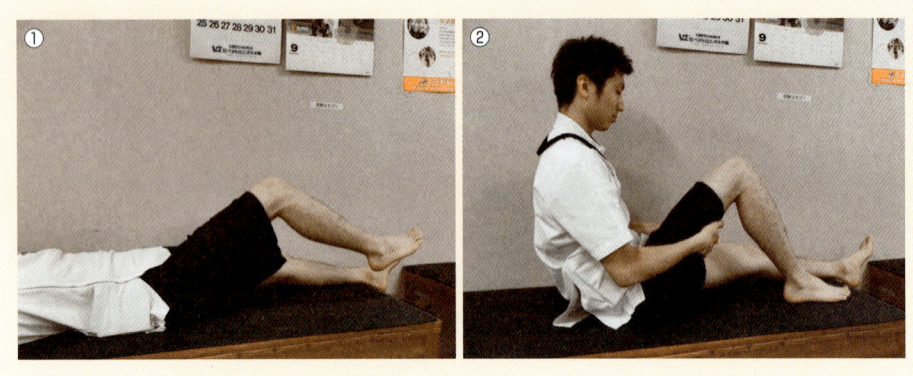

図18 前十字靱帯損傷に対する膝関節の管理・指導
①下肢を持ち上げる際に，股関節屈曲，膝関節伸展にて持ち上げると大腿直筋による下腿前方引出しを誘発してしまうため，注意する必要がある．
②大腿直筋の収縮が生じないように，大腿後面から下肢を把持し，持ち上げるように指導する．

4 痛みの治療

1. 物理療法

『膝前十字靱帯（ACL）損傷診療ガイドライン2012』[1]では，術後の寒冷療法に関する検討が行われており，術後の疼痛軽減に対して有効であるとされている．しかし，ROMの改善や出血の減少に対する効果はないと結論づけている（推奨グレードB）．

2. 徒手療法，運動療法

急性期における炎症を主体とした痛みに対しては，前述したとおり徒手療法や運動療法の適応ではない（「理学療法の適応判断」の項を参照）．炎症症状が沈静化した後の関節機能低下や筋機能低下による痛みと考えられる場合は，徒手療法や運動療法は一定の効果をもつと考える．

5 不安定性および不安定感に対する治療

1. 運動療法

前十字靱帯損傷後の自覚的不安定感に関しては，関節固有感覚との関連が述べられており，不安定感や膝くずれを訴える前十字靱帯損傷患者は，無症候性の前十字靱帯損傷患者と比較して患側・健側ともに関節固有感覚が低下すると報告されている[9]．これら不安定感に対し，関節固有感覚改善を目的とした運動は，バランス能力の改善や患者立脚型QOL評価を改善させる可能性がある[10]．固有感覚改善を目的とした運動は，不安定な台上での姿勢制御からやプライオメトリック，アジリティなど敏捷性を求められる動作時の姿勢制御までを含んでいる．

2. 装具療法

膝関節の機能装具は，ROMを制限する目的で使用される装具とスポーツ復帰時期に再受傷を予防する目的で使用される装具に分けられる．これら装具の使用に対して『膝前十字靱帯（ACL）損傷診療ガイドライン2012』[1]においては，有効性を証明できておらず装具装着の必要性は少ない（推奨グレードA）としている．後十字靱帯再建後の装具の使用については，再建靱帯の成熟が前十字靱帯よりもゆっくり進むため，3～6か月間の装具装着を行うことが標準的である．しかし，これらの治療方針を決定するための根拠は不足している．

6 心理社会的な課題に対する介入

膝関節の靱帯損傷や半月板損傷患者の最大の目標は，スポーツ復帰であるが，近年のスポーツ復帰に関するメタアナリシスにおいて，患者の85％が術後にスポーツ復帰が可能で，64％のみが損傷前のレベルに復帰可能であると示している[11]．スポーツに復帰できない理由として身体機能のみならず，心理社会的側面は以前から報告されており，スポーツ復帰できない患者の約2割が再損傷の恐怖を訴えている．これら再損傷に対する恐怖や自信のない症例に対しては，身体機能の改善に併せて，心理的介入が必要である．そのためには，スポーツ復帰のガ

イドラインの中に心理的評価を含める必要性があると思われる．特にスポーツ選手の場合は，チームの状況や，選手の置かれているポジション，指導者との関係など，われわれは患者の状態を包括的に捉えて指導する必要がある．

前十字靱帯再建術後の理学療法

　膝関節の靱帯損傷や半月板損傷は，加齢に伴う変性断裂，交通事故やスポーツ活動での直達外力や介達外力によって受傷し，手術の必要性の有無は，受傷部位の重症度とスポーツ復帰の有無が関係する．受傷後・術後にスポーツ復帰可能かどうかは，患者にとって最も重要な課題のひとつである．しかし，現状ではスポーツ復帰を許可する明確な基準は存在せず，経験的に判断されている．われわれは，患者がより早期にまた安全にスポーツ復帰が行えるよう，根拠に基づいたスポーツ復帰基準を明確にし，その基準を満たすべく治療を展開していく必要がある．本項では，上記の受傷で手術の必要性が高いとされる前十字靱帯損傷術後についての理学療法展開について述べる．

1 術前理学療法

　『膝前十字靱帯（ACL）損傷診療ガイドライン2012』[1]において，受傷後，特に2週以内での再建術は，術後膝のROM制限の危険因子となり，術前に膝屈曲拘縮がある場合は，術後ROMの成績が不良である（推奨グレードA）．しかし，受傷からの期間が6か月以上では，合併損傷としての半月板，関節軟骨損傷の発生率が高くなるとの報告もある（推奨グレードB）．そのため，関節機能の状態を含めて手術の時期などに関しては，医師と十分に相談のうえ，治療方針の決定を行う必要がある．以上のことより，術前理学療法を開始した時期が，受傷からどの程度時間が経過していたかを把握し，受傷早期の炎症期では，RICE処置による対応を行い，手術までに可能な限りROM制限を改善することが重要である．また，損傷部位に負担のかかる動作や禁忌動作の指導は，理学療法介入当初から行い，損傷部位の治癒を妨げないように教育することも重要である．また，手術後の一般的な経過の説明を行うことで，心理的側面への介入となり，患者の不安感を軽減させることにつながる．

2 術後理学療法

　術後理学療法では，術前評価および理学療法で明らかとなった課題点を含めて，手術所見や画像所見，医師の処方と医学情報に従って，手術の患部と全身状態を評価しながら，理学療法を展開していく．

　表2には前十字靱帯再建術後プロトコルの例を示している．臨床で用いられるプロトコルやクリニカルパスは，あくまで術後経過を把握するための指標のひとつであり，個々の理学療法プログラムを表したものではない．膝関節の機能改善を図るうえで，受傷部位の重症度，炎症の程度と時期，受傷前の活動レベルや膝関節機能，患者の心理的因子などさまざまな因子が複雑に影響し合うため，実際には，それらの要因を考慮したうえで適切な時期とその治療介入が重要となる．

　以下に，手術後の時期に応じた前十字靱帯損傷術後の理学療法の獲得すべき目標と注意点について述べる．

1. 第1期：術後の疼痛緩和，腫脹の改善（術直後〜1週）

　術直後は，手術侵襲に伴う関節の腫脹，熱感，痛みが生じるため，炎症症状に対して適切な対処が必要となる．アイスパックなどの寒冷療法を理学療法前後に行い，熱感が持続する場合は，病棟での寒冷療法を増やし頻度を調整する．腫脹や浮腫に対しては，リンパ灌流や静脈灌流を促進するための徒手的介入や，大腿四頭筋セッティングによる筋ポンプ作用を利用した収縮練習などを行う．腫脹が著しい場合は，弾性包帯による圧迫も検討する．手術の術創部に対しては，組織の治癒を妨げないように，手術部を離解させるような方向への力学的ストレスは避け，ROM運動や徒手的な治療介入の際には，十分に注意する必要性がある．背臥位では大腿遠位後面にタオルなどを敷いて下腿の落ち込みを防止する配慮をする（図14）．荷重は，痛みに応じて徐々に開始し，荷重による痛みや跛行が生じる場合は，必

第6章 | 膝靱帯・半月板損傷

表2 到達目標を示したリハビリテーションプロトコル（前十字靱帯再建術後）

		phase0	phase1	phase2	phase3	phase4
		術前	術翌日〜6週	6〜12週	3〜6か月	6〜12か月
phaseの目標		痛みと腫脹の除去 ROM制限なし 下肢筋力の患健比85%以上 リハビリテーション目標の共有	痛みと腫脹の軽減 ROM膝屈曲120°以上 大腿四頭筋・ハムストリングスの筋力4以上 良好なバランスコントロール 正常な歩行パターン ADL動作の自立	痛みと腫脹がほぼなし ほぼ正常なROM 大腿四頭筋・ハムストリングスの筋力4+以上 良好な下肢アライメントでの機能的動作の獲得 良好なバランスコントロール	痛みと腫脹がなし 正常なROM 大腿四頭筋，ハムストリングスの筋力が健側の75%以上 良好な下肢アライメントでのジャンプ動作の獲得 動作の敏捷性の改善 制限を設けた競技練習の再開	痛みと腫脹がなし 正常なROM 良好な下肢アライメントでの競技特異動作が可能 大腿四頭筋，ハムストリングスの筋力が健側の85%以上 one leg hopテストで健側の85%以上 制限のないチーム練習への参加が可能 競技復帰
エクササイズ・プログラム		ROM 大腿四頭筋，ハムストリングストレーニング CKCトレーニング（スクワット，ランジ，ニーベントウォーク） 固有感覚トレーニング	ROM 大腿四頭筋，ハムストリングストレーニング 電気刺激 部分的なCKCトレーニング（レッグプレス，ミニスクワット） 固有感覚トレーニング	ROM 大腿四頭筋，ハムストリングストレーニング CKCトレーニング（スクワット，ランジ，ニーベントウォーク） 固有感覚トレーニング	大腿四頭筋トレーニング ノルディックハムストリング ジョギング／ランニング ジャンプ動作（後半より） アジリティ（後半より）	ランニング／ダッシュ ジャンプ動作 クロスステップ／カッティング アジリティ プライオメトリクス
患部外トレーニング		健側筋力強化運動 体幹／股関節トレーニング 心肺機能トレーニング（下肢用エルゴメータ）	健側筋力強化運動 体幹／股関節トレーニング 心肺機能トレーニング（上肢用エルゴメータ）	健側筋力強化運動 体幹／股関節トレーニング 心肺機能トレーニング（下肢用エルゴメータ）	健側筋力強化運動 体幹／股関節トレーニング 心肺機能トレーニング（競技特性に合わせた）	体幹／股関節筋力強化運動 低下している部分に対する補強

要に応じて松葉杖歩行練習や指導を行う．

2. 第2期：膝関節周囲筋の筋機能改善，移動能力の獲得（術後1〜3週）

この時期では，術後の炎症期の脱却から膝関節周囲筋の筋緊張の適正化を図り，筋の随意的な収縮と弛緩のコントロールの獲得を目指す．また，歩行は，術後3週で独歩に移行することを目標とする．松葉杖の除去は，痛みや跛行が残存したままであると，異常な筋緊張亢進を招く恐れがある．そのため，異常な動作パターンを学習しないように，荷重下における痛みや筋機能の適切な発揮を理学療法士が適宜評価し，徐々に跛行の少ない独歩へと促す必要がある．ROM運動は，前十字靱帯に伸長ストレスが加わらないように十分に注意しながら行い（図12），術後3週で屈曲100°獲得を目標とする．膝関節筋機能改善練習は，内側広筋の収縮を十分に促しながら行い，前十字靱帯に伸長ストレスが加わらないように大腿下部にタオルを敷いた状態で大腿四頭筋セッティングを行う（図14-①）．術後2週頃より，下肢荷重下での筋力練習としてCKC運動を開始する．まずは，座位から体幹前傾・股関節屈曲の運動を行い，十分に座位での下肢荷重が促せるようになってから，その肢位を保持し離殿とともに下肢荷重を促す（図19）．代償動作が出ないように注意し，異常な運動パターンがみられた場合は，適宜運動修正を行っていく．

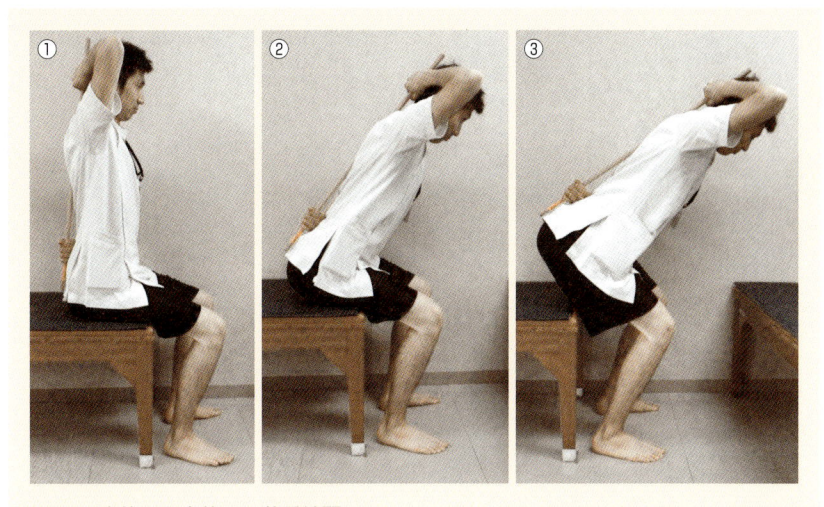

図19 座位から立位への荷重練習
頭部屈曲に伴う胸・腰椎後弯や骨盤後傾を防ぎ，体幹・骨盤前傾，股関節屈曲を促すために，棒などを使用すると座位での体幹前傾運動を行いやすい．
体幹前傾運動がうまく可能になると，その肢位を保持し離殿とともに下肢荷重を促す．

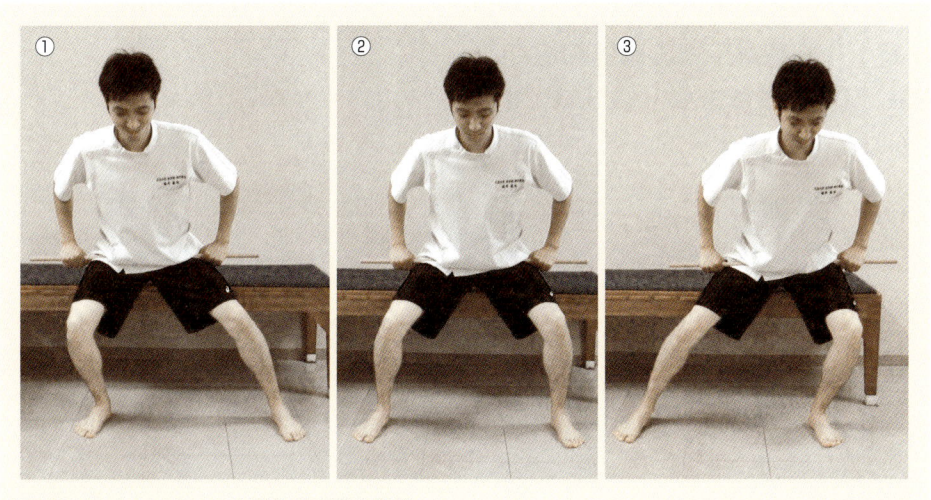

図20 ハーフスクワット動作での側方移動
体幹正中位，骨盤前傾，股関節屈曲位を保ったまま，側方移動を行う．
股関節-膝関節-足関節の機能的荷重軸を意識して（knee-in や knee-out にならないように）側方移動を行う．

3. 第3期：荷重下での膝関節機能の改善，膝関節筋力の改善（術後3～6週）

第2期までに獲得された膝関節機能に引き続き，再獲得された基本的な膝関節機能を生かし，両下肢荷重下でのあらゆる状況でも対応できるように膝関節機能を改善することを目的とする．CKCでの筋機能改善練習の負荷量を増加させるとともに，膝関節筋力改善を図ることも重要となる．具体的には，ハーフスクワット動作での側方移動を行い，代償動作が出ないよう，knee-in や knee-out が生じないように練習を行う（図20）．筋力強化運動では，大腿四頭筋は下腿前方引き出しを防ぐため，2重ゴムチューブ練習を行い（図15-①），ハムストリングスの筋力改善も図る（図16-①）．膝関節ROMは術後6週までに130°獲得を目標とする．

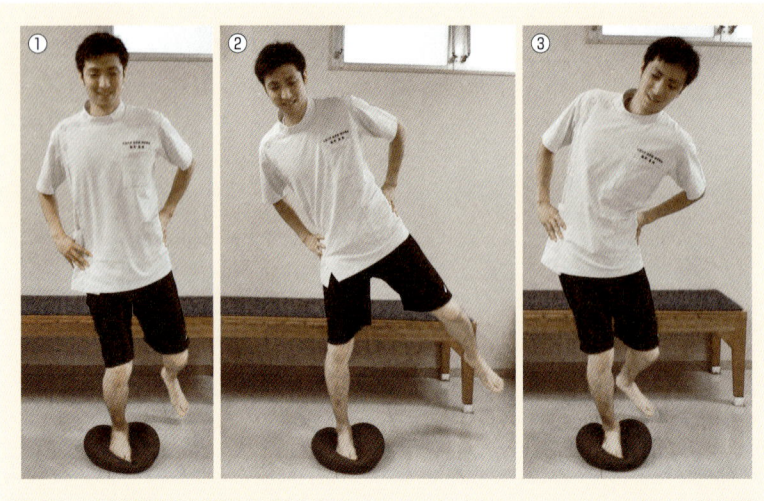

図21 片側下肢荷重下でのDYJOC（dynamic joint control training：動的関節制動トレーニング）
①エアスタビライザーの上で，体幹・股関節を正中位に保ちながら，立位や片脚スクワット動作を行う．②，③のような動作戦略をとらないように，体幹と下肢関節を協調的に制御できるよう練習を促す．

4. 第4期：片脚荷重下での膝関節機能の改善，ADLの獲得（術後6週〜12週）

第3期までに獲得された両側下肢荷重下での膝関節機能に加えて，片脚荷重下での下肢の制御とバランス能力の再獲得を行い，日常生活で必要な機能獲得することが目的となる．多くの施設で第3期〜第4期にかけての時期に退院となるケースが多いと考えられるため，自宅復帰に向けた，安全かつ機能的なADLの再獲得が必要となる．片側下肢荷重下でのバランス能力改善，固有感覚練習として，エアスタビライザーや不安定板を使用しての運動療法などを行う（図21）．階段昇降や今後のスポーツ復帰の基礎的パフォーマンス能力の改善に必要となる．膝関節の全可動域獲得を目標とする．

5. 第5期：競技復帰準備期（術後12週〜24週）

第4期までの，片側下肢荷重機能が十分に得られ，スポーツなどの競技復帰を目標とする際は，術後6か月頃を目標にジャンプ動作，ドロップジャンプ，サイドステップなど競技特性に合わせた運動療法を実施する．具体的な競技復帰に関しては，関節機能だけでなく，損傷靱帯の強度についても重要となるため，十分に医師と相談したうえで復帰時期を検討する必要がある．

● 文献

1) 日本整形外科学会・日本関節鏡・膝・スポーツ整形外科学会：前十字靱帯（ACL）損傷診療ガイドライン2012 改訂第2版．南江堂，2012．
2) Logerstedt DS, et al：Orthopedic Section of the American Physical Therapy Association：Knee pain and mobility impairments：meniscal and articular cartilage lesions. J Orthop Sports PhysTher, 40（6）：A1-A35, 2010.
3) Evans PJ, et al：Prospective evaluation of the McMurray test. Am J Sports Med, 21（4）：604-608, 1993.
4) Olsen OE, et al：Injury mechanisms for anterior cruciate ligament injuries in team handball：a systematic video analysis. Am J Sports Med, 32（4）：1002-1012, 2004.
5) Wilk KE, et al：The relationship between subjective knee scores, isokinetic testing, and functional testing in the ACL-reconstructed knee. J orthop sports physther, 20：60-73, 1994.
6) Yasuda K, et al：Graft site morbidity with autogenous semitendinosus and gracilis tendons. Am J Sport Med, 23：706-714, 1995.
7) Shelbourne KD, et al：Arthrofibrosis in acute anterior cruciate ligament reconstruction. The effect of timing of reconstruction and rehabilitation. Am J Sports Med, 19（4）：332-6, 1991.
8) Delitto A, et al：Two theories of muscle strength augmentation using percutaneous electrical stimulation. Phys Ther, 70（3）：158-164, 1990.
9) Roberts D, et al：Proprioception in people with anterior cruciate ligament-deficient knees：comparison of symptomatic and asymptomatic patients. J Orthop Sports Phys Ther, 29（10）：587-594, 1999.
10) Shiraishi M, et al：Stabilometric assessment in the anteriorcruciate ligament-reconstructioned knee. Clin J Sport Med, 6：32-39, 1996.
11) Ardern CL, et al：Return-to-sport following anterior cruciate ligament reconstruction surgery：a systematic review and meta-analysis of the state of play. Br J Sports Med, 45（7）：596-606, 2011.

〔徳田一貫〕

第7章 足関節靱帯損傷・アキレス腱断裂

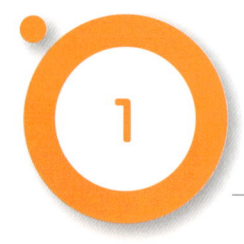

足関節靱帯損傷・アキレス腱断裂の病態

総論

1 足関節靱帯損傷の概要

　整形外科診療における足関節・足部疾患の占める割合は近年多くなってきており，『整形外科新患調査2012』[1]では，下肢33.2%，脊椎・脊髄31.9%，上肢26.2%であり，部位小分類では，腰椎18.8%，膝関節14.0%，手関節・手13.9%に次いで足関節・足部が多く，11.2%となっている．また足関節・足部の捻挫は1日あたり10,000人に1人の割合で発症すると報告されており[2]，非常に発症頻度の高い疾患である．治療は基本的には保存療法となることが多い[3]．前述の整形外科新患調査2012[1]でも，全体の89.4%で保存療法が選択されている．この全員に理学療法が処方されるわけではないが，足関節・足部疾患において保存療法の選択の中での理学療法の重要性は増すばかりである．足関節靱帯損傷は捻挫や断裂に加え，骨折を併せて惹起するものなどもある（果部骨折）[4]．足関節靱帯損傷の受傷機転には，転倒や着地の失敗など外傷性のものが多い．受傷年齢は若年者が多いものの，高齢者でも少なくはない．高齢者での足関節靱帯損傷はその後のADL（activities of daily living：日常生活活動）を著しく阻害するため，その理学療法は重要となる．

　捻挫は「関節固有の生理的な範囲以上，あるいは生理的な方向以外の外力が加わると関節包や靱帯の一部が損傷されるが，関節面相互の適合性が正常に保たれている状態」[5]，あるいは「関節の生理的可動範囲を超えて運動が強制されたり，非生理的方向に運動することによって起こる関節包や靱帯の損傷で，骨折や脱臼を伴わないものをさす」[6]と定義されている．しかし，前述したように捻挫を起こすような受傷機転はときに靱帯だけでなく，腱や骨にまでその損傷が及び，果部骨折などを起こすこともある．この理解を進めるためには，後述する関節の正常構造を正しく理解していなければならない．正常構造を正しく理解していれば，診断上足関節の捻挫といわれている患者の中に，腱や骨膜，骨などを損傷している患者が隠れていることにも気づくことだろう．適切なアプローチを選択するためには，正常構造の理解が最も重要である．

2 アキレス腱断裂の概要

　30〜50代のスポーツ愛好家でアキレス腱の退行性変化を基盤に発症することが多く，準備運動不足でスポーツ開始後すぐに受傷する場合が多い[3,14,15]．新鮮アキレス腱皮下断裂受傷時の平均年齢は43.2歳であった，という報告がある[15]．スポーツ中の発症が76%であり，種目としてはバレーボール，バドミントン，ソフトボール，テニスが多い[15]．「背後から蹴られた」「ボールが当たった」と受診時に訴えることが多い[3]．スポーツ以外では転倒や転落，階段の踏み外しによるものが多く，スポーツ中の発症に比べ高齢者での発症が多い傾向がある[15]．保存療法と手術療法があるが，受傷6か月の時点で結果に差がないと報告されている[3]．保存治療としては足関節最大底屈位で膝下固定ギプス固定6週間としている報告が多い[3]．その後慎重に理学療法を開始するようである．手術療法としては縫合術を施行し，術後は足関節下垂位での4〜6週間膝下ギプス固定としている報告が多い[3]．

　断裂部位やそれに伴う症状も多様であり，年齢や運動経験など背景も多様であるため，その理学療法に決まった法則が立てにくい．理学療法において1人ひとりに沿った評価を行ううえでも，正常構造の理解が最も重要である．

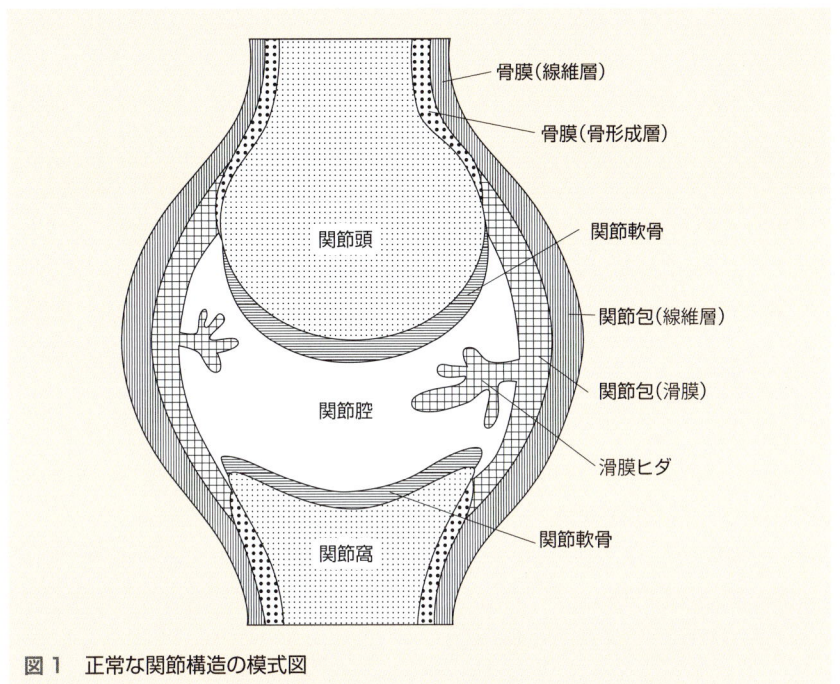

図1　正常な関節構造の模式図
▦：骨組織　▤：硝子軟骨　▥：疎性結合組織　▨：密性結合組織　▧：骨母細胞の存在する層
関節包の線維層を靱帯とよぶ．骨膜と連続することに注意．

正常足関節およびその靱帯・アキレス腱の解剖

1 足関節およびその靱帯

1．一般的な関節の正常構造（図1）

　骨と骨の連結のうち，可動性の構造をもつものを関節という[※1]．関節は図1のように構成されている．骨を覆う骨膜は，図のとおり表層にある密性結合組織の線維層と，その深層に骨母細胞の並ぶ層である骨形成層によって構成されている（**図2**）．関節は関節包によって覆われ，閉じられた関節腔となる．骨同士が面する関節面は硝子軟骨である関節軟骨同士が向かい合う．関節包は，表層は骨膜の線維層から連続する線維層（線維膜）であり，深層は関節腔を裏打ちする滑膜となる．関節軟骨の表面に滑膜はない．関節包の線維層が特定の集束を作るものを靱帯

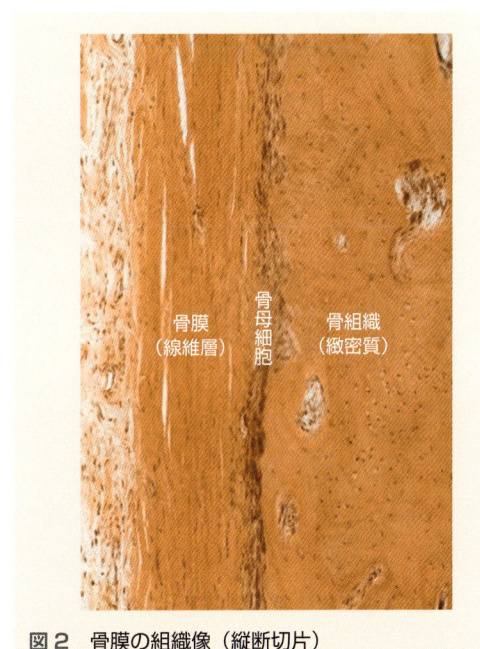

図2　骨膜の組織像（縦断切片）
骨膜の深層，骨表面には骨母細胞の層がある．

解説

[※1]　関節＝可動的と単純に考えることには課題がある．関節という構造は基本的に可動となるような構造をもっているものをいうが，だからといって人体すべての「関節」と名のつく関節が可動的であるわけではない．逆に解剖学的に不動性の連結といわれている縫合や靱帯結合でも，「全く動かない」わけではない．

とよぶ．足関節の靱帯はすべてこのような靱帯（関節包靱帯）である．すなわち，足関節において靱帯損傷は関節包の損傷であり，骨膜と連続する部分の損傷であることを念頭に置くことが重要である．

さらに，筋線維は筋腱移行部を介して腱へと連続している．すなわち，筋は密性結合組織に付着しているといい換えてもよい．よって，筋は骨膜や関節包＝靱帯にも付着している．すなわち，足関節捻挫時には靱帯だけではなく，それが付着する筋と腱も損傷を受けている可能性が高い．

2. 距腿関節（図3）

足関節は，距骨滑車が関節頭となり脛骨と腓骨の関節面が関節窩となる．足関節は基本的には蝶番関節の形状であるが底背屈によって運動軸が徐々にずれていくために螺旋関節ともいわれる[7]．内果と外果は距骨をしっかりつかんで，関節運動の間，ホゾ穴の中に距骨を固定する．内果と外果が距骨滑車をつかむ力は足関節を背屈したとき最大となる．それは距骨滑車の前方の幅が広いために，内果と外果の間に距骨滑車がはまり込んで脛骨と腓骨を少し広げるようになるからである[7,8]．この足関節背屈時の脛骨と腓骨の内側−外側への拡大は，骨間脛腓靱帯，前脛腓靱帯，後脛腓靱帯によって制限される（図4）．足関節は底屈するとかなり不安定になる．それは距骨滑車の後部の幅が狭く，ホゾ穴の中で緩むからである．よって足関節に生じる大半の損傷は底屈位で生じることとなる．

足関節の関節包は前方と後方では薄いが，側方は比較的強靱である．関節包は上方では脛骨と内果の関節面の辺縁に付着し，下方では距骨に付着する．滑膜は緩く，しばしば脛骨と腓骨の間で上方の骨間脛腓靱帯付近まで伸びる[7]．

3. 距腿関節の靱帯（図5）

① 内側靱帯（三角靱帯）

上方では内果に付着する．下方は扇状に広がって脛舟部，脛踵部，前脛距部，後脛距部となって距骨，踵骨，舟状骨に付着する．強力な靱帯である．

② 外側靱帯

前距腓靱帯は平たく弱い靱帯で，外果から距骨へと張っている．足関節底屈時に緊張し，背屈時に弛緩する．

後距腓靱帯は厚く強い靱帯で腓骨の外果窩から距骨の外側結節に達する．足関節背屈時に緊張し底屈時に弛緩する．

踵腓靱帯は外果の先端から後下方へ走り，踵骨の外側面へ達する．円柱形を呈する．足関節の底背屈と関係なく一定の筋長を保つ靱帯といわれる．足関節内反不安定性の制動に大きく関与する．

② アキレス腱（踵骨腱）

人の身体の中で最も強力（最も厚く強度も最高度）な腱である[7]．成人男性で15cm程度の長さがあり，腓腹筋の筋束の遠位端から始まり，扁平な腱となって下方へと続く（図6）．近位ではヒラメ筋

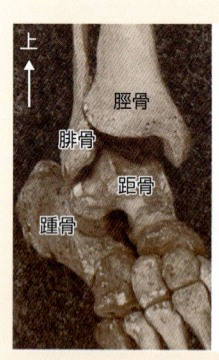

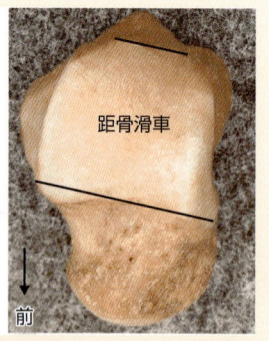

図3　距腿関節（骨格写真）
左：前面図．脛骨と腓骨の関節面に距骨滑車がはまっている．
右：距骨上面図．距骨滑車は後方の幅が狭く，前方の幅が広い．距骨滑車の軸は後方と前方でずれている（螺旋関節）．

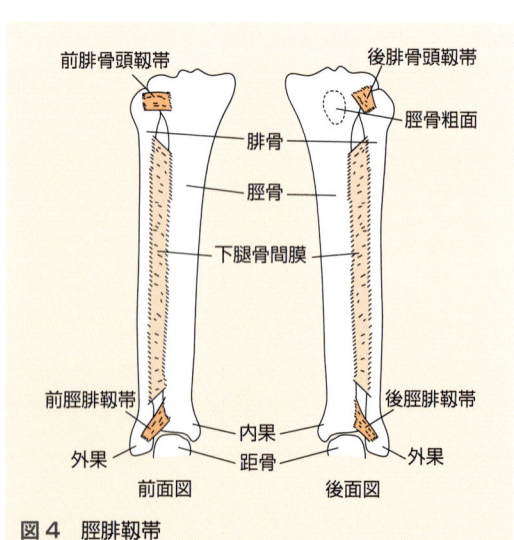

図4　脛腓靱帯
骨間脛腓靱帯は前・後脛腓靱帯の間に位置する．

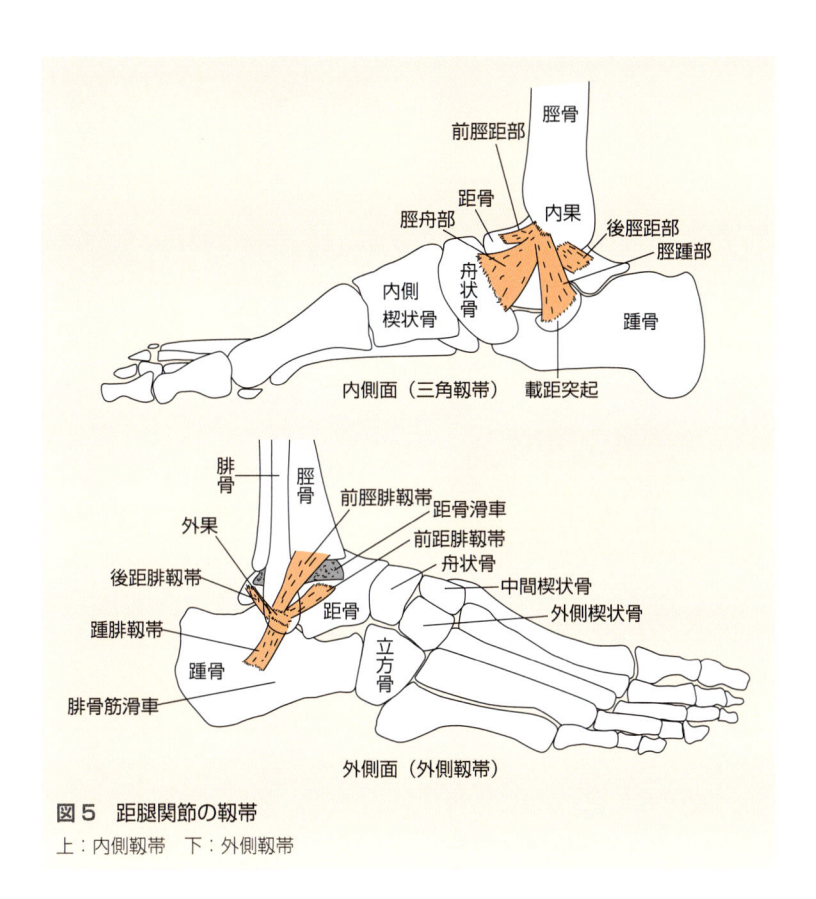

図5 距腿関節の靱帯
上：内側靱帯　下：外側靱帯

が深層からこの扁平な腱へと停止する．アキレス腱の遠位ではヒラメ筋の腱がこの表層の腓腹筋の腱へと連続するため，腱は肥厚する．踵骨隆起の上面まで下行すると腱は丸みを帯びて厚くなる．足底筋も本腱に加わるが，力学的に問題とならないくらい薄くて弱い．アキレス腱の線維の走行は長軸に平行ではなく，浅層の腓腹筋からの腱は下行するにつれて外側へと走行し，深層のヒラメ筋の腱は内側へ下行するようになり，90°近く内旋する[14]．この腱の線維の配列は衝撃や反動を吸収するのに重要な働きをしていると考えられる．すなわち，螺旋状に走行することによって弾性を増そうとしている．この弾性作用は歩行の推進力のエネルギーとして放出される．下腿三頭筋をつくる腓腹筋とヒラメ筋は単独で作用できる．腓腹筋とヒラメ筋の作用の違いは，よく次のようにいわれる．「You stroll with the soleus but win the long jump with the gastrocnemius」＝「ヒラメ筋を使って散歩する（stroll：そぞろ歩く，散策するの意）ことはできるが，走り幅跳びに勝ちたければ腓腹筋が必要である」[7]．

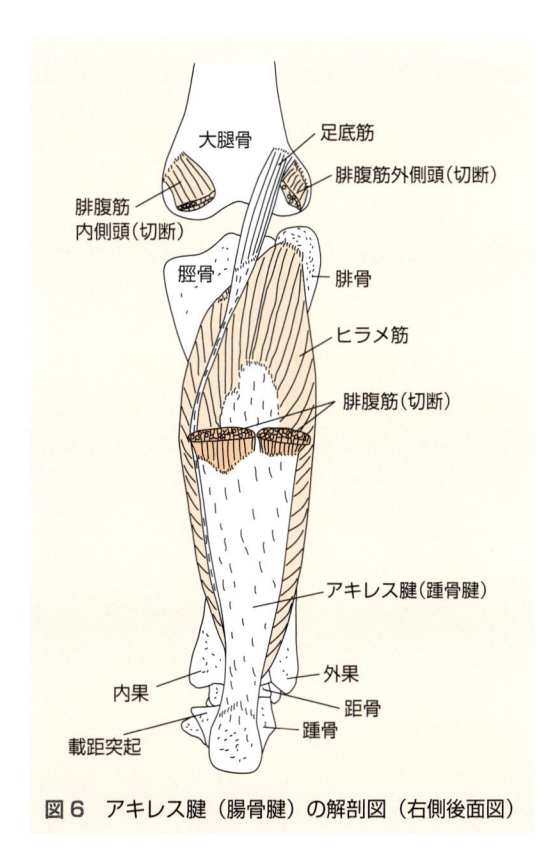

図6 アキレス腱（踵骨腱）の解剖図（右側後面図）

アキレス腱は一般的な腱と違い腱鞘に包まれていないが，腱の表面にパラテノンとよばれる疎性線維性結合組織の膜が覆っているといわれる[14, 15]．しかし，このパラテノンが滑液鞘であるのか，後述する踵骨包などの滑液包であるのか，それとは別の組織であるのか（どちらかの複合物か）は，はっきりしていないのが現状である．浅踵骨包は皮膚と踵骨腱の間にあり，深（後）踵骨包は腱と踵骨の間にあり，腱と骨の間の動きを滑らかにしている．

足関節靱帯損傷・アキレス腱断裂の病因と症状

1 足関節靱帯損傷の分類

1. 靱帯損傷の分類[6]

靱帯損傷は**表1**のように分類されてはいるものの，観血的検査を行わない限りこの明確な区別はできないため，概念的な分類と考えたほうがよい[6]．すなわち，実際の臨床ではこのグレードを明確に判定することは不可能である．

さらに，単なる靱帯損傷のみであっても，骨膜に影響が必ず出ると考えたほうがよい．重症の場合は骨そのものにも損傷が及んでいるであろう．すなわち，捻挫の定義にこだわらず，患者のありのままを診たほうがよい．さらに骨端線閉鎖以前の若年者では，靱帯そのものよりも靱帯付着部のほうが脆弱であるため，外側靱帯や三角靱帯の付着部軟骨での裂離骨折の形態をとることが少なくない[6]．骨膜や骨の損傷がある場合，その修復には時間がかかる（骨母細胞も損傷するため）．また，靱帯の再生自体も非常に悪い（後述）．骨にまで損傷が及び，剥離骨折などをしている場合は治療期間が1年を超える場合もあるであろう[9]．

2. 足関節内反捻挫（図7 ①）

足関節の捻挫は多くの場合内反捻挫である．段差を踏み外すなどして足の外側縁が接地する形となり，足関節の外側靱帯損傷が主に発生する．受傷エネルギーは小さく，損傷の程度も軽いことが多い[6]．一方，スポーツ中に起こる高速タックルや，交通事故での受傷では損傷の程度は重い．これらの高エネ

表1　靱帯損傷の分類

損傷の程度	損傷の内容
Grade I	靱帯の過伸展状態で腫脹や痛みは軽度であり機能不全や機械的不安定性がないもの．
Grade II	靱帯の部分断裂で中等度の腫れと痛みがあり圧痛を伴うもの．
Grade III	靱帯の完全断裂で著明な腫脹と痛みや圧痛があり，機能不全や機械的不安定性があるもの．

（用語を一部改変して引用）

ルギー損傷では距骨滑車の骨軟骨骨折，距骨下関節の靱帯損傷を合併していることも少なくない．外側靱帯損傷のうち85％は前距腓靱帯の単独損傷であり，残りが前距腓靱帯と踵腓靱帯の複合損傷である[8]（もう少し割合が高いという文献もある[7]）．踵腓靱帯の単独損傷，および後距腓靱帯が損傷することは稀である[8, 9]．足関節底屈位で内転と回外（いわゆる内反）を強制されることで傷害される．踵腓靱帯断裂時は足関節底背屈中間位や背屈時に内転と回外を強制されて，しかも強い外力が生じていたときに損傷していると推測できる[6, 8]．

その他，受傷が大きな場合には骨間距踵靱帯や二分靱帯を損傷する場合があり，その際には距骨下関節の安定性に影響が出るといわれる[8]．

足関節外側靱帯は修復されやすいとする報告がある[10]．また，早期の保護的運動を治療の第一選択とするべきという報告もある[11]．それらの報告によれば，極端な足関節内反を避けながら早期に足関節を動かし，靱帯に本来必要とされる力学的情報を与える（靱帯の修復の項目で詳述）ことで困難なく修復されるという[12, 13]．

3. 足関節外反捻挫（図7 ②）

足関節捻挫の中では頻度は少ない[5-8]．受傷エネルギーの大小は軟部組織損傷の程度に強く関連するので，受傷状況を注意深く聞き取る必要がある．外反捻挫はサッカーのキックの際に足部内側をブロックされたり，交通事故で足部の外反を強制されたりして起こることが多い[8]．三角靱帯が完全断裂することは稀である．内側靱帯の損傷は，骨間脛腓靱帯，前脛腓靱帯，後脛腓靱帯などの脛骨と腓骨を結ぶ靱帯の損傷の場合と，三角靱帯の単独損傷の場合と，脛骨と腓骨を結ぶ靱帯の損傷に加えて三角靱帯の損傷が複合して起こっている場合がある[8]．治療には

難渋する症例が多い[6, 8]．

　脛骨と腓骨を結ぶ靱帯の損傷の場合，荷重時での足関節背屈に痛みが生じる．足関節のホゾ穴が緩んでいると思われる．内側靱帯の損傷もホゾ穴を緩めてしまう原因となり得るため，治療に難渋する[7]．

2 アキレス腱断裂

　前足部に体重が乗り，足を強く踏み出すような動作（全力疾走やバレーボールのレシーブなど）（膝関節伸展＋足関節底屈）において，アキレス腱への負荷が加わり発生する[15]．転落や階段の踏み外しによるアキレス腱断裂は，踏み込んだ足部を背屈強制させる強力な外力によって発症する[15]．「ビシッ」という典型的なスナップ音が生じる[7]．直ちに下腿後面近位部に痛みが生じ，底屈していた足が突然背屈する．

　アキレス腱の断裂は，過去にアキレス腱炎の既往をもつ人に多く，アキレス腱が弱化した人で起こりやすい[7, 15]．アキレス腱炎はランニング傷害の9～18％を占めており，主に踵骨隆起に付着部の直上で生じやすい，膠原線維の微細な損傷である[7]．前述のパラテノンの損傷が先んじて起こるといわれる[14, 15]．アキレス腱炎は固いソールの靴を履いて反復的に衝撃を加えることで起こるとされる[7]．特に，練習を長期間休んだ後に急にランニングなどを再開した人や，突然トレーニング強度を上げた人などに起こりやすい[15]．また，不適切な靴やトレーニング場の床面が固いことなどの環境要因もアキレス腱炎の原因といわれる[14]．

　アキレス腱断裂は踵骨付着部からやや近位の腱中央部に好発する[15]．アキレス腱が完全に断裂すると踵骨の近位1～5cmのところにくぼみが触れる．切断肢による血管造影で，踵骨付着部から2～6cmの近位部で栄養血管が乏しいことや[16]，筋・腱内の血流分布では付着部から3～6cmの近位部で血流量が最も少ないことが[17]，同部での断裂好発の原因と考えられている．一方では，加齢とともに血流の減少が認められ，踵骨付着部で血流が少ないものの，踵骨付着部のほかは等しく血液が供給されているため，血液供給と断裂の頻度との間に因果関係はないとする報告もある[18]．断裂した腱の病

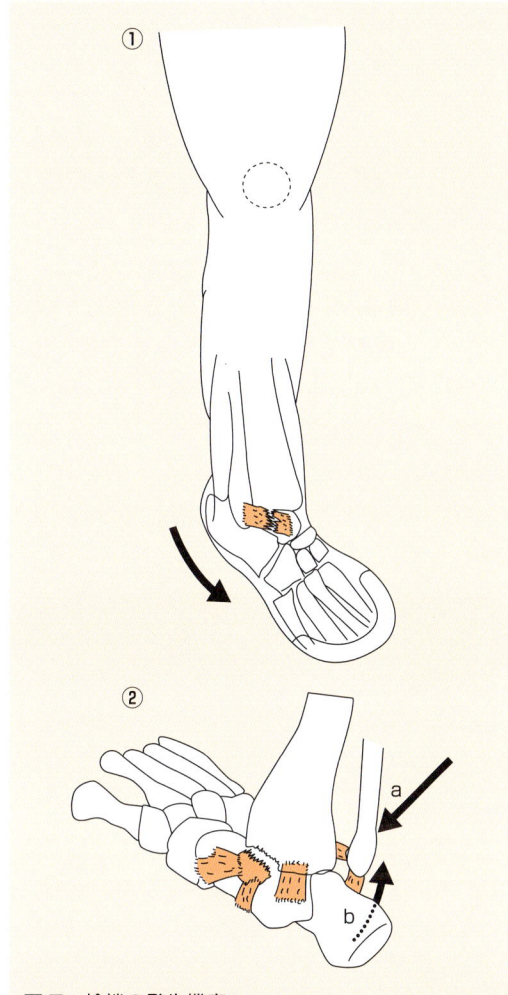

図7　捻挫の発生機序
①足関節内反捻挫による前距腓靱帯断裂．②足関節外反捻挫による内側靱帯付着部の内果骨折．aは外力が加わる方向．aによってbのように踵骨が回旋する．

理組織学的検査では，変性像やコラーゲンの断裂が高頻度に観察されることから，加齢による腱内の血流減少が基盤となり，局所の低酸素や変性の進行と，ストレスによって繰り返される微小損傷などが原因となって発症に至るとされている[19]．一方，アキレス腱付着部の断裂は，糖尿病や透析などの基礎疾患の合併や，腱内に骨化がみられる中・高齢者によく起こる[15]．これらは受傷前よりなんらかの慢性炎症のために腱の脆弱性が存在し，軽微な損傷を契機として発症する．

　アキレス腱断裂は重篤な急性筋不全の問題を引き起こす[7]．アキレス腱が断裂すると足を底屈できなくなるため，地面から踵を上げることや，患側で

立位バランスを取ることは困難となる．足は正常よりも大きく背屈してしまう．下肢を外旋させれば歩行することができるが，下肢での蹴り出しはできない．出血によるあざ（内出血）が内果と外果領域に認められ，下腿三頭筋の短縮により筋の短縮がみられる[7]．高齢者や非競技者では保存療法が施されることもあるが，活動的な生活を送っている患者の場合など，通常は手術療法で治療される[3]．

アキレス腱断裂に手術療法を行った患者において2か月後に筋横断面積を計測したところ，腓腹筋は両頭ともに優位に低値を示したが，ヒラメ筋は低値傾向を示すが有意差は認められなかったという．術後4か月経過すると長腓骨筋や後脛骨筋が肥大するという[14]．

靭帯・腱の再生

腱および靭帯は組織学的に密性結合組織に分類され，組織学的にみて区別は付きにくい．腱や靭帯はひとたび損傷すると再生能力が乏しく，修復されにくい組織といわれてきた．実際に臨床の場面では，1回でも損傷したり断裂した腱や靭帯は修復が難しい．しかしながら現在，細胞レベルでは腱や靭帯の再生や修復を促す治療に対する基礎実験データは積み重なりつつある．

1 靭帯の修復過程[10]

損傷した靭帯は初期の炎症期から増殖期を経てリモデリング期へと移行する．以下は実験動物の膝関節の内側側副靭帯を使用して得られたデータをもとにしている[20]．足関節の外側靭帯も同様に回復するといわれている[12,13]ため，以下に述べる．

① 炎症期：断裂部が血腫で充満され，周囲組織から炎症性細胞が増殖する．血餅が肉芽組織に置換され，コラーゲンが新しくつくられる．断端から，細胞成分とコラーゲン原線維が肉芽組織に遊走し，断端間隙が新しいコラーゲンで埋められる．2週間後，肉芽組織はもともとあった靭帯線維と連続した平行配列のコラーゲン線維により置換される．炎症期の末期まで瘢痕中央部は線維芽細胞に無秩序に占められ，細胞外基質を形成していく．

② 増殖期：断端の認識が困難になり，線維芽細胞と炎症性細胞が減少する．コラーゲンは太さと強度を増し，線維束としてまとまる．

③ リモデリング期：数か月にわたりコラーゲンはストレスに抗するように再配列する．修復組織は徐々に成熟し，正常組織に近づく．しかし，1年後になっても修復したはずの靭帯はもともとの靭帯とは異なった状態を呈する．完全な元どおりの正常な靭帯と呼べるまでには数年を要するといわれるが，損傷の程度，治療法や部位などによりその期間は異なる．

2 修復を促進する要因

1．力学的要因[10]

生理的範囲内での力学的刺激は組織の機能を維持するために不可欠である．靭帯や関節包の形態と機能を決定するのは靭帯や関節包が存在する位置の骨の形態である．すなわち，骨の形態からみたときに，自ずと靭帯や関節包に必要とされる機能的要請が判断できる．それこそが靭帯や関節包の機能を決定しているのである．関節運動により，骨形態からみて判断できる，機能的要請による力学的刺激が損傷された靭帯や関節包に早期から加わると，その力学的要請に見合う形で線維の構成が誘導されていく．加えられた運動に対して，骨形態からみて運動を制限するような形で線維が誘導されてリモデリングされていく．早期の関節運動を通して，靭帯や関節包の機能的な瘢痕組織形成が促進される．動物実験においても，運動負荷を加えた状態のほうが靭帯と骨の複合体による関節の強度が増すことがわかってきている．

一方で，関節固定は関節に必要な力学的情報を遮断する．力学的な機能的要請が入らない状態である関節固定下では，コラーゲンは無秩序に配列する[10]．関節固定下ではコラーゲンは平行に配列するものと交叉上に配列するものが互いに絡み合った状態になる．このため関節の自由度が減少し，ROM（range of motion：関節可動域）が低下する．この状態にコラーゲン同士の架橋形成も加わって，不可逆性の，非機能的瘢痕形成に至る．関節運動が制限された靭帯では，コラーゲンの規則的配列の喪

失のほかに，細胞配列の歪み，基質形成の無秩序化も起こる．そのため，最終負荷耐久能，線形剛性，エネルギー吸収能などの力学的特性の低下が起こる．

2. サイトカイン

外因性に付加された血小板由来成長因子（Platelet-derived growth factor：PDGF），上皮成長因子（epidermal growth factor：EGF），塩基性線維芽細胞増殖因子（basic fibroblast growth factor：bFGF），トランスフォーミング増殖因子 $\beta1$（transforming growth factor-$\beta1$：TGF$\beta1$），インスリン様増殖因子（insulin-like growth factor：IGF），肝細胞増殖因子（hepatocyte growth factor：HGF）などの各種増殖因子が靱帯の治癒を促進するといわれる．

● 文献

1) 日本整形外科学会発表　整形外科新患調査 2012. 参考URL：http://www.joa.or.jp/jp/media/comment/pdf/investigation_2012.pdf
2) 田中康仁：足の診断［高倉義典（監修）：図説　足の臨床　改訂第3版］．pp 283-299, メジカルビュー社, 2010.
3) 黒川紘章・他：足関節・足部疾患の整形外科治療の概要．理学療法, 31 (2)：124-130, 2014.
4) 玉井和哉：骨折・脱臼［内田淳正（監修）：標準整形外科学　第11版］．pp767-769, 医学書院, 2011.
5) 玉井和哉：捻挫と脱臼［内田淳正（監修）：標準整形外科学　第11版］．pp682-684, 医学書院, 2011.
6) 大関　覚：足関節捻挫と靱帯損傷［越智隆弘（総編）：下腿・足関節・足部　最新整形外科大系］．pp348-355, 中山書店, 2007.
7) 三浦真弘：下肢［佐藤達夫, 坂井建雄（監訳），Keith L. Moore, Arthur F. Dalley II（著）：臨床のための解剖学］pp541-710, メディカル・サイエンス・インターナショナル, 2008.
8) 木田貴英：足関節捻挫の機能解剖学的病態把握と理学療法．理学療法, 31 (2)：144-150, 2014.
9) van den Bekerom MP, et al：The anatomy in relation to injury of the lateral collateral ligaments of the ankle：a current concepts review. ClinAnat, 21：619-626, 2008.
10) 井原秀俊：靱帯・関節包　損傷の修復［越智隆弘（総編）：運動器の生物学と生体力学　最新整形外科大系］．pp140-147, 中山書店, 2008.
11) Kannus P, Renström P：Treatment for acute tears of the lateral ligaments of the ankle. Operation, cast, or early controlled mobilization. J Bone Joint Surg Am, 73 (2), 305-312, 1991.
12) 井原秀俊, 吉田拓也：足関節外側側副靱帯損傷新鮮例における早期運動．整形外科と災害外科, 44：1442-1445, 1995.
13) 松本英彦・他：足関節外側側副靱帯損傷新鮮例に対する早期運動療法のX線的評価．整形外科と災害外科, 52：925-931, 2003.
14) 細川智也・他：アキレス腱断裂の機能解剖学的病態把握と理学療法．理学療法, 31 (2)：151-158, 2014.
15) 笹重善朗：アキレス腱断裂［越智隆弘（総編）：下腿・足関節・足部　最新整形外科大系］．pp336-342, 中山書店, 2007.
16) Largergren C, Lindholm A：Vascular distribution in the Achilles tendon; an angiographic and microangiographic study. ActaChir Scand, 116 (5-6)：491-495, 1959.
17) Stein V, et al：Quantitative assessment of intravascular volume of the human Achilles tendon. Acta Orthop Scand, 71 (1)：60-63, 2000.
18) Aström M, Westlin N：Blood flow in the human Achilles tendon assessed by laser Doppler flowmetry. J Orthop Res, 12 (2)：246-252, 1994.
19) Kannus P, Józsa L：Histopathological changes preceding spontaneous rupture of a tendon. A controlled study of 891 patients. J Bone Joint Surg Am, 73 (10)：1507-1525, 1991.
20) Frank C, et al：Natural history of healing in the repaired medial collateral ligament. J Orthop Res, 1 (2)：179-188, 1983.

（荒川高光）

第7章 | 足関節靱帯損傷・アキレス腱断裂

2 足関節靱帯損傷・アキレス腱断裂に対する理学療法

総論

1 足関節靱帯損傷

　足関節捻挫はスポーツ現場ではよくみられる外傷であるが、選手や指導者にその病態を十分に認識されているとはいいがたい。捻挫の大部分は足部の内がえしが強制されて起こる外側靱帯損傷であり、ときに同様の受傷機転で前脛腓靱帯損傷も起こる。内側靱帯損傷は果部骨折に合併して起こることが多い。「捻挫」は軽視されがちな傾向にあり、不十分な治療や早すぎる競技復帰の結果、痛みや不安定性の残存などが現れる症例も少なくない。不安定性が残存したまま競技復帰をすれば、腓骨筋腱炎、衝突性外骨腫、離断性骨軟骨炎などを発症する要因ともなる。再発の予防には病態の理解と適切な治療が必要となる。一般に足関節外側捻挫には、足関節外側靱帯損傷（前距腓靱帯、踵腓靱帯）※1、踵立方靱帯損傷、前脛腓靱帯損傷、二分靱帯損傷、腓骨遠位端または距骨外側面の靱帯付着部剥離骨折などが含まれる。本項では最も発生頻度の高い足関節内反捻挫による足関節外側靱帯損傷について述べていく。

2 アキレス腱断裂

　新鮮アキレス腱断裂の受傷好発年齢は30～40代であるが、50歳以上にも好発するとされており、若年層では競技中の受傷が多く、高齢層では日常活動中の受傷が多い[1]。競技活動ではレクリエーションレベルでの受傷が最も多く、特に球技やラケット競技（バレーボール、サッカー、バドミントン、テニスなど）での受傷が多い。今後はスポーツ参加人口の増加と高齢化により、さらに発生の増加が予想される※2。アキレス腱断裂の前駆症状として、断裂の2～3週間前にアキレス腱部痛を訴えることも多く、注意を要する。アキレス腱断裂に対する理学療法では、断裂に対して保存療法が選択されるのか手術療法が選択されるのかによって介入方法は異なるが、早期からの介入によって良好な結果がもたらされる。しかし、アキレス腱断裂の症例によって断裂部位や断裂の背景、縫合法などが多様であり、一定のプロトコールに沿った治療を展開することが難しい。理学療法実施にあたっては病態およびアキレス腱の状態を的確に把握し、アプローチしていくことが必要となる。

診療ガイドライン・一般的な治療原則の概略

1 足関節靱帯損傷

　スポーツ現場における受傷後早期には、RICE処置（Rest：安静、Icing：冷却、Compression：圧迫、Elevation：挙上）が原則である。足関節内反捻挫による外側靱帯損傷は徒手前方引き出しテストによる不安定性をⅠ度（靱帯の不全断裂、いわゆる捻挫）、Ⅱ度（靱帯の部分断裂、ほんの一部の部分断裂から完全断裂に近いものまで多岐にわたる）、Ⅲ度（完

解説

※1　足関節外側靱帯損傷：足関節外側靱帯は前距腓靱帯、踵腓靱帯、および後距腓靱帯により構成されている。PTFLは腓骨遠位後内側部より起始し、後方に走行して距骨に付着する。内がえし捻挫にて損傷することは稀である。
※2　アキレス腱断裂は好発年齢が30～40代であることから受傷の背景に腱の退行性変性が存在すると考えられてきた。断裂部の主要コラーゲンのタイプが変化していることも知られており、近年ではアキレス腱断裂の基盤にある腱変性の存在は明らかなものとなっている（推奨グレードC）。

全断裂）の3段階に評価する分類が一般的である．Ⅰ度およびⅡ度損傷に対しては短期間の外固定とそれに続く運動療法を行う．Ⅲ度損傷に対してはアメリカ整形外科学会（American Academy of Orthopaedic Surgeons：AAOS）が3週間の背屈位ギプス固定を推奨している[2]．再発予防のためには一定期間の外固定とそれに続くリハビリテーションが重要であり，競技復帰を焦ってはならない．

足関節捻挫を繰り返すことで陳旧性足関節外側靱帯損傷へと移行し，慢性足関節不安定性（Chronic Ankle Instability：CAI）を呈したものは手術療法の適応となる．また，機械的不安定性の指標である距骨傾斜角度が15°以上の場合や，前距腓靱帯と踵腓靱帯が中枢での複合靱帯損傷を起こしている場合には新鮮例でも早期の手術が必要であるとされる[3,4]．足関節捻挫の治療には保存療法が第一選択肢であるが，症状の改善がみられない場合には手術療法も選択肢のひとつである．

2 アキレス腱断裂

日本整形外科学会が報告した診療ガイドライン[1]では保存療法，手術療法いずれにおいても装具療法などを用いた早期運動療法が推奨されている．端々縫合術は活動性の高い症例にも有効であるとされており，近年ではTriple Bundle法などの術後早期から荷重負荷が可能な術式も報告されている．経皮縫合術は手術療法と保存療法の中間的な位置づけとして広く行われており，神経損傷などの合併症を予防できれば有用な方法であるとされている．キャスト固定による保存療法は手術による弊害がなく有用な治療とされているが，再断裂に配慮する必要がある．再断裂率は手術療法で低く，保存療法で高いとされているが（エビデンスレベル2），膝上キャスト固定と膝下キャスト固定の間では再断裂率に一様の見解が得られていない（エビデンスレベル4a）．アキレス腱皮下断裂治療後は患側に筋力低下などのなんらかの機能低下が残るとされており（エビデンスレベル2），競技復帰は治療法にもよるが平均6～9か月とされている．コア治療は下腿機能不全の予防および改善である．

理学療法検査・測定

1 足関節靱帯損傷

1．医療情報の収集（推奨グレードC）

医療面接により受傷肢位や受傷時の状況などを注意深く聞き出すことが重要である．また，視診により腫脹，発赤，発熱などの炎症症状の部位や程度を観察する．スポーツ競技による受傷の場合は受傷した動作だけでなく，競技種目，ポジション，利き足などについても情報を収集する．

2．理学療法適応判断

内反・内転・底屈を強制されての足関節外側靱帯損傷では，内側の内果周囲の圧痛や腫脹を伴うことも多い．内側の症状が持続する場合は足関節内側関節面の軟骨損傷も疑い，MRIなどによる検査が必要となる．

3．関節不安定性

足関節内反捻挫後の機械的外側不安定性（Mechanical Ankle Instability：MAI）については前距腓靱帯に対する前方引き出しテスト，踵腓靱帯に対する内反ストレステストが一般的に用いられる（推奨グレードB）．新鮮例の場合は損傷した靱帯に過剰なストレスがかかる恐れがあるため注意が必要である．特に腫脹や痛みが強い症例ではストレステストが陰性になることもある[※3]．

また，足関節外側靱帯損傷後にはMAIのみならず，機能的足関節不安定性（Functional Ankle Instability：FAI）が生じる例も多い．機能的足関節不安定性の主症状は自覚的不安定感や痛み，繰り返す捻挫である．捻挫を繰り返して慢性的な足関節

解説

※3　通常，前方ストレスにおける引き出し距離では患健側差5mm以上または絶対値9mm以上，距骨傾斜角は患健側差5°以上または絶対値10°以上は不安定性ありと診断される．しかし，患者のもともとの関節弛緩性に個人差があることや，機械的な不安定性がなくても自覚的不安定感を訴える症例も多いことから，ストレスX線の評価には注意が必要である．

不安定性を有する者は機械的外側不安定性と機能的足関節不安定性が複雑に絡み合った症例が多いため，機能的足関節不安定性についても評価を行うことが重要であると考えられる．筆者らは機能的足関節不安定性を有する症例に対しては質問紙による自覚的不安定感の評価と固有感覚[※4]の評価を行っている（推奨グレード B）[5,6]．

固有感覚の評価として関節位置覚の測定を行う．方法は足関節底屈 20°・膝関節屈曲 70°で角度計を有する回転板に裸足で測定を置き，他動的に与えられた内転角度を閉眼で自動的に再現させる．設定角度と再現角度の差を誤認角度として測定する．内転角度は 5°〜30°まで 5°刻みで，それぞれの角度においてランダムに 3 回ずつ測定を行い，平均値を採用する（図1）．質問紙による自覚的不安定感の評価には Karlsson ら[5]の考案した評価スケールを用いている．この質問紙は痛み，腫れ，装具の必要性などの 8 つの項目から構成されており，100 点を満点とし，80 点以下は自覚的足関節不安定性を有すると判定する．筆者らの調査では足関節外側靱帯損傷者は健常成人よりも関節位置覚の低下と質問紙による不安定性を認めており，靱帯再建術後はともに改善を認めた．

4. 関節機能（推奨グレード B）

自動運動・他動運動ともに ROM の測定を行う．ROM の制限もしくは拡大があるか，最終域感の確認を行う．可動時の痛みの有無・部位についても確認する．

5. アライメント（推奨グレード B）

静的なアライメントでは踵骨の回内・回外に注目して行う．踵骨が回外位にあると外側荷重が促され，内反捻挫を誘発しやすい．非荷重位のみならず，荷重位でどのように変化するかも確認する必要がある．

❷ アキレス腱断裂

1. 医療情報の収集（推奨グレード C）

日本整形外科学会のガイドライン[1]では，医療面接や病歴単独によってある程度アキレス腱断裂を予想することは可能であるとしており，問診や病歴の聴取は基本であり重要である．アキレス腱断裂はジャンプ着地などの動作によって，アキレス腱部に対して伸張ストレスと下腿三頭筋の急激な収縮が同時に加わった際に発症する．患者は「後ろから蹴られたような衝撃を感じた」と訴えることが多く，断裂音を自覚することも多い．

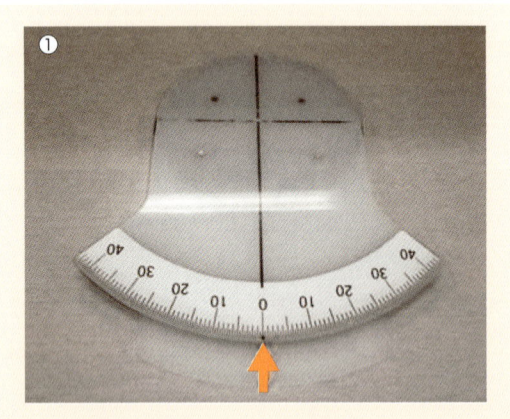

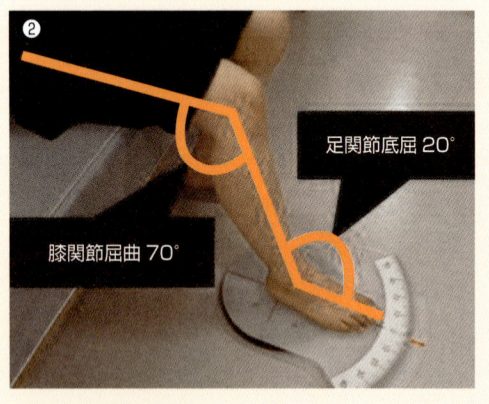

図1 ①関節位置覚測定に用いた回転板（Goniometer footplate）と②測定肢位

解説

※4　固有感覚：空間内での四肢や身体部位の位置関係や関節の動きを潜在意識レベルで感じる感覚のことである．固有感覚は通常関節位置覚（joint position sense）と運動覚（kinesthesia）という 2 つの要素に分類される．関節位置覚とは関節が動かされた後に，自動的もしくは他動的に関節の位置を再現する能力のことであり，運動覚とは四肢が他動的に動かされたことを感知する能力のことである．固有感覚は関節包や靱帯，筋，腱，皮膚などに存在するメカノレセプターと呼ばれる神経終末から発せられる中枢神経系への累積的な神経入力によって決定される．

2. 診断

日本整形外科学会のガイドライン[1]ではアキレス腱断裂の3大徴候を①つま先立ちが不可能，②Thompson squeeze テスト陽性，③アキレス腱のレリーフ消失と陥凹としており，2つ以上の臨床的検査法でアキレス腱断裂を示唆された場合には診断は確実としている．

① つま先立ちテスト（推奨グレードC）

受傷直後はつま先立ちが不可能となるが，後脛骨筋，足底筋，足趾屈筋の働きにより足関節自動底屈は可能である．両脚同時では正確な判断が難しいため，必ず片脚ずつ確認する．

② Thompson squeeze テスト（図2）（推奨グレードC）

腹臥位にて膝関節90°屈曲位にて行う．下腿三頭筋をつかみ，足関節が底屈しなければ陽性である[※5]．アキレス腱が断裂していても足底筋によって陰性を示す場合もあるため注意が必要である．

③ アキレス腱部の陥凹（推奨グレードC）

完全断裂ではアキレス腱のレリーフが消失し，断裂部に陥凹が触知できる．この断裂部は踵骨隆起から3〜5cm近位であることが多い．

④ 画像所見（推奨グレードB）

日本整形外科学会のガイドライン[1]ではMRIなどの画像所見について，絶対的な必要性はないが，追加することにより診断の精度が増すため有用性は高いとしている．また，保存療法や手術療法におけるアキレス腱の修復状態を画像的に把握することにより，機能練習を含めた後療法を進めるうえで有用性があるとしている．アキレス腱の断裂が完全でなく部分的に腱の連続性が残存している場合，陥凹が触知できず，squeeze テストも陰性となることがある．これらの場合MRIや超音波，X線などによる画像検査が用いられる．稀に踵骨付着部での剥離骨折を認めることもある．

⑤ アライメント・ROM（推奨グレードC）

下腿踵骨角度（leg heel alignment）を確認する．踵骨の外反が強いとアキレス腱内側には強い牽引ストレスが加わることになり，内反が強いとアキレス腱外側にストレスが加わる．また，背屈ROMが少ないことはアキレス腱にかかる伸張ストレスを増大させる要因となり得る．非受傷足を参考にアライメントやROMも確認しておく．

3. 治療法の選択

新鮮アキレス腱断裂に対する治療は保存療法と

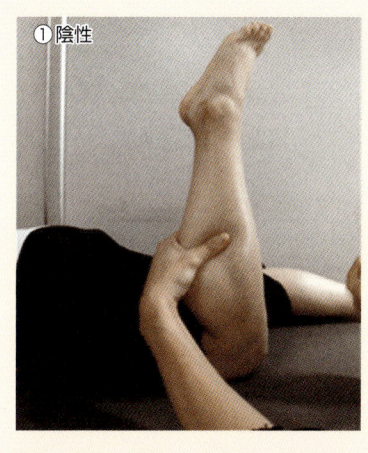

図2 Thompson squeeze テスト

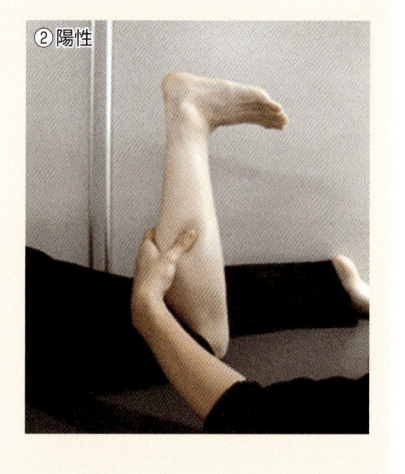

解説

[※5] squeeze テスト：腹臥位で膝伸展位にて足関節を台の端から出して自然下垂位で行う方法と，膝をついて膝90°屈曲位にて足関節を台の端から出して自然下垂位で行う方法がある．しかし，近年はこれらの肢位での疑陽性率が課題となり，腹臥位での膝90°屈曲位での施行が勧められている．

手術療法に大別され，それぞれに利点と欠点がある．どちらの方法を選択するにしても患者の希望に添った治療を行うことが重要である．保存療法には感染や神経損傷などの合併症を回避できる利点がある一方で，治療期間が長くなるため受傷前の活動レベルに復帰するまでに時間を要し，手術療法と比較して再断裂率が高くなるといった欠点がある（約11〜22%）[7,8]．手術療法には術創部の瘢痕や感染のリスクといった欠点はあるが，術後早期からリハビリテーションを開始できること，縫合時にアキレス腱と下腿三頭筋の緊張をコントロールできるため，下腿三頭筋の機能不全をきたしにくいといった利点がある（推奨グレードA）．

理学療法治療

1 足関節外側靱帯損傷

1. 関節機能の治療（推奨グレードB，エビデンスレベル4b）

修復過程にある靱帯は，過剰なストレスをかけない状態での生理的な関節運動により治癒が促進される[9,10]．そのため，運動方向や痛みおよび炎症反応などに注意をしながら早期に関節の運動機能を獲得することが損傷靱帯の治癒と再発の予防にきわめて重要である．

足関節底屈時には前距腓靱帯，背屈時には踵腓靱帯にそれぞれ伸張ストレスが加わる．足関節外側靱帯損傷では前距腓靱帯が最も損傷されやすいため，まずは背屈ROMの獲得を重点的に進める．具体的には外反を伴った背屈方向への自動運動から開始し，痛みや炎症に注意しながら他動的運動へと進めていく．背屈時に足関節前方に痛みを訴える場合，内反前方不安定性による運動軸のずれ，前脛腓靱帯との接触，impingement exostosisなどにより距腿関節の正常な関節運動が阻害されていると考えられる．このときに背屈運動と同時に距骨を前方から圧迫して後方への滑りを誘導する手技や，外果を後下方に誘導して遠位脛腓関節を離開しながら背屈を行う手技が有効である（図3）．荷重時の痛みがなく，軽度底屈位をとれる症例では，起立板を用いて底屈位にしたスクワットなどを合わせて行い，距骨の後方への滑りを促して距腿関節の正常な関節運動の獲得を図る（図4）．

足関節内反捻挫によって損傷された足関節外側靱帯は少なくとも受傷後7週までは治癒が進むとされている[11]．重症度にもよるが，底屈および内がえしのROM運動は受傷早期には行わず，痛みや腫脹が消失してから行う．

2. 筋機能の治療（推奨グレードB，エビデンスレベル4b）

再発予防の観点からも，足関節底背屈，外がえし，足部固有筋に対してアプローチする必要がある．足関節内反捻挫後は背屈制限をきたしやすく，背屈ROMの維持はその後の理学療法プログラムを円滑に進めていくためにも非常に重要であるため，自動

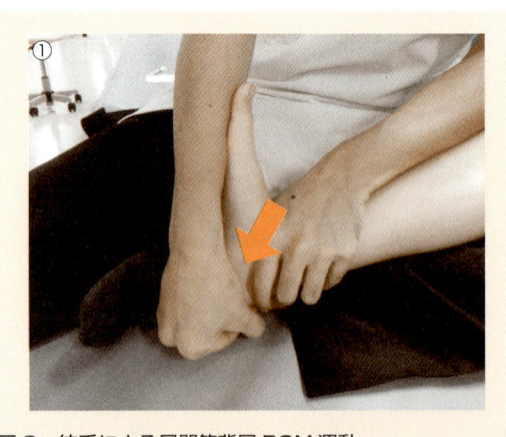

図3 徒手による足関節背屈ROM運動
①距骨の後方への滑り誘導　②遠位脛腓関節の離開

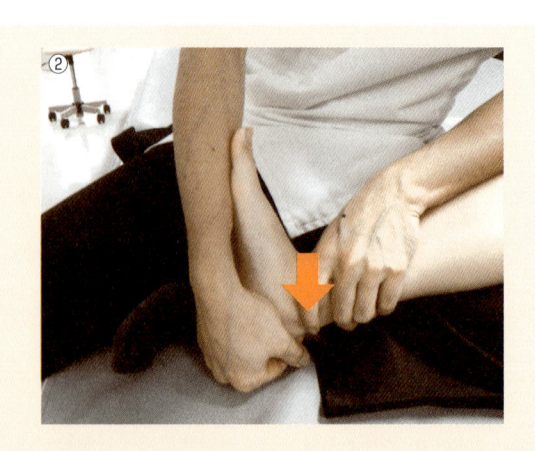

運動で痛みがなければ早期から抵抗運動を開始する．受傷早期では防御的に代償的な運動がみられることも多いため，徒手的に運動方向をコントロールして行い，正常な関節の運動軸に沿った関節運動を誘導する．関節の運動学習に加えて筋緊張の抑制効果も期待できる．ゴムチューブによる抵抗運動も背屈から徐々に開始するが，チューブの抵抗によって内がえしが強制されないように注意が必要である．足関節背屈運動はチューブによる抵抗を近位部にかけ，最大背屈位まで行う．外がえしの筋力強化運動が開始になれば，背屈や股関節の代償的な動作が入らないように注意する．腓骨筋群による足関節底屈，距骨下関節回外，足部外転の動きを誘導できるようにチューブなどを使い，抵抗をかける．外がえしのROMは内がえしに比べて狭いため股関節や下腿の外旋などの代償動作が入りやすい．代償動作を防ぐために膝関節は屈曲位で行うと運動を学習しやすい．外がえし筋力強化運動は重要であるため，自動運動で可動範囲をフィードバックした後に行うなどの工夫が必要である（図5）．

また，腫脹の予防・改善目的に筋ポンプ作用を利用したタオルギャザーなども有効である．タオルギャザー実施時は足趾の屈曲のみならず，伸展もしっかり意識させて行うことが重要である．足趾伸展を行うことでトラス機構やウィンドラス機構などの足部機能低下を予防し，母趾球への荷重を促すこ

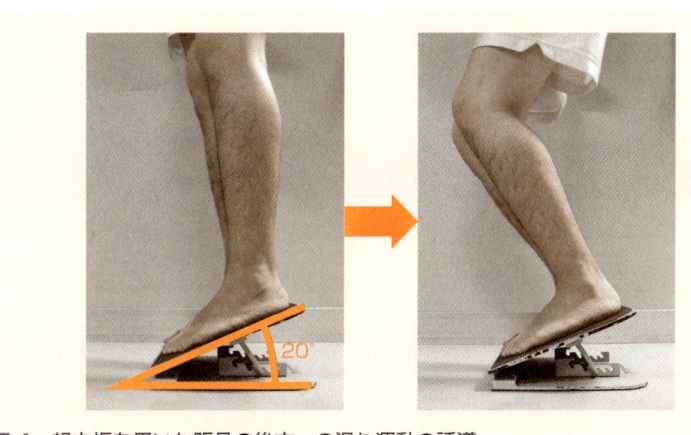

図4 起立板を用いた距骨の後方への滑り運動の誘導
荷重線が距腿関節の前方を通ることで屈伸時に距骨の後方への滑り運動を誘導する．

図5 チューブを用いた足部外がえし運動
①健足との筋力差が大きい場合，または外がえしの運動時に代償運動が入る場合などは片足ずつ行う．チューブの抵抗により足部の内がえしが強制されないように注意する．
②両足での自動運動
　いずれの運動も腓骨筋群の収縮と足部の動きを意識しながら行うことが重要である．

3. 歩行練習（推奨グレードC1，エビデンスレベル4b）

足関節外側靱帯損傷後は歩行時に踵荷重になり，toe outでの歩行になることが多い．このような荷重動作は背屈制限や下腿三頭筋および長短腓骨筋の筋力低下などを助長するため，背屈ROMが得られるまではあまり歩幅を広くしすぎないようにする必要がある．また，十分な背屈ROMが得られた後でも立脚終期（terminal stance）が短縮し，toe out歩行を呈する症例もよく経験する．このような症例に対しては立脚後期での蹴り出しを意識させるよりも「患足をしっかり前に出して踵から接地するように」指導すると歩容の改善が得られることが多い．これにより初期接地（initial contact）から荷重応答期（loading response）にかけて時間的な猶予ができ，ヒールロッカーからアンクルロッカーへのスムーズな移行が可能となる．

4. 荷重位での運動療法（推奨グレードB，エビデンスレベル4a）

背屈ROMや筋力の回復が順調で，通常の歩行で痛みが生じないようであれば，ペダリング，スクワット，カーフレイズ，ランジなどの閉鎖性運動連鎖（closed kinetic chain：CKC）運動療法を開始する．荷重位での運動開始初期は必要であればサポーターやテーピングなどを使用して安全に配慮する．スクワットやカーフレイズなどの運動は単純な下肢の筋力強化運動という目的のみではなく，下肢関節の協調性の改善が重要である．常に股関節・膝関節・足関節・足部がタイミングよく連動した動きを獲得する．内がえしの運動がまだ行えない時期にはハーフポールなどを利用して底背屈方向での下肢協調性運動を行う（図6）．フロントランジの運動ではtoe in knee outの動きは足関節捻挫を誘発する動きであるため注意が必要であるのはもちろんだが，母趾球荷重を意識しすぎてknee in toe outのポジションにならないように注意する．ニュートラルなポジションを習得するためにも鏡などを使って患者にフィードバックすることが有効である．

5. バランスボード運動（推奨グレードB，エビデンスレベル4a）

足関節外側靱帯には固有感覚受容器が存在することが報告されており[12]，足関節外側靱帯に損傷を受けると足関節の固有感覚機能が低下し，神経筋系のコントロールにおいて低下がみられると考えられている[13]．この固有感覚機能の低下は機能的足関節不安定性の要因のひとつとなり，再受傷する可能性を高める可能性がある．バランスボードを用いたエクササイズは固有感覚機能の回復に有効であるとされる[14]．バランスボード上でのキャッチボールや，反対側のリーチエクササイズなど，徐々に難易度を上げていく．バランスボード上でも，足関節が背屈位になり，踵荷重になっていないかを確認する（図7）．

6. 競技復帰に向けた運動療法（推奨グレードB，エビデンスレベル4a）

競技復帰に向けて，実際のスポーツ場面で起こり得る動作を想定して行う．後方へのターン動作を想定した運動（図8）やサイドステップ，ジャンプ着地動作から連続ジャンプへと徐々に負荷を上げていく．ターン動作の運動は足部外側に荷重が偏ると再損傷のリスクを高めてしまうため，母趾球荷重を意識して行う．ただし，外側荷重を回避しすぎることでknee in toe outの動作にならないように注意する．ジャンプ動作も同様に，接地時の足関節背屈角度，ダイナミックアライメント，ジャンプ時に過度に底屈内反していないかを確認する．また，ジャンプエクササイズ開始初期は両足の踏切と接地のタイミングが同時に行えているかを確認する必要がある．片足接地になることで再損傷のリスクが高まる

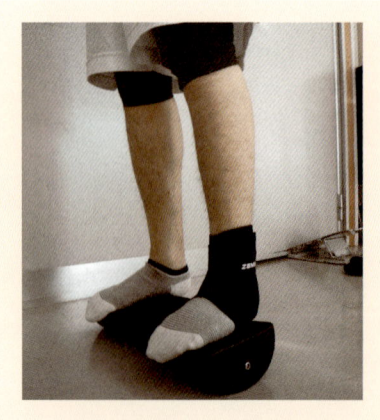

図6 ハーフポールを用いた下肢協調性運動

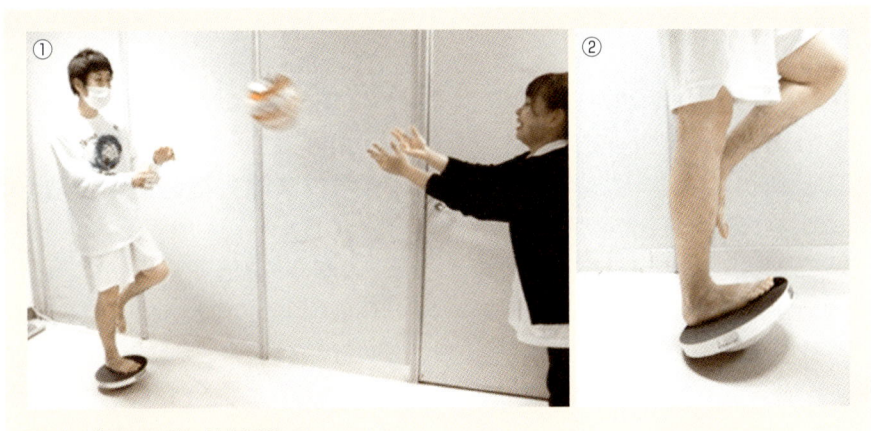

図7 バランスボード上運動
①バランスボード上でのキャッチボール．
②足関節背屈位でのバランスだと足関節をロックした状態になってしまい，運動療法効果が得られにくい．

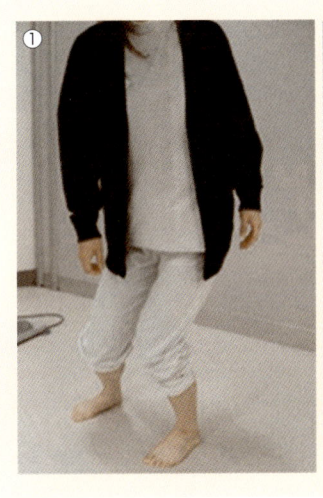

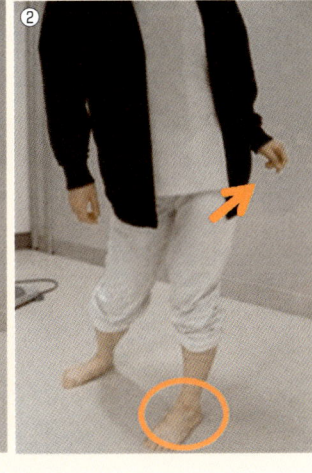

図8 後方へのターン動作
①股関節屈曲・膝関節屈曲により足関節背屈位でのターンが可能．
②股関節伸展・膝関節伸展により足関節は底屈・外側荷重傾向となり，内がえしストレスが増加しやすい．

ため，注意が必要である．両足での運動が問題なく行えていることが確認できてから，実際の競技中のプレーを想定した動作のシミュレーションへと進めていく．選手の受傷前のボディイメージと実際の動きに差がある場合は再受傷のリスクが増大することとなるため，競技復帰前には競技動作が安全に行えているかを客観的に観察し，選手自身にフィードバックしながら復帰時期を決定することが重要である．

2 アキレス腱断裂

保存療法と手術療法の間のギプス除去後の理学療法プログラムに大きな差はない．しかし，特に保存療法の場合は常に腱の癒合不全に注意する必要があり，腱延長などをきたしていないかを必ず確認しながらプログラムを進めていく必要がある．超音波検査を用いて腱の修復過程を確認する方法も知られている．ギプス固定期間中は膝関節・股関節などの患部外トレーニングおよび足趾ROM運動を行う．特に足趾ROM運動と足趾の運動にはアキレス腱内側での癒着を予防する効果が期待されるため，積極的に行うべきである[15]．ギプス除去後は足趾の屈曲運動に合わせて足関節底屈自動運動を行う．手術療法の場合，縫合法の違いによりギプスによる固定期間や装具の有無，ROM運動の開始時期などが異なるためプログラムを統一するのは困難であるが，いずれの縫合法においても腱の修復過程に合わせて段階的にプログラムを進めていくことが重要で

ある．腱損傷の修復過程については本項では割愛するが，保存療法では受傷後8週くらい，観血的縫合術後でも術後6～8週までは腱再生が進み，再生組織は脆弱であるため再断裂に注意を要する．そのため患部への過度な牽引ストレスは禁忌であるが，修復腱の成熟には適切な牽引負荷が必要であるため，治癒経過や患部の状況をみながらストレッチングや筋力強化運動の強度を決定していく必要がある．日本整形外科学会のガイドライン[1]では手術療法，保存療法ともに早期からの運動療法が有用であるとしており治療のコアとなる．

1. 創部の管理（推奨グレードB）

保存療法，手術療法のいずれにおいても創部の癒着を防ぐことは重要である．受傷時および術中の侵襲によってアキレス腱は皮膚や軟部組織と癒着を起こしやすい状態になっている．術後2週間の固定と比較すると3週間の固定は癒着量が増大し，アキレス腱の滑走を阻害するとの報告[16]もあり，術後2週間前後からのアプローチが推奨される．癒着を予防するためにも早期からの足趾運動を開始する．

軟部組織の伸展性維持のために超音波などの物理療法および温熱療法も有用である．また，患部に痛みがなければ前脛骨筋の等尺性収縮運動も早期から開始する．

2. ギプス除去後の理学療法（推奨グレードB）

① 術後0～3週

術後早期は下腿三頭筋の収縮不全が著しいため，筋の再教育を行う必要がある．足関節最大底屈位，膝関節屈曲位にてアキレス腱縫合部にかかるストレスを最小限にした状態での等尺性収縮の練習から始める．次いで腹臥位，膝屈曲位での底屈運動から座位でのカーフレイズへと進めていく（図9）．底屈方向へのROM運動は早急に開始が可能であるため，積極的に行う．

② 術後3週以降

術後3週からは膝関節伸展位での足関節底屈自動運動を開始し，徒手による抵抗運動へと進めていく．底屈運動時に抵抗を母趾球にかけると長腓骨筋優位の底屈を招きやすく，下腿三頭筋の十分な収縮

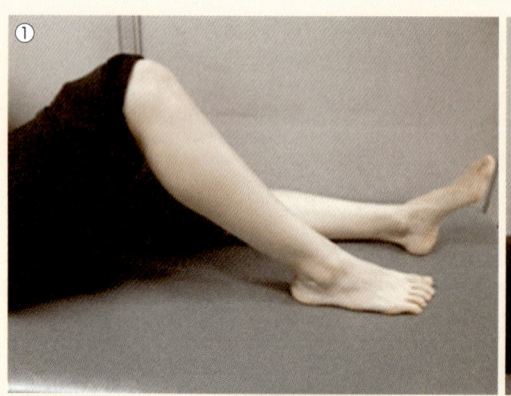

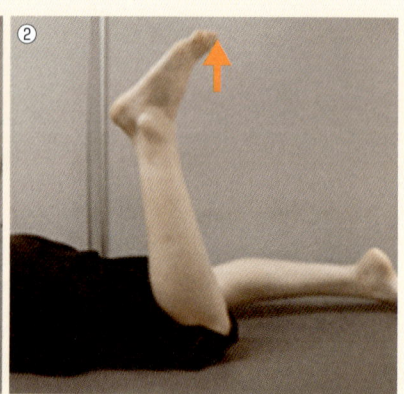

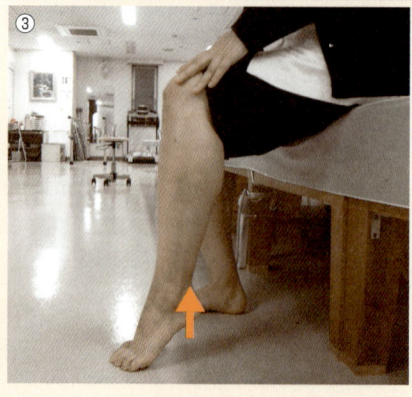

図9 下腿三頭筋運動
①足関節最大底屈位での等尺性収縮運動
②腹臥位でのヒラメ筋軽負荷収縮運動
③座位カーフレイズ

が得られないことも多い．その場合踵骨に抵抗を加え，踵骨を引き上げるように運動を誘導することで下腿三頭筋の収縮を促すことができる（**図10**）．足関節底屈運動は軽めの求心性収縮から開始し，等尺性，遠心性へと進めていく．背屈のROM運動は膝関節屈曲位での自動介助運動から開始し，腱の再生が進み強度が増してくる術後4週を目安に他動運動を開始する．アキレス腱断裂後には周囲の軟部組織である屈筋支帯，長母趾屈筋，長趾屈筋，後脛骨筋，長短腓骨筋などが滑走不全をきたしやすいため，背屈時にアキレス腱に伸張が加わっているのかを確認する必要がある．これらの組織の滑走不全は距骨の後方への滑り運動を阻害し，距腿関節における正常な背屈運動を制限する因子となる．そのため，背屈時には最終域感や痛みの発生部位などを確認する必要がある．アキレス腱と周囲組織の滑走が阻害されている場合には，隣接する組織とのリリースが有効である．この時期に重要なことはROMの獲得に加え，足関節の正常な運動軸を再学習することである．底屈のROMを足部の内がえしを強めることで代償する症例や，背屈時に足部の外転・外がえしが強く出る症例も少なくない．獲得したROMを自動運動にてフィードバックさせ，正しい関節運動軸の学習へと導くことが重要である．

③ **術後6週以降**

腱の再生が進み，腱の強度が増してくることが期待できる時期であるため，痛みなどに注意しながら荷重位での筋力強化運動を開始する．両足でのカーフレイズから開始し，求心性から等尺性へと進めていく．遠心性収縮は最後に行う．徐々に負荷量を上げていくためには体重計を用いた荷重量のフィードバックや下肢加重計を用いた測定が有効である．片足カーフレイズが可能になれば，バックステップ運動，ジョギングなどの運動へと進めていく．運動の負荷量を段階的に上げていく時期だが，術後3か月まではアキレス腱の腱延長の危険があるため定期的に確認する必要がある[17]．膝伸展位での背屈角度が健足と比較して過剰でないか，カーフレイズ時の踵が健足よりも下方に下がっていないかを確認する．

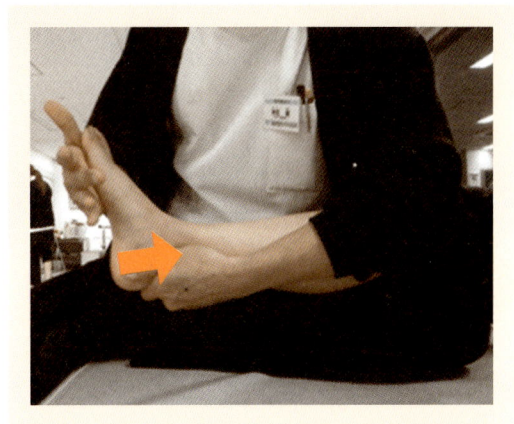

図10 徒手で踵骨に抵抗を加えた足関節底屈運動
踵骨を引き上げるように運動を誘導する．足趾の屈曲などが起きにくいように前足部に軽い抵抗を加えながら行う．

3. 競技復帰基準（推奨グレードB，エビデンスレベル3）

アキレス腱断裂後の競技復帰に関しては経過期間を尺度にするものと，動作時の愁訴などの主観的な評価をもとに決定がなされてきた．しかし，より安全に競技復帰を果たすために筋力やパフォーマンステストなどの客観的な指標を加えて判断する方法も報告されており，ランニング開始基準が，①術後7週間以上経過していること，②等速性筋力評価（角速度10°，90°）において足関節底屈ピークトルクが健患比70％以上，または安定した片足ヒールレイズが可能となった時点[18]，スポーツ参加基準が，①術後10週以上経過していること，②等速性筋力評価（角速度10°，90°）において足関節底屈ピークトルクが健患比85％以上，または片足ヒールレイズが20回以上可能となった時点（保存療法の場合はそれぞれ2週間ずつ遅らせる）としている[19,20]．しかし，等速性筋力の測定には特定の装置が必要となり，評価できる施設が限られてしまうといった課題もある．

理学療法の課題

1 足関節靱帯損傷に対する課題

足関節外側靱帯損傷の最も重要な課題は再発の予防であろう．再発の際に課題となるのが，実際の

組織の修復および足関節機能の回復よりも痛みなどの症状の回復が早いことが考えられる。組織の回復が不十分なまま、痛みが消失したことにより対象の独断で競技復帰をすることが再発を助長していると考えられる。今後は足関節靱帯損傷の病態に対する理解をより深め、広めていくことが重要である。

2 アキレス腱断裂に対する課題

アキレス腱断裂は幅広い年齢層でみられ、受傷原因となる競技も多種多様である。そのため、患者のニーズもさまざまであり一定のプログラムを確立しにくい。しかしながら、安全かつ早期に競技活動および日常生活に復帰するためには、アキレス腱断裂の病態を理解し、腱の状態を把握しながら理学療法を進めていくことが重要なことはいうまでもない。今後もアキレス腱断裂に対してさらなる研究を重ね、発展させていく必要がある。

● 文献

1) 日本整形外科学会診療ガイドライン委員会：アキレス腱断裂診療ガイドライン（アキレス腱断裂ガイドライン策定委員会編）. pp11-13. 南江堂, 2007.
2) Kannus P, et al : Treatment for acute tears of the lateral ligament of the ankle. J Bone Joint Surg, 85B : 305-312, 1991.
3) 宇佐美則夫・他：新鮮足関節外側靱帯損傷の治療成績―保存的・手術的の適応と限界―. 日本足の外科学会雑誌, 15（1）：152-156, 1995.
4) 福原宏平：新鮮足関節外側靱帯損傷の手術療法の適応について. 日本臨床スポーツ医学会誌, 14（3）：275-278, 2006.
5) Karlsson J, Peterson L : Evaluation of ankle joint function : the use of a scoring scale. The Foot, 1（1）: 15-19, 1991.
6) Kamizato I, et al : Surgical reconstruction with the remnant ligament improves joint position sense as well as functional ankle instability : A 1-year follow-up study. The Scientific World J, 2014（2014）, DOI : 10.1155/2014/523902.
7) Möller M, et al : Calf muscle function after Achilles tendon rupture. A retrospective, randomized study comparing surgical and non-surgical treatment. Scand J Med Sci Sports, 12 : 9-16, 2002.
8) Cetti R, et al : Operative treatment of Achilles tendon rupture. A prospective randomized study and review of the literature. Am J Sports Med, 21 : 791-799, 1993.
9) Kaikkonen A, et al : Surgery versus functional treatment in ankle ligament tears. Clin Orthp, 326 : 194-202, 1996.
10) Eiff Mp, et al : Early mobilization versus immobilization in the treatment of lateral ankle sprains. Am J Sports Med, 22 : 83-88, 1994.
11) Labovitz JM, et al : Magnetic resonance imaging of ankle ligament injuries correlated with time. J Am Podiatr Med Assoc, 88 : 387-393, 1998.
12) Takebayashi T, et al : Mechanosensitive afferent units in the lateral ligament of the ankle. J Bone Joint Surg, 79B（3）: 490-493, 1997.
13) Freeman MAR : Instability of the foot after injuries to the lateral ligament of the ankle. J Bone Joint Surg, 47B（4）: 669-677, 1965.
14) Parag S, et al : Ankle disk training influences reaction times of selected muscles in a simulated ankle sprain. Am J Sports Med, 25（4）: 538-543, 1997.
15) 大工谷新一：アキレス腱断裂の理学療法プログラム. 理学療法, 25（1）: 289-294, 2008.
16) 佐藤直人・他：早期運動が手指屈筋腱癒着形態に及ぼす影響. 関節外科, 16（2）: 22-27, 1995.
17) Silbernagel KG, et al : Deficits in heel-rise height and Achilles tendon elongation occur in patients recovering from an Achilles tendon rupture. Am J Sports Med, 40（7）: 1564-1571, 2012.
18) 脇元幸一・他：理学療法MOOK8 アキレス腱断裂の理学療法. pp144-150, 三輪書店, 2001.
19) 佐藤謙次・他：アキレス腱断裂の理学療法の加速的アプローチ. 理学療法, 20（4）: 444-448, 2003.
20) 鈴木 智・他：アキレス腱損傷. ［岡西哲夫・他（編）：骨・関節系理学療法クイックリファレンス］. pp275-284, 文光堂, 2003.

（神里　巌）

第8章

脱臼・動揺関節・関節不安定性

1 脱臼・動揺関節・関節不安定性の病態

総論

1 用語について

関節が過剰な可動性を示す状態に対して、関節弛緩や動揺関節、関節不安定性などさまざまな用語が用いられる。これらは、定義が曖昧なまま用いられている現状もあるため、まず用語について整理をする。

関節弛緩（joint laxity）は、関節包や靱帯の緊張が低下あるいは弛緩しているために、ROM（range of motion：関節可動域）が異常に増大した状態と定義されている。先天性結合組織疾患であるエーレルス・ダンロー症候群（Ehlers-Danlos syndrome）やマルファン症候群（Marfan syndrome）などでも認められる。これらの疾患では、コラーゲンの代謝異常や弾性線維の形成異常により反張膝や関節の脱臼を生じる。関節動揺、関節包や靱帯が短縮したり癒着した場合に起こる関節拘縮の対になる病態とされている。また、全身関節弛緩性（generalized joint laxity）があると、それを有さない場合に比べて、肩関節の脱臼や亜脱臼、前十字靱帯損傷、足関節捻挫などを受傷しやすいことも知られている。

動揺関節（flail joint, unstable joint）は、関節の安定化機構が損なわれ、正常範囲を超えた可動性を示したり、正常では存在しない異常な関節運動が生じている関節と定義されており、靱帯・関節包の弛緩、関節辺縁の関節靱帯の断裂あるいは骨の欠損により起こり、関節痛や不安定性を訴えるとされている。その中でも特に靱帯損傷が原因で異常な関節運動が生じている場合を関節不安定性（joint instability）という。なお、脱臼については、関節面の相互の位置関係が失われているが、なお一部接触を保っているものが亜脱臼（subluxation）、完全に接触を失ったものが脱臼（dislocation）と定義される。

これらの定義をみる限り、動揺関節が最も広い概念であり、その中に関節弛緩や関節不安定性があると理解することができる。しかし、それでも依然として定義は明確ではなく、例えば、関節リウマチに伴う関節の病態についても、関節弛緩と関節不安定性という両方の表現が混在している。

また、別の観点では、ROMが過剰に増大している状態を関節弛緩もしくは過剰可動性（hypermobility）とよぶが、症状がない段階ではそれは正常の範囲内と捉える。そして、症状が生じるとそれは関節不安定性を意味し、異常な状態と捉えるという解説がなされている[1]。この定義においては、関節不安定性は関節運動の異常から構造的な異常を伴う亜脱臼や脱臼まで幅広い病的状態を含み、評価・治療の対象となる。

このように、ROMの逸脱の程度や症状などさまざまな観点からの定義があり、統一はされていない。日本においては、病的な状態を意味する関節の過剰な可動性に対して、関節不安定性と表現されることが一般的になっていると思われ、また、亜脱臼や脱臼などは関節不安定性から生じる病的状態と理解されることから、本項では、関節安定性に対する病的状態として関節不安定性という用語を用いて、正常ではない関節の安定状態のすべてを示すものとする。

2 関節安定化機構

関節は、骨に加えて関節包や靱帯などの軟部組織、さらには、筋やその制御に関わる感覚受容器や神経系など、さまざまな構成体から形作られている。関節不安定性の病態を理解するために、まず正常な関節安定化機構について述べる。

脊柱の安定化機構について、Panjabi[2] が提唱した概念が広く用いられている（**図1**）。その概念では、

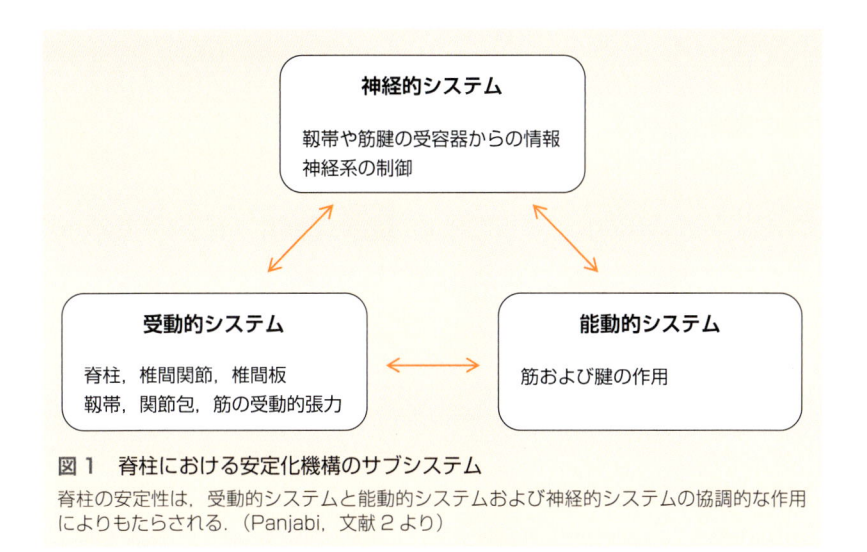

図1 脊柱における安定化機構のサブシステム
脊柱の安定性は、受動的システムと能動的システムおよび神経的システムの協調的な作用によりもたらされる。（Panjabi、文献2より）

脊柱の安定性は、受動的システム、能動的システム、神経的システムの3つのサブシステムから構成される。受動的システムには、脊柱、椎間関節、椎間板、靱帯、関節包、そして筋の受動的張力が含まれ、能動的システムとしては筋および腱の作用、そして、神経的システムとしては、靱帯や筋腱の受容器からの情報と神経系の制御が含まれる。これらは互いに協調して作用することで、脊柱の安定性が保たれる。

この概念は、脊柱の安定化機構のみに限定されるものではなく、他の関節においても同様に適用することができる。例えば、足部・足関節の安定化機構について、トラス構造に例えられる足部の基本的な構造は、骨と足底腱膜に代表される受動的システムにより形成される。そしてさらに、荷重負荷や外乱などに対しては、足部の内在筋と外在筋による能動的システムが働くことで安定化が図られ、筋群の反応的および予測的制御に神経的システムが貢献している。

股関節や膝関節、肩関節など、他の関節でもすべて同様に、3つのサブシステムからなる安定化機構が備わっていると考えることができる。このように便宜上分類して安定化に関わる要素を捉えることで、次に述べる関節安定化機構の異常がどのレベルで存在するかを評価し治療方針を定める際に有用である。

3 関節安定化機構の異常

関節安定化機構に異常が起こると、関節不安定性が生じる。靱帯の緩みや椎間板、関節唇、半月板などの組織の亀裂や断裂など、安定化機構における受動的システムに関わる組織の損傷が安定性を低下させる。これらの損傷は、正常な組織への過剰な負荷、もしくは異常を有する組織への正常な負荷により惹起される[2]。

動作時には、受動的システムに加えて能動的システムおよび神経的システムにより安定性を維持することが重要である。これらのシステムが機能することによって、時間的空間的に適切な個々の筋の張力発揮および筋間の協調的な振る舞いが可能になる。しかし、関節周囲組織や筋腱に存在する感覚受容器からの情報の異常や、それらを用いた神経系によるフィードバック制御の異常、筋や腱の機能不全などにより、関節の安定性は低下する。これら、能動的・神経的システムによる安定性の低下を特に機能的不安定性（functional instability）とよぶ[1]。機能的不安定性があると、受動的システムの異常を代償することが困難となり、さらに、大きな外力が加わった場合など機能的な安定性が必要な場面で問題が生じる。構造的欠陥による不安定性や機能的不安定性は、ほとんどの疾患においてその原因となり得る重大な異常である。

しかし実際的には、安定化機構のサブシステム

のどれかひとつだけに問題が生じていることはほとんどない．骨の形態学的異常や関節唇，半月板の損傷，椎間板の変性など受動的システムに問題を有した状態でありながら，能動的および神経的システムによる制御も不十分であるような状態は多い．受動的システムに異常がある場合に，他のシステムによる代償が機能しているか，互いが負の影響を及ぼし悪循環が形成されているかを見極めることが，関節安定性を再獲得していくためには重要である．

各関節における関節不安定性

1 脊柱

脊柱における不安定性は，主に組織の変性，外傷そして腫瘍により生じるとされている．その中でも，最も一般的なものは組織の変性に伴う不安定性である．Kirkaldy-Willisら[3]のモデルでは，最終的に脊椎症や狭窄症に至る過程で3つのステージが想定されている（図2）．

第1のステージは，椎間関節や椎間板の機能不全から生じる．それらの組織の変性が始まると，組

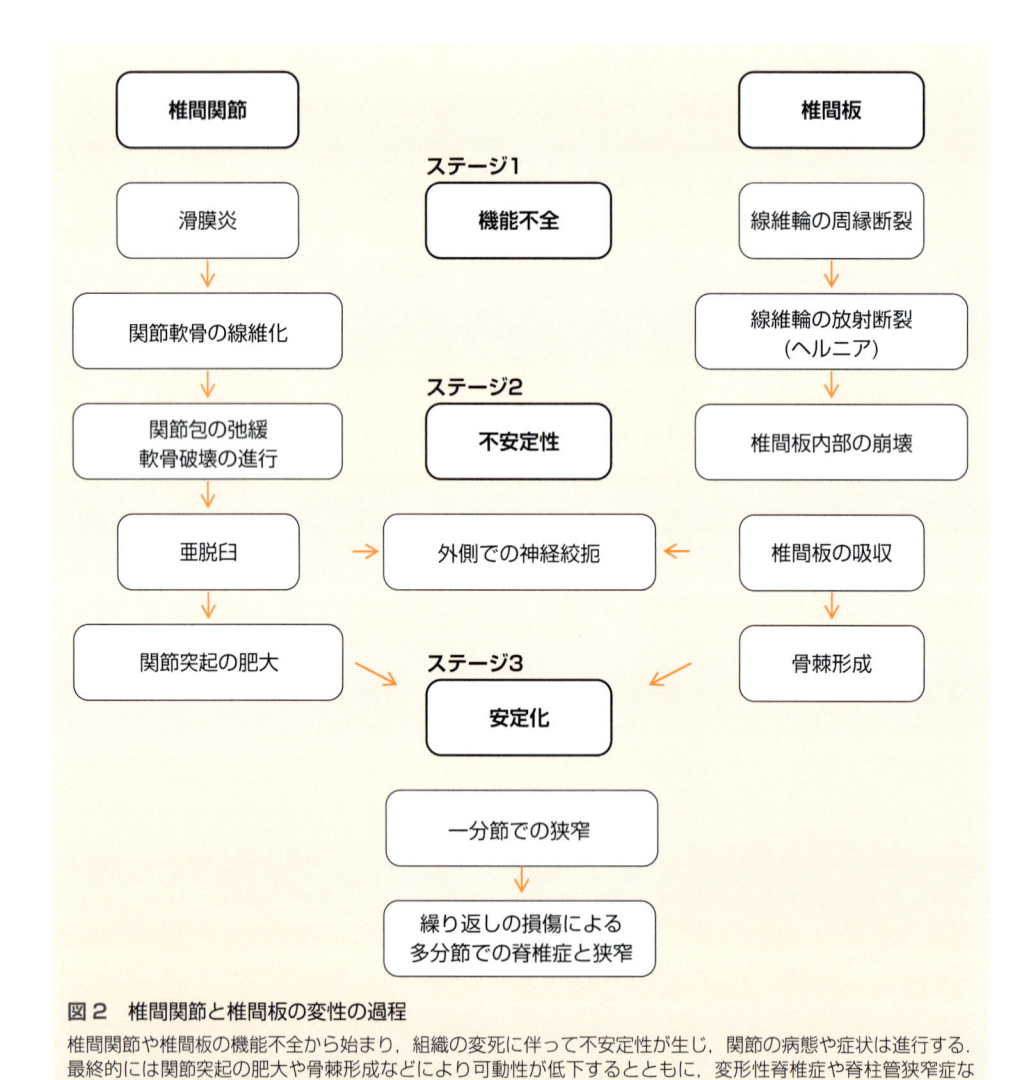

図2 椎間関節と椎間板の変性の過程
椎間関節や椎間板の機能不全から始まり，組織の変死に伴って不安定性が生じ，関節の病態や症状は進行する．最終的には関節突起の肥大や骨棘形成などにより可動性が低下するとともに，変形性脊椎症や脊柱管狭窄症などを呈する．（Lee，文献4より）

織の微細な断裂や椎体間の距離の減少などにより，線維輪や関節包，靱帯の機能低下が起こり，しだいに椎体間の不安定性が生じる（ステージ2）．不安定性は，屈曲方向や伸展方向，側屈方向および多方向と，さまざまなパターンを呈する．不安定性は徐々に増悪し，椎間板や靱帯など関節周囲組織にはさらに大きな負荷がかかるようになる．さらに進行すると，関節突起の肥大や骨棘形成などにより，不安定性は軽減する（ステージ3）．しかし，それは本来的な意味で関節安定性を再獲得したわけではなく，不安定性に対する代償として生体が可動性を犠牲にしたに過ぎない．

最終ステージになると，不安定性はない場合もあるが，変形性脊椎症もしくは骨棘や変性すべり症による脊柱管狭窄症などを生じることが多い．変性すべり症は，上位脊椎が隣接する下位脊椎よりも前方に変位した状態を指し，40歳以上の女性や中年以降の男性に好発する．好発部位は，L4/5が最も多く，次いでL3/4であるとされている．症状としては，椎間板性あるいは椎間関節性の痛み，脊柱管の狭窄による馬尾症状[※1]，また外側陥凹や椎間孔の狭窄による神経根症状[※2]などが中心である．このように，機能不全や微細な組織損傷から始まり，不安定性を呈して関節の病態や症状が増悪し，やがて機能的な可動性が低下していくという一連の過程は，脊柱に限らず他の関節でも関節症変化をきたす疾患においては共通していると考えられる．

各脊椎は，前後，左右，上下の3軸での回転と並進が組み合わさった三次元的な動きをするが，その不安定性については明確な定義があるわけではない．しかし，立位で前後屈動作をした際のX線学的評価により，特に椎体の前後3mm以上の変位が臨床症状と関係することが報告されている[5]．

腰椎不安定性を有する患者の臨床症状としては，朝の痛み，寝返りや立ち上がり動作時の痛み，天候の悪化による痛みの増悪などが報告されている[6]．朝の痛みは，1日の内で朝には椎間板内圧が高いこと，また，靱帯や椎間板線維輪が緊張し受容器が反応しやすいことなどが原因とされている．なお，天候の悪化については，主に気圧の低下により椎間板内圧が相対的に高くなることが原因と考えられている[6]．

2 肩関節

肩関節は人体において脱臼が最も頻発する関節である．また，特に若年男性では，再脱臼を生じ反復性肩関節脱臼へ移行する割合が高く，10代男性では75～86%，20代男性では56～72%の患者が，初回脱臼後2年以内に反復性肩関節脱臼に至る[7]．そのため，関節の不安定性が重大な問題につながる．

肩関節の安定性は，関節内の陰圧や関節液による吸着，関節窩の陥凹，関節唇，関節包・靱帯などの受動的システムと，神経筋の能動的・神経的システムにより供給されるが，骨形態による安定性は極めて低いため，軟部組織による安定性に大きく依存している．また，運動時の肩甲上腕関節の安定性には，脊柱および肩甲骨との協調した動きや運動の土台としての脊柱・肩甲骨の安定性が大きく影響する．

肩関節の不安定性は，外傷性と非外傷性に大別される．外傷性のものは転倒や牽引など急激な一度の外力によって引き起こされ，関節構成体の損傷を伴う．通常は，位置方向への不安定性を示し，肩関節前方脱臼により外傷性肩関節前方不安定性を呈する患者が多い．その場合，関節唇-下関節上腕靱帯複合体が関節窩から剝離し内下方に変位した状態であるBankart損傷（図3），下関節上腕靱帯の過伸張や損傷，腱板疎部の損傷，関節窩（前方）の骨欠損などが，関節の不安定性を引き起こすとされている．

一方，非外傷性肩関節不安定症は，明らかな外傷歴がなく肩関節不安定性が生じる疾患群である．動

解説

※1 馬尾症状：脊柱管の中にある脊髄は第2腰椎レベルで終わり，それ以遠では神経は馬の尻尾のように縦に並んでおり，この神経の束を馬尾とよぶ．馬尾が圧迫されることにより，下肢のしびれや痛み，運動麻痺，跛行のほか，会陰部の異常感覚，排尿・排便困難などが生じることもある．

※2 神経根症状：神経根の圧迫により，罹患運動神経根の支配筋に筋力低下を生じる．また，感覚神経根の症状としては，対応する皮膚分節の感覚麻痺を生じる．

揺性肩関節（loose shoulder）ともよばれ，多方向性不安定症（multidirectional instability），肩関節後方亜脱臼，随意性脱臼など，多くの病態を含む．10〜20代の女性に多く，多くは多方向の不安定性を示し両側性に生じる．臨床症状は，違和感やだるさ，痛み，不安定感，脱臼などさまざまである．多方向性不安定症については，約半数の患者で全身関節弛緩性を有し，先天的に弛緩性を有する関節包や靱帯に微細損傷やスポーツなどによる伸張が繰り返し生じることで発症すると考えられている[9]．

また，運動時の関節内での骨運動の安定性に関しては，関節周囲軟部組織の緊張不均衡が影響する．肩甲上腕関節では，後方関節包の硬さの増加により，屈曲運動時の上腕骨頭の前方あるいは上方への変位が増加すること[10]や烏口肩峰アーチ下での圧力が増加することが報告されている[11]．

さらに，肩関節の不安定性に関して，その基盤となる肩甲骨の位置や運動の異常が関係することも指摘されている．安静時の肢位について，肩関節前方不安定性を有する患者では肩甲骨の下方回旋がみられること，また，上肢の挙上動作時には，肩甲骨の上方回旋運動が減少し，内旋運動が増加することが報告されている[9]．肩甲骨の位置異常や機能的に必要な運動の制限があると，肩甲上腕関節での過剰な運動を生じやすくなるため，脊柱および肩甲骨のアライメントや運動の評価・治療は，肩関節不安定性への対応として含まれる必要がある．

❸ 股関節

股関節の不安定性も，外傷性と非外傷性とに分けられる．非外傷性の不安定性は，寛骨臼形成不全などの骨形態の異常によって生じるほか，全身関節弛緩性やX線像では明らかでない極軽度の寛骨臼形成不全傾向，繰り返しの微細外傷による関節包の部分的な弛緩など，さまざまな要因が考えられている．

寛骨臼形成不全における関節不安定性を調べた報告では，股関節内外転や突き上げ，引き下げのストレスを加えた際の骨頭中心の移動量を計測し，寛骨臼形成不全では健常股関節に比べて，外転時や引き下げ時には内下方，内転時や突き上げ時には外上

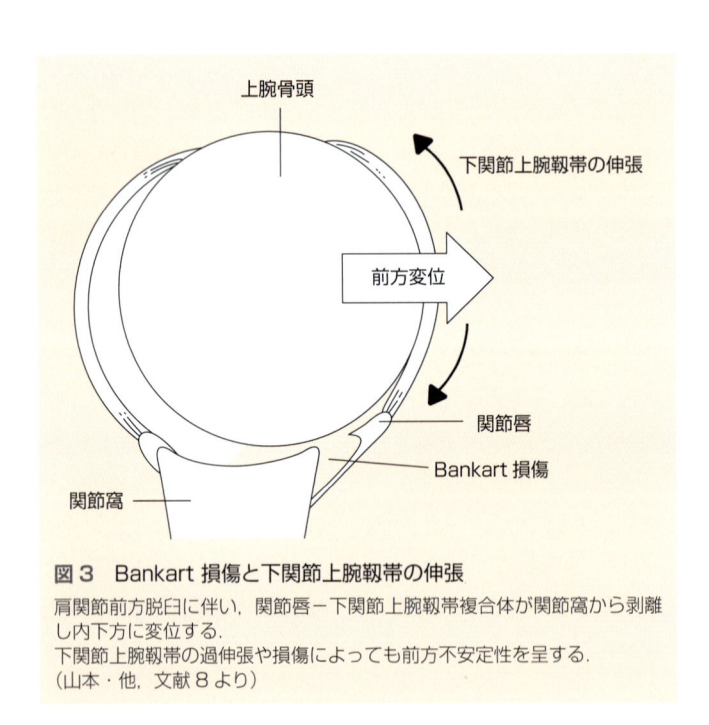

図3　Bankart 損傷と下関節上腕靱帯の伸張
肩関節前方脱臼に伴い，関節唇－下関節上腕靱帯複合体が関節窩から剥離し内下方に変位する．
下関節上腕靱帯の過伸張や損傷によっても前方不安定性を呈する．
（山本・他，文献8より）

解説

※3　CE角（center-edge angle）：股関節の形態学的異常を評価するためのX線像の計測法のひとつであり，大腿骨頭の中心から垂直に引いた線と骨頭中心と臼蓋外上縁とを結ぶ線のなす角度のことである．CE角がおおむね20°以下で寛骨臼形成不全と判断される．

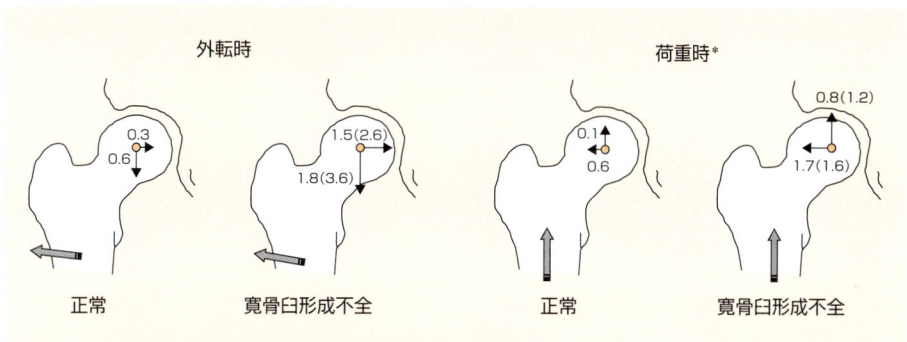

図4 寛骨臼形成不全に伴う股関節の不安定性
寛骨臼形成不全があると，他動外転時や荷重時に関節内での大腿骨頭の変位が増大する．
* 背臥位で他動的に遠位から近位に向かって力を加えた場合
寛骨臼形成不全の図中の数字は，関節唇損傷なし（関節唇損傷あり）を示す（単位：mm）．
（信田・他，文献12より）

方への骨頭移動がいずれも増大する傾向にあることが示されている[12]．また，パトリックテスト（Patric test）の肢位（股関節屈曲・外転・外旋位）での骨頭移動を調べた報告では，健常股関節より寛骨臼形成不全で骨頭の内下方への移動量が増大し，その変位量はCE角[※3]と負の相関を示すとされている（図4）[12, 13]．また，結合組織の変性を伴うダウン症やマルファン症候群では関節不安定性を生じやすく，10歳以下のダウン症児では約5％に股関節脱臼を認める．このように，骨形態の異常や関節周囲軟部組織の緊張の低下・不均衡は，臼蓋内での過剰な骨頭の変位や剪断力を生じるため，それらが関節包・靱帯，関節唇などの組織に損傷を加え，さらなる不安定性が引き起こされると考えられる．

関節包・靱帯や関節唇など軟部組織による安定化作用を調べた研究では，関節包への針挿入によるシーリング機能の減少や臼蓋からの関節唇の部分的切離により，外旋や外転運動時の骨頭の変位量が増加する傾向にあること[14]．また，外旋時の骨頭の動きについては，関節唇の部分的切離よりも腸骨大腿靱帯の切離により，前方への骨頭変位が増大することも報告されている[15]．これらの報告から，関節周囲軟部組織の機能不全により，関節の不安定性が引き起こされることは明らかである．しかし，荷重や関節運動時に寛骨臼内部で生じる骨頭の変位量は，実験的な軟部組織の切離などの場合においても平均して0.1～2.6mm程度の範囲であり，変位量としては極めて小さい．これは，股関節の形態的特徴として，大腿骨頭の前面では約1/3，後面は約1/2が寛骨臼に覆われているという形態的特徴によると思われる．すなわち，股関節の安定性において骨形態による安定化が本質的に重要であるともいえる．

しかし，変位量が小さいことは臨床的に関節の不安定性が問題になりにくいことを意味するわけではない．Sahrmann[16]は，臨床的経験に基づいて，股関節での運動機能不全を関節内での骨運動の異常と関節運動としての変位により分類しており，その中では大腿骨頭の前方すべりや外側すべり，過可動性，可動性の減少と上方すべりなどの問題を指摘しており，このような寛骨臼と大腿骨頭との位置関係の異常および特定の方向への過剰な運動や制限などが運動機能不全を生じるとしている．

4 膝関節

膝関節の関節面は，球状の大腿骨顆部と基本的に平坦な脛骨とで形成されるため，骨構造による安定性は乏しく，その他の関節周囲軟部組織による受動的システムと能動的システムにより安定する関節である．その中でも，前・後十字靱帯や内・外側側副靱帯は，関節の安定化や関節運動時の大腿骨と脛骨の位置関係の制御において，重要な役割を担っている．

膝関節の不安定性について，大腿骨に対する脛骨の変位4方向での不安定性と，回旋4方向での不安定性に分けて整理すると理解しやすい[1]（図5）．

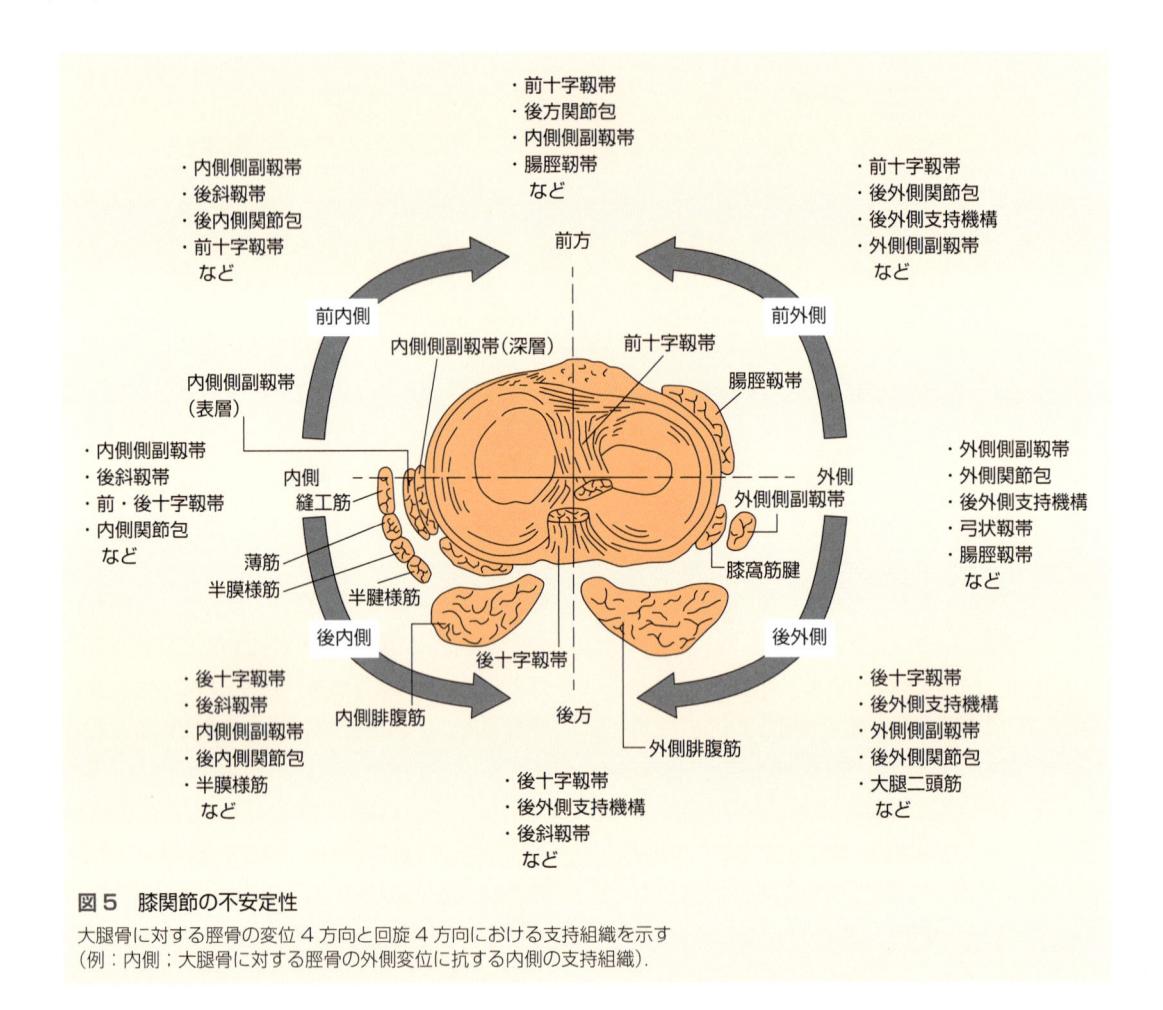

第8章 | 脱臼・動揺関節・関節不安定性

図5 膝関節の不安定性
大腿骨に対する脛骨の変位4方向と回旋4方向における支持組織を示す
（例：内側；大腿骨に対する脛骨の外側変位に抗する内側の支持組織）．

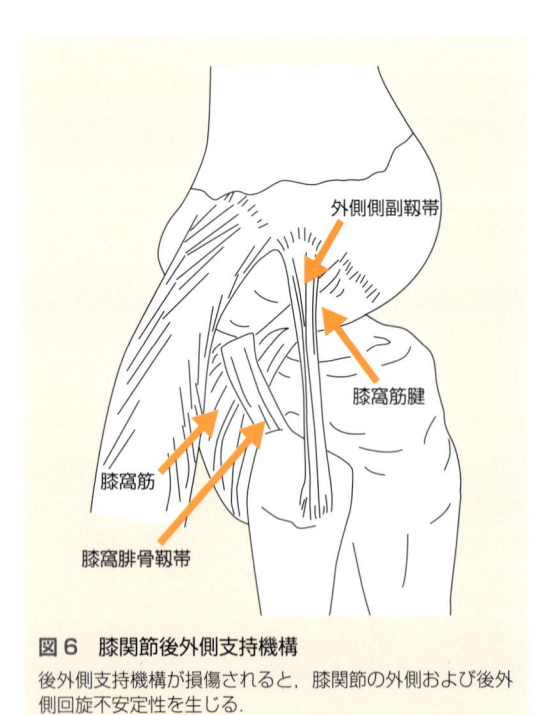

図6 膝関節後外側支持機構
後外側支持機構が損傷されると，膝関節の外側および後外側回旋不安定性を生じる．

前方，後方，内側，外側の不安定性は，それぞれ主として前十字靱帯，後十字靱帯，内側側副靱帯，外側側副靱帯による制動が機能しない場合に認められるが，回旋不安定性も臨床上問題となることが多い．前十字靱帯の損傷は，前方不安定性のみならず前外側回旋不安定性を呈することが多い．また，膝関節の安定性に関わる重要な支持機構として，膝関節後外側支持機構（posterolateral corner）がある**（図6）**．これは，外側側副靱帯，膝窩筋腱複合体（膝窩筋，膝窩筋腱，膝窩腓骨靱帯），弓状靱帯，後外側関節包から構成される．後外側支持機構が損傷を受けると，膝関節の外側および後外側回旋不安定性を生じる．後外側支持機構の単独損傷は稀で，後十字靱帯との合併損傷が多いとされている．

また，変形性膝関節症においても，膝関節の不安定性が疾患の進行に重大な影響を及ぼすと考えられている．関節変形が進むと内反方向の動揺性が増

大することは周知のとおりであるが，前後方向の動揺性は，むしろ重度の患者よりも軽度の患者で増大することが知られている．変形性膝関節症の進行との関係性は定かではないが，脊柱における関節症進行の過程（図2）と同様のメカニズムが存在すると考えると，発症早期からの関節不安定性への対応が重要な治療戦略のひとつとなるかもしれない．

一方，膝蓋大腿関節においては，解剖学的に不安定な膝蓋骨が大腿骨関節面に対して外側へ脱臼・亜脱臼を生じることがある．外側への膝蓋骨脱臼の要因としては，骨形態，膝蓋骨支持機構，下肢アライメントが重要視されている．

膝蓋大腿関節における骨形態の問題に関して，膝蓋骨側の関節面形状の異常や大腿骨側の関節面の陥凹の浅さなどが指摘されている．膝蓋骨支持機構としては，外側への脱臼を制動するために，内側膝蓋大腿靱帯が約53％，膝蓋半月靱帯が約22％貢献しているとされ[17]，内側膝蓋大腿靱帯の機能が最も重要と考えられる．また，膝関節伸展筋群が張力を発揮することにより，正常でも膝蓋骨には外側へと変位する力が生じる．一般に，このような力学的環境を評価するためにQ角（上前腸骨棘と膝蓋骨中央を結ぶ線と膝蓋骨中央と脛骨粗面を結ぶ線のなす角）が用いられる．Q角が大きいほど，膝関節伸展筋群の収縮に伴い膝蓋骨が外側に変位しやすくなる．このQ角は，股関節内旋・内転，膝関節外旋・外反により増大するため，このような下肢アライメントには注意が必要である．また，本来，Q角は安静位で測定されるが，膝関節伸展筋群が張力を発揮し膝蓋骨脱臼の危険にさらされるのは動作時であり，動作中の下肢アライメントの観察により動的なQ角を評価することも重要である．

5 足関節

足関節の不安定性と関連する一般的な疾患は，足関節捻挫である．足関節捻挫は，スポーツ活動だけではなく日常生活においても頻繁に発生する．靱帯損傷の程度にもよるが，急性の症状はしばらくすると軽減するものの，その後再発が多いこともよく知られている．足関節捻挫を受傷した人のうち，およそ72％もの人が受傷前の活動レベルには戻れていないというデータもある[18]．このような，足関節捻挫を多発する足関節の不安定性を慢性足関節不安定性（chronic ankle instability）とよぶ．

慢性足関節不安定性は，足関節の突然のぐらつき（giving way）や構造的および機能的不安定性，痛みや腫脹，筋力低下などを呈する[19]．しかし，慢性足関節不安定性を呈する患者の臨床的特徴は一様ではなく，主に靱帯の病的な弛緩性などを有する構造的不安定性が主要因である場合と，機能的不安定性（giving wayを主観的あるいは客観的に認める状態）が主要因である場合に分けて考えられることが多い[20]．Hertel[20]が提唱したモデルでは，構造的不安定性と機能的不安定性が共存する場合に慢性足関節不安定性が起こるとされている．しかし，このモデルでは，構造的不安定性も機能的不安定

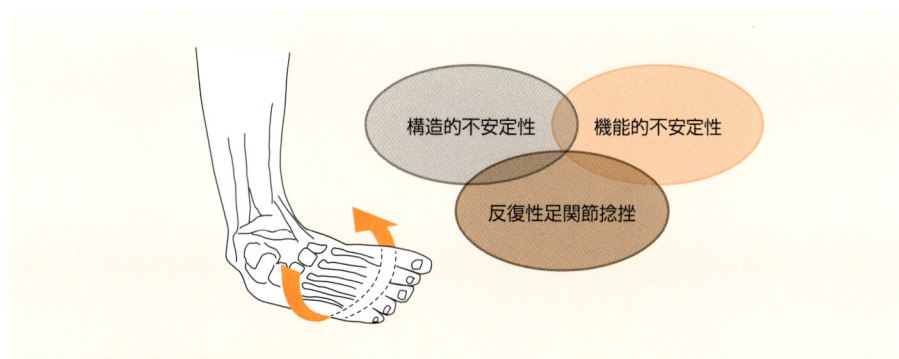

図7 慢性足関節不安定性のモデル
従来，構造的不安定性と機能的不安定性の2つの要因により慢性足関節不安定性が生じるとされてきたが，足関節捻挫の反復を1つの独立した要因と捉え，構造的不安定性，機能的不安定性，反復性足関節捻挫の3つの要因からなるモデルが提唱されている．（Hiller et al, 文献19より）

認めないにもかかわらず捻挫を反復するような患者を捉えることができない。そこで，近年では，足関節捻挫の反復それ自体独立した要因として捉えて，構造的不安定性，機能的不安定性，反復性足関節捻挫の3要因から患者群を分類するモデルが提唱されている（図7）[19]。すなわち，足関節捻挫の反復自体が不安定性を招く重大な危険因子であると考えられる。実際には，慢性足関節不安定性を呈する患者では，機能的不安定性のみ，あるいは機能的不安定性と他の要素とを合併している者が多数であると報告されている[19]。

構造的不安定性に関わる要因としては，主に前距腓靱帯，踵腓靱帯を主として，その他，距踵頸靱帯，外側距踵靱帯などの靱帯や距骨下関節関節包の損傷や弛緩，腓骨のアライメント異常（前下方への変位），運動時の距骨の後方へのすべりの不足，距腿関節の背屈制限，滑膜の肥厚やインピンジメントなどが指摘されており，不安定性が続くと変形性関節症へ移行しやすい[20]。

一方，機能的不安定性としては，一定した見解は得られていないものの，筋紡錘などの固有受容器を介した感覚機能の低下，内外反の筋力低下，中枢を含む神経筋機能の低下，バランス能力の低下などが指摘されている[20]。

● 文献

1) Magee DJ : Orthopedic physical assessment. 4ed. pp1-763, Elsevier, Philadelphia, 2006.
2) Panjabi MM : The stabilizing system of the spine. Part I. Function, disfunction, adaptation, and enhancement. J Spine Disod, 5 : 383-389, 1992.
3) Kirkaldy-Willis WH, Farfan HF : Instability of the lumbar spine. Clin Orthop Relat Res, 165 : 110-123, 1982.
4) Lee D : The pelvic girdle. An integration of clinical expertise and research. 4ed. pp91-128, Elsevier, Philadelphia, 2012.
5) 金村在哲・他：臨床症状に関与する腰椎不安定性の重要度．前後方向への椎体動揺性か？椎間可動角か？臨整外，38（9）：1171-1178, 2003.
6) 笠井裕一・他：腰椎不安定性を有する患者の臨床症状．臨整外，38（4）：463-467, 2003.
7) Robinson CM, et al : Functional outcome and risk of recurrent instability after primary traumatic anteriorshoulder dislocation in young patients. J Bone Joint Surg, 88-A : 2326-2336, 2006.
8) 山本宣幸・他：外傷性肩関節前方不安定症のバイオメカニクス．関節外科，29（11）：10-15, 2010.
9) Cody EA, et al : Multidirectional instability in the female athlete. Oper Tech Sports Med, 22 : 34-43, 2014.
10) Muraki T, et al : Effects of posterior capsule tightness on subacromial contact behavior during shoulder motions. J Shoulder Elbow Surg, 21:1160-1167, 2012.
11) Harryman DT, et al : Translation of the humeral head on the glenoid with passive glenohumeral motion. J Bone Joint Surg Am, 72 : 1334-1343, 1990.
12) 信田進吾・他：成人の臼蓋形成不全における不安定性の股関節造影像による検討．東北整災紀要，34：52-58, 1990.
13) Akiyama K, et al : Evaluation of translation in the normal and dysplastic hip using three-dimensional magnetic resonance imaging and voxel-based registration. Osteoarthritis Cartilage, 19：700-710, 2011.
14) Crawford MJ, et al : The biomechanics of the hip labrum and the stability of the hip. Clin Orthop Relat Res, 465：16-22, 2007.
15) Myers CA, et al : Role of the acetabular labrum and the iliofemoral ligament in the hip stability : An in vitro biplane fluoroscopy study. Am J Sports Med, 39：85S-91S, 2011.
16) Sahrmann SA. : Diagnosis and treatment of movement impairment syndromes. pp121-191, Mosby, 2001.
17) Conlan T, et al : Evaluation of the medial soft tissue restraints of the extensor mechanism of the knee. J Bone Joint Surg, 75A：682-693, 1993.
18) Konradsen L, et al : Seven yearsfollow-up after ankle inversion trauma. Scand J Med Sci Sports. 12(3):129-135, 2002.
19) Hiller CE, et al : Chronic ankle instability : Evolution of the model. J Athl Train, 46（2):133-141, 2011.
20) Hertel J : Functional anatomy, pathomechanics, and pathophysiology of lateral ankle instability. J Athl Train, 37（4）：364-375, 2002.

（建内宏重）

脱臼・動揺関節・関節不安定性に対する理学療法

総論

関節不安定性は，骨形態や関節包・靱帯，筋の受動的張力などによる受動的システム，筋収縮の作用による能動的システム，そして感覚受容器からの情報と神経系の制御による神経的システムのいずれかあるいは複数が損傷されて生じる．そのため，主に受動的システムの異常に対しては手術療法による構造的欠陥の改善や装具・テーピングなどを用いた治療が行われ，能動的，神経的システムの異常に対しては，運動療法を中心とした理学療法が実施される．しかし，全般的に，関節不安定性に対する理学療法の効果は十分に検証されていないのが現状である．

関節不安定性の評価においては，外傷歴の聞き取りが不可欠である．本人があまり自覚していない軽傷であっても，反復性の微少外傷が現在の不安定性と関連していることがあるため，注意深く聴取する．外傷があった場合，その後の手術や処置についても確認する．また，不安定性を助長する因子を探るために，職業やスポーツなど現在の活動レベルの把握も重要である．また，本病態における症状の訴えはだるさ，しびれ感，びまん性の痛みや力が抜ける感じ，不安感など多岐にわたることが多い．主観的な評価だけではなく，疼痛誘発動作や後述する関節不安定性テストなどを客観的に評価し，症状を器質的な変性との関連でとらえることが重要である．

また，関節不安定性を呈する多くの疾患において，患者が元来有する全身関節弛緩性が問題となることが多い．いずれの関節においても，関節不安定性を有する患者に対しては，関節構造の特性として全身関節弛緩性の有無を確認する必要がある．全身関節弛緩性の評価としては，Carter and Wilkinson criteria やそれをもとに開発された Beighton and Horan Joint Mobility Index (**表 1**) が有用である．

表 1 Beighton and Horan Joint Mobility Index

1. 第 5 指の過伸展 90°以上
2. 他動的に母指が前腕の腹側に接する
3. 肘関節過伸展 10°以上
4. 体幹前屈し手掌が床につく
5. 膝関節過伸展 10°以上

体幹前屈を除いて両側で検査を行い，陽性を 1，陰性を 0 として総計を出す．
0～2，3～4，5～9 の 3 段階に分類し，5～9 の場合に全身関節弛緩と判断する．

関節不安定性は，多くの運動器疾患の潜在的な原因となり得る病態である．しかし本項は，他項との重複を避け関節不安定性に特化した内容を記載するために，肩関節（多方向不安定症, multidirectional instability：MDI），股関節（不安定性），膝関節（膝蓋骨不安定性・脱臼），足関節（慢性足関節不安定性, chronic ankle instability）の評価と治療を中心に述べる．

診療ガイドラインと一般的な治療原則の概略

1 肩関節

多方向不安定症に対する理学療法に関する EBM (evidence based medicine：根拠に基づく医療)[1] やいくつかの総説[3,4] があるが，明確なガイドラインは示されていない．

2 股関節

股関節の不安定性は，他の関節に比べてもその病態から不明な点が多く，有用な診療ガイドラインは存在しない．しかし日本では，特に変形性股関節症の原因としても寛骨臼形成不全[※1] に代表される関節不安定性が臨床上問題となることは多いと思われるため，股関節の不安定性に関するいくつかの総説[4-6] を参照し，以下では，不安定性に特化した理

第8章 │ 脱臼・動揺関節・関節不安定性

学療法検査・測定と理学療法治療について述べる.

3 膝関節

膝蓋骨不安定性および脱臼の治療に関して，その病態や評価，治療方法について臨床研究が進められており，それらの総説[10,11]や現在考えられているコンセプトがあるが，確定的な診療ガイドラインはまだ存在しない.

4 足関節

足関節の不安定性として代表的な病態である慢性足関節不安定性に関して，アメリカ理学療法士協会の整形外科部門が2013年にまとめたガイドライン[17]がある.慢性足関節不安定性は，一般に足関節の靱帯損傷後に残存する不安定性として生じることが多いとされ，鑑別診断としては，距骨の骨軟骨損傷，腓骨筋腱損傷，副骨，足根骨癒合，足根洞症候群が挙げられる.

理学療法検査・測定

1 肩関節[1-3]

多方向不安定症を呈する患者は，それほど強い負荷がかからないと思われる日常の動作においても，痛みや疲労感，脱臼感など多種多様な症状を訴える.そのことが，機能レベルでの評価を難しくしている.明確な外傷歴を有する場合もあるがないこともある.症状が最も明確に再現できる運動方向や負荷の種類を慎重に評価し，治療の手がかりをつかむことが大切である.

不安定性に特化した検査としては，sulcus sign，前方／後方不安感テスト，fulcrum テスト，relocation テスト，load and shift テストなどが有用である[3]（図1，推奨グレードA）.その他，肩甲骨のアライメントやそれに影響を与える姿勢の評価，肩甲骨周囲筋および肩甲上腕関節周囲筋の筋機能および筋バランスの評価も必要である（推奨グレードB）.またその際，肩甲骨の安定性や運動時の肩甲上腕関節の安定性は，上肢下垂位や90°外転位のみならずさまざまな肢位で実施するとともに，姿勢を変えたり，肩甲骨の安定性を他動的あるいは自動的に変化させたりした場合の肩甲上腕関節の安定性の変化などを評価し，問題点を絞り込む工夫が必要である.

2 股関節[4-6]

各方向へのROMを評価する.特に，股関節屈曲0°位での股関節外旋の過剰可動性は，関節弛緩性を示す所見として有用である（推奨グレードC）.また，関節運動に伴う不安感の検査として，前方不安感テスト（anterior apprehension test）と後方不安感テスト（posterior apprehension test）がある[6]（図2，推奨グレードC）.寛骨臼に対して大腿骨を外側あるいは大腿骨長軸方向に牽引することで，外側および長軸方向への不安定性を評価することもできる.さらに，関節不安定性においては，関節包・靱帯による制動が不十分なことから関節包内での骨運動の異常をきたしやすく，寛骨臼と大腿骨頭部との間でのインピンジメントを生じやすい.評価としては，前述の不安感の検査と同様に，股関節屈曲・内転・内旋で前方インピンジメントテスト（anterior impingement test），股関節伸展・外旋での後方インピンジメントテスト（posterior impingement test）を行う（推奨グレードC）.そのほか，関節内での病変に対しては，パトリックテスト（Patric test）やスコアテスト（Score test）が用いられる（推奨グレードC）.

Sahrmann[7]は，臨床的経験に基づいて，股関節での骨運動の異常について，大腿骨頭の前方すべりや外側すべり，過可動性，可動性の減少と上方すべりなどの問題を指摘しており，寛骨臼と大腿骨頭と

解説

※1　寛骨臼形成不全：欧米では寛骨臼形成不全は疾患名としてではなく，単に寛骨臼の形態異常を示す用語として用いられることが多いが，日本ではすでに前関節症として発症している例に対して用いられることが多い.おおむね，CE角20°以下，Sharp角45°以上，AHI（Acetabular head index）75％未満は寛骨臼形成不全と判断される.

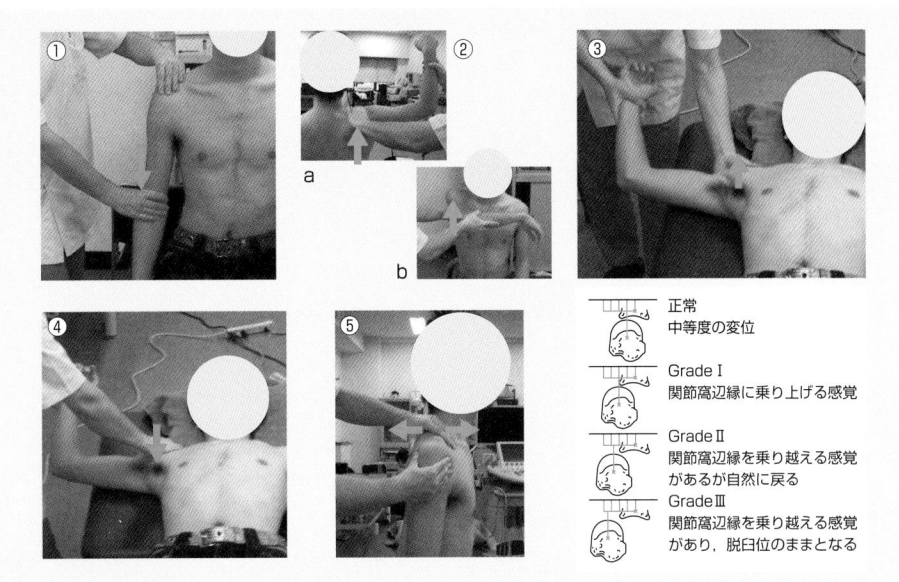

図1 肩関節不安定性に対する評価

① Sulcus sign：上肢下垂位で他動的に下方に牽引した際に，肩峰と上腕骨頭との間に陥凹ができた場合を陽性とする．特に下方不安定性を示す所見である．
② 前方／後方不安感テスト：座位で肩関節90°外転，肘関節90°屈曲位で，他動的に肩関節を外旋して検者は骨頭を前方に押し出すようにする（②a：前方不安感テスト）．肩甲骨面90°挙上位で，検者は後方に力を加えながら他動的に肩関節を内旋，水平屈曲する（②b：後方不安感テスト）．どちらも患者が脱臼不安感を訴えた場合に陽性とする．
③ Fulcrum テスト：背臥位で肩関節90°外転，肘関節90°屈曲位で，他動的に肩関節を外旋し，検者は骨頭の後面に手をあてる．患者が脱臼不安感を訴えれば陽性である．
④ Relocation テスト：Fulcrum テストの肢位で，検者が骨頭を前方から後方に向けて押すことで，打球感や痛みの軽減，外旋角度の増加を認める場合に陽性とする．
⑤ Load and shift テスト：一方の手で上腕骨頭を把持し，もう一方の手は肩甲骨と鎖骨を固定する．上腕骨頭を関節窩に対して圧迫しながら前後方向へのストレスを加え，関節窩に対する骨頭の変位量を評価する（正常〜Grade Ⅲ）．

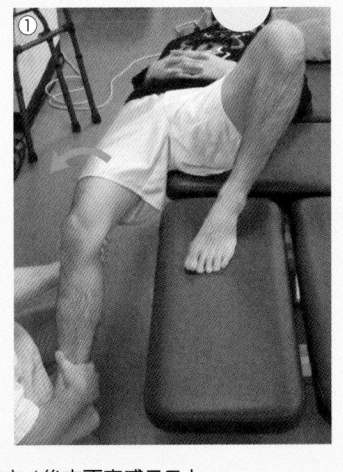

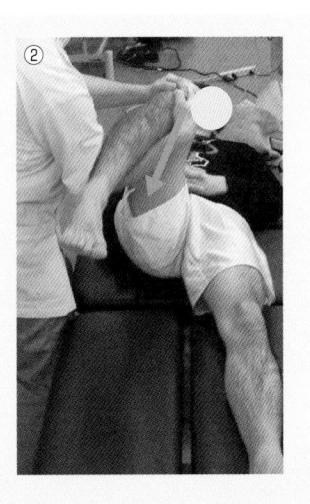

図2 股関節の前方／後方不安感テスト

① 前方不安感テスト（anterior apprehension test）：ベッド端で股関節を伸展，外旋位とし不安感を確認する．
② 後方不安感テスト（posterior apprehension test）：背臥位で股関節を屈曲，内転，内旋位とし，検者は大腿骨を通じて後方へ力を加える．

の位置関係の異常および特定の方向への過剰な運動や制限などが運動機能異常を生じるとしている．また，筆者[8]は，骨の位置関係の異常だけでなく関節不安定性における力学的側面に注目し，大転子部や鼠径部から徒手的に外力を加減した際の運動や症状の変化から関節不安定性のタイプを判断する方法を提唱している．しかし，これらいずれの方法も，定量的な評価とはいえず，的確な判断には熟練を要する（推奨グレードC）．

能動的・神経的システムの評価としては，股関節および体幹の筋機能の評価が必要である（推奨グレードC）．しかし一方では，受動的システムによる関節安定化が不十分な場合，能動的・神経的システムが代償的にその作用を強めて，関節安定化を担保していることが多い．そのため，関節周囲筋には過剰なストレスが生じ，いくつかの筋腱では緊張が高まったり痛みを生じたりしていることもある．そのような観点から，股関節周囲では，腸腰筋の収縮による疼痛出現の有無（自動SLRテスト：active SLR test）や伸張性の評価（トーマステスト：Thomas test），腸脛靱帯の伸張性の評価（オーバーテスト：Ober test）を実施することも推奨されている[5]（推奨グレードC）．

3 膝関節 [10, 11]

膝蓋骨の安定性に関しては，大腿骨形状および大腿骨と膝蓋骨の位置関係の評価をX線像により行うとともに（図3），膝蓋骨の可動性の評価および他動運動に対する膝蓋骨不安感テスト（apprehension test）が実施される[10]（図4，推奨グレードB）．

大腿四頭筋が発揮する張力は，動作時の膝蓋骨の動きや膝蓋大腿関節での力学的負荷に大きな影響を与える．特に内側・外側広筋はそれぞれ膝蓋骨を内側，外側に牽引するため，それらの筋張力バランスの異常は，膝蓋骨の側方変位の異常に関連する．大腿四頭筋の中でも，特に内側広筋の機能低下には注意する（推奨グレードB）．過去の報告では，内側広筋斜頭の筋活動開始が遅延することが膝蓋骨不安定性および脱臼の原因のひとつとされてきたが，筋活動遅延の有無や内側広筋斜頭に特化した理学療法の必要性については，依然として明確にはなっていない[11]．

膝蓋骨を外側に牽引するその他の要因として，腸脛靱帯の過剰な張力にも注意を要する．膝蓋骨不安定性および脱臼を呈する患者で腸脛靱帯の緊張の程度を調べた報告はないが，バイオメカニクス研究においては，腸脛靱帯の張力が増加すると，膝蓋骨

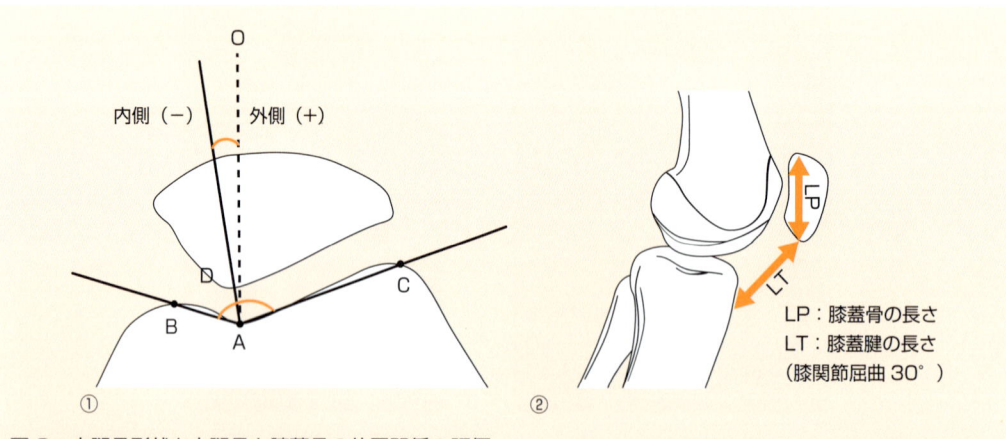

図3 大腿骨形状と大腿骨と膝蓋骨の位置関係の評価
① Sulcus angle：膝関節屈曲45°で測定される角度（BAC）．145°未満が正常．
　Congruence angle：sulcus angleの二等分線（AO）とAと膝蓋骨関節面の頂点を結ぶ線との角度（角度OAD）．正常では約−6°．
② 膝蓋骨高位：正常ではLPとLTの比率がおよそ1になる．LT/LPが1.2以上になると膝蓋骨高位と判断される．膝蓋骨高位があると骨性の支持が減少するため，膝蓋骨脱臼の危険因子となる．
　（Wilk KE，文献10より改変引用）

の外側変位や外側傾斜が増加することが示されている[13]．腸脛靱帯の緊張の程度は前述のオーバーテストで評価できるが，筆者らの研究で腸脛靱帯の張力は股関節の肢位の変化により大きく変わることが明らかになっているため[14]，膝蓋骨の可動性やアライメントの評価に際して，股関節の肢位を変えて評価することで腸脛靱帯からの影響の有無を判断することもできる（**図5**）．

また，膝蓋骨における前額面での力学的環境を評価するためには，Q角の測定が有用である（推奨グレードB）．Q角に関しては，膝関節伸展位でかつ股関節や足部の肢位も中間位として測定するこ

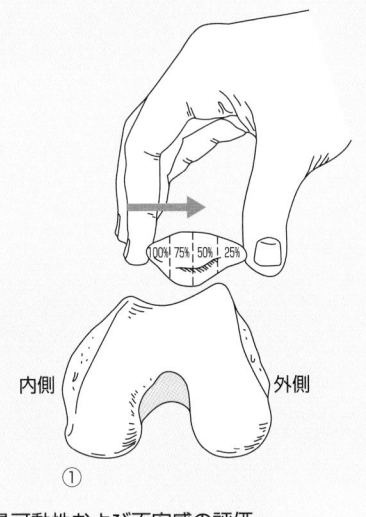

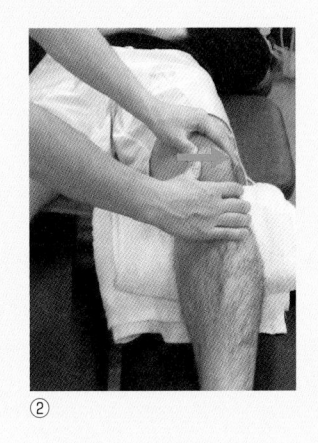

図4 膝蓋骨可動性および不安感の評価
①膝蓋骨可動性の評価：内側・外側に膝蓋骨を動かし，移動量を評価する．膝関節完全伸展位および軽度屈曲位で実施する．正常では，膝関節伸展位で内側・外側に約1cmもしくは膝蓋骨横幅の約25％程度移動する．過剰な変位量および内側と外側の変位量の差に注意する．
②膝蓋骨不安感テスト：背臥位，膝関節屈曲約30°で患者は脱力し，検者は慎重に膝蓋骨を外側へ押す．その際，患者が不安感を感じ大腿四頭筋の収縮がみられれば陽性と判断する．
（Wilk KE，文献10より引用改変）

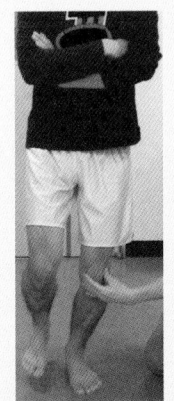

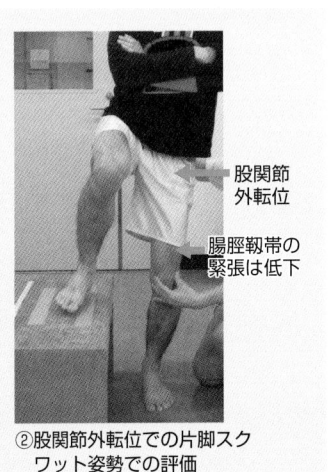

図5 股関節肢位の違いによる膝蓋骨安定性の変化
①片脚スクワット姿勢での評価 ②股関節外転位での片脚スクワット姿勢での評価
股関節を外転あるいは屈曲・内旋することで腸脛靱帯の張力は低下するため，股関節の肢位を変えて大腿骨に対する膝蓋骨の位置や違和感・痛みの変化を評価することができる．

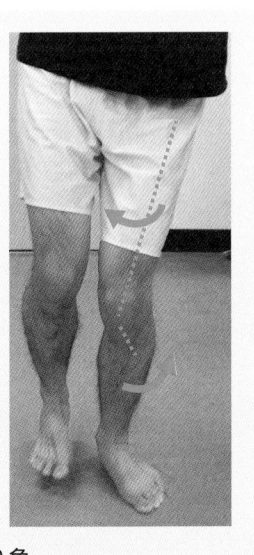

図6 動的Q角
股関節の内転や内旋，脛骨の外旋や膝関節外反が強まると，Q角が増大する．

第8章　脱臼・動揺関節・関節不安定性

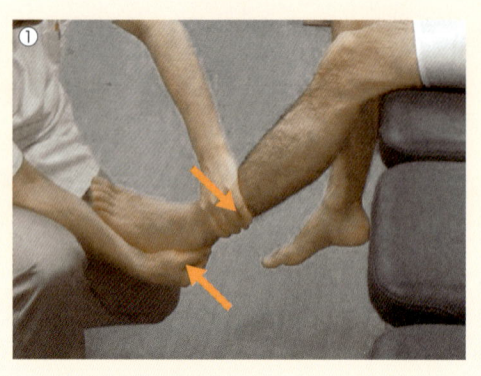

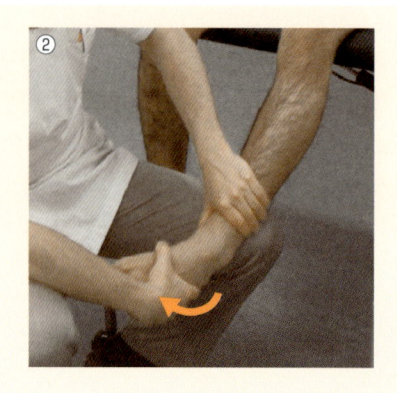

図7　足関節不安定性の評価
①距骨の前方引出しテスト（anterior drawer test）：背臥位もしくは座位で，一方の手で脛骨を把持しもう一方の手で踵骨を把持する．足関節を軽度（10〜15°）底屈位で踵骨を介して距骨を前方へ引出し，その変位量を評価する．
②距骨傾斜テスト（talar tilt test）：上記と同様の肢位で，踵骨が内反する方向に力を加え内反量を評価する．

とが基本であるが，実際に膝蓋骨に大きな外力が加わるのは，ジャンプの着地時など膝関節屈曲位で大腿四頭筋が強く力を発揮した場面であるため，荷重位にて膝関節屈曲位でのＱ角，いわば動的Ｑ角を観察することも重要と考えられる（**図6**）．

4　足関節 [17]

機能不全の評価として，特に外傷による急性期を脱した状態に対しては，まず，足関節背屈のROM（膝関節伸展位と45°屈曲位）をみる．距骨滑車は，前方よりも後方が幅広になっているため，足関節の背屈ROMが十分でないと関節が不安定になりやすい構造であるためである．その他，可動性としては，距骨下関節のROM（後足部の内外反），足関節・足部の3平面での複合的運動のROM（内がえし・外がえし），距骨の前方引出しテスト（anterior drawer test，**図7**），距骨傾斜テスト（talar tilt test，**図7**）の評価が重要である（推奨グレードA）．また，経験的には，第5列の背屈方向への過可動性があると，足底外側での支持性が低下しやすい．筋力としては特に足部内外反の筋力，機能評価としては，片脚立位バランスやstar excursion balance テスト（**図8**）などが有用である（推奨グレードA）．また，片脚立位や片脚スクワットでの姿勢において，骨盤・下肢が全体的に外側へ変位しやすい傾向があると，足部は回外方向へ不安定になりやすい．そのため，荷重位での股関節

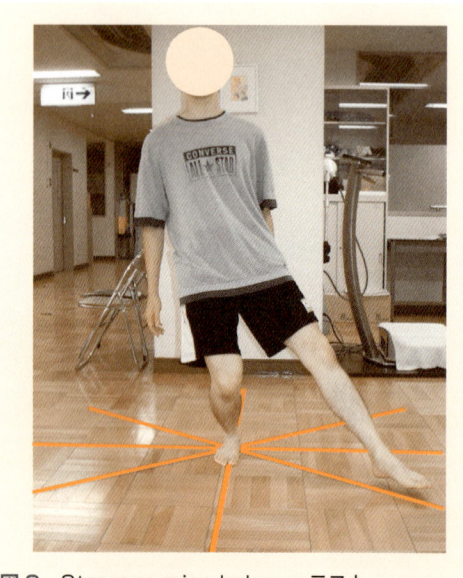

図8　Star excursion balance テスト
床に45°の角度で8方向に引いたライン上で片脚立ちをし，ライン上に反対側下肢をバランスを崩さずにどの程度（何cm）動かすことができるかを評価する．左右差を比較する．

アライメントや体幹アライメントも評価することが重要であると考えられる．

活動制限，参加制約のレベルでの評価としては，30cmの幅を左右方向に片脚で10往復する時間を測定するside hopテストや，5m離れて置かれた2つのコーンを8の字を描きながら片脚で2周する時間を測定するfigure-of-eightテストなどが用いられる（推奨グレードB）．足関節の構造的な安定性と神経筋のコントロールによる動的な安定性が要

表2 足部・足関節能力評価票（Uematsu et al, 文献20 より）

足部・足関節能力評価票

この一週間のあなたの状態を表すのにもっとも適当な答ひとつに印をつけてください．質問の中の動作が足や足首以外のことで制限される場合は「該当なし」（N/A）をマークしてください．

日常生活について

	ぜんぜん難しくない	少し難しい	中くらいに難しい	非常に難しい	実行不能	該当なし（N/A）
立っていること	□	□	□	□	□	□
平らな地面を歩くこと	□	□	□	□	□	□
靴を履かずに平らな地面を歩くこと	□	□	□	□	□	□
上り坂を歩くこと	□	□	□	□	□	□
下り坂を歩くこと	□	□	□	□	□	□
階段を上がること	□	□	□	□	□	□
階段を下りること	□	□	□	□	□	□
でこぼこした地面を歩くこと	□	□	□	□	□	□
縁石に上がったりおりたりすること	□	□	□	□	□	□
しゃがむこと	□	□	□	□	□	□
つま先立ちすること	□	□	□	□	□	□
歩き始め	□	□	□	□	□	□
5分以内の歩行	□	□	□	□	□	□
約10分間の歩行	□	□	□	□	□	□
約15分間の歩行	□	□	□	□	□	□

足・足首の状態のために，以下の動作にどのくらいの困難さがありますか．

	ぜんぜん難しくない	少し難しい	中くらいに難しい	非常に難しい	実行不能	該当なし（N/A）
家事	□	□	□	□	□	□
日常生活動作	□	□	□	□	□	□
身の回りの世話	□	□	□	□	□	□
軽度から中程度の作業（立っていること，歩くこと）	□	□	□	□	□	□
きつい作業（押す/引くこと，登ること，運ぶこと）	□	□	□	□	□	□
余暇活動	□	□	□	□	□	□

日常生活動作に関する総合機能評価

通常の日常生活動作における現在の足・足首の機能レベルを0から100の数値で評価してください．あなたの足・足首の怪我をする前の機能レベルを100，一般的な日常活動を行うことが不可能なレベルを0とします．

＿＿＿＿＿.0%

表2（つづき）

スポーツ活動について 足・足首の状態のために，以下の動作にどのくらいの困難さがありますか.	ぜんぜん 難しくない	少し難しい	中くらいに 難しい	非常に 難しい	実行不能	該当なし (N/A)
走ること	□	□	□	□	□	□
ジャンプすること	□	□	□	□	□	□
着地すること	□	□	□	□	□	□
素早く動いて，止まること	□	□	□	□	□	□
方向転換，横方向へ動くこと	□	□	□	□	□	□
衝撃の小さい動作	□	□	□	□	□	□
普段のテクニックで運動する能力	□	□	□	□	□	□
行おうとしているスポーツを好きな だけ続ける能力	□	□	□	□	□	□

スポーツ動作に関する総合機能評価
スポーツ関連の動作における現在の足・足首の機能レベルを0から100の数値で評価してください．あなたの足・足首の怪我の怪我をする前の機能レベルを100，一般的な日常活動を行うことが不可能なレベルを0とします．　　　　　　　　　　　　　　　　　　　　　　　　　＿＿＿＿.0%

全体的にあなたの足・足首の現在の機能レベルをどのように評価しますか？

　□普段通り　　□ほぼ普段通り　　□異常　　□極めて異常

ADL，スポーツいずれの項目も，最高4点，最低0点で点数をつける（該当しない項目はN/A）．
各項目の合計点を回答した項目数に4を乗じた値で除することで，百分率を算出する．

求される．片脚でのさまざまな方向へのジャンプ・着地を含む課題で評価することが有用と思われる．

また，機能評価スコアとしては，The Foot and Ankle Ability Measure（FAAM）が有用である[18]（表2，推奨グレードA）．FAAMは，信頼性，妥当性の確認されたスコアであり，治療介入前後での評価において重要な臨床的有効最小誤差（minimal clinically important difference：MCID，臨床的に意味のある差）も提供されており，ADL関連項目では8ポイント，スポーツ関連項目では9ポイントが臨床的有効最小誤差とされている[18]．なお，FAAMについては，日本語版（足部・足関節能力評価表）が作成されており有用である（表2）[19]．

理学療法治療

1 肩関節 [1-4]

多方向不安定症に対する理学療法としては，エビデンスレベルは高くはないものの，患者教育に加えて運動療法が効果的であるとされている[1]（推奨グレードC1）．

一般に，多方向不安定症を有する患者は，ROMが過剰になっていることが多いため，他動的ROM運動は行わないほうがよいとされている．むしろ，運動療法や日常生活において，関節周囲組織が過剰に伸張されないように注意する必要がある．しかし，関節包・靱帯に部分的に短縮した部位が存在し関節の不安定性が助長されている場合もあり，慎重な評価が求められる．

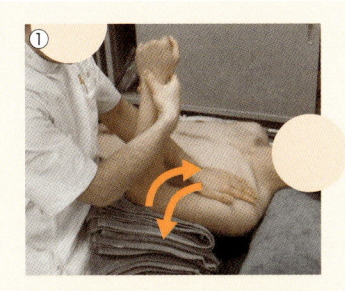

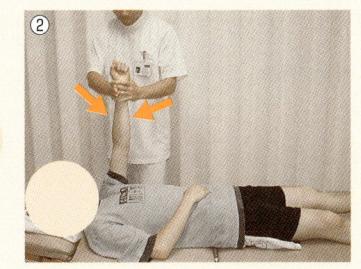

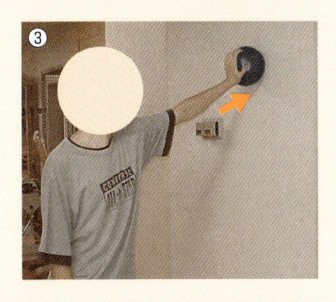

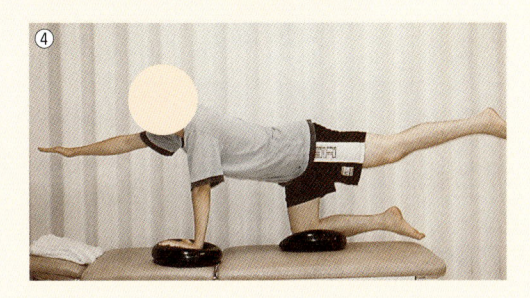

図9 肩関節不安定性に対する運動療法
①肩甲骨面軽度挙上位での肩関節内外旋運動．軽負荷から行い，回旋以外の運動（内旋に伴う内転や屈曲など）や大胸筋の過剰な収縮が生じないことを確認しながら行う．
②リズミックスタビライゼーション．理学療法士がさまざまな方向から加える外力に対して，上肢が動揺しないように保持する．
③ボールを用いた肩関節安定化運動．壁に対してボールを押さえつけるように上肢に荷重する．
④荷重位での肩関節安定化運動．上肢・下肢・体幹を協調させて安定性を高める運動である．上肢への荷重量や支持面の安定性を変化させて難易度を徐々に上げていく．

肩甲上腕関節の安定化を図るために，体幹および肩甲骨の筋力・持久力強化運動および安定化運動，肩甲骨アライメントの改善，回旋筋腱板を含む肩甲上腕関節周囲筋の筋力強化運動，固有受容性感覚を含む神経的システムの強化などが重視されている[2]（図9，推奨グレードC1）．肩甲上腕関節周囲筋に対しては，筋の緊張を高めるために等尺性収縮による運動が行われる．関節周囲筋の適切な同時活動の賦活，神経的システムの改善を目的として，リズミックスタビライゼーションや上肢に荷重した肢位での運動なども用いられる[2,3]．運動療法の進め方として，まず肩甲骨面で軽度挙上した肢位など肩甲上腕関節の安定化が得られやすい肢位から開始し，徐々にその肢位から離れた肢位で行うようにする．また荷重位での運動においては，体幹・上肢への負荷量や支持面の安定性を段階的に変化させていくことで，徐々に動的な場面での安定性を獲得していくように工夫する．なお，患者教育としては，日常生活において痛みや脱臼感を生じる肢位を可能な限りとらないように指示することが必要である．

2 股関節 [4-6]

非外傷性の股関節不安定性に対して，一般的には，保存療法が優先される．8～12週間程度の理学療法により改善が認められない場合は，手術療法が検討されることになる．

しかし，股関節不安定性の定義が不明瞭なこともあり，股関節の不安定性に対する理学療法の効果検証は，ほとんど報告されていない．一般的には，股関節周囲筋の筋力強化運動，体幹の安定化運動，さらに，運動量の調整などが効果的であると考えられている[4-6]（推奨グレードB）．

しかし，一般的な筋力強化だけでは，関節の安定性が改善しない場合もある．それは，関節周囲筋の筋張力バランスの異常が関節内で生じる力の大きさと方向に異常をきたす可能性からも説明が可能である．十分に実証はされていないが，大腿方形筋や小殿筋，双子筋，内外閉鎖筋，腸腰筋などは特に股関節の安定化に寄与すると考えられており，筋力強化運動に先立ってそれらの筋の機能を高めておくこ

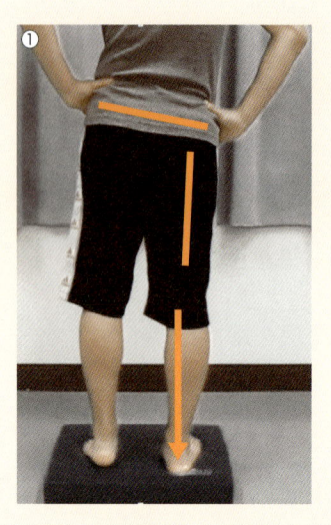

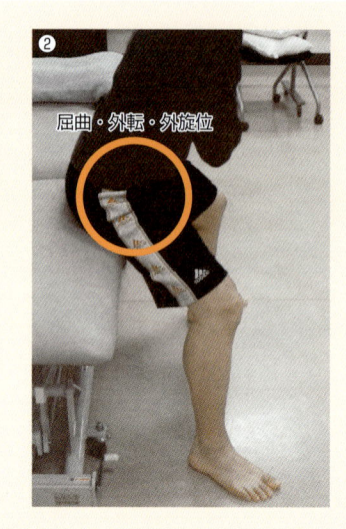

図10 股関節アライメントに配慮した荷重位での運動
①股関節外転位での荷重運動．軟らかいマット上で荷重運動を行うと，荷重側が沈み込むことで相対的に股関節が外転位となりやすい．
②股関節屈曲・外転・外旋位での荷重運動．股関節屈曲位では，外転・外旋位で寛骨臼と大腿骨頭との接触面積が大きくなるため，その肢位で荷重運動やスクワットなどを行う．

とが，不安定性を呈する股関節の治療においては重要であるとされている[9]（推奨グレードC1）．

また，股関節は寛骨臼と大腿骨頭の骨形態の安定性への寄与が，他の関節よりも大きいと考えられる（「病態」の項を参照）．理学療法で骨形態を変えることはできないが，関節のアライメントの違いにより，骨形態による安定性は変化する．したがって，股関節の不安定性を改善するための筋力強化運動や荷重位での各種運動を実施する際には，股関節アライメントへの配慮が重要である（**図10**）．

③ 膝関節 [10,11]

理学療法による膝蓋骨不安定性および脱臼の改善については，十分に検証されていない．しかし，一般的には，初回の膝蓋骨脱臼後には保存療法が選択されることが多い．初回脱臼後の安静・固定に関しては，固定をせずにすぐに運動を開始するとする報告から，膝関節伸展位でキャストにより約6週間固定するとする報告までさまざまである[12]．どの方法が有効であるかは依然定かではないが，固定の有無で膝蓋骨脱臼の再発率を比較した研究では，固定をしない群で再発率が3倍ほど高くなったと報告されている[15]．

一定期間の安静・固定を経た膝蓋骨脱臼の患者や慢性の膝蓋骨不安定性を有する患者に対しては，運動療法が実施される．運動療法は，膝関節のROMの回復や膝関節周囲の筋機能の改善，固有感覚の改善などを目的に実施される．

特に，膝蓋骨の安定化を図るためには，膝蓋骨に加わる外力の適正化を図ることが重要と考えられるため，大腿四頭筋の中でも内側広筋斜頭と外側広筋との筋張力バランスの適正化や動的Q角を減少させるための運動療法などが重要と思われる．大腿四頭筋の中での筋張力バランスの改善において，膝蓋大腿関節痛を有する患者に対して，膝蓋骨テーピング（膝蓋骨の外側変位や傾斜の抑制）を行うことで，階段昇降時の内側広筋斜頭の筋活動開始が早くなったと報告されている[16]（推奨グレードB）．また，動的Q角の改善に関しては，股関節の過剰な内転や内旋を抑制するために，殿筋群の筋力強化運動や股関節外旋方向へのテーピングなどが推奨されている[12]（推奨グレードC1）．ただし，筋力強化運動のみでは動作時のアライメントは必ずしも変化しないため，筋力強化に加えて，適切なアライメントでの動作を学習していくことが重要であると思われる．

4 足関節 [17]

外傷後の足関節不安定性に関しては，急性からの治療として重症度に応じた患部の固定や寒冷療法，電気刺激療法，低出力レーザー治療，リンパドレナージ※2，他動および自動運動による足関節・足部および軟部組織のモビライゼーションや患肢への荷重練習などが実施されるが，本項は，急性期以外での積極的な運動療法を中心に述べる．

まず，機能不全に対しては，ROMや固有感覚，荷重支持能力の改善を目的として，関節モビライゼーションや足関節の非荷重位あるいは荷重位でのROM運動を十分に実施することが重要である（推奨グレードA）．また，運動療法としては，足関節周囲および股関節や体幹の筋力強化運動，床面の硬さなどの条件を変化させ段階的に難易度を上げるバランス練習などが用いられる（推奨グレードB）．さらに，競技復帰および再発予防に向けては，競技に関連した特異的な動きを含めて練習していくことが必要と思われる（推奨グレードC1）．

足関節不安定性に対して多用されるテーピングや装具に関して，足関節テーピングは，構造的な関節弛緩性を軽減させる効果は確認されているものの，動的な姿勢の安定性への効果は十分に実証されていない．しかし，患者の主観的な安定性や安心感を改善させる効果は報告されている（推奨グレードC1）．

バランス機能の改善においては，練習中の注意の焦点により練習効果に差が生じるという報告がある[19]．報告では，足関節捻挫後の患者を対象として，機器を用いた片脚立位でのバランス練習（3日間）を行いその効果を分析しているが，対象者を2群に分け，一方の群には，"プラットフォームを安定させることでバランスを維持しなさい"と教示し，もう一方の群には，"身体を安定させることでバランスを維持しなさい"と教示した．すなわち，前者には注意を自分の身体の外部に向けさせ（external focus），後者には注意を自分の身体に向けさせ（internal focus）その差異を分析した．その結果，external focusにより練習を行った群のほうが優位にバランス機能の改善を認めた（**図11**）．立位姿勢制御のように自動的・潜在的制御性が高い動作においては，意識的に制御するような支援は必ずしも有効な方略ではないと解釈することができる．バランス練習においては，課題の難易度の調整などとともに注意の焦点にも配慮することで，治療効果を高めることができるかもしれない．

理学療法の課題

関節不安定性に対する理学療法に関する科学的根拠は十分でなく，また，実際の臨床においても治療に難渋することが多い．しかし，関節不安定性は，どの関節においても，靱帯損傷や変形性関節症など，より重篤な疾患へとつながる可能性がある重大な関節機能不全である．そのため，関節不安定性により生じている症状や機能不全を改善することは，今をよりよくすることだけではなく，将来の関節不安定

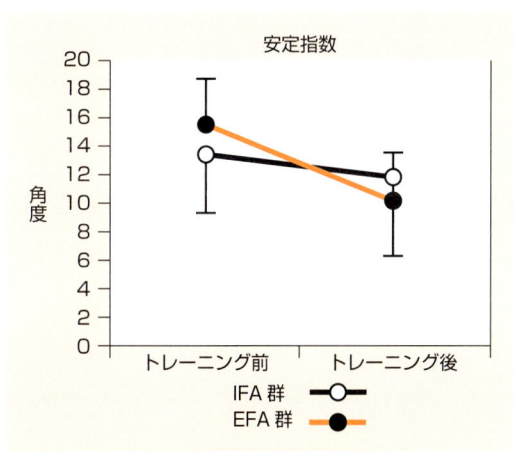

図11 バランス練習における注意の焦点
バランス練習において，注意を自分の身体の外部に向けさせた群（EFA）のほうが，注意を自分の身体に向けさせた群（IFA）よりも，トレーニング効果が高いことを示している．
（Rotem-Lehrer, 文献20より改変引用）

解説

※2　リンパドレナージ：むくみのある患部の皮膚に手をあて，皮膚や皮下組織に貯留した体液をリンパ管系に移動させる手技．

性の発生のリスクを軽減させることにもつながる．評価方法も含めて理学療法の効果など未知の部分が多いが，理学療法士が向き合うべき極めて重要な課題である．多くの場合は，手術療法よりも理学療法が先行して実施されるため，理学療法士が的確な判断で評価・治療・治療効果検証を行い，理学療法で対応可能な範囲を明確に示していく必要がある．

● 文献

1) Warby SA, et al : The effect of exercise-based management for multidirectional instability of the glenohumeral joint : a systematic review. *J Shoulder Elbow Surg*, 23 : 128-142, 2014.
2) Wilk KE, et al : Nonoperative and postoperative rehabilitation for glenohumeral instability. *Clin Sports Med*, 32 : 865-914, 2013.
3) Cody EA, et al : Multidirectional instability in the female athlete. *Oper Tech Sports Med*, 22 : 34-43, 2014.
4) Boykin RE, et al : Hip instability. *J Am Acad Orthop Surg*, 19 : 340-349, 2011.
5) Smith MV, et al : Hip instability. *Sports Med Arthrosc*, 18 : 108-112, 2010.
6) Shu B, et al : Hip instability : anatomic and clinical considerations of traumatic and atraumatic instability. *Clin Sports Med*, 30 : 349-367, 2011.
7) Sahrmann SA. : Diagnosis and treatment of movement impairment syndromes. pp121-191, Mosby, 2001.
8) 建内宏重：股関節の機能解剖と臨床応用．PTジャーナル，46：451-460，2012．
9) Retchford TH, et al : Can local muscles augment stability in the hip? A narrative literature review. *J Musculoskelet Neuronal Interact*, 13 : 1-12, 2013.
10) Wilk KE, et al : Patellofemoral disorders : A classification system and clinical guidelines for nonoperative rehabilitation. *J Orthop Sports Phys Ther*, 28 : 307-322, 1998.
11) Smith TO, et al : Clinical outcomes of rehabilitation for patients following lateral patella dislocation : a systematic review. *Physiotherapy*, 96 : 269-281, 2010.
12) Colvin AC, et al : Patellar instability. *J Bone Joint Surg Am*, 90 : 2751-2762, 2008.
13) Merican AM, et al : Iliotibial band tension affects patellofemoral and tibiofemoral kinematics. *J Biomech*, 42 : 1539-1546, 2009.
14) Tateuchi H, et al : The effect of angle and moment of the hip and knee joint on iliotibial band hardness. *Gait Posture*, 2014 In Press.
15) Maenpaa H, et al : The long-term results of nonoperative management in 100 patients. *Am J Sports Med*, 25 : 213-217, 1997.
16) Cowan SM, et al : Therapeutic patellar taping changes the timing of vasti muscle activation in people with patellofemoral pain syndrome. *Clin J Sport Med*, 12 : 339-347, 2002.
17) Martin RL, et al : Ankle stability and movement coordination impairments : ankle ligament sprains. *J Orthop Sports Phys Ther*, 43 : A1-A40, 2013.
18) Martin RL, et al : Evidence of validity for the foot and ankle ability measure (FAAM). *Foot Ankle Int*, 26 : 968-983, 2005.
19) Rotem-Lehrer N, et al : Effect of focus of attention on transfer of a postural control task following an ankle sprain. *J Orthop Sports Phys Ther*, 37 : 564-569, 2007.
20) Uematsu D, et al : Evidence of varidity for the Japanese version of the foot and ankle ability measure. *J Athl Train*, 50 : 65-70, 2015.

（建内宏重）

第9章 テニス肘・野球肘

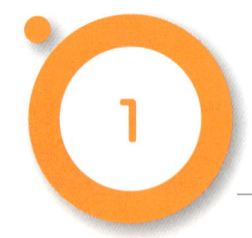

第9章 | テニス肘・野球肘

1 テニス肘・野球肘の病態

総論

1 テニス肘

　テニス肘とは，テニスなどのボールを打つスポーツを行う者が明確な原因なく肘関節周辺の痛みを訴える場合をいう．その病態は諸説あるが一般的には上腕骨外側上顆炎のことを意味しており，本項では狭義のテニス肘である上腕骨外側上顆炎について述べる．

　上腕骨外側上顆炎は1873年にRungによって初めて報告されて以来さまざまな報告がなされてきたが，その病因や治療については一定の見解を得ていない．日本でも2006年に日本整形外科学会から上腕骨外側上顆炎診療ガイドライン[1]が策定され，上腕骨外側上顆炎の診断と治療の指標が示されている．

　テニス肘の発症率は，人口あたり1〜3％で，スポーツが関係するのは5％以下で，スポーツとは特別関係のない一般人の40〜60歳に多いといわれており，年齢による加齢性変化が関与していると考えられている[1]．

2 野球肘

　野球肘とは野球によって生じた肘関節痛の総称であり，損傷部位や年齢の違いにより病態，発生機序，治療法が異なってくる．そのため，野球肘を病態ごとに整理し考えていく必要がある．Slocumは野球肘を肘関節にかかる負荷により内側型，外側型，後方型に分類し[2]，現在も野球肘の病態把握のためにこの分類が広く用いられている．

　また，1998年に日本臨床スポーツ医学会整，形外科学術部会より野球障害予防ガイドライン[3]が作成され，野球肘のみならず野球で発生する外傷全般に対する提言がなされた．それに先立ち1995年には「青少年の野球障害に対する提言※1」として小中高校生までに対する投球数の目安を示しているが，勝利至上主義や1チームあたりの選手数が少ないため長いイニングを投げざるを得ないなどなかなか周知徹底されていないのが現状である．しかし，2013年に日本中学硬式野球協議会が中学生投手の投球制限に関する統一ガイドラインを制定し，2015年度より完全適用されるなど投球外傷予防についての取り組みが徐々に広がりつつある．

肘関節の正常解剖・構造

1 肘関節の解剖 （図1，2）[4,5]

　テニス肘は肘関節外側に発生し，野球肘は内側型，外側型，後方型に分かれるため，各部位の解剖について述べる．

1．肘関節内側

　肘関節内側には内側上顆があり，尺側側副靱帯や手根屈筋群，円回内筋，長掌筋，浅指屈筋が起始する．尺側側副靱帯は前部線維束，後部線維束，横走線維束の3つで構成されている．このうち前部線維束は全ROMで肘関節の安定性に関与しており，特に30°〜120°までの外反ストレスに抗する．後部線維束は肘関節屈曲位において肘関節屈曲と後内側にかかる回旋ストレスを制動している．一方横走

解説

※1　青少年の野球障害に対する提言：青少年の野球による外傷発生を防止するために全力投球の投球数の指針が示されており，小学生では1日50球以内，週200球未満，中学生では1日70球以内，週350球未満，高校生では1日100球以内，週500球未満を目安としている．

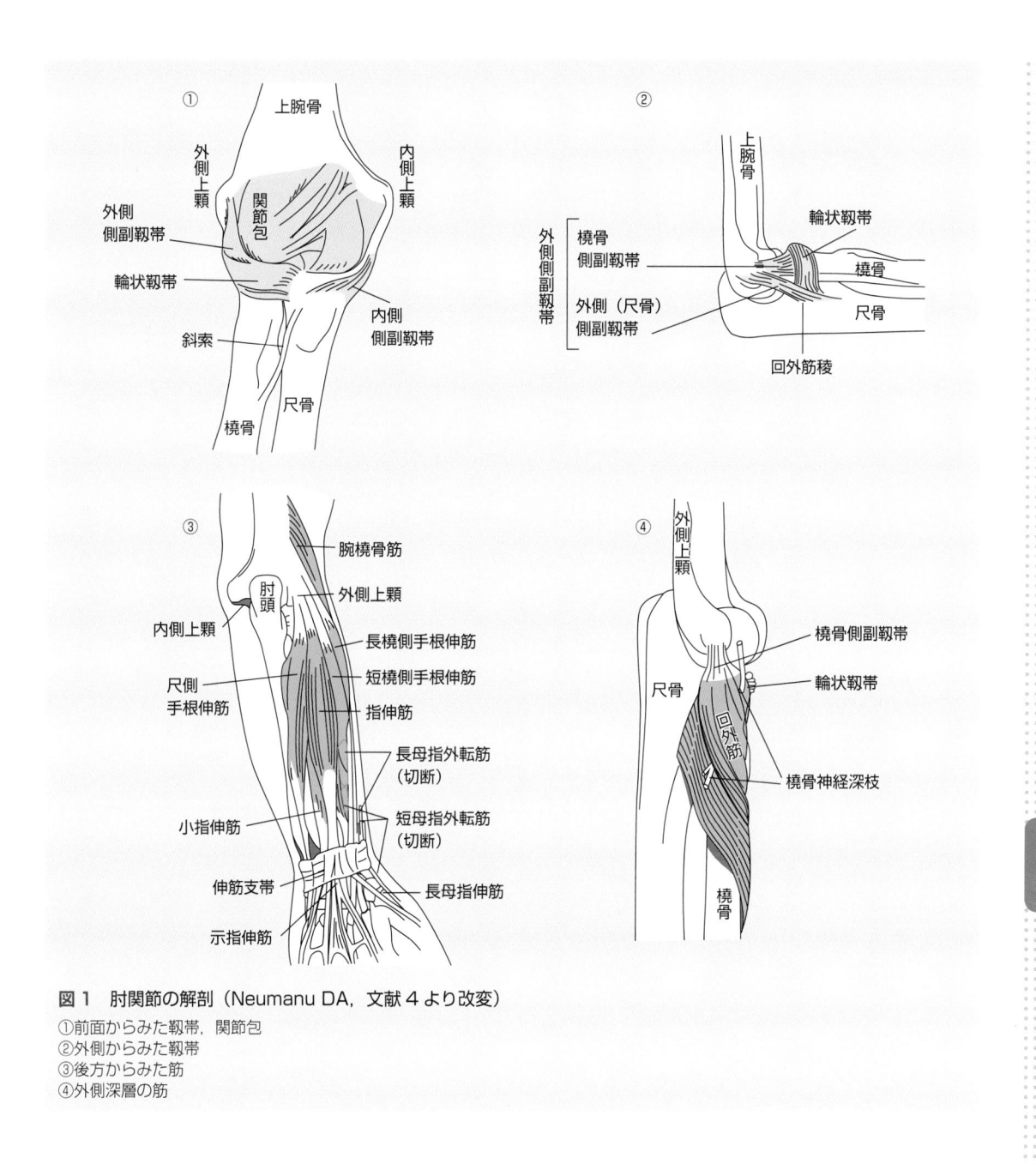

図1 肘関節の解剖（Neumanu DA，文献4より改変）
①前面からみた靱帯，関節包
②外側からみた靱帯
③後方からみた筋
④外側深層の筋

線維束は起始と停止がともに尺骨であるため，肘関節の安定性には関与していない．長掌筋は尺側側副靱帯再建術の際にドナーとしてよく用いられるが，10〜15%の人で欠損している．肘関節内側を通る神経には尺骨神経があり，腕神経叢から上腕前面内側を下降し，内側上顆から近位約8cmの部分にあるStrutherのアーケードとよばれる筋間中隔を通り，その後内側上顆後方の尺骨神経溝を通り，尺側手根屈筋の上腕頭と尺骨頭の間にまたがる筋膜（Osborne靱帯）を通り前腕の前区画へ入る．この内側上顆後方から尺側手根屈筋両頭間の尺骨神経侵入部付近を肘部管とよぶ．

2. 肘関節外側

肘関節外側には外側上顆があり，外側側副靱帯，回外筋，手関節伸筋群の付着部となっている．関節包は腕尺関節，腕橈関節，近位橈尺関節を包んでおり，滑膜が関節包の内面につく．外側側副靱帯は橈骨側副靱帯と外側（尺骨）側副靱帯の2つの線維束からなり，肘関節の内反安定性を担う．外側上顆からは長橈側手根伸筋，短橈側手根伸筋，指伸筋，尺

第9章 | テニス肘・野球肘

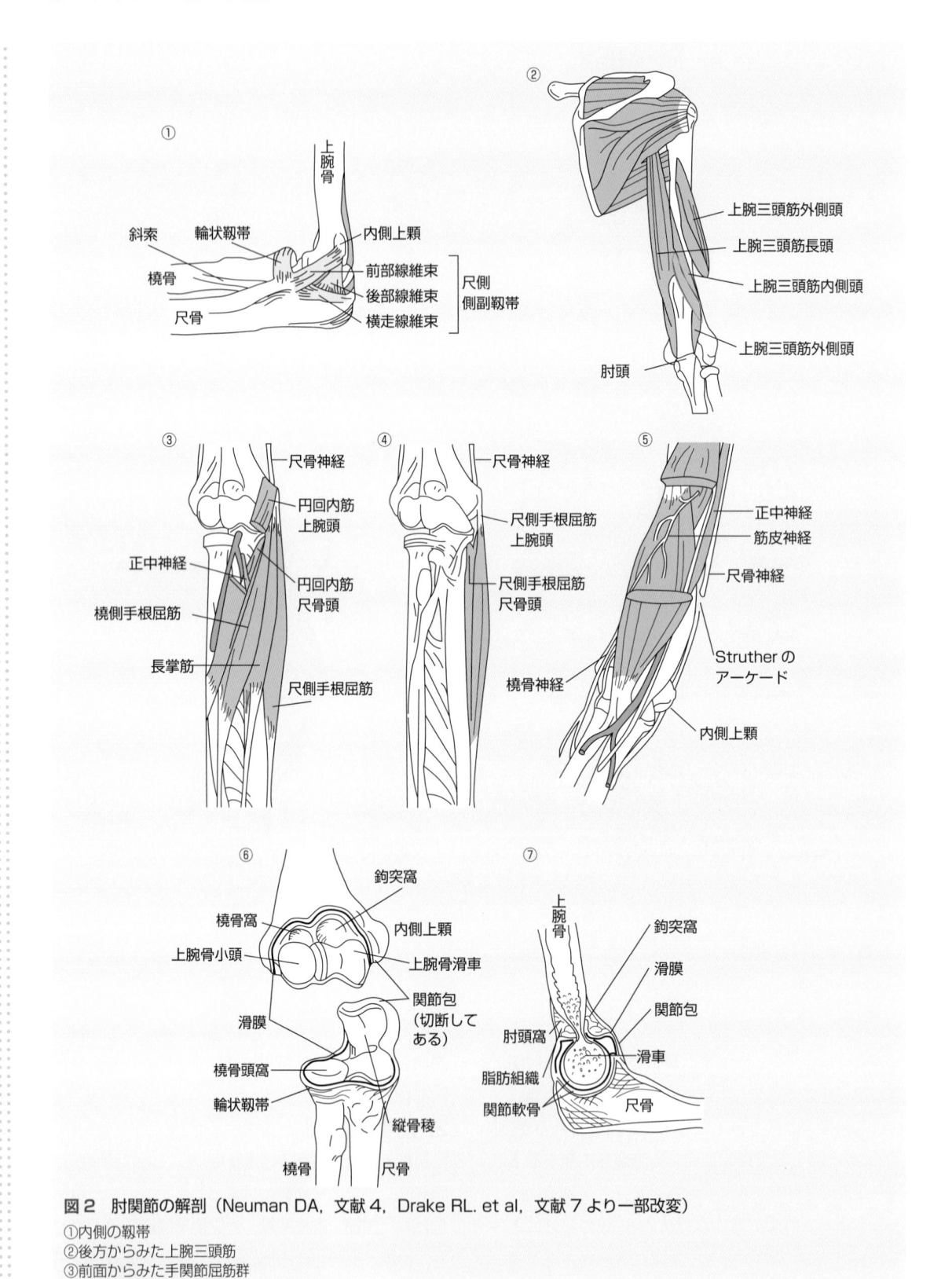

図2 肘関節の解剖（Neuman DA，文献4，Drake RL. et al，文献7より一部改変）
①内側の靱帯
②後方からみた上腕三頭筋
③前面からみた手関節屈筋群
④尺側手根屈筋の二頭間を通る尺骨神経
⑤尺骨神経の走行とStrutherのアーケード
⑥腕尺関節前額断
⑦腕尺関節矢状断

側手根伸筋，回外筋が起始する．このうち最もテニス肘に関与すると考えられているのが短橈側手根伸筋で，その起始部は腱成分が主体であるため他の伸筋群の起始部と比べて血行が乏しい．そのため組織学的に治癒しにくく[6]，付着部面積が小さいため，関節動作時に牽引力が集中することが考えられる[7]．また，短橈側手根伸筋は表層では指伸筋と共同腱を形成し，深層では肘関節前方関節包，輪状靱帯，回外筋と連結している[6]．

3. 関節後方

肘関節後面には尺骨の肘頭があり，上腕三頭筋が付着している．尺骨近位端の関節面は上腕骨滑車の形状に合わせるように滑車切痕があり，縦骨稜により内側と外側に区分されて，肘関節伸展時に肘頭は上腕骨遠位の肘頭窩に収まる．腕尺関節は適合性が高く，靱帯の関節の中で最も安定した関節のひとつで，外反方向の安定性に関与している．

2 腱付着部の構造

腱・靱帯の骨への付着部をエンテーシス（enthesis）とよび，外側上顆のエンテーシスは線維軟骨性付着部となっている[7]．線維軟骨性付着部は線維性組織層，非石灰化線維軟骨層，石灰化線維軟骨層，骨層の4層構造となっており，その主な役割は骨接合部にかかるストレスを分散し，エンテーシスの摩耗や破断のリスクを軽減することにある．線維軟骨性付着部はしばしば電気プラグに（図3）例えられ，非石灰化線維軟骨層はラバー部のように腱の動きに柔軟に対応しストレスを緩衝し（図4），石灰化線維軟骨層は過度な剪断力から骨を守っている．これらの機構が破断すると腱付着部症（enthesopathy）が発生する．

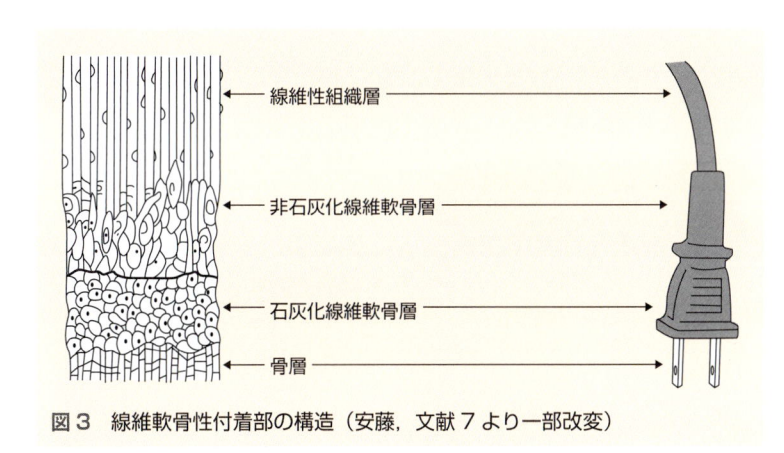

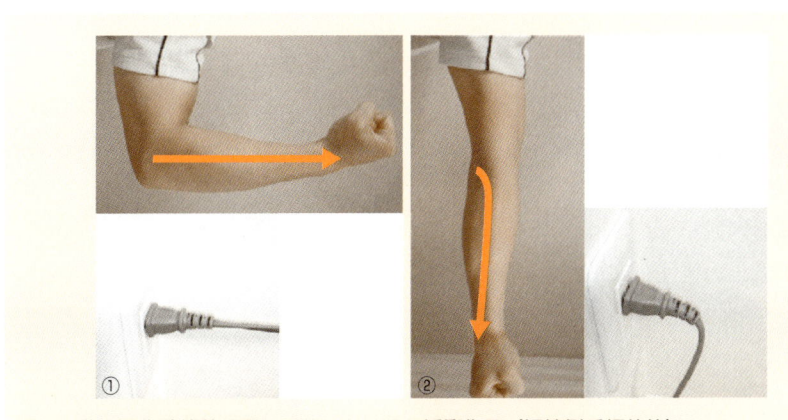

図3 線維軟骨性付着部の構造（安藤，文献7より一部改変）

図4 非石灰化線維軟骨層によるストレスの緩衝作用（短橈側手根伸筋）
①肘屈曲90°では外側上顆付着部に対し前方へ腱が走行するが，②肘伸展位になると外側上顆付着部に対して下方へ腱が走行する．この腱による牽引方向の多様性に非石灰化線維軟骨層が対応するために非石灰化線維軟骨層での腱付着部症が発生しやすい．

第9章 テニス肘・野球肘

表1 肘関節二次骨化中心の出現時期と閉鎖時期（Pappas M, 文献9より一部改変）

	骨化中心の出現時期（歳）	骨化中心の閉鎖時期（歳）
上腕骨小頭	2	14.5
橈骨頭	5	16
内側上顆	7	17
上腕骨滑車	9	13
肘頭	10	16
外側上顆	11	15

3 骨端核の発生と骨癒合

　成長期の野球肘の病態は骨化の進行と関連があるため、骨の発達について理解しておく必要がある．骨の発達は骨幹中央の骨化に次いで両端に骨化中心（骨端核）が出現し、骨化が進行するにつれて骨幹中央の骨化部との隙間が狭くなってくる．この隙間が骨端軟骨（骨端線）とよばれ、骨端線が閉鎖すると骨の成長が終了する[8]．肘関節には上腕骨小頭、橈骨頭、内側上顆、上腕骨滑車、尺骨肘頭、外側上顆の6つの骨端核が存在し、それぞれ二次骨化中心の出現時期と閉鎖時期が異なる（表1）[9]．

発生機序

1 テニス肘

　上腕骨外側上顆炎は、1964年にGoldieにより手関節伸筋群の外側上顆付着部における炎症性変化が主体となって発症すると報告された．しかし、Nirschlらは上腕骨外側上顆炎の病態は、短橈側手根伸筋付着部の血管線維芽細胞の過形成であり、炎症性変化というよりも慢性腱症であると報告し[10]、病理組織学的分析においても、慢性腱症では炎症細胞（マクロファージ、リンパ球、好中球）の増加が認められず、血管線維芽細胞や血管新生の増加、コラーゲン線維の不整などの変性変化[※2]が認められた[11]ことから、現在では上腕骨外側上顆炎は血管線維芽細胞の変性を主とした腱付着部症であると認識されている．

　テニス肘の発生要因は付着部にかかるストレス、特に遠心性運動が微細断裂の原因であると考えられており、腱が8％以上伸張されると損傷に至ると報告されている[11]．また、肘関節伸展に伴い短橈側手根伸筋は外側上顆の前方から側方へスライドし、外側上顆により伸張されるため、その接触により短橈側手根伸筋深層部や連結のある関節包や靱帯部に損傷が引き起こされることが考えられる．

　テニス中、手関節伸筋群にはバックハンドストロークのみならずフォアハンドストローク、サーブとすべてのフェーズで高い活動が認められ、さらに上腕骨外側上顆炎を有する選手では、ボールインパクト時に、早いタイミングから、より長く、強く手関節伸筋群を収縮させていることが報告されている[12]．また、テニス熟練者はバックハンドストロークのインパクト時に手関節を背屈位で固定しているのに対し、初心者ではインパクトが掌屈位となっており、手関節伸筋群の遠心性収縮が強いられる（図5）など、テニス技術の未熟さも短橈側手根伸筋付着部に多大なストレスとなり、テニス肘発症の大きな要因と考えられる．

2 野球肘

1. 内側型野球肘

　野球肘の中では最も多く発生する[3]．骨端線の閉鎖前後で病態は異なるが、その発生要因となるスト

解説

[※2] 腱付着部への剪断力などで細胞表面の機械受容体が刺激され腱細胞が活性化し脱分極する．腱の一部には腱細胞の変性と死滅、非活性化が現れ腱細胞による腱修復が不可能となる．血管新生は低酸素状態で刺激される変化で、腱付着部症による新生血管は未成熟で構造的に不完全であるといわれている．コラーゲン線維の不整は正常にみられる密なコラーゲン構造の破綻を意味し、腱組織の強度低下につながる．

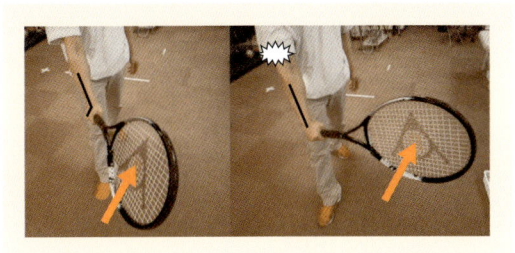

図5 バックハンドストロークインパクト時の手関節背屈角度と外側上顆付着部にかかるストレスの関係

テニス熟練者（左図）ではインパクトの瞬間は手関節背屈位が保持されている．一方，テニス初心者（右図）ではインパクトの瞬間は手関節背屈角度が少なく，手関節伸筋群により強い遠心性収縮が求められるため，外側上顆の腱付着部症が発生しやすい．

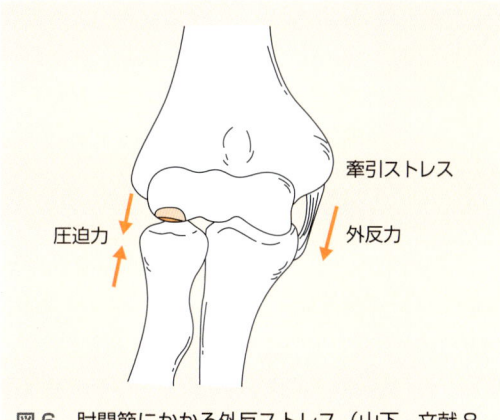

図6 肘関節にかかる外反ストレス（山下，文献8より一部改変）

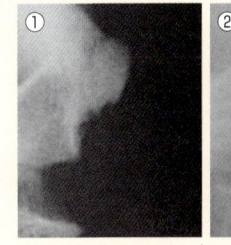

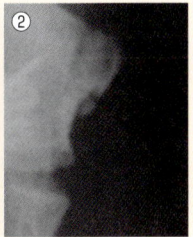

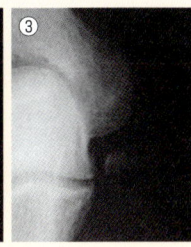

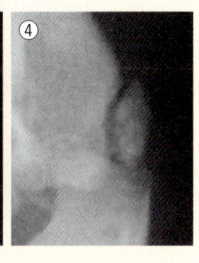

図7 内側型野球肘の単純X線像
①初期　②進行期　③終末期（①〜③は内側上顆下端損傷）④内側上顆骨端線離開

レスは共通しており，投球時のlate cocking期からacceleration期にかけて発生する外反ストレスにより，肘関節内側に牽引ストレスが加わり内側型野球肘が発生する（図6）[8,13]．Fleisigら[14]の報告によると，ハイレベルな成人投手では投球中の最大外旋付近で肘にかかる外反ストレスに抗する内反トルクが64Nm発生する．このストレスの54%を尺側側副靱帯が支えており[15]，これは尺側側副靱帯の破断強度（34.6Nm）に近い値（32.1Nm）が投球中の肘関節にかかっていることを示している[14]．これらのストレスが加わった際に骨端線閉鎖以前の若年者では組織学的に脆弱な骨端線が損傷し[※3]，骨端線閉鎖後の成人では脆弱部位が靱帯や腱などの軟部組織やその付着部となるため，それらが損傷を受ける[13]．

骨端線閉鎖以前の内側型野球肘は一般にリトルリーグ肘とよばれ，内側上顆下端損傷と内側上顆骨端線の離開が主な病態である[16]．内側上顆下端損傷にはfragmentationとよばれる骨端核下端の分離・分節とseparationとよばれる骨端核と骨幹端の離開がある[17]．fragmentationの成因は血流不全を基盤とした骨軟骨損傷説と裂離・剥離説が報告されており[8]，画像所見だけから判断することは難しいが，徐々に痛みが増強したり，痛みを繰り返したりしている場合は骨軟骨損傷で，受傷起点があれば裂離・剥離である場合が多い[13]．内側上顆下端の骨軟骨損傷の単純X線像は初期，進行期，終末期に分類され，初期は透亮像，進行期は分離・分節像，終末期は遊離骨片像を呈する（図7-①〜③）[8]．内側上顆骨端線離開は内側上顆下端損傷よりも少な

解説

※3　骨端線における成長軟骨部の強度は筋腱，靱帯の半分以下といわれている．

いが13～14歳ごろに多く，内側上顆に付着する手関節屈筋群と腱が共通となっている円回内筋の牽引ストレスによる損傷と考えられている．また，単純X線像では内側上顆の骨端線離開を認める（図7④）[16]．

骨端線閉鎖後では尺側側副靱帯損傷がみられ，投球時の外反ストレスにより尺側側副靱帯の微細断裂が生じる．損傷部位は近位が約3/4を占めており，靱帯全体が変性しているものが1/4にみられる[16]．また，成長期に内側型野球肘を罹患し，その遺残骨片が痛みの要因となる場合もある[16]．

その他に，late cocking 期から acceleration 期にかけての肘部管容積の減少や，肘部管以外でもStruther のアーケードや発達した上腕三頭筋内側頭筋腹などでも尺骨神経の圧迫が生じることにより尺骨神経領域の放散痛や筋力低下が引き起こされる[3]．

2. 外側型野球肘

投球時の外反ストレスが腕橈関節の圧縮ストレスと剪断ストレスを引き起こし，無腐性壊死や離断性骨軟骨炎，骨軟骨性裂離・剥離骨折を誘発する[14]．投球時の外反ストレスの33％つまり21Nmの力が関節面にかかる計算となり，その力を腕橈関節の大きさで補正すると約500Nの力が腕橈関節に発生すると考えられている[14]．外側型野球肘の発生頻度は内側型野球肘よりも少ないが，成長期の外側野球肘は遊離体を形成して変形性関節症へ移行する可能性がある．

骨端線閉鎖以前の外側型野球肘は離断性骨軟骨炎（osteochondritis dissecans：OCD）とよばれ，小学校高学年から中学校低学年の発育期に初発する[3]．投球時に繰り返される外反ストレスが主な発生要因と考えられているが，そのほか遺伝的要因も関与するとの報告もある．病巣は上腕骨小頭やや前方部にみられ，病期は透亮期，分離期，遊離期に分けられる（図8）[3]．離断性骨軟骨炎は軟骨下骨の骨化不全と考えられており，橈骨頭からの圧迫力と回旋による剪断力によって軟骨面の亀裂と上腕骨小頭の骨壊死をきたす．投球の継続により壊死部分の修復が十分に行われなければ分離，遊離へと進行していく[3]．

骨端線閉鎖後の外側の治癒不良はそれほど多くみられないと報告されているが，成長期の離断性骨軟骨炎の後遺症として変形性関節症を生じているものでは骨棘，関節裂隙の狭小化，橈骨頭の肥大などが認められる[3]．

3. 後方型野球肘

投球中の acceletaration 期から follow through 期にかけて発生する．その要因として上腕三頭筋による牽引ストレス[2]と，外反・過伸展ストレス[18]が考えられている．

骨端線閉鎖以前では肘頭骨端離開や骨端線閉鎖不全が生じる．骨端離開は骨端が未熟な小学高学年に，骨端線閉鎖不全は骨端線が閉鎖する中学高学年

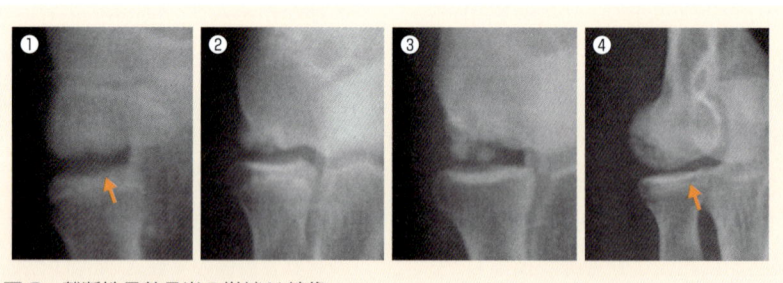

図8 離断性骨軟骨炎の単純X線像
①透亮期 ②分離期 ③遊離期（①～③：屈曲45°正面像）④屈曲30°斜位像

解説

※4 Ⅲ型コラーゲンは長く太い棒状のⅠ型コラーゲンよりも小さくまばらな構成をしており，実験的にも容易に変性するため架橋構造が弱いと考えられている．この小径のⅢ型コラーゲンは病理学的には腱の強度低下に関与している可能性があると考えられている．

に発症する[3]．

骨端線閉鎖後には後内側インピンジメント症候群，肘頭・肘頭窩骨棘（変形性肘関節症），肘頭疲労骨折が認められる．投球時の外反ストレスにより肘頭後内側部が肘頭窩内側縁と衝突することにより軟骨変性が生じ骨棘が形成される．尺側側副靱帯不全肘の場合ではさらに外反ストレスが増大し，肘頭にかかるストレスも増大する．また，リリースにかけての肘関節伸展時に骨棘と肘頭窩がぶつかり骨棘が発達，最終的に折損し（骨棘骨折），痛みを引き起こす[3]．肘頭疲労骨折は投球動作で繰り返し外反・過伸展ストレスが加わることにより発生するといわれている[18]．

修復過程

1 テニス肘 [19, 20]

正常な腱組織は大径のⅠ型コラーゲンと小径のⅢ型コラーゲン[※4]の2相性を呈し，牽引，圧縮，剪断，回旋ストレスに対する粘弾性をもつ．腱の修復には病理学的に細胞増殖，コラーゲン合成，再配列の3要素が必須とされており，3つのフェーズがそれぞれオーバーラップしながら進行する．まず急性期である炎症期では，赤血球や炎症細胞（特に好中球）が損傷部位に集まり，24時間以内に単球やマクロファージが増加し壊死組織の食作用が起こる．血管作用性，走化性因子の放出に伴い，血管透過性の向上，血管新生の増加，腱細胞増殖に対する刺激が起こり，さらに炎症細胞が集まる．腱細胞は徐々に損傷部に集まりⅢ型コラーゲンの合成が始まる．

数日後には増殖期が開始される．増殖期にはⅢ型コラーゲンの合成がピークを迎え数週間続く．この時期の修復腱は含水率が高く，グリコサミノグリカンが多い．

およそ6週からリモデリング期が始まる．この時期に修復腱の再形成が行われる．細胞実質やコラーゲン，グリコサミノグリカンの合成が減少する．リモデリング期は統合期と成熟期に分けられ，統合期はおよそ6週から10週まで続く．この時期の腱細胞の代謝性は高く，腱細胞とコラーゲン線維はストレスの加わる方向にしたがい整列してくる．また，Ⅰ型コラーゲンの比率が高まってくるのもこの時期である．10週以降は成熟期とよばれ，1年ほどかけて徐々に線維性組織から瘢痕様腱組織に変化していく．また，腱細胞の代謝と腱の血行が減衰していく．損傷後の修復過程においてⅢ型コラーゲンはⅠ型コラーゲンに置き換えられ，そのⅠ型コラーゲンが成熟するにつれて腱の剛性と強度が増すといわれている．しかし完全な置換とはなり得ず，修復腱は受傷前の70～80％の強度であるともいわれている．

2 野球肘

まず，若年者の野球肘にみられる骨端線損傷は骨端軟骨部にかかる牽引ストレス（内側型野球肘・後方型野球肘）と圧縮，剪断ストレス（外側型野球肘・後方型野球肘）により骨化に異常が生じたものと考えられているため，投球の中止などによる外力のコントロールが重要となる．一般に骨端線が閉鎖するまでは修復能力が高いので保存療法が第一選択となる[17]．松浦ら[17]は，内側上顆下端損傷例で骨端線閉鎖まで経過を追えた20例（初期：5例，進行期：15例）のうち，初期の全例（平均修復期間：17.3か月），進行期の13例（平均修復期間：10.5か月）に修復がみられ，離断性骨軟骨炎の透亮期の90.5％（平均修復期間：14.9か月），進行期の52.9％（平均修復期間：12.3か月）に修復がみられたと報告している．また，内側上顆下端損傷例では2～3週でROM制限が消失し，次いで圧痛，外反ストレス痛が消失，X線像では，初期透亮像の中に新生骨が出現し，新生骨，母床ともに肥大しながら癒合に至る．修復した場合の内側上顆は，肥大や骨棘様の変化を伴うことが多かったと報告している[17]．離断性骨軟骨炎では，X線像では内側上顆下端損傷と同様の骨化経過を示すが，病巣は外側から修復が進む傾向があり，上腕骨小頭の中心部では修復がより困難であった[17]．内側上顆下端損傷の終末期，離断性骨軟骨炎の遊離期の病態はいずれも保存的な治癒は困難であった．

成人野球肘にみられる尺側側副靱帯損傷は一般

的な靱帯の修復過程に準じ炎症期，増殖期，リモデリング期の3つの段階を経て修復に至る．テニス肘の項で述べた腱の修復過程に似た経過を示すが，靱帯は腱に比べ水分量が多く，質量の2/3を占めており，Ⅲ型コラーゲンとグリコサミノグリカンの割合が多い[20]．修復靱帯の強度は1年で正常靱帯強度の75％に回復し3年後には正常強度を28％上回っていたとされるが，その物質的特性は小径コラーゲン線維がほとんどを占めており，瘢痕組織の肥厚により達成されていた[20]．その他，辻野ら[16]は，急性型の靱帯部分断裂では数か月の安静にて復帰できることもあるが，急性型の多くとほとんどの慢性型は3か月の保存療法にて経過が軽快しない場合には手術療法が必要であるとしている．

成人期の肘頭疲労骨折も基本的には保存療法が選択されるが，尺側側副靱帯損傷の合併もある場合には復帰をしても再受傷することもあることなどから尺側側副靱帯損傷の治療も含め手術療法の必要性があるといわれている[18]．

● 文献

1) 日本整形外科学会診療ガイドライン委員会：上腕骨外側上顆炎診療ガイドライン．南江堂，2006．
2) Slocum DB：Classification of elbow injuries from baseball pitching. *Texas Med*, 64：48-53, 1968.
3) 日本臨床スポーツ医学会，整形外科学術部会（編）：野球障害予防ガイドライン．文光堂，1998．
4) Neumann DA：Kinesiology of the musculoskeletal system. second edition, Elsevier, 2009. 嶋田智明，有馬慶美（監訳）：筋骨格系のキネシオロジー　第2版．（pp195-272, 医歯薬出版，2012．）
5) Drake RL, et al：Gray's anatomy for students. second edition, Elsevier, 2010. （塩田浩平・他（訳）：グレイ解剖学　第2版．pp715-739, エルゼビア・ジャパン，2011．）
6) Nimura A, et al：Joint capsule attachment to the extensor carpi radialis brevis origin：An anatomical study with possible implications regarding the etiology of lateral epicondylitis. *J Hand Surg Am*, 39（2）：219-225, 2014.
7) 安藤　亮，別府諸兄：テニス肘　発症メカニズムとその予防・再発予防．臨床スポーツ医学，25：192-196, 2008．
8) 山下敏彦：こどものスポーツ障害診療ハンドブック．pp1-3, 40-63, 中外医学社，2013．
9) Pappas M：Elbow problems associated with baseball during childhood and adolescence. *Clin Orthop Relat Res*, 164：30-41, 1982.
10) Nirschl RP, Pettrone FA：Tennis elbow. The surgical treatment of lateral epicondylitis. *J Bone Joint Surg Am*, 61（6）：832-839, 1979.
11) Kraushaar BS, Nirschl RP：Tendinosis of the elbow (tennis elbow). clinical features and findings of histological immunohistochemical and electron microscopy studies. *J Bone Joint Surg Am*, 81（2）：259-278, 1999.
12) Bauer JA, Murray RD：Electromyographic patterns of individuals suffering from lateral tennis elbow. *J Electromyogr Kinesiol*, 9（4）：245-252, 1999.
13) 柏口新二：野球肘　発症メカニズムとその予防・再発予防．臨床スポーツ医学，25：179-183, 2008．
14) Fleisig GS, et al：Kinetics of baseball pitching with implications about injury mechanisms. *Am J Sports Med*, 23（2）：233-239, 1995.
15) Morrey BF, An KN：Articular and ligamentous contributions to the stability of the elbow joint. *Am J Sports Med*, 11（5）：315-319, 1983.
16) 辻野昭人，伊藤恵康：内側型野球肘牽引障害の病態と治療．関節外科，18（11）：975-983, 2005．
17) 松浦哲也・他：少年野球肘の保存療法．関節外科，30（3）：78-84, 2011．
18) 古島弘三，伊藤恵康：肘頭疲労骨折および肘周辺疲労骨折について．臨床スポーツ医学，26（5）：507-515, 2009．
19) Sharma P, Maffulli N：Biology of tendon injury：healing, modeling and remodeling. *J Musculoskelet Neuronal Interact*, 6（2）：181-190, 2006.
20) Kolt GS, Mackler LS：Physical Therapies in sport and exercise. Elsevier, 2003. （守屋秀繁（監訳）：スポーツリハビリテーション　最新の理論と実践．pp19-44, 213-240, 西村書店，2006．）

（古川裕之）

第9章 テニス肘・野球肘

2 テニス肘・野球肘に対する理学療法

総論

1 テニス肘

テニス肘は，おおむね上腕骨外側上顆の腱付着部の変性症状を主とする腱付着部症（enthesopathy[※1]）であるとのコンセンサスが得られている．その診断については日本整形外科学会が作成した『上腕骨外側上顆炎診療ガイドライン』[1]にて診断基準が明示され，また近年の画像診断技術の向上によりさまざまな方法により診断が試みられている．治療については保存療法にて90〜95％の症例が6か月以内に症状の軽快をみるといわれており，保存療法が治療の基本となる．

2 野球肘

野球肘は，主に「投げすぎ」，「不良な投球フォーム」に起因することが多い．また成人期の野球肘にも青少年期の野球肘の終末像を呈する症例もみられることなどから，「いかにして青少年期での野球肘の発生を予防するか」が重要となる．病院，クリニックに受診するころには病状は進行期，終末期となり不可逆的な損傷を呈していることもあり[2]，メディカルチェックなどで早期発見，早期治療を行う必要がある．

診療ガイドラインの概略

1 テニス肘[1]

上腕骨外側上顆炎（テニス肘）は30〜50代に好発し，テニスプレーヤーの50％近くが発症すると報告され，特に30歳以降にテニスを始めたプレーヤーに多い．しかしテニス肘全体からみるとテニスによる受傷起転は10％程度と低く，テニスとの明確な関連性は不明である．その病態は短橈側手根伸筋の付着部の変性を主病変とする腱付着部症であると報告されているが，保存療法に抵抗する症例や手術例における術中所見などから関節内病変（滑膜炎，滑膜ヒダのインピンジメントなど）や関節包，輪状靱帯の断裂なども痛みの原因となり得る．

大半の評価についての有効性を科学的根拠に基づいて検証した報告はなく（推奨グレードI），MRI所見において認められた輝度亢進もその特異性は低いとされている（推奨グレードB）．

治療はまず保存的に行い，それが無効な場合に手術療法を検討する．治療において特に推奨されるもの（推奨グレードA）としては，理学療法，薬物療法，ステロイド剤局注，鍼治療が報告され，行うことが推奨されるもの（推奨グレードB）の治療法としてテニスバンド，手術療法などが挙げられる．現在その他の治療法については明確なエビデンスは確立されていない（推奨グレードI）．

2 野球肘[2]

『野球障害予防ガイドライン』[2]は，1995年に日

解説

[※1] 腱付着部症（enthesopathy）：腱付着部は4層構造となっており（「病態」の項参照），そのうち非石灰化線維軟骨層の微細損傷の治癒が十分に行われず血管増生，コラーゲン線維の不整などの変性症状を呈する．

第9章 | テニス肘・野球肘

表1 青少年の野球障害に対する提言

スポーツを楽しむことは青少年の健全な心身の育成に必要である．野球はわが国における最もポピュラーなスポーツの一つであるが，骨や関節が成長しつつある年代における不適切な練習が重大な障害を引き起こすこともあるので，その防止のために以下の提言を行う．

1) 野球肘の発生は11,12歳がピークである．したがって，野球指導者はとくにこの年頃の選手の肘の痛みと動きの制限には注意を払うこと．野球肩の発生は15,16歳がピークであり，肩の痛みと投球フォームの変化に注意を払うこと．
2) 野球肘，野球肩の発生頻度は，投手と捕手に圧倒的に高い．したがって，各チームには，投手と捕手をそれぞれ2名以上育成しておくのが望ましい．
3) 練習日数と時間については，小学生では，週3日以内，1日2時間をこえないこと，中学生・高校生においては，週1日以上の休養日をとること．個々の選手の成長，体力と技術に応じた練習量と内容が望ましい．
4) 全力投球数は，小学生では1日50球以内，試合を含めて週200球をこえないこと．中学生では1日70球以内，週350球をこえないこと．高校生では1日100球以内，週500球をこえないこと．
なお1日2試合の登板は禁止すべきである．
5) 練習前後には十分なウォーミングアップとクールダウンを行うこと．
6) シーズンオフを設け，野球以外のスポーツを楽しむ機会を与えることが望ましい．
7) 野球における肘・肩の障害は，将来重度の後遺症を引き起こす可能性があるので，その防止のためには，指導者との密な連携のもとでの専門医による定期的検診が望ましい．

日本臨床スポーツ医学会学術委員会
委員長 大国 真彦
整形外科専門部会
委員長 渡辺 好博

（日本臨床スポーツ医学会整形外科学術部会，文献2より引用）

本臨床スポーツ医学会，整形外科学術部会から発表された「青少年の野球障害に対する提言」(**表1**)の理論的根拠を示すために作成された．小学生の野球肘検診においてみられた疼痛発生頻度は肘46.5％，次いで肩13.5％，踵9.1％，腰5.3％，膝4.3％と肘が圧倒的に多く，一方高校生での疼痛発生頻度は肩14.8％，肘13.2％，腰12.2％，膝5.7％，足4.8％となり，野球肘の発生は骨の発達が完成しない若年期が多い．野球肘では初期の症状に対しては保存療法が適応されることが多いが，進行期，終末期となると手術療法が必要となることが多いため，いかにして初期の段階から介入することができるかが重要となる．

理学療法検査・測定

1 テニス肘

1. 医療情報の収集

『上腕骨外側上顆炎診療ガイドライン』[1]では医療面接におけるエビデンスは提供されていないが（推奨グレードC），変性症状を主とする腱付着部症であることから，年齢，テニス歴（年数，頻度，開始年齢など），プレースタイル（軟式または硬式，両手打ちまたは片手打ち，前衛または後衛，スピンを多用するかなど）などを聴取する．また，日常生活も含めて，どのような場面で痛みが発生するのか，いつから痛みが発生したのか，その時期に何か特別なことをしていないか，罹患の期間，症状の経過などを聴取し状態の推察を行う．

X線像においては稀に上腕骨外側上顆腱付着部の不整像やカルシウム沈着を認める例が報告されている[5]．MRIでは，短橈側手根伸筋起始部のT2強調画像における輝度亢進や，関節内水腫，滑膜ヒダの輝度亢進などの報告があるが，健常者や反対側にも同様の変化がみられたとの報告もあり，検査の特異性は低いとされている（推奨グレードB）[1]．超音波エコーについては手関節伸筋腱の肥厚や低エコー像，軟骨面の不整や骨棘形成などの変化が認められることがある[6]．しかし，いずれの検査においてもその有効性を科学的根拠に基づき提示した報告はない．

2. 心身機能（推奨グレードC）

① 関節機能

肘関節，手関節のROMを測定する．肘関節伸展にて短橈側手根伸筋が前方関節包とともに伸張されることから，重症例では肘関節伸展が制限されることがある．また，肘関節伸展位での手関節掌屈が制

限されることが多い．滑膜ヒダのインピンジメントがみられる症例などでは前腕回内位での肘関節伸展にて痛みが誘発される[3]こと，短橈側手根伸筋と回外筋に筋連結がみられることから前腕回内・外位での測定が必要である．

② 痛み

上腕骨外側上顆の短橈側手根伸筋腱付着部に限局した圧痛を認める．腕橈関節外側部に圧痛がみられる場合もあるが，手関節伸筋群の共同腱の痛みなのか関節内病変による痛みなのか鑑別を要する．後骨間神経絞扼による痛みの場合，圧痛部位が上腕骨外側上顆よりもやや末梢，前方であることが多い（Frohseのアーケード）．

疼痛誘発テストとして，Thomsenテスト[※2]，Chairテスト[※3]，Middle finger extensionテスト[※4]，Fringe impingement[※5][3]が挙げられる（図1）．

③ 筋機能

握力を測定する．痛みのない範囲で行える最大筋力を経時的に測定することや，反対側と比較することで治癒過程の程度を推定でき，筋力強化の際の負荷量の決定にも用いることができる．その他，上腕骨外側上顆に付着する筋に相対的な負荷増加を強いるものとして，手内在筋の筋力低下や肩甲骨，肩関節の安定性の低下が考えられるため，それぞれ手指MP関節屈筋，僧帽筋下部線維，前鋸筋，腱板などの筋力測定を行う[4]．

2 野球肘

1. 医療情報の収集

まずは痛みの発生部位を確認する．その痛みが投球中のどのPhase[※6]で痛むのか，投球以外でも痛むのか，いつごろから痛むのか，痛みの経過について聴取する．その他，痛みに関連すると考えられ

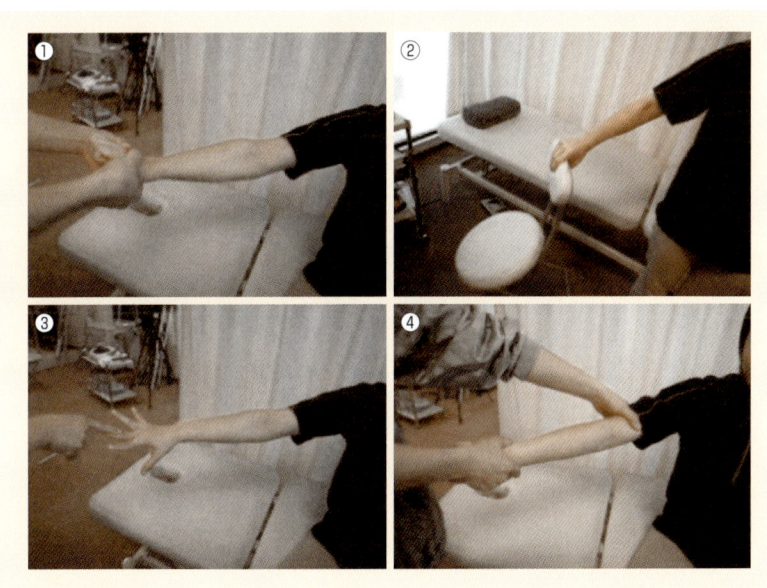

図1 テニス肘の検査
① Thomsenテスト ② Chairテスト ③ Middle finger extensionテスト ④ Fringe impingementテスト

解説

[※2] Thomsenテスト：手関節背屈に対し抵抗をかける．上腕骨外側上顆部に痛みが出現すれば陽性である．

[※3] Chairテスト：前腕回内位で椅子を持ち上げ，上腕骨外側上顆部に痛みが出現すれば陽性である．

[※4] Middle finger extensionテスト：短橈側手根伸筋の停止部である中指に抵抗をかけながら伸展させる．上腕骨外側上顆部に痛みが出現すれば陽性である．

[※5] Fringe impingementテスト[3]：前腕回内位にて肘関節を伸展させる．腕橈関節後方に痛みが出現すれば陽性である．

[※6] 投球のphase：主にwind-up，early cocking期，late cocking期，acceleration期，follow through期に分けられる．野球肘は外反ストレスの加わるlate coking期からacceleration期，過伸展ストレスが加わるfollow through期に多くみられる．

第9章 テニス肘・野球肘

る項目（ポジション，練習時間，肩・肘の既往歴など）についても医療面接を行う（推奨グレードC）．

単純X線では正面像，側面像だけでなく内側上顆の裂離や分節，上腕骨小頭部の離断性骨軟骨炎（osteochondritis dissecans：OCD）の描出に優れる45°屈曲位正面像 tangential view を撮影すること，反対側とも比較することが必要である[8]．近年MRI検査や超音波検査が行われており，MRI検査は靱帯損傷や軟骨病変の描出の診断に役立ち，超音波検査は検査機器が小型・軽量化され，現場検診に用いられやすくなったことにより，症状の乏しい初期の離断性骨軟骨炎の発見に役立っている（推奨グレードA）．

2. 心身機能（推奨グレードC）

① 関節機能・柔軟性

肘関節屈曲・伸展，前腕回内・外はもとより，スムースな投球動作遂行に必要となる肩関節 2nd position での内・外旋，3rd position での内旋，水平内転，ゼロポジションでの肩甲骨内転[7]，胸椎伸展（**図2①，②**），SLR，股関節屈曲・内転，内旋角度などを測定する．

② 痛み

各野球肘の病変が疑われる部位の圧痛所見をとる．内側では内側上顆骨端線部，尺側側副靱帯付着部，肘部管，手関節屈筋・回内筋群などを確認する．外側では肘関節屈曲位にて上腕骨小頭の圧痛を確認

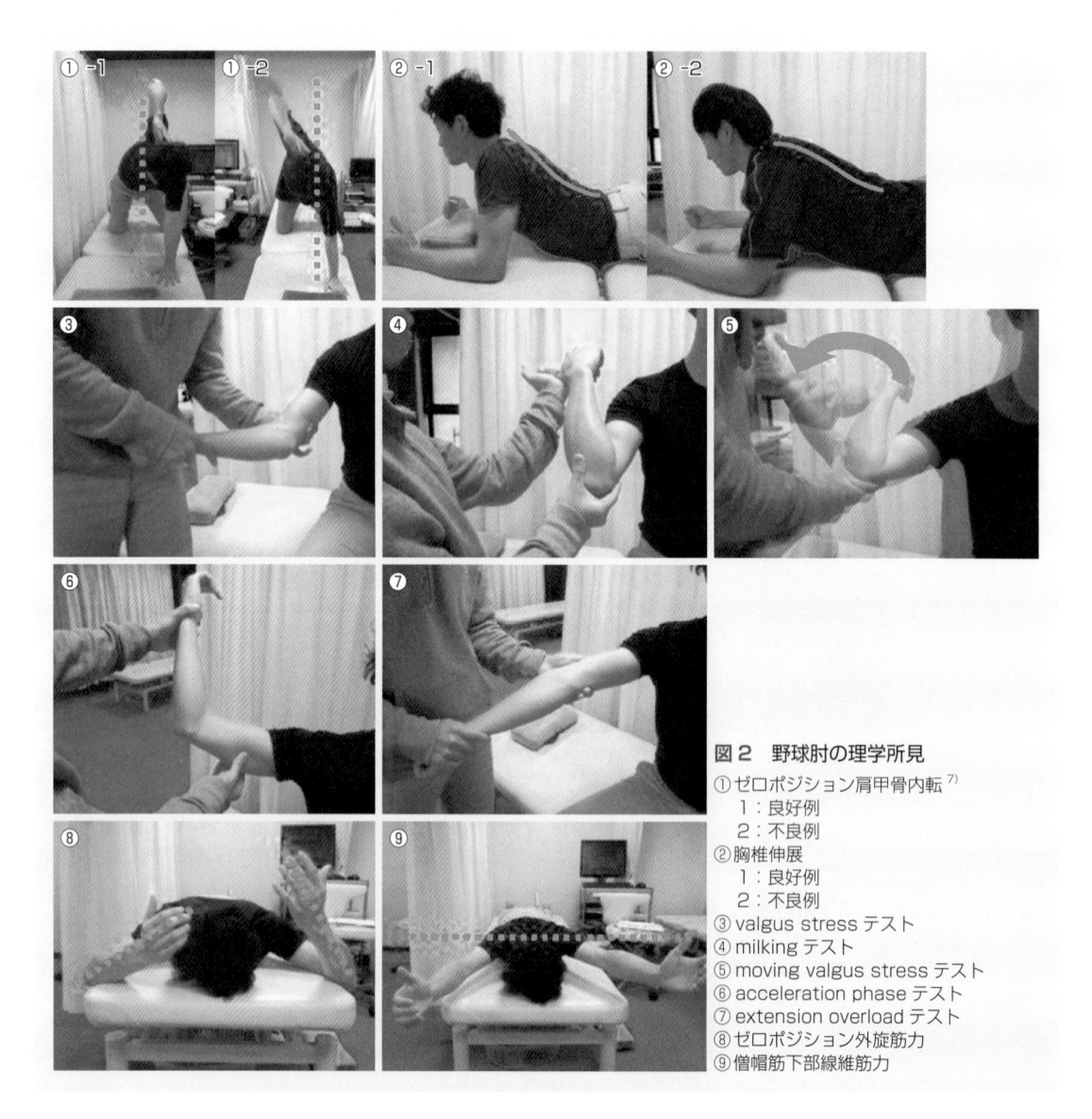

図2 野球肘の理学所見
①ゼロポジション肩甲骨内転[7]
　1：良好例
　2：不良例
②胸椎伸展
　1：良好例
　2：不良例
③valgus stress テスト
④milking テスト
⑤moving valgus stress テスト
⑥acceleration phase テスト
⑦extension overload テスト
⑧ゼロポジション外旋筋力
⑨僧帽筋下部線維筋力

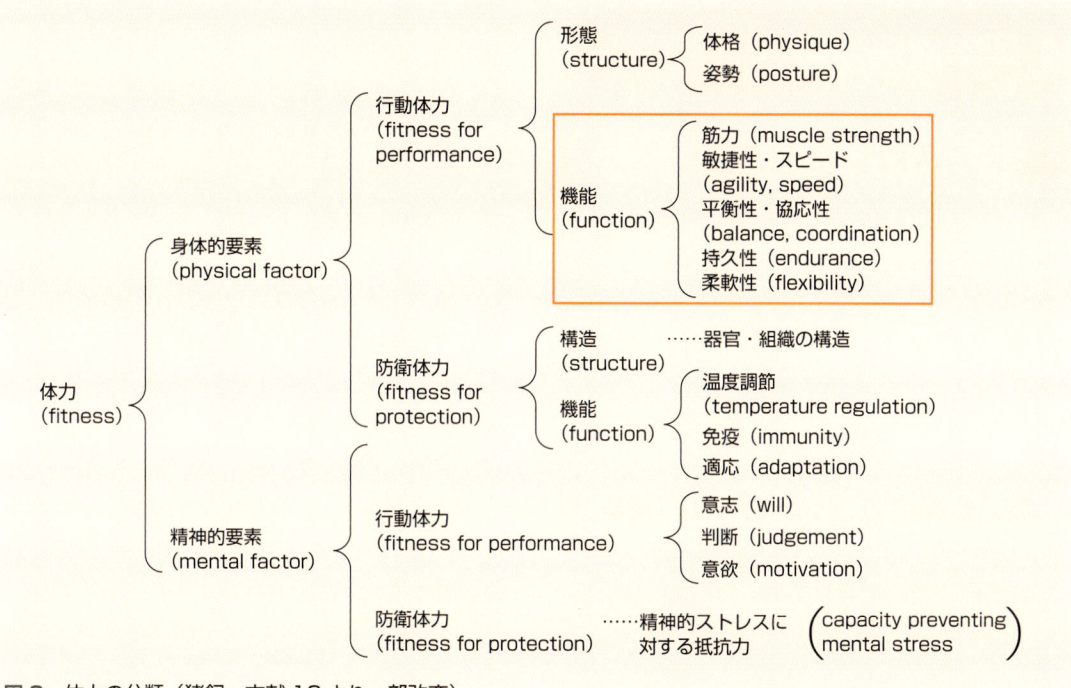

図3 体力の分類（猪飼，文献12より一部改変）

する．後方は肘頭窩，肘頭，上腕三頭筋付着部の圧痛を確認する．

疼痛テストとして，valgus stress テスト[※7]，miking テスト[※8]，moving valgus stress テスト[※9]，acceleration phase テスト[※10]，extension overload テスト[※11]が挙げられる（図2③〜⑦）．

③ 筋力

尺骨神経症状がみられる場合には尺骨神経の支配筋の筋力を測定する．内側型野球肘の場合には手関節屈筋群や回内筋の測定を，後方型野球肘の場合には上腕三頭筋の筋力を測定する．それ以外にもゼロポジションでの肩外旋筋力[9]，前鋸筋，僧帽筋下部線維の筋力を測定する（図2⑧，⑨）[4]．

④ 動作テスト

尺骨神経症状（知覚異常，Tinel 徴候など）の有無や痛みが自制内で投球遂行可能であれば投球フォームの確認を行う．ボールスローが可能であればできるだけネットスローにて確認を行い，痛みがある場合にはタオルでのシャドウピッチングにて行う．

解説

[※7] valgus stress テスト：骨性の制限を避けるために屈曲 30°で外反ストレスを加える．痛みの有無とエンドポイントを確認する．

[※8] milking テスト：母指を握り外側に牽引しつつ肘を最大屈曲させる．尺側側副靱帯前方線維束の後方線維損傷の診断に有用とされている．

[※9] moving valgus stress テスト：肩関節外転 90°にて肘関節最大屈曲し肩関節最大外旋するまで外反ストレスを加える．外反ストレスを加えたまま肘を伸展する．痛みが肘関節屈曲 70°〜120°で出現する場合に陽性とする．

[※10] acceleration phase テスト[8]：acceleration 期の肢位である外転外旋位に被検者の上肢を保持して検者が被検者の手を後方に引いて肘関節内側の痛みの有無を確認する．

[※11] extension overload テスト：過伸展を強制し痛みの有無をみる．尺側側副靱帯損傷では内側に，後方型野球肘では後方に痛みが出現する．

理学療法治療

1 テニス肘

テニス肘の治療については治療内容にかかわらず6か月以内に90〜95%で改善が得られると考えられていることからも保存療法が第一選択となる．保存療法を成功させるためには4つの観点（痛みと炎症のコントロール，組織修復の促進，体力の向上，負荷のコントロール）からのアプローチが重要である[5,6]．

1. 痛みと炎症のコントロール（推奨グレードA，エビデンスレベル2）

急性期や痛みの強い場合にはRICE処置（Rest：安静，Icing：冷却，Compression：圧迫，Elevation：挙上）や，投薬，ステロイド剤局注，物理療法などを行う．その目的は，出血，腫脹による二次的低酸素傷害の予防や，炎症性疼痛メディエーター[※12]の過剰な放出を抑制することにある．非ステロイド性抗炎症剤（NSAIDs）の使用は，短期的には痛みと炎症反応が減少したとの報告があるが，同時に内服による消化器系に対する副作用も報告されているため，長期の使用には注意を要する．ステロイド剤局注は，短期的（6週）には有効であるが，長期的（3か月，1年）な有効性は示されなかった．物理療法では，急性期においてはアイシングやパルスモード超音波，微弱電流などが用いられ，急性期以降では温熱モード超音波，ホットパック，High Voltage療法，低出力レーザー療法などで血流改善を図り痛みのコントロールを行う．理学療法はテニス肘の治療に有効であるとの報告はなされているが，どの理学療法が最も効果的であるかなどのランダム化比較試験は行われていない．その他，鍼治療も痛みに対する即時効果が認められている．近年，体外衝撃波の有効性についての報告が散見されるが，有効，無効のいずれの報告もみられるため，現時点ではその有効性について証明されていない[1]．

2. 組織修復の促進（推奨グレードA，エビデンスレベル2〜4）

組織の過用は避けなければならないが，不動により腱組織は弱体化するため，ストレスマネジメントしながら負荷をかけることで結合組織の配列が整い，血管新生や線維芽細胞の増殖，成熟が起こる．さまざまな理学療法がこの組織修復の促進を目的に行われる．筋腱に対する理学療法は，柔軟性，筋力，筋持久力の改善が重要となる．

① ストレッチング

手関節伸筋群，特に短橈側手根伸筋を効果的にストレッチングするためには肘関節伸展，前腕回内，手関節掌屈位をとる．また総指伸筋とも連結があるため，手指を屈曲させて行うストレッチングも別に行うことが望ましい．ストレッチングはゆっくりと痛みの我慢できる範囲で30〜45秒間を30秒の休憩を挟み3回行うことが推奨されている[6]．痛みが強い場合には肘関節屈曲位から始め，徐々に肘関節伸展位にて行うようにする．

② 筋機能の治療

肘関節伸展，前腕回内位でまずは等尺性収縮から開始し，痛みが増大しなければ等張性収縮へと進んでいく．握力計やハンドヘルドダイナモメーターがあれば筋力を測定して負荷を決定する．特に遠心性収縮はコラーゲンを合成する腱細胞内のメカノレセプターを刺激し，コラーゲンの配列を促し，腱の強度を向上させる．また，遠心性収縮中は，腱付着部の血行が減少し，これが血管新生を促すことにより血行が改善し，組織治癒に貢献するといわれていることから，遠心性収縮による筋力強化運動が最も効果的であるといわれている[6]．トレーニングは「低負荷・高頻度」が原則で1セット10回を1分間の休憩を挟んで3セット繰り返せる負荷から開始することが推奨されている[6]．3セットを痛みなく行え

解説

※12　炎症性疼痛メディエーター：サイトカインやプロスタグランジンなど損傷された組織や炎症部位に浸潤した白血球やマクロファージなどから放出される物質．炎症性疼痛メディエーターは血管透過性亢進，血管拡張，白血球の遊走・浸潤，組織破壊などの作用を引き出す．

るようになったら負荷を上げていく．

③ その他

近年血中の血小板に含まれる成長因子が組織再生に重要な役割を果たすことが明らかとなってきた．それを用いた多血小板血漿（platelet-rich plasma）療法の試みも行われてきており，おおむね良好な成績をあげている．しかし，現段階では科学的根拠に足る研究デザインの報告はなく，今後の研究が望まれる．

3．体力の向上（推奨グレードC，エビデンスレベル5）

テニスの試合時間は1〜4時間に及び，その間におよそ1,000回のストロークと3kmの走行距離を走るといわれている[10]．また，男子トップ選手のサーブ速度は183km/hに達し，サーブにおける最大外旋時には肩関節におよそ65Nmの内旋トルクがかかるといわれ[11]，ストロークの際は上肢全体の角速度はおよそ3,000°/s，約270°の円運動が行われている[10]．つまり，テニスをプレーするということは体力の分類[12]の機能に含まれるすべての要素が必要となってくる（図3）．そのため，痛みによりテニスがプレーできない時期にも患部外の筋力強化運動や心肺機能やアジリティを高めるためのトレーニングが必要である．

4．負荷のコントロール

テニスに復帰する際に腱付着部にかかる過度な負荷をコントロールすることが重要となる．その方法にはエルボーバンドの装着，正しい道具の使用，テニス技術の向上などが挙げられる．

① エルボーバンド（推奨グレードB，エビデンスレベル4）

上腕骨外側上顆炎の診療ガイドラインにおいてもエルボーバンドは治療に有効である（推奨グレードB）とされるが，対象数が少なく評価法が厳密でないために，科学的根拠は十分とはいえないとされている[1]．

② 正しい道具の使用（推奨グレードC，エビデンスレベル4〜5）

適切なサイズのグリップを用いることにより，グリップサイズが大きい場合や小さい場合に比べて手関節伸筋群にかかるストレスを減らすことができる．適切なグリップのサイズは環指先端から手掌の母指が始まる高さまでを測定するNirschlらの方法[5]や，グリップを握った際に手のひらと指の間に小指が入る大きさを目安にするEllenbeckerらの方法[13]などがある（図4）．ラケットの大きさはミドルサイズからラージサイズを用い，ラケットの重さは軽め，軟らかめのストリングを使用し，テンションを低くすることで上腕骨外側上顆にかかるストレスを軽減させる[6,13]．

③ テニス技術の向上（推奨グレードC，エビデンスレベル4）

テニス初心者ではバックハンドストロークのインパクト時に熟練者に比べ手関節が掌屈位にある[14]ことや，テニス肘を有する選手はインパクトの際により早いタイミングからインパクト後遅くまで手関節伸筋群を強く収縮させている[15]と報告されていることからも，バイオメカニクスに基づいた正しい技術の習得が症状の改善のみならず再発の予防に役立つ[6]．

2 野球肘

野球肘の理学療法では保存療法，手術療法にかかわらず損傷部位に過負荷とならないように注意しながら組織修復を促すような治療が連続的かつ漸増して行われる必要がある．

野球肘はさまざまな病態を含んでいるが，痛みを引き起こすストレスには共通しているものも多く，おおまかな治療方針は野球肘のタイプにかかわらず共通である．Wilkら[16]は野球肘の治療ガイド

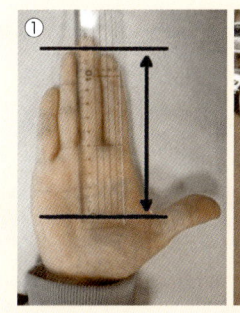

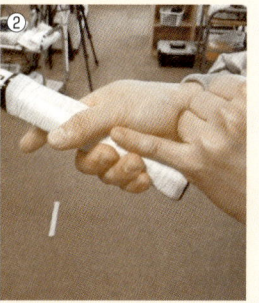

図4　適切なグリップサイズ
① Nirschlらの方法[5]
② Ellenbeckerらの方法[13]

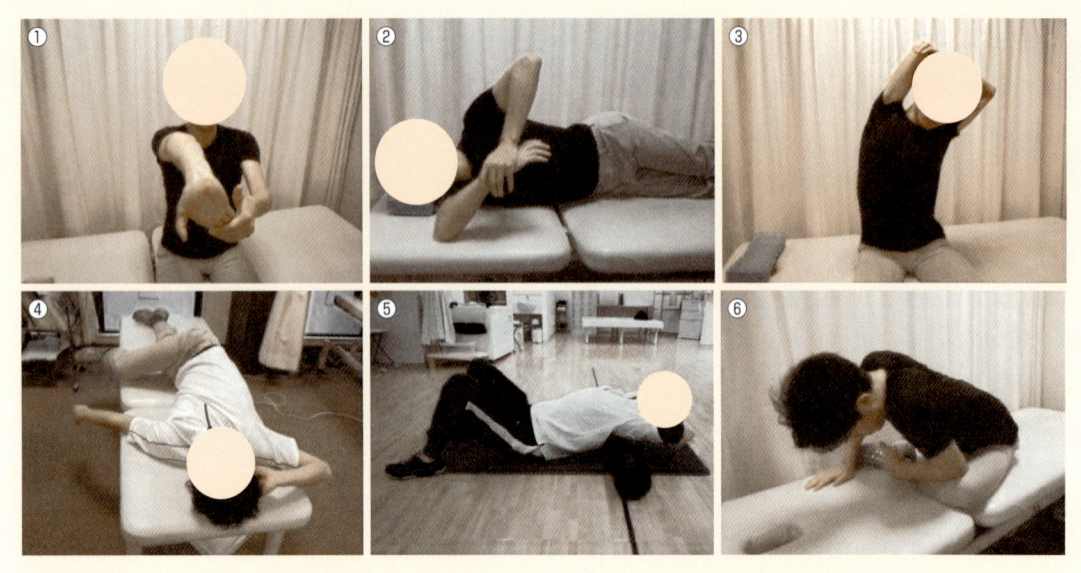

図5 野球肘に対するストレッチング例
①手関節屈筋群，円回内筋ストレッチング　②肩関節後方ストレッチング　③広背筋ストレッチング
④体幹回旋，肩関節前方ストレッチング　⑤胸椎伸展ストレッチング　⑥殿部ストレッチング

ラインにおいて，保存療法プログラムを4つの病期に分類しており，段階的なリハビリテーションの指標としている（推奨グレードB，エビデンスレベル2～4）．

1. 急性期

痛みと炎症を抑え，ROMを改善させ，筋萎縮の予防を図る時期．急性期ではテニス肘の項と同様の痛みと炎症のコントロールを行う．不動による悪影響（組織の癒着，脆弱化）を最小限に抑え，関節軟骨に栄養を与え，コラーゲンの合成を促進するために痛みのない範囲でROM運動を行う．筋萎縮を予防するために痛みのない範囲での肘関節屈筋群，伸筋群，手関節屈筋群，伸筋群，前腕回内・外筋群の等尺性運動を行う．

2. 中間期

全ROMを獲得し，筋力，パワー，持久力を改善させる時期．肘関節伸展時に回外制限がみられる選手も多くストレッチングでは最大回外位にて肘関節伸展を獲得させる．また，野球肘を発症する選手には肩関節，体幹，下肢の柔軟性が低下している選手も多いためそれらの部位に対してもストレッチングを行う（**図5**）．筋力強化運動ではthrower's ten program[16]のように求心性運動，遠心性運動を含むさまざまな収縮様式を負荷する．筋持久力改善のために低負荷高頻度を原則とする．また，神経筋協調性を向上させるために固有知覚に対する運動を行う（**図6**）[16,17]．

3. 増強期

アスリートが競技に復帰する準備をする時期である．この時期には痛みなく全ROMを獲得し，圧痛，ストレステスト陰性，健側比7割以上の筋力が求められる．この時期のトレーニングは競技特性を反映しハイスピード，遠心性収縮，プライオメトリクストレーニングなどが用いられる．特に上腕二頭筋の遠心性収縮による肘伸展制動は重要で後方型野球肘の予防に大きな役割を果たす．競技パフォーマンスアップのためにより積極的な筋力強化運動を行う（**図6**）．また，フォームチェックでみつかった不良なフォームの改善を行う．当院では伊藤ら[18]の開発したZERO真下投げを参考にタオルを使ったシャドウピッチングを行っている（**図7**）．タオルを脊柱に沿わせることでトップポジションが獲得でき，両足の延長線上をタオルで叩くように指示することで，体幹屈曲が不足する場合はタオルが地面を空振りし，体幹回旋が不足する場合には両足の延長線上よりも3塁側を叩くことになる．最後に前足で姿勢保持す

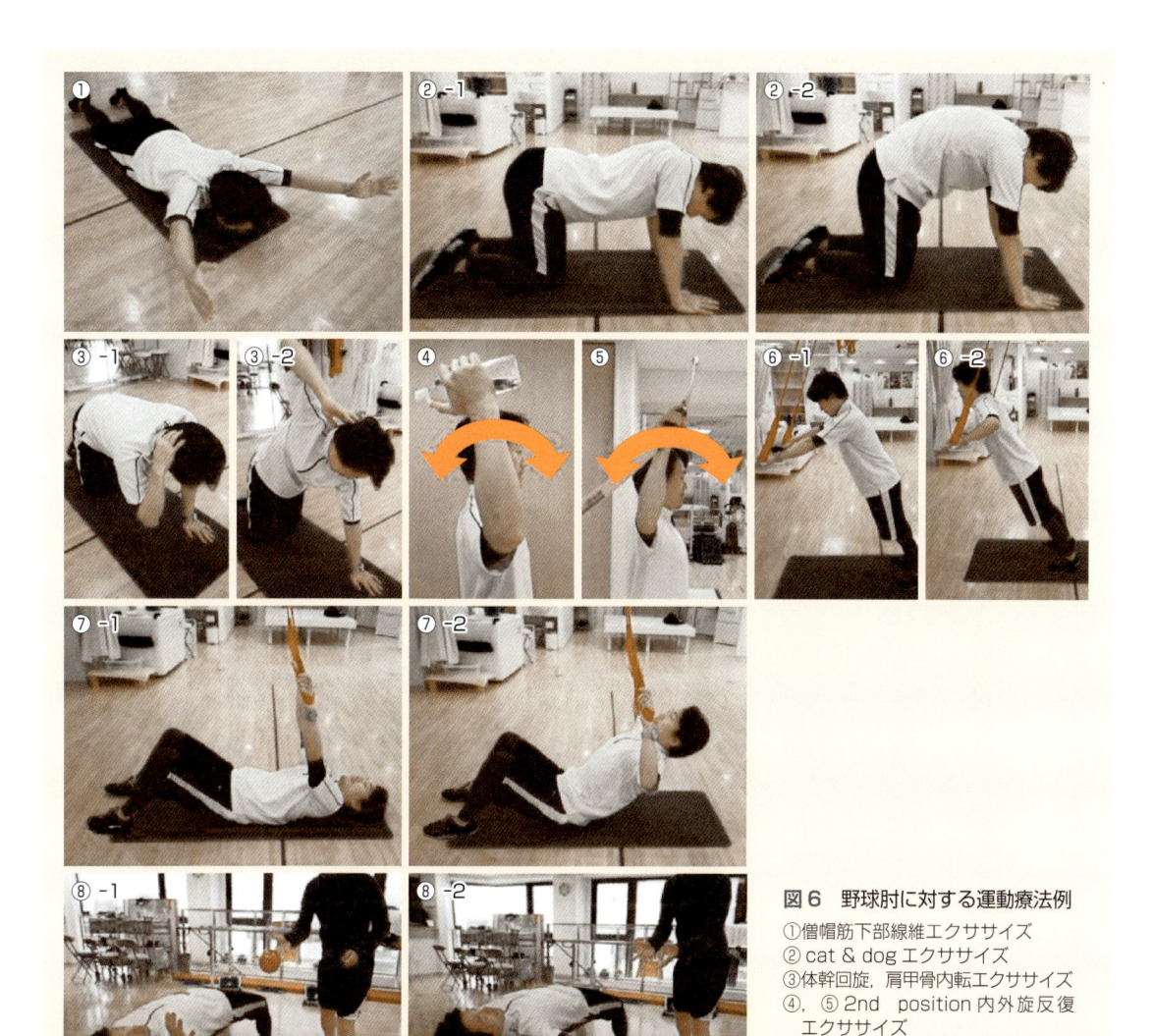

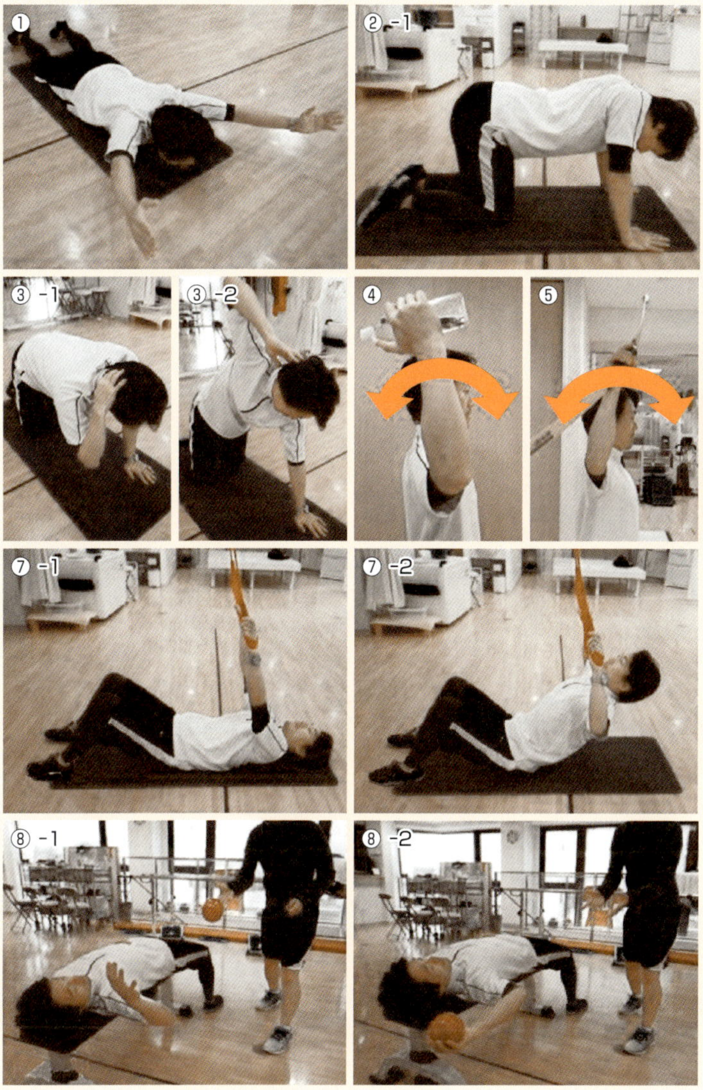

図6 野球肘に対する運動療法例
① 僧帽筋下部線維エクササイズ
② cat & dog エクササイズ
③ 体幹回旋，肩甲骨内転エクササイズ
④，⑤ 2nd position 内外旋反復エクササイズ
⑥ Redcord push up plus [17]
⑦ Redcord pull up [17]
⑧ Plyometric internal rotation throws [16]

るよう指示していることで前方への重心移動を促し，踏み出し脚の筋力が不足する場合保持できないことが多い．このタオル真下投げを用いて比較的スムースにフォーム再獲得につながっている．

4．競技復帰期

スローイングプログラムを開始する．選手のコンディションとプログラムの進度に応じて練習への参加を決定する．スローイングプログラムは短い距離から開始し徐々に距離を伸ばしていく．当院ではスローイング開始からおよそ3週をかけて試合への完全復帰を目指している．

手術療法

1 テニス肘（推奨グレードB，エビデンスレベル4）

6か月以上の保存療法に抵抗し，症状が改善しない場合には手術療法も考慮する．手術法は短橈側手根伸筋腱起始部の切離と短橈側手根伸筋付近での腱および肉芽組織の病巣切除を行うNirschl法や伸筋腱起始部を切離し5mm程度遠位に再縫着するBoyd法が代表的である．その他，状態に応じて輪状靱帯切除術，腕橈関節の滑膜ヒダ切除，短橈側手

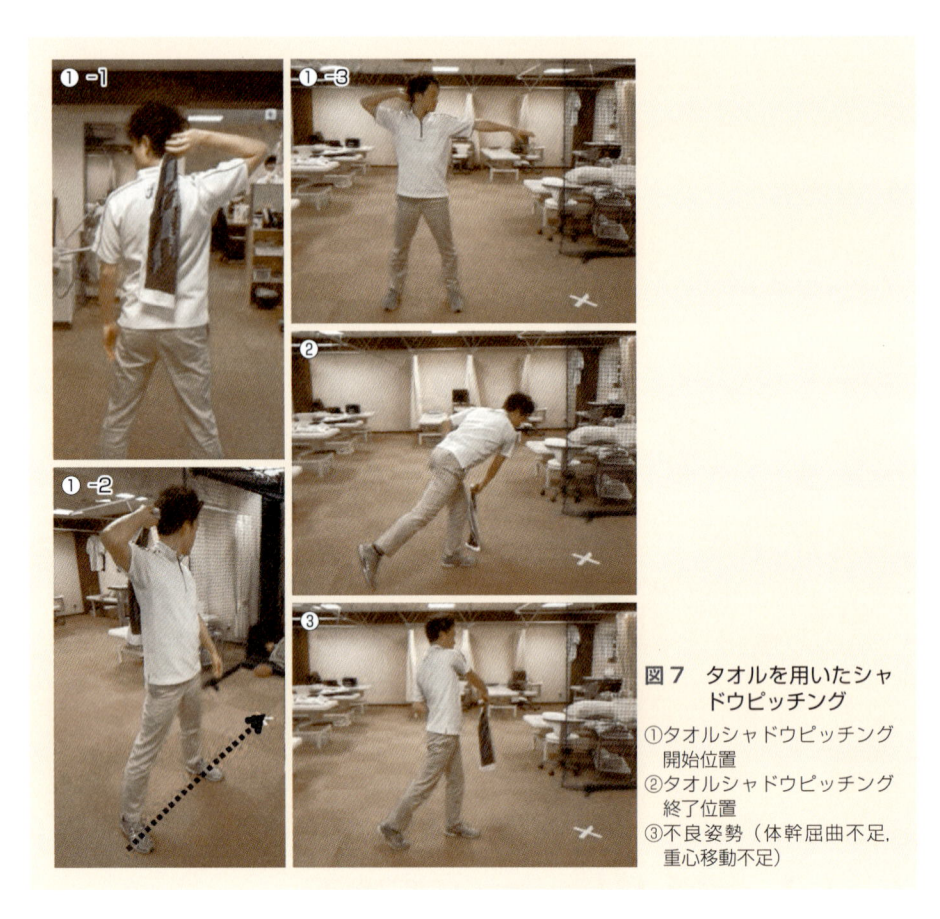

図7 タオルを用いたシャドウピッチング
①タオルシャドウピッチング開始位置
②タオルシャドウピッチング終了位置
③不良姿勢（体幹屈曲不足，重心移動不足）

根伸筋腱起始部へのドリリングなどの報告もある．手術療法全体としては良好な成績が報告されているが，手術例にコントロール群を作ることが現実的には難しく，ランダム化比較試験が行われていないためエビデンスレベルは4である[1]．

2 野球肘（推奨グレードB，エビデンスレベル4）

紙面の都合上それぞれの手術について詳細を述べることができないが，野球肘に用いられる手術療法と術後の理学療法について述べる．

1. 内側型野球肘（尺側側副靱帯損傷）に対する尺側側副靱帯再建術

当院ではAltchekら[19]の方法に従い，長掌筋を再建靱帯に用いて尺側側副靱帯再建術を行っている．術後3週はギプス固定を行い，ギプス除去後術後6週までは装具を使用する．その間外反ストレスを禁止し痛みのない範囲での自動運動にて屈曲・伸展ROMの獲得を図る．術後6週より積極的なROM運動，軽い負荷での手関節屈筋群，伸筋群の筋力強化運動を開始する．術後3か月よりアウターマッスルの筋力強化運動を開始し，術後4か月よりスローイングを開始し，術後6か月での復帰を目指す．

2. 内側型野球肘（尺骨神経損傷）に対する尺骨神経移行術

尺骨神経を尺骨神経溝の近位側，遠位側ともに十分に剥離し内側上顆の前方に移行する[33]．2〜3週の三角巾固定を行い，並行して手指の運動と痛みのない範囲での肘自動運動を行う．術後6週より筋力強化運動を開始し，術後2か月以降から徐々に投球を再開する．

3. 外側型野球肘（離断性骨軟骨炎）に対する骨釘移植術および骨軟骨移植術（モザイクプラスティ）

離断性骨軟骨炎の分離期，遊離期の治療として行う．関節鏡視下での関節軟骨の評価により病巣が安定していた場合（ICRS分類Ⅱ〜Ⅲ）は骨釘移植

術を行い，病巣が不安定もしくは遊離している場合（ICRS分類Ⅲ～Ⅳ）にはモザイクプラスティを行う[20]．ともに定期的に単純X線像にて移植部の修復状態を確認しながら運動のレベルアップを決定する．骨釘移植術では術後4か月での復帰をめざし，モザイクプラスティでは術後6か月での復帰を目指す．

4. 後方型野球肘（肘頭疲労骨折）に対する骨接合術

保存療法に抵抗する症例ではキュルシュナー鋼線やスクリューを用いた骨接合術を行う．この部位の疲労骨折は難治性の場合が多く骨接合術に併せて骨移植術を考慮する必要がある[2]．

5. 後方型野球肘（後方インピンジメントおよび変形性関節症）に対する骨棘切除術

肘頭尖端や内側に骨棘が形成され投球時の伸展，外反ストレスにより同部位に痛みが発生しパフォーマンスの低下をきたす場合は骨棘を切除する[2]．後療法では術創部の抗炎症処置を徹底し組織の修復が進む3週以降から徐々に抵抗運動を開始し，術後2か月での投球再開を目指す．

理学療法の課題

1 テニス肘に対する課題

『上腕骨外側上顆炎診療ガイドライン』[1]にも述べられているが，テニス肘に対する治療は保存療法から手術療法まで多岐にわたっており，いい換えるとゴールドスタンダードが存在していないということとなる．理学療法の内容に関してもエビデンスレベルの高いランダム化比較試験やメタアナリシス，システマティック・レビューなどの手法に基づいた臨床研究の蓄積が必要となる．しかし，手術などにおいては厳密なコントロール群を作ることは倫理的な配慮からも不可能であるためランダム化比較試験は不可能である．

2 野球肘に対する課題

近年青少年期の野球肘予防に対するメディカルチェックなどがさかんになってきているが，現場レベルでは子どもの減少による選手不足などから投球数を十分にコントロールできないとの声を聴く．チーム編成などの必要もあるかと考えるが，理学療法士ができることとしては，野球肘の予防に関する知識を現場レベルにまで浸透させること，病院，クリニックに来る選手に対して患部だけにとらわれず投球動作全体をみて治療することで再発の予防に努めること，その成果をエビデンスレベルの高い手法で発信していくことが課題と考える．

● 文献

1) 日本整形外科学会診療ガイドライン委員会：上腕骨外側上顆炎診療ガイドライン．南江堂，2006.
2) 日本臨床スポーツ医学会整形外科学術部会（編）：野球障害予防ガイドライン．文光堂，1998.
3) 新井 猛：上腕骨外側上顆炎の病態と治療法．関節外科，30（3）：366-371，2011.
4) 戸野塚久紘，菅谷啓之：内側障害に対する積極的保存療法．臨床スポーツ医学，29（3）：255-260，2012.
5) Nirschl RP, Ashman ES：Tennis elbow tendinosis (epicondylitis). instr Course Lect, 53：587-598, 2004.
6) Waseem M, et al：Lateral epicondylitis：A review of the literature. J Back Musculoskelet Rehabil, 25（2）：131-142, 2012.
7) 笠原政志：コンディショニングの評価とその活用 具体的な評価手法とその応用 柔軟性 上肢．臨床スポーツ医学，28：108-113，2011.
8) 岩堀裕介：肘関節内側痛の診断．臨床スポーツ医学，29（3）：245-254，2012.
9) 三原研一：バイオメカニクスと投球フォーム．関節外科，27（8）：998-1008，2008.
10) Reid M, Schneiker K：Strength and conditioning in tennis：current research and practice. J Sci Med Sport, 11（3）：248-256, 2007.
11) Elliot B, et al：Technique effects on upper limb loading in the tennis serve. J Sci Med Sport, 6（1）：76-87, 2003.
12) 猪飼道夫：運動生理学入門 第12版．p144，杏林書院，1969.
13) Ellenbecker TS, et al：Current concepts in examination and treatment of elbow tendon injury. Sports Health, 5（2）：186-194, 2013.
14) Blackwell JR, Cole KJ：Wrist kinematics differ in expert and novice tennis players performing the backhand stroke：implications for tennis elbow. J Biomech, 27（5）：509-516, 1995.
15) Bauer JA, Murray RD：Electromyographic patterns of individuals suffering from lateral tennis elbow. J Electromyogr Kinesio, l9（4）：245-252, 1999.
16) Wilk KE et al：Rehabilitation of the thrower's elbow. Clin Sports Med, 23（4）：765-801, 2004.
17) 宮下 智：スリー・ステップ・コンディショニング．pp96-144，三輪書店，2014.
18) 伊藤博一・他：ZERO 真下投げのバイオメカニクス―ボールリリースとステップ動作を中心に―．日本臨床スポーツ医学会誌，17（2）：297-304，2009.
19) Altchek DW et al：Management of MCL injuries of the elbow in throwers. Techniques in Shoulder & Elbow Surgery, 1（2）：73-81, 2000.
20) 島田幸造・他：肘関節離断性骨軟骨炎の治療．関節外科，30（3）：358-365，2011.

（古川裕之）

第10章 関節リウマチ

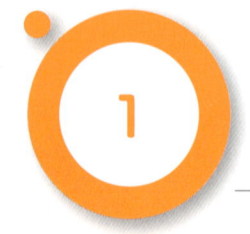

第10章 関節リウマチ

1 関節リウマチの病態

I 総論

1 関節リウマチの概要

　関節リウマチ（rheumatoid arthritis：RA）は，滑膜を炎症の主座とする慢性の全身性炎症性疾患である．「リウマチ」という病名は，かつて液体病理説に基づき，脳から悪性の液体が重力により手足に流れ下がって痛みを起こしていると考えられたため，ギリシャ語で「流れ」を意味する rheuma（ロイマ）を語源として命名された．

　関節リウマチの主要な臨床症状である持続性対称性多発性関節炎は，関節軟骨や関節周囲の骨など関節構成体の破壊をもたらし，多発性の慢性疼痛と進行性の身体機能低下により，患者の ADL（activities of daily living：日常生活活動）は大きく制限され，その QOL（quality of life：生活の質）も著しく損なわれる．

　しかし，腫瘍壊死因子（tumor necrosis factor：TNF）阻害薬をはじめとする生物学的製剤が治療に導入されたことから，関節リウマチの薬物療法にパラダイムシフト，すなわち革命的な変化が生じて，関節リウマチはそれまで考えられてきた不治の難病から，薬で治療可能な疾病へと大きく変貌を遂げた．さらに，近年，高分子量の分子標的薬である生物学的製剤に加えて，新たに低分子量の分子標的薬も開発され，抗リウマチ薬の選択肢はよりいっそう増えつつある．これらの分子標的薬の開発が可能になったのは，関節リウマチの病態の解明が進んだ恩恵であるが，炎症や骨破壊が生じるメカニズムはわかってきたものの，免疫寛容が破綻して自己免疫疾患が生じる原因は未解明のままである．

　また，どんなに優れた治療薬でも適切なタイミングで導入されなければ，不可逆的な関節破壊が生じ，身体機能が低下してしまう．そこで，進歩した薬物治療を速やかに導入するために，診断基準と寛解基準が一新され，治療目標と治療体系が明確に示された．本項では，関節リウマチの病態について基礎から薬物療法までを概説する．

2 関節リウマチの症状

1. 関節症状

　関節リウマチの関節症状の特徴は，多発性，対称性，持続性の関節の腫脹と痛みである．特に，手指の近位指節間関節，中手指節関節，手関節の腫脹と痛み，朝のこわばり，握力の低下など，上肢の小関節に症状を呈する場合が多い．上肢と同様に足部，足趾など下肢にも症状が出現するが，下肢にのみ，あるいは肩や膝といった大関節にのみ症状が出現した場合には，関節リウマチとすぐに疑われず確定診断が遅れることがある．脊椎では頸椎に好発するが，関節リウマチの関節炎は全身のいずれの関節にも生じ得ることに注意が必要である．筋力の低下や関節拘縮から進行して，関節破壊による変形，強直，さらには脊髄症による麻痺などが生じて，全身的に身体機能が低下する．骨びらんは薬物治療で修復され得るが，いったん生じてしまった関節破壊は修復されない．関節症状に加えて，長い罹病期間に伴う廃用性の身体機能低下，骨粗鬆症など関節外症状，ステロイドなど治療薬の副作用が，関節リウマチ患者の身体機能をさらに低下させる．

2. 関節外症状

　典型的な関節症状が乏しく，易疲労性，全身倦怠感，微熱などの全身症状が先行して関節リウマチが発病する場合があり，他の膠原病やうつ状態，慢性疲労症候群，更年期症候群などとの鑑別を要する．関節外症状の合併は関節リウマチの予後不良因子のひとつであり，治療に際して注意が必要になる．関節外症状として，間質性肺炎，皮膚症状（皮下結節，皮膚潰瘍），末梢神経損傷（末梢神経炎，手根管症候群），眼症状（強膜炎，上強膜炎，角膜炎，ドライアイ），

貧血，骨粗鬆症，アミロイドーシス（消化管，腎），血管炎，心外膜炎，胸膜炎など，全身に多様な症状が生じる．その中でも間質性肺炎は，抗リウマチ薬の投与や免疫抑制剤使用下での感染症が誘因となって急激に発症することがあり，アミロイドーシスとともに生命予後にも影響するため注意が必要である．さらに，間質性肺炎を合併すると，使用できる抗リウマチ薬の種類が制限されるため，治療に難渋する原因となる．

滑膜の形態と機能

1 滑膜の形態

滑膜は，関節包を内張りしている薄い膜状の疎性結合組織である．滑膜最表層の2～3層に存在する細胞を滑膜表層細胞，その深層を滑膜下層とよぶ（図1・左）[1]．滑膜表層細胞は微細形態によってマクロファージ様滑膜細胞（A型細胞）と，線維芽細胞様滑膜細胞（B型細胞）の2種類から構成される．

2 滑膜の機能

滑膜細胞は，ヒアルロン酸や糖蛋白質を含んだ関節液を分泌することにより，軟骨細胞へ栄養を供給するとともに関節の潤滑を行う．

関節リウマチの疫学と誘因

日本での関節リウマチの有病率は約0.3～0.5％と推定されている．女性は男性の約5倍高く，40代が発症年齢のピークであるが，20～60代を中心に10代から高齢者まで幅広い年齢で発症する．特に，近年，高齢者人口の増加により高齢発症患者も少なくないことから，高齢者の関節痛を加齢による変形性関節症（osteoarthritis：OA）の症状と安易に判断しないで，積極的に関節リウマチの検査を実施して変形性関節症との鑑別診断を行う必要がある．

関節リウマチは発症に家系内集積を認めることがあり，ヒト白血球抗原（human leukocyte antigen：HLA）のひとつであるHLA-DR4などの遺伝的素因が関与していることが知られている．遺伝的素因のみで発病するわけではなく，年齢，性ホルモンなどの内的要因に加えて，環境，感染症，ストレスなどの外的要因が関節リウマチ発症に必要であると考えられているが，発症のメカニズムはいまだ不明である．

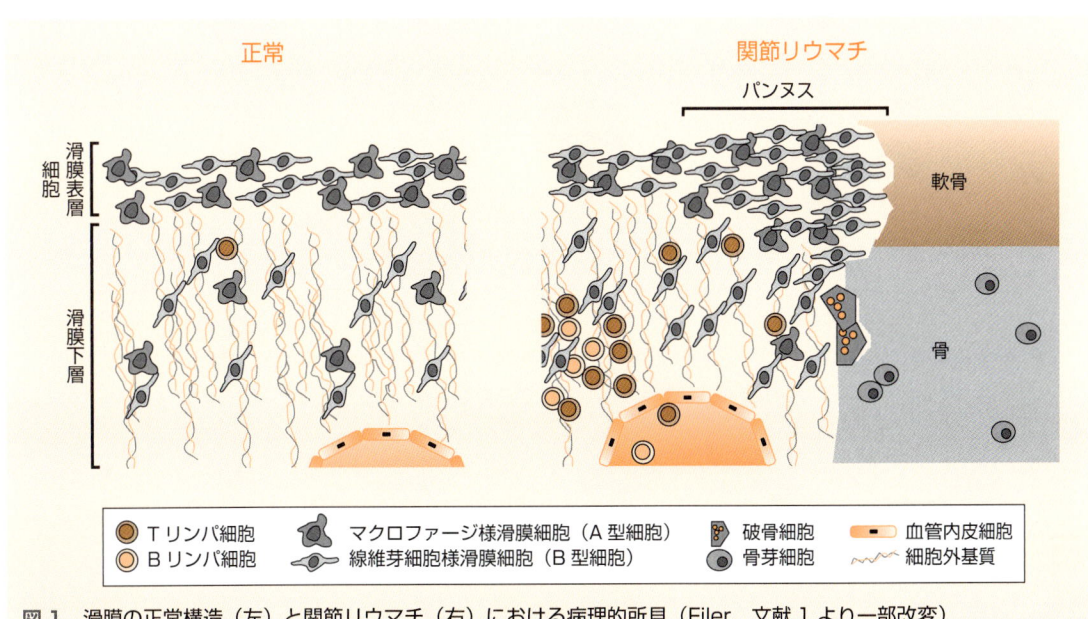

図1　滑膜の正常構造（左）と関節リウマチ（右）における病理的所見（Filer，文献1より一部改変）

第10章 関節リウマチ

関節リウマチの発症・進展の分子メカニズム

関節リウマチの病態形成には，Th1，Th17，TregなどのTリンパ細胞，Bリンパ細胞，マクロファージなどの免疫担当細胞と，線維芽細胞様滑膜細胞などが重要な役割を果たしており，これらの細胞間のシグナル伝達に，TNFα，インターロイキン（interleukin：IL）-1β，6，8，10，12，17，21，23，インターフェロン（interfelon：IFN）γ，トランスフォーミング増殖因子（transforming growth factor：TGF）β，血小板由来増殖因子（platelet-derived growth factor：PDGF），血管内皮増殖因子（vascular endothelial growth factor：VEGF）など，多様なサイトカイン[※1]が関与している（図2）[2]．滑膜に対する自己免疫が何らかのきっかけで生じて，サイトカインネットワークが活性化され，TNFα，IL-1β，IL-6などの炎症性サイトカインが，IL-10，TGFβなどの抗炎症性サイトカインより優位になって細胞の活性化，増殖，遊走が促進されて滑膜炎が生じる．異常増殖した線維芽細胞様滑膜細胞を主体とする滑膜表層細胞は絨毛状を呈し，線維芽細胞様滑膜細胞と炎症性細胞と新生血管を含んだパンヌスとよばれる肉芽組織が形成され，軟骨と骨に進入する（図1・右）[1]．線維芽細胞様滑膜細胞に

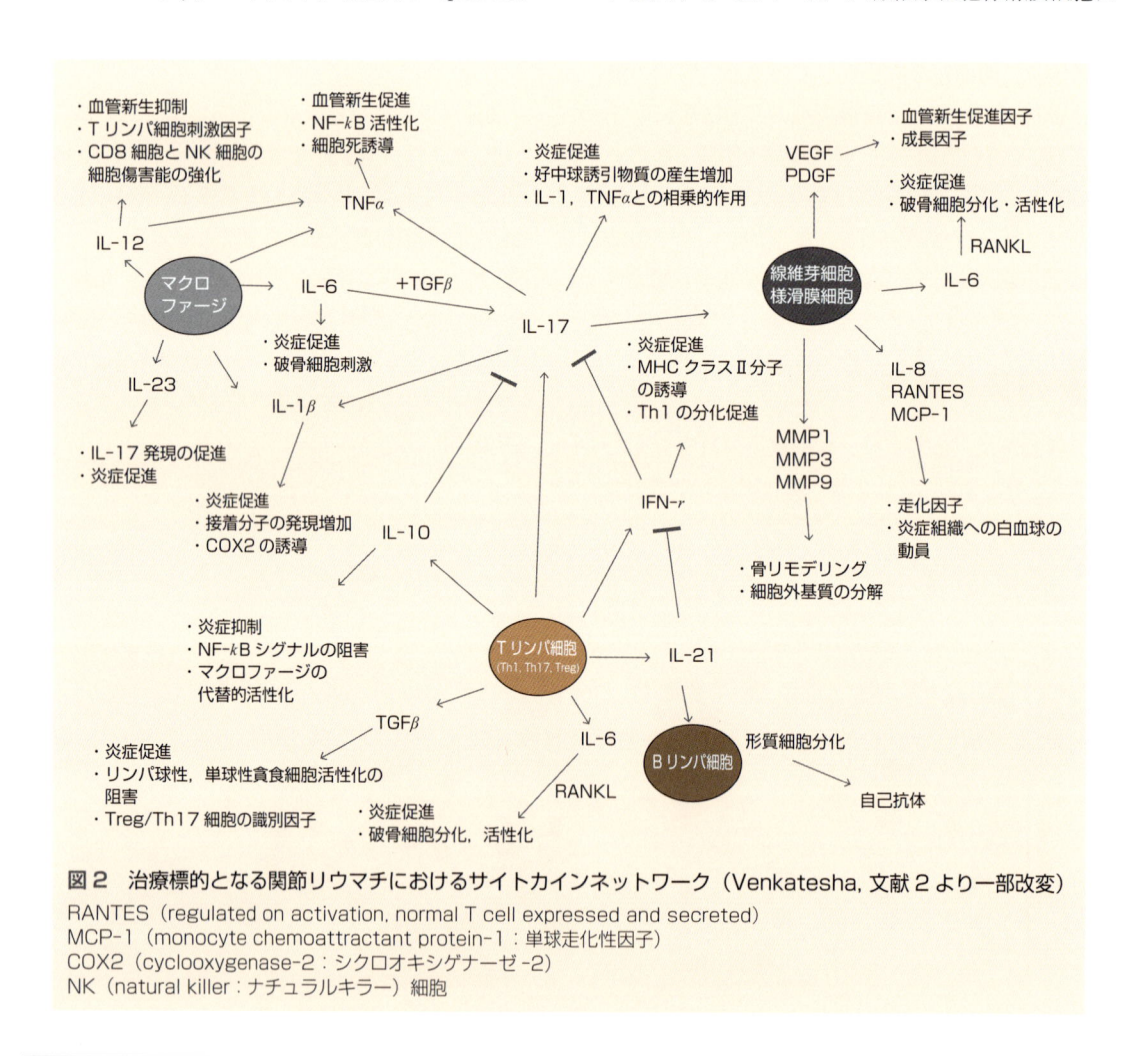

図2 治療標的となる関節リウマチにおけるサイトカインネットワーク（Venkatesha，文献2より一部改変）

RANTES（regulated on activation, normal T cell expressed and secreted）
MCP-1（monocyte chemoattractant protein-1：単球走化性因子）
COX2（cyclooxygenase-2：シクロオキシゲナーゼ-2）
NK（natural killer：ナチュラルキラー）細胞

解説

※1　サイトカイン：細胞が産生して放出することにより細胞間での情報伝達を担うさまざまな微量生理活性蛋白質の総称である．

より過剰に産生された蛋白質分解酵素であるマトリックスメタロプロテアーゼ（matrix metalloproteinase：MMP）-1, 3, 9 は，軟骨基質の主成分であるプロテオグリカンを分解し，また，不活性な潜在型コラゲネースを活性化することにより軟骨を破壊する．さらに，T リンパ細胞および線維芽細胞様滑膜細胞が発現する receptor activator of NF-κB ligand（RANKL）が増加し，破骨細胞が分化・活性化されて骨吸収が促進され，関節が破壊される（図 2）．

関節リウマチの診断と評価

1 画像検査

単純 X 線像が関節リウマチの診断と関節破壊の評価に広く用いられる．傍関節性骨萎縮と骨びらん[※2]は比較的早期からみられる X 線所見であり，早期からの骨びらんの存在は予後不良因子のひとつである．近年 X 線写真のデジタル化（computed radiography：CR）が進み，モニター上でコントラストと拡大率を簡単に変更でき，X 線フィルムより病変を判別しやすくなっているが，骨びらんや関節破壊が出現する前の早期診断には有用とはいえない．そこで，B モード（brightness［輝度］mode）法[※3]による関節液の貯留と関節包の肥厚，パワードプラ法[※3]による炎症滑膜における血流シグナル増加の検出に優れた関節超音波検査と，発症早期の滑膜炎と超音波検査では検出できない骨髄浮腫を高感度に検出することが可能な磁気共鳴撮像法（magnetic resonance imaging：MRI）が，早期診断に積極的に取り入れられている．

なお，関節破壊の評価法として，手足の X 線像に基づき，手の 16 関節の骨びらんと 15 関節の関節裂隙狭小化および，足の 6 関節の骨びらんと関節裂隙狭小化を，骨びらんについては手は 0～5 点，足は 0～10 点で，狭小化はともに 0～4 点でスコア化し合計したシャープスコア変法（modified total Sharp score：mTSS）が広く用いられるが，ベースライン時からのシャープスコアの年間変化率（ΔmTSS）≦ 0.5 の場合に，構造的寛解を達成していると定義される．

2 検体検査

1. 血清マーカー

① 抗環状シトルリン化ペプチド抗体（anti-cyclic citrullinated peptide antibody：抗 CCP 抗体）

抗 CCP 抗体は，フィラグリン由来のシトルリン含有合成環状ペプチドを抗原として検出される，体内のシトルリン化した蛋白質に対する自己抗体であり，関節リウマチに対する特異度と初診時陽性率が高いため，早期診断に有用である．また，抗 CCP 抗体の存在は関節リウマチの予後不良因子のひとつであるが，抗 CCP 抗体と疾患活動性との相関性は低い．

② リウマトイド因子（rheumatoid factor：RF）

リウマトイド因子は，免疫グロブリン IgG の Fc 部分に対する自己抗体であり，通常 IgM クラスのリウマトイド因子が測定される．リウマトイド因子の関節リウマチに対する疾患特異度は抗 CCP 抗体と比較して低く，他の膠原病や肝疾患などでも陽性となる．リウマトイド因子の存在は抗 CCP 抗体と同様に関節リウマチの予後不良因子のひとつであるが，リウマトイド因子の関節リウマチの病態形成における働きは明らかでない．

③ マトリックスメタロプロテアーゼ-3（MMP-3）

滑膜に特異的に発現する酵素である MMP-3 は，

解説

[※2] 骨びらん：関節周囲の骨皮質が浸食され虫食いのような不連続像を示す関節リウマチに特徴的な画像所見である．X 線像だけでなく，関節超音波検査，MRI でも認められる．

[※3] B モード法とパワードプラ法：関節リウマチの関節超音波検査に用いられる画像モードである．エコーの振幅を輝度として表示する B モード法は最も汎用されるモードであり，モノクロ画像で描出され形態の観察に用いられる．パワードプラ法は，B モード画像上に高感度に検出した血行動態を黄—赤色のカラーでオーバーラップして表示する．

免疫異常ではなく関節破壊を反映する．MMP-3は，抗CCP抗体やリウマトイド因子より疾患活動性マーカーとして優れており，トシリズマブによるIL-6阻害療法下でも，CRPや赤血球沈降速度，血清アミロイドA（serum amyloid A：SAA）蛋白と異なり陰性化しないので，IL-6阻害療法下では特に有用である．

2. 炎症マーカー

① C反応性蛋白（c-reactive protein：CRP）

CRPは炎症性疾患や組織が損傷した際に生体防衛反応で増加する蛋白であり，炎症マーカーとして広く一般に測定される．CRPは赤血球沈降速度よりも反応と消失が速いため急性炎症指標として優れている．

② 赤血球沈降速度（赤沈，血沈，erythrocyte sedimentation rate：ESR）

赤血球沈降速度は簡便に測定できる古典的な炎症マーカーであるが，関節リウマチの診療においては慢性期の炎症指標として今日も広く用いられる．

③ 血清アミロイドA（SAA）蛋白

アミロイドA蛋白の血中前駆体である分子量約12,000の血清アミロイドA蛋白は炎症活動を敏感に反映する．ステロイド剤や免疫抑制剤投与により，CRPが陰性化している場合の疾患活動性やウイルス感染のモニタリングに有用であり，ステロイド減量可否の指標にもなる．なお，高い疾患活動性の継続によって生じた多量のSAAが沈着することにより，消化管や腎臓に続発性アミロイドーシスが引き起こされる．

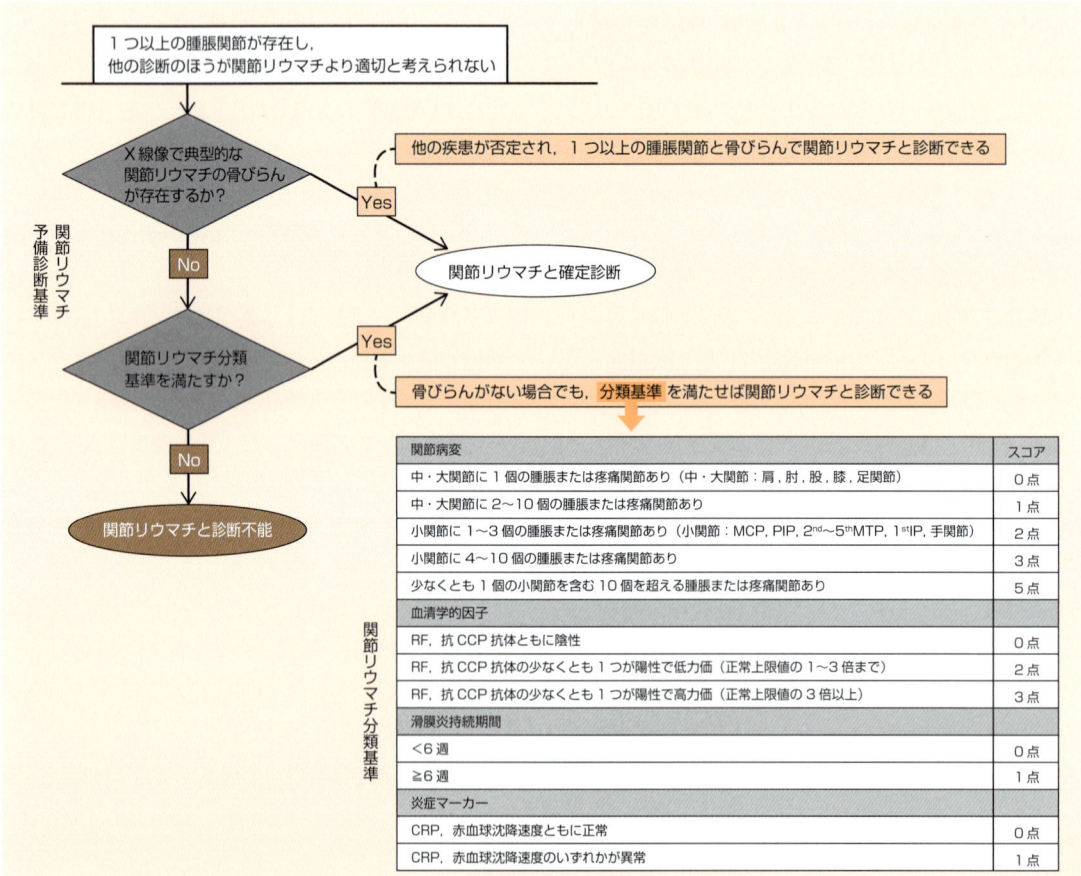

関節病変	スコア
中・大関節に1個の腫脹または疼痛関節あり（中・大関節：肩, 肘, 股, 膝, 足関節）	0点
中・大関節に2～10個の腫脹または疼痛関節あり	1点
小関節に1～3個の腫脹または疼痛関節あり（小関節：MCP, PIP, 2nd～5thMTP, 1stIP, 手関節）	2点
小関節に4～10個の腫脹または疼痛関節あり	3点
少なくとも1個の小関節を含む10個を超える腫脹または疼痛関節あり	5点
血清学的因子	
RF, 抗CCP抗体ともに陰性	0点
RF, 抗CCP抗体の少なくとも1つが陽性で低力価（正常上限値の1～3倍まで）	2点
RF, 抗CCP抗体の少なくとも1つが陽性で高力価（正常上限値の3倍以上）	3点
滑膜炎持続期間	
＜6週	0点
≧6週	1点
炎症マーカー	
CRP, 赤血球沈降速度ともに正常	0点
CRP, 赤血球沈降速度のいずれかが異常	1点

4項目のスコアの合計が6点以上で関節リウマチ確定例（definite RA）と診断する

図3 アメリカリウマチ学会／ヨーロッパリウマチ学会による関節リウマチ予備診断基準と分類基準 （2010年）
MCP（metacarpophalangeal：中手指節），PIP（proximal interphalangeal：近位指節間），
2nd～5th MTP（metatarsophalangeal：第2～5中足趾節），1st IP（interphalangeal：母趾趾節間）関節
（Aletaha, 文献3より）

3 診断基準

関節リウマチの関節破壊は罹病期間と比例して一律に進行するのではなく，発症1～2年以内の早期に最も急速に進行するため，この時期を治療機会の窓（windows of opportunity）とよび，強力な薬物治療を積極的に実施することにより，関節破壊の阻止が図られるようになった．早期治療を行うためには早期診断が欠かせないが，アメリカリウマチ学会（American College of Rheumatology：ACR）の1987年改訂分類基準は，6週間以上症状が継続することを診断の要件としているために，発症6週未満の診断は不可能であり，また，発症6週以降であっても，発症早期には7項目中4項目以上という基準を満たさない場合も多く，早期診断に有用でなかった．そこで，アメリカリウマチ学会とヨーロッパリウマチ学会（The European League Against Rheumatism：EULAR）は，「できるだけ早期に関節リウマチと診断してメトトレキサート（methotrexate：MTX）による薬物治療を開始することにより関節破壊を阻止する」とのコンセンサスに基づいて，2010年に関節リウマチの予備診断基準と新しい分類基準を作成した[3]．まず，関節リウマチ予備診断基準により（図3）[3]，1つ以上の腫脹関節があり，関節リウマチ以外の滑膜炎をきたす疾患が，診断として関節リウマチより適切であると考えられない場合に，X線像で関節リウマチに典型的な骨びらんが認められた場合に関節リウマチと診断する．一方，骨びらんを認めない場合には，新しい関節リウマチ分類基準により，関節病変の関節数と大小関節のパターン，血清学的因子であるリウマトイド因子と抗CCP抗体の有無と力価，滑膜炎の持続期間，炎症マーカーであるCRPと赤血球沈降速度の異常の有無を各々スコア化して，合計したスコアが10点満点中6点以上の場合に関節リウマチ確定例（definite 関節リウマチ）と診断する（図3）[3]．なお，リウマトイド因子と抗CCP抗体がともに陰性の場合には最大で7点であり，新しいRA分類基準でも血清陰性関節リウマチを早期に診断することは困難であることに注意が必要である．

4 評価と寛解基準

疾患活動性の評価法として，平方根と対数を含

個々の患者の現時点での活動性の掌握と治療効果の判定に用いる
計算式：以下の4項目（あるいは全般的健康状態を除く3項目）から算定する
図の28関節に対する
　TJC28：圧痛関節数
　SJC28：腫脹関節数
　ESR：赤血球沈降速度（mm/1時間），あるいはCRP（mg/dl）
　GH：全般的健康状態（100mm VAS*）*VAS：visual analogue scale

DAS28-4(ESR)= $0.56×\sqrt{TJC28} + 0.28×\sqrt{SJC28} + 0.70×\ln(ESR) + 0.014×GH$
DAS28-3(ESR)= $[0.56×\sqrt{TJC28} + 0.28×\sqrt{SJC28} + 0.70×\ln(ESR)]×1.08 + 0.16$
DAS28-4(CRP)= $0.56×\sqrt{TJC28} + 0.28×\sqrt{SJC28} + 0.36×\ln(CRP×10+1) + 0.014×GH + 0.96$
DAS28-3(CRP)= $[0.56×\sqrt{TJC28} + 0.28×\sqrt{SJC28} + 0.36×\ln(CRP×10+1)]×1.10 + 1.15$
*lnは自然対数

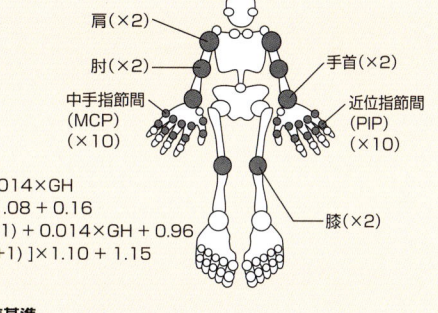

肩（×2），肘（×2），手首（×2），中手指節間（MCP）（×10），近位指節間（PIP）（×10），膝（×2）

DAS28によるEULAR改善基準

			活動性の改善度		
		現在のDAS28	改善度＝治療前のDAS28－現在のDAS28		
			1.2＜改善度	0.6＜改善度≦1.2	改善度≦0.6
絶対的活動性	低活動性	DAS28≦3.2	good response 良好な治療反応		
	中等度活動性	3.2＜DAS28≦5.1		moderate response 中等度治療反応	
	高活動性	5.1＜DAS28			no response 無反応
	寛解状態	DAS28＜2.6			

図4　Disease Activity Score 28（DAS28）(van Riel, 文献4より)

む計算式を用いた Disease Activity Score 28（DAS28）に基づくヨーロッパリウマチ学会の改善基準が広く使用されている**（図4）**[4]．しかし，DAS28で臨床的寛解を達成していても関節破壊は進行し得るため，X線像で関節破壊の進行がないことを基準とした新しい関節リウマチ寛解基準がアメリカリウマチ学会とヨーロッパリウマチ学会により2011年に作成された[5]．新しい関節リウマチ寛解基準では，ブール代数（真偽値）または，足し算のみで算出できる Simplified Disease Activity Index（SDAI）あるいは Clinical Disease Activity Index（CDAI）という指数を用いる**（表1）**[5]．なお，DAS28，SDAI，CDAIのいずれも，評価対象としている28関節には膝を除く下肢の関節は含まれないため，足関節や足部，足趾の症状がスコアに反映されないことに注意が必要である．

一方，身体機能の評価法として，患者自身が身体機能に関する8カテゴリー20項目について「何の困難もない」の0点から「できない」の3点までの4段階に自己査定する Health Assessment Questionnaire（HAQ），あるいは，HAQの質問項目を8項目に簡略化した modified Health Assessment Questionnaire（mHAQ）が頻用される[6]．各カテゴリーに含まれる項目の最高点をそのカテゴリーの点数とした最高点総和を回答したカテゴリー数（すべて記入されていれば8）で除した HAQ disability index（HAQ-DI）の早期からの上昇は予後不良因子のひとつであり，HAQ-DI≦0.5の場合に機能的寛解を達成していると定義する．

関節リウマチの治療

1 治療目標

関節リウマチの治療目標は，炎症と自他覚症状が改善した状態である「臨床的寛解」，関節破壊が停止した状態である「構造的寛解」，身体機能が維持された状態である「機能的寛解」の3つすべてを満たした「完全寛解」の達成である．関節破壊が生じる前の発病早期に完全寛解を達成して継続できれば，治癒とほぼ同じ状態となる．さらに近年，高価な生物学的製剤を中止しても寛解が維持できているバイオフリー寛解が報告されるようになり[7]，すべての薬を中止しても寛解が維持できるドラッグフリー寛解への期待が高まっているが，休薬すると再燃する場合も決して少なくない．そのため，近年では休日を意味するホリデーという言葉を用いて，バイオホリデー，ドラッグホリデーとそれぞれよばれることが多い．

2 治療手順

ヨーロッパリウマチ学会は，2010年に発表した treat RA to target（T2T）と名付けた関節リウマチ治療手順で，適切な関節リウマチ治療を行うためには，糖尿病や高血圧症のように明確な治療目標を設定し，疾患活動性の定期的な評価と，評価に応じた治療の調整を，厳格に管理して行う（tight control）ことが必要であることを強調している[8]．T2Tでの主要目標は寛解の達成と維持，寛解の達成が困難な場合の代替的目標は低疾患活動性の達成と維持である**（図5）**[8]．また，アメリカリウマチ学会は早期関節リウマチを発症6か月未満と定義して

表1 アメリカリウマチ学会／ヨーロッパリウマチ学会による関節リウマチ寛解基準（2011年）（Felson, 文献5より）

ブール代数（真偽値）による定義
圧痛関節数（28関節），腫脹関節数（28関節），CRP（mg/dl），患者全般評価（0〜10スケール）がいずれも1以下
指数による定義
Simplified Disease Activity Index（SDAI）が3.3以下
SDAI＝圧痛関節数（28関節）＋腫脹関節数（28関節）＋患者全般評価（0〜10スケール）＋医師全般評価（0〜10スケール）＋CRP（mg/dl）
Clinical Disease Activity Index（CDAI）が2.8以下
CDAI＝圧痛関節数（28関節）＋腫脹関節数（28関節）＋患者全般評価（0〜10スケール）＋医師全般評価（0〜10スケール）

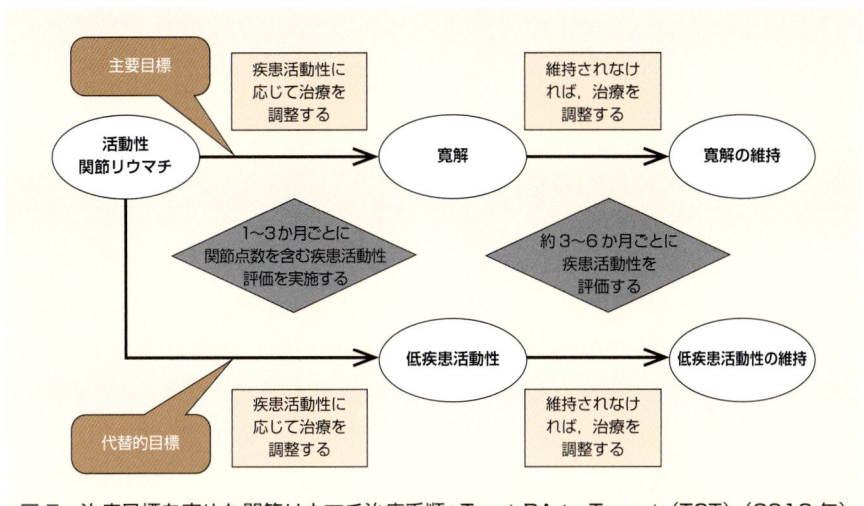

図5 治療目標を定めた関節リウマチ治療手順：Treat RA to Target（T2T）（2010年）
（Smolen，文献8より）

おり，その間に系統だった薬物治療を開始することが不可逆な関節破壊を避けるために重要である．

なお，実臨床における関節リウマチ治療薬の選択に役立つように，ヨーロッパリウマチ学会とアメリカリウマチ学会はそれぞれアップデートした関節リウマチ治療推奨を発表しているが，2014年に日本リウマチ学会は，2013年に改訂されたヨーロッパリウマチ学会の治療アルゴリズムを日本における診療を勘案して変更した「関節リウマチ診療ガイドライン2014 治療アルゴリズム」を発表した[9]．

3 薬物療法

1. 疾患修飾性抗リウマチ薬（disease-modifying anti-rheumatic drugs：DMARDs）

非ステロイド性抗炎症薬（NSAIDs）やステロイドのように炎症を直接抑制する作用は有しないが，関節リウマチの免疫異常を制御することによって関節リウマチの疾患活動性をコントロールする薬のことをいう．

① 従来型合成DMARDs（conventional synthetic：cs DMARDs）

(1) メトトレキサート（methotrexate：MTX）

日本では1999年に承認された，DNA合成に関わる補酵素のひとつである葉酸の構造類似体であり，葉酸代謝拮抗作用によりDNA合成を阻害して

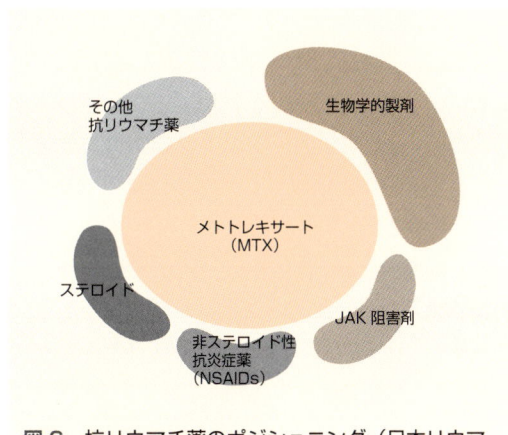

図6 抗リウマチ薬のポジショニング（日本リウマチ学会，文献10より一部改変）

細胞増殖を抑制する免疫抑制剤MTXは，関節リウマチの疼痛軽減と関節破壊抑制に対する有効性，即効性，継続性においてそれ以前のDMARDsより格段に優れており，関節リウマチ治療の中心的薬剤，すなわちアンカードラッグとして今日広く使用されている（図6）[10]．しかし，MTXを用いても十分な症状の改善が得られない場合や，症状は改善していても関節破壊が徐々に進行している場合も少なくない．

(2) 免疫抑制剤

タクロリムスやレフルノミドといった免疫抑制剤も関節リウマチの治療に使用されMTX並みの高い有用性を示す．

(3) その他の csDMARDs

遅効性でかつ関節破壊抑制作用も弱いため，免疫抑制剤の使用が困難な場合や疾患活動性が低い場合，併用薬としてなどに適応は限定される．

② 生物学的製剤／生物学的DMARDs (biologic：bDMARDs)

関節リウマチの病態形成に関わる炎症性サイトカインやリンパ細胞を特異的に抑制するモノクローナル抗体あるいはキメラ蛋白である生物学的製剤がバイオ技術を用いて開発され，日本では2003年に初めて承認された．2018年10月の時点で8種類の抗リウマチ生物学的製剤と2種3製剤のバイオ後続品（バイオシミラー：インフリキシマブ2製剤，エタネルセプト1製剤）が承認されている．このうち，インフリキシマブ，エタネルセプト，アダリムマブ，ゴリムマブ，セルトリズマブペゴルは，TNFαを特異的に抑制するためTNF阻害薬と総称される．MTXとTNF阻害薬の併用療法は，90％程度と非常に高い有効性を示すとともに，MTX単独治療と比較して関節破壊抑制作用にも優れており，発症早期から治療を開始すれば症状が完全に消失した状態である寛解に至る患者も多く，今日の関節リウマチの薬物治療のゴールデンスタンダードになっている．また，IL-6阻害，Tリンパ細胞活性化抑制のユニークな作用機序をそれぞれ有するトシリズマブとアバタセプトもTNF阻害薬と同様に高い有効性が報告されている．さらに，2017年に新たなIL-6阻害薬サリルマブが承認された．なお，Bリンパ細胞を標的とする抗CD20抗体リツキシマブも関節リウマチに有効な生物学的製剤であるが，日本では関節リウマチへの使用は承認されていない．

③ 分子標的型合成DMARDs (targeted synthetic：ts DMARDs)

関節リウマチに対する初めての低分子化合物の分子標的薬として，日本で2013年に承認されたトファシチニブは，免疫細胞において炎症性サイトカインの細胞内シグナル伝達にかかわるチロシンリン酸化酵素であるヤヌスキナーゼ（Janus kinase：JAK）を治療標的として特異的に抑制するJAK阻害剤であり，生物学的製剤と同等の非常に高い有効性を示す[11]．ただし，重篤感染症，長期曝露時の悪性腫瘍と，リンパ増殖性疾患の発生リスクが懸念されており，5年間にわたる全例調査が実施中である．2017年に，4種類あるJAKのサブタイプのうちJAK1とJAK2に選択性の高いバリシチニブも新たに承認され，3年間にわたる全例調査が開始された．

2. 非ステロイド性抗炎症薬（non-steroidal anti-inflammatory drugs：NSAIDs）とステロイド

NSAIDsとステロイドは従来多くの関節リウマチ患者に用いられてきたが，関節破壊抑制効果が乏しいことと，副作用への懸念から使用を忌避する考え方も生じつつある．しかし，近年，初期治療においてはステロイドの短期間の併用が推奨されるようになっている[12]．いずれにしろ，関節リウマチの関節痛や炎症のコントロールのためには，NSAIDsや少量のステロイドを適切に使用することが患者のADLやQOLの改善に有用であることを忘れてはならない．

3. 抗RANKL抗体製剤

抗RANKLモノクローナル抗体であるデノスマブは，骨粗鬆症や癌骨転移などの治療に用いられるが，2017年に関節リウマチに伴う骨びらんの進行抑制に対する効能が新たに追加された．

4 手術療法

進行した関節リウマチの関節破壊に対しては，人工関節置換術や関節固定術，関節形成術などの関節機能再建を目的とした手術療法が実施される．免疫抑制治療下における手術は創部感染のリスクが高まるため，通常，周術期においてはMTXと生物学的製剤の休薬が実施される．なお，関節リウマチの手術に際しては多関節に症状が生じるため機能の代償が難しいことに注意が必要である．

おわりに

①新しい診断基準と画像検査を用いて早期診断を行い，②治療目標を定めた治療手順に従い，③治療推奨を参考に，④新寛解基準を達成するために，⑤積極的な薬物療法を発症早期から導入して，

⑥回復不能な関節破壊を防ぎ，⑦身体機能の低下を生じさせないことが，今日の関節リウマチの標準的な治療戦略である．

実際，発症早期に完全寛解に至った関節リウマチ患者は，健常者と大差のない高いQOLの日常生活を送っている．しかし，高額な薬剤費や，妊娠などのライフイベントへの対応など，未解決の課題も残っている．関節リウマチの発症メカニズムが完全に解明され，根治療法が開発されることを期待する限りである．

● 文献

1) Filer A : The fibroblast as a therapeutic target in rheumatoid arthritis. Curr Opin Pharmacol, 13 (3) : 413-419, 2013.
2) Venkatesha SH, et al : Cytokine-modulating strategies and newer cytokine targets for arthritis therapy. Int J Mol Sci. 16 (1) : 887-906, 2014.
3) Aletaha D, et al : 2010 rheumatoid arthritis classification criteria : an American College of Rheumatology/European League Against Rheumatism collaborative initiative. Ann Rheum Dis. 69 (9) : 1580-1588, 2010.
4) van Riel PL, et al : Development and validation of response criteria in rheumatoid arthritis : steps towards an international consensus on prognostic markers. Br J Rheumatol, 35 (Suppl 2) : 4-7, 1996.
5) Felson DT, et al : American College of Rheumatology/European League Against Rheumatism provisional definition of remission in rheumatoid arthritis for clinical trials. Arthritis Rheum, 63 (3) : 573-586, 2011.
6) 三浦靖史, 石川　齊：各種疾患別治療成績判定基準関節リウマチ［石川　齊・他（編）：図解理学療法技術ガイド 理学療法臨床の場で必ず役立つ実践のすべて 第4版］．pp271-276, 文光堂, 2014.
7) Tanaka Y, et al : Discontinuation of infliximab after attaining low disease activity in patients with rheumatoid arthritis : RRR (remission induction by Remicade in RA) study. Ann Rheum Dis, 69 (7) : 1286-1291, 2010.
8) Smolen JS, et al : Treating rheumatoid arthritis to target : recommendations of an international task force. Ann Rheum Dis, 69 (4) : 631-637, 2010.
9) 治療方針．［日本リウマチ学会（編）：関節リウマチ診療ガイドライン2014］．pp44-48, メディカルレビュー社, 2014.
10) 日本リウマチ学会メトトレキサート診療ガイドライン策定小委員会：メトトレキサートを服用する患者さんへ　第2版. p5, 日本リウマチ学会, 2017.
11) 三浦靖史：薬剤の種類と特徴．［佐浦隆一・八木範彦（編）：リハ実践テクニック関節リウマチ　改訂第2版］．pp22-28, メジカルビュー社, 2014.
12) Smolen JS, et al : EULAR recommendations for the management of rheumatoid arthritis with synthetic and biological disease-modifying antirheumatic drugs : 2016 update. Ann Rheum Dis, 76(6) : 960-977, 2016.

（三浦靖史）

2 関節リウマチに対する理学療法

総論

　関節リウマチは，滑膜の炎症を主とする自己免疫疾患であり，初期には多関節の腫脹と痛み，進行期には関節破壊による変形，関節不安定性による機能不全や動作時に生じる痛みによって，ADLの制限とQOLの低下が起こる．以前の関節リウマチの治療目標は，痛みなどの臨床症状の軽減とADL改善であり，それは疾患の進行，すなわち関節破壊の進行を阻止する薬剤がなかったことによる．しかし，1999年にメトトレキサート（MTX），2003年に生物学的製剤が承認され，寛解導入率は飛躍的に改善し関節破壊の阻止が可能となった[1]．

　生物学的製剤を使用している関節リウマチ患者の理学療法は今後さらに増加していくことが予想され，生物学的製剤の導入により関節破壊は少なくなってくることから，理学療法効果も十分に期待できる環境になってきている．しかし，生物学的製剤の使用により患者は痛みから解放され，いわゆる関節のオーバーユースをきたし関節破壊が進行することもあるため，個々の患者にふさわしい理学療法を実施することが重要である[2]．

診療ガイドラインの概略

　2004年に日本リウマチ財団が発行した『関節リウマチの診療マニュアル（改訂版）診断のマニュアルとEBMに基づく治療ガイドライン』では，関節リウマチの治療は，①基礎治療，②薬物治療，③手術治療，④リハビリテーションの4本柱とされ，この4本柱に関してバランスよく治療計画を進めることが基本であるとしている．運動療法は，有酸素能力向上と筋力強化に有効であり，疾患活動性や痛みに悪影響を与えないが，X線像の変化，機能への影響は未知であり，今後さらにまとまった長期の検討が必要とされている（推奨グレードB）．また，温泉と水治療法では，温泉療法で臨床症状の改善がみられるが（推奨グレードB），泉質に関しては（推奨グレードC）である．レーザー療法についても（推奨グレードC）である[3]．

　ヨーロッパリウマチ学会の早期関節炎に対する治療のシステマティックレビュー[4]では，疼痛管理，機能不全への対処，就労能力の維持に関する患者教育が推奨され（推奨グレードB），早期関節炎に対しての非薬物療法として，高負荷運動療法，作業療法，水治療法のエビデンスレベルが高いとされている（推奨グレードB）．しかし，運動療法については，筋力と運動機能は改善するが，疾患活動性には明らかな効果はない，作業療法については身体活動と自己管理能力にはよい影響があるものの疾患活動性には影響しない，水治療法については強く推奨するだけの十分なエビデンスが得られていないとされ，リハビリテーション治療におけるランダム化比較試験の必要性と最適な治療法の確立が課題となる．

関節リウマチに対する理学療法の基本的な考え方

　関節リウマチに対する理学療法の目的は，①消炎および鎮痛，②運動機能（関節可動域や筋力）の維持あるいは改善，③変形の予防あるいは矯正である．病状や病態を把握するために，炎症の程度，関節機能不全，筋力などの評価を行い，次いで評価に沿って消炎・鎮痛目的，治療目的における目標設定，それに見合った理学療法（物理療法・運動療法・装具療法など）を実施する．治療実施後に設定した目標に到達しているか効果判定を行い，フィードバックとして再評価，再目標設定を行う[3]（図1）．

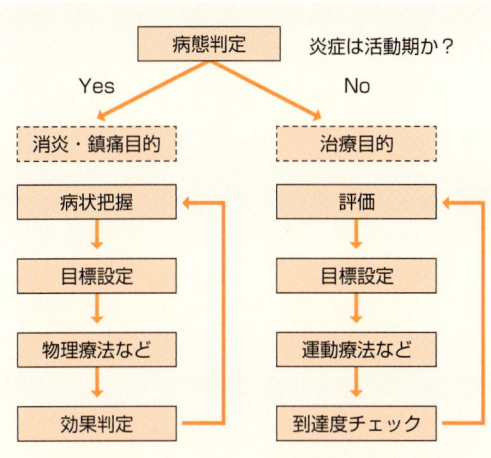

図1 関節リウマチに対する理学療法の基本的な考え方（村田，文献3より一部改変）

表1 Steinbrocker class 分類

Class I	身体機能は完全で不自由なしに普通の仕事が全部できる．
Class II	動作の際に，1か所あるいはそれ以上の関節に苦痛があったり，または運動制限があっても，普通の活動なら何とかできる程度の機能．
Class III	普通の仕事や自分の身の回りのことがごくわずかしかできないか，あるいは，ほとんどできない程度の機能．
Class IV	寝たきり，あるいは車椅子に座ったきりで，身の回りのことはほとんど，または，全くできない程度の機能．

表2 Steinbrocker stage 分類

Stage I（初期）	*1. X線写真上に骨破壊はない． 2. X線学的骨萎縮はあってもよい．
Stage II（中期）	*1. X線学的に軽度の軟骨下骨の破壊を伴う，あるいは伴わない骨萎縮がある． *2. 関節運動は制限されてもよいが，関節変形はない． 3. 関節周辺の筋萎縮がある． 4. 結節および腱鞘炎などの関節外の軟部組織はあってもよい．
Stage III（重度）	*1. 骨萎縮のほかにX線学的に軟骨および骨の破壊がある． *2. 亜脱臼，尺側変位，あるいは過伸展のような関節変形がある．線維性または骨性強直を伴わない． 3. 広範囲な筋萎縮がある． 4. 結節および腱鞘炎などの関節外の軟部組織はあってもよい．
Stage IV（末期）	*1. 線維性あるいは骨性強直がある． 2. それ以外はStage IIIの基準を満たす．

＊印は，特にその病期あるいは進行度に患者を分類するための必須項目である．

理学療法検査・測定

1 医療情報の収集

　全体的な生活機能についての評価[5]（表1），X線像などの画像所見，血液生化学検査，薬物療法により関節リウマチの活動性の判定を行い，理学療法施行上の参考とする．X線像からは関節の解剖学的状態を分類し[5]（表2），MRI所見からは滑膜を含む軟部組織の所見を評価する．また，関節リウマチでは環椎と軸椎間の前方亜脱臼が生じることがあり，環軸椎亜脱臼の有無を注意深く観察する必要がある．亜脱臼が認められる場合には，頸部の過度な屈曲を避けるようなADL指導を行い，動作練習時においても注意して実施する．血液生化学検査では，活動性の指標となるC反応性蛋白（CRP），赤沈値（ESR），リウマチ反応テスト（RF），関節軟骨を溶かす酵素であるマトリックスメタロプロテアーゼ-3（MMP-3），全身疲労につながる貧血〔ヘモグロビン値（Hb），赤血球（RBC）〕などの状態を把握しておく必要がある．また，薬物療法の情報収集としては，MTXや生物学的製剤を使用している患者を担当することも増加しているため，各製剤の特徴を理解し，担当患者がどのような治療を受けているのかを把握しておく必要がある．

2 理学療法適応判断

　関節リウマチ患者の経過は同一症例でも変化することもあり，理学療法介入も病型ごとに異なる対応が必要となる．また関節リウマチは破壊性の滑膜炎や種々の免疫異常により，単関節に起こる局所炎症と進行性に経過する多関節炎を主症状とする全身性炎症を生じる．全身性炎症の場合，関節外症状として肺や消化器，あるいは眼病変などをきたすこともあり，理学療法適応判断を行う際には局所炎症あるいは全身性炎症を呈しているか医師より情報を得ておく必要がある．一般に急性炎症が生じている場合は安静が基本であり，積極的な理学療法は実施できない時期である．炎症の程度，関節機能不全，筋力などの評価を行い，関節不安定性の有無，拘縮の有無を確認しておく必要がある．滑膜炎期は局所の

安静が必要となり，こわばりや痛みの少ない時間帯に温熱療法などを併用した適度な運動療法を実施する．破壊期になると筋力の維持が重要となり，適度な筋力強化運動が必要となってくる．変形期では，運動制限や関節拘縮がみられるようになり，同時に腱鞘滑膜の浸潤により脆弱となった腱は，関節の変形による異常ストレスのため断裂が生じやすく注意が必要である．また，関節破壊が進行して強直期に至ると，患者は徐々に進行する機能不全に比較的順応しており，残存した機能を維持向上させていくことが重要となる．

3 身体構造

1. 変形

病状および関節破壊の進行によりさまざまな変形を呈する．関節リウマチは全身の疾患であり，ほぼ全関節に罹患し，痛みとその回避に伴い特徴的な肢位をとることがある[6] (図2)．各関節の変形をX線像により評価するとともに姿勢アライメントの評価も行い，姿勢不良に伴い生じる痛みや影響を受ける関節，筋組織を推測することが必要である．

2. 筋萎縮

疼痛関節周囲筋は，痛みによる防御性収縮のため硬結感を呈する時期もあるが，長期的には筋萎縮を伴うこと多い．荷重量の減少や代償動作により罹患関節周囲筋に筋萎縮を呈していることがあり，筋萎縮状態を把握するため周径を測定する．

4 心身機能

1. 痛み

関節リウマチの痛みのような侵害受容性疼痛では，体位や動作に関する増悪因子を重点的に調べる必要がある．基本的な評価として，visual analog scale（VAS）や numerical rating scale（NRS），安静時や運動時の痛み，増悪因子や軽減因子（時期，時間，気象，動作，体位），睡眠，食事，巧緻動作作業時の痛み，排泄への影響などがある．また，進行期の関節リウマチでは，関節変形や骨破壊によって末梢・中枢神経の圧迫や絞扼が発症し，神経性疼痛を招くことがある．手根管症候群，肘関節破壊による尺骨神経麻痺，骨粗鬆性椎体圧迫骨折による馬尾神経麻痺などの神経性疼痛の存在が疑われる場合には知覚検査も加え，問題となる神経を推測し評価を行っていく必要がある．

2. 筋機能

関節リウマチの主症状は関節症状であり，痛みを

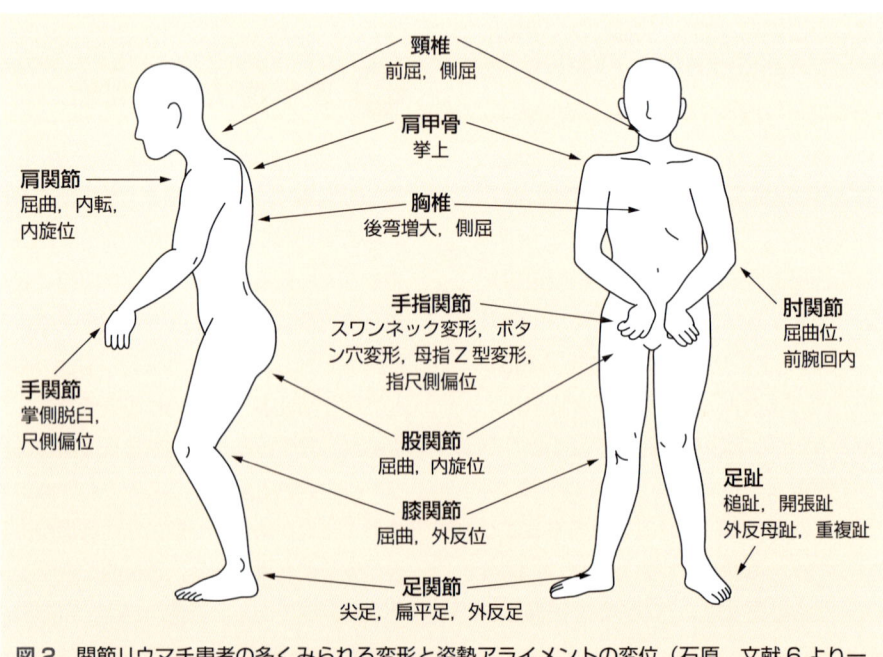

図2 関節リウマチ患者の多くみられる変形と姿勢アライメントの変位（石原，文献6より一部改変）

有することが多くみられる．ADL を維持するためには筋機能は重要となり，筋力の維持や筋萎縮の予防は理学療法においても経験することが多い．現段階の筋機能を評価することは重要となるが，痛みを有することが多いため疼痛関節周囲筋については十分な筋力発揮ができないこともあり，信頼性のある検査が行えているか否かについて把握しておく必要がある．また，関節リウマチ患者の筋機能を評価する際には，徒手筋力検査（manual muscle testing：MMT）の方法である最大収縮のみにとらわれず，ADL や動作時に必要とされる体幹の固定性，関節の安定性についても評価を行う．動作時に生じる体幹の動揺や関節不安定性が筋機能あるいは関節機能に起因しているかについて判別しておく必要がある．

筋機能を評価する注意点として，自動運動や関節の不安定性を確認した後に徐々に抵抗をかけていき，関節変形や不安定性を呈している関節に対しては過度な抵抗は行わないように注意する．また炎症の強い時には無理な筋機能評価は行わないことや朝のこわばりが強い時には午後から実施するなど，痛みの影響を考慮した評価を行っていく必要がある．また，筋機能低下が痛み，長期間の痛みなどによる廃用症候群，薬物由来など，どのような原因に影響を受けているか判断していく必要がある．

3．関節機能

関節リウマチでは関節の変形や不安定性などの関節症状を主症状とする疾患であり，関節機能を評価することは重要であり正確な測定が必要となる．ROM を制限している因子として，痛み，関節構造の破壊，軟部組織による拘縮などがあり，制限因子がどの要因であるか明確にしておく必要がある．また，ROM 測定は他動運動が原則となるが，ADL 動作を考慮した肢位での実施や自動運動についても評価し，関節機能が動作にどのような影響があるか把握しておく．また特に注意する点として頸椎亜脱臼の有無を把握することであり，頸椎の病変が認められる場合は頸部の測定は控え，他の関節を測定する際にも肢位に注意する必要がある．

4．関節の不安定性

関節リウマチ患者は靱帯の弛緩や関節構造の破壊によって，関節の不安定性を呈することが多く，特に不安定性を呈している下肢関節では，荷重そのものが変形の助長因子となる．骨化破壊とともに軟部組織の緊張均衡が崩れ，伸張力や剪断力による痛みを誘発することで変形は増強する．関節破壊が進行すると，不安定性を残しつつ変形や拘縮をきたすため，隣接関節の代償を余儀なくされ他関節へ影響を及ぼす[7]．下肢の荷重関節では，膝関節や足関節に不安定性を呈することが多く，評価の際は臥位などの非荷重位と立位の荷重位で行う必要があり，徒手抵抗による検査や X 線像による評価を行っていく．また，ADL 動作時に関節の不安定性により痛みを誘発しているか，動作に影響を及ぼしているか，装具などによる固定の必要性についても評価を行っていく．

5 活動と参加

1．日常生活動作（ADL）

関節リウマチの病態は寛解と増悪を繰り返し，常に変化するため ADL 評価については経時的な変化を捉えることが大切である．従来の評価法として Steinbrocker ら[5] による生活機能分類は理学療法の評価としては粗いとされており[3]，関節リウマチ患者においては，ADL および生活関連動作で実際の日常生活における制限を評価することが望ましい（**表 3**）．また，ADL において関節保護を行ってくことが重要であり，関節保護が生活習慣や環境下に実施できているか評価を行っていく必要がある（**表 4**）．

ADL 評価法として，HAQ（health assessment questionnaire）[※1]，mHAQ（modified HAQ）[※2] などがある．

解説

[※1] HAQ：日常生活活動に関する 8 領域 20 の質問項目，および患者の疼痛評価と全般評価からなる質問票である．
[※2] mHAQ：20 項目の質問からなる HAQ を 8 項目にした簡便な評価尺度であり，HAQ より簡便でかつ同程度に有用な質問票である．

第10章 | 関節リウマチ

表3 日常生活活動評価表（村田，文献3より一部改変）

日常生活活動の全体像

診断（主訴）＿＿＿＿＿＿＿＿＿　　氏名＿＿＿＿＿＿＿＿＿＿　　利き手＿＿＿＿＿＿　　検者＿＿＿＿＿＿

	点数 動作	全介助 （3点）	全介助 （2点）	全介助 （1点）	全介助 （0点）	年月日	年月日	年月日
1	会話	不可能	Yes.Noの伝達は可能	どうにか意思の疎通は可能	自由に可能			
2	寝床動作	寝たきり	寝返り	寝返りから座位まで	自由に可能			
3	車椅子操作	乗せてもらう	乗り移り	乗り移り 運転一部可能	可能			
4	立ち上がり動作	不可能	つかまり立ち （40cm以上）	つかまり立ち （20cm以上）	しゃがんで立てる			
5	起立動作	不可能	平行棒内で体重移動可能	片脚立位 片脚屈伸可能	片脚起立 3～5秒			
6	歩行動作	平行棒内 不可能	歩行器使用	杖を使用	独歩			
7	階段昇降	不可能	介助必要	手すり使用	独歩			
8	手指動作	廃用手	補助手	実用手に近い	実用手			
9	食事動作	不可能	一部食べさせてもらう	自助具にて可能	自分で食べる			
10	更衣動作	不可能	ほとんど不可能	少し可能	可能			
11	排泄動作	失禁する	ベッド，ポータブル おむつ使用	尿便器使用 介助にて可能	可能			
12	入浴動作	不可能 清拭	浴槽 出入不可能	浴槽 出入可能	可能			

セルフケア（－）　　　　　　　　　セルフケア（＋）　　計

備考

表4 関節保護の原則（秋山，文献8より）

- □疼痛を誘発したり強めたりする肢位，姿勢，動作，活動は避ける
- □関節破壊や変形を助長する肢位，姿勢，動作，活動は避ける
  - 布団・マット：身体が沈まない固さのものを選び，脊柱の弯曲が強まるのを防ぐ
  - 枕：低めのものを使い，頸椎の前屈が強まるのを防ぐ
  - 掛け布団：温かく軽いものを使い，掛け布団の重みで変形が助長されるのを防ぐ
  - 椅子座位：背もたれが高くて垂直な椅子に深く正しく腰かける
  - 立位：直立位を心がける．両脚に平均して体重をかける
  - 歩行：上肢の筋肉を弛緩させ，両手を自然に振る．引きずり歩行を避ける
  - 小さな関節や筋肉に負担をかけず，できるだけ大きな関節や強い筋肉で仕事をする
  - 片側だけに負担をかけず，両手で動作をする
  - 関節に無理のかからない動き方や手（指）の使い方を習慣づける
  - 動作や活動が苦痛になった時は，直ちに中止する
  - 努力を強いる動作や活動を避ける
- □安静と活動のバランスを考慮する
  - 十分な睡眠をとる
  - 終日まったく動かないのはよくない．無理のない範囲内での活動は行うほうがよい
  - 仕事中は，小刻みに短時間ずつ休憩をとるよう心がける
  - 同一肢位を長時間にわたってとらない
- □心身のエネルギーの不必要な消耗を防ぐために，人的・物的環境を整備・調整する
  - 家族の適切な援助や協力，思いやりは，何にも増して精神的安定につながる
  - 居住空間の明るい楽しい雰囲気づくりを心がける
  - 合理的に動けるように，作業に使用する物の配置や家屋構造を考慮する
  - 関節保護や体力消耗防止に役立つ自助具・市販の器具・スプリントの適応を考慮する

2. 生活の質（QOL）

関節リウマチに対する治療的介入の目的は症状や機能の改善だけではなく，QOLの改善と指摘されるようになり，理学療法を実施していく際に長期的なQOLの改善を念頭におく必要がある．QOLを把握するための評価として，SF-36（MOS 36-Item Short-Form Health Survey）やEQ-5D（EuroQol 5 Dimension）[※3]などの数多くの評価表が開発，応

表5　日本語版HAQ（J-HAQ）（Matsuda，文献9より）

関節の痛みや障害のために，日常生活がどの程度，制限されているかを教えてください．				
この1週間の日常生活で，それぞれの質問に当てはまるところに1つだけ○をつけてください．				
	何の困難もなくできる	少し困難だができる	かなり困難だができる	まったくできない
1. 衣服の着脱と身支度				
●靴ひもを結び，ボタンかけも含め自分で身支度ができますか？				
●自分で洗髪ができますか？				
2. 起立				
●椅子（肘かけがなく背もたれが垂直）から立ち上がれますか？				
●ベッドまたは布団からの就寝，起床の動作ができますか？（日常使っている寝具についてお答えください）				
3. 食事				
●お箸を使ってご飯を口に運べますか？				
●いっぱい水の入ったコップを口元まで運べますか？				
●新しい牛乳の紙パックの口を開けることができますか？				
4. 歩行				
●戸外の平坦な道を歩けますか？				
●階段を5段上がれますか？				
■上記の1〜4の動作の手助けとなるような器具や自助具を日常的に使っていたら，あてはまるものにいくつでも○をつけてください． 　1. 身支度に使う器具（ボタン通し，ジッパーにかけるひもなど）　2. 特殊な椅子　3. 特殊な容器，自助具　4. ステッキ　5. 松葉杖　6. 歩行器　7. 車椅子				
■上記の1〜4の動作をするのに他人の手助けが必要であれば，あてはまるものにいくつでも○をつけてください． 　1. 衣服の着脱と身支度　2. 起立　3. 食事　4. 歩行				
	何の困難もなくできる	少し困難だができる	かなり困難だができる	まったくできない
5. 衛生				
●体を洗いタオルで拭くことができますか？				
●浴槽につかることができますか？				
●洋式トイレに座ったり立ったりすることができますか？				
6. 届く範囲				
●頭上の棚に2ℓ入りのペットボトルがあった場合，それを下に降ろせますか？				
●腰を曲げて床にある衣服を拾い上げられますか？				
7. 握力				
●自動車のドアを開けられますか？				
●広口ビンのふたを開けられますか？（すでに一度開けてあるもの）				
●回転式の蛇口を開閉できますか？				
8. 家事や雑用				
●用事や買い物に出かけることはできますか？				
●自動車の乗り降りができますか？				
●掃除機をかけたり，庭仕事などの家事ができますか？				
■上記の5〜8の動作の手助けとなるような器具や自助具を日常的に使っていたら，あてはまるものにいくつでも○をつけてください． 　1. 浴槽の椅子　2. 浴槽の手すり　3. 便座を高くする　4. トイレ内の手すり　5. 孫の手状の継ぎ手（マジックハンド）　6. ビンの口を開ける器具				
■上記の5〜8の動作をするのに他人の手助けが必要であれば，あてはまるものにいくつでも○をつけてください． 　1. 衛生　2. 届く範囲　3. 握力　4. 家事や雑用				

解説

[※3]　EQ-5D：5項目の質問で構成された健康関連QOLを測定するために開発された包括的な評価尺度であり，簡便な質問票であるため臨床の場でも活用しやすい．

[※4]　AIMS2：関節リウマチ患者のQOLを測定するための調査票であり，17下位尺度で構成された患者が自記する質問紙調査票である．

用されてきているが，疾患特異的な評価方法として，AIMS2（arthritis impact measurement Scales 2）[※4]などが報告されている．HAQ は関節リウマチの身体機能評価法としては世界標準とされており，日本語版 HAQ（J-HAQ）[9]が開発されている(表5)．

理学療法治療

1 運動療法

　関節リウマチに対する運動療法は，有酸素能力や筋力を増強し，疾患の活動性や痛みに悪影響は与えないものの，X 線像の変化，機能への影響は未知であり長期の検討が必要とされ，運動療法は推奨グレード B とされている．しかし関節リウマチ治療において運動療法は，薬物療法や手術療法と同様に重要とされている．関節リウマチ患者にとって，疾患関連の状態や機能の改善に対して，さまざまな程度や種類の運動療法が有効であるという強力なエビデンスが記載されており[10]，仏リウマチ医によるガイドライン[11]では，運動療法やスポーツは早期リウマチ患者には推奨され，運動療法も望ましいとして推奨グレード B とされている．また，関節リウマチの運動療法の RCT をまとめた報告[12]では，20 分の自転車エルゴメーター，20 分間の高負荷サーキットトレーニング，20 分のスポーツ・ゲーム運動からなる高負荷の運動では，身体活動性（HAQ）が有意に改善し，高負荷運動の有効性と安全性について報告され，3 日に 1 回 45 分間の等速性筋力強化運動器を用いた膝屈筋群・伸筋群の筋力強化運動を 6 週間実施することにより，立ち上がり動作時の膝の角速度，VAS，HAQ，筋トルクが向上したと報告されている．Stenström らのレビュー[13]において，関節リウマチに対する有酸素運動と筋力強化運動について，「有酸素運動は中等度から高強度（最大心拍数の 60～85％），30～60 分の持続時間で週に 3 回実施すべきである．そして筋力強化運動は中等度から高強度（最大随意収縮の 50～80％）で，週 2，3 回実施すべきである」と報告しており，対象者の選択が適切にされるのであれば，関節リウマチに対する高負荷運動は有効かつ安全であると考えられる．

2 物理療法

　関節リウマチに物理療法が用いられる目的の多くは，炎症を伴う急性または慢性関節痛である．中でも日常生活上のオーバーユースによる関節痛，筋肉痛，全身疲労感には，日常生活指導，基礎療法教育も含めた対処が必要である．日本リウマチ財団がまとめた『EBM に基づく治療ガイドライン』[3]では，低出力レーザー療法（low-level laser therapy：LLLT）が推奨され（推奨グレード C），また温泉療法は温熱療法の一環としては臨床症状の改善がみられるとされている（推奨グレード B）．しかし関節リウマチ患者に対する物理療法の効果に関するエビデンスは限定的である．温熱療法では，パラフィン浴と運動療法の併用により，手の機能や痛みに対して短期的に有効であったが，ホットパック・アイスパック・寒冷療法では，腫脹，痛み，ROM，手の機能などに対する効果は，対照群と比較して差はないと報告されている[14]．低出力レーザー療法では，膝・足・手の痛みに対する短期治療が有効であったが，筋力，ROM，疼痛関節数，運動機能の有効な改善は認められなかったと報告されている[15]．現在の関節リウマチに対する物理療法を推奨する質の高いエビデンスは少ないが効果が否定されているわけではない．多くの物理療法に対して，運動療法などの他の治療法と併用することが推奨されている．

3 歩行と移動に関する活動制限に対する介入

　関節リウマチの歩行特徴として，歩行周期において歩行速度，ストライド長が減少するのに対し，両脚支持期が延長している．また歩行時の ROM では，体幹の傾斜や外側動揺がわずかながら増大，下肢関節の運動は減少，特に，足関節底背屈が著明に減少し，荷重応答期での足外反が増大する．関節モーメントでは，股・膝関節での伸筋・屈筋力や足関節の底屈筋力の低下がみられる．さらに，足底面における重心軌跡では，初期接地から足底長の 50％ に到達する時間の延長も指摘されている[16]．

理学療法として，歩行時に各関節のROM制限がみられることにより，歩行に必要とされるROMを確保していくことが重要である．各患者の病態や痛みなどの症状により異なってくるが，ストライド長の拡大が必要となる患者では，前方への推進力を発揮するため股関節伸展ROM，足関節背屈ROMを拡大させ，足趾の変形や痛みを有していないようであれば，中足趾節（MTP）関節の伸展ROMを拡大させていく．筋機能については，体幹や骨盤の動揺を安定させるために中殿筋や大殿筋の強化が必要となるが，筋力強化というよりはむしろ歩行動作に応じた筋力発揮のタイミングを習得していく練習が必要であると考える．また，前方推進力に必要となる大殿筋や下腿三頭筋についても同様に筋力を発揮するタイミングを習得するような運動を実施していく．

4 装具療法

関節リウマチ患者では装具の利用が多く，関節破壊の進行，炎症関節に対して，関節を安静にして鎮静化させる，関節変形の進行予防，関節の不安定性に対する支持性の向上を目的に処方されることが多い．手指の変形に対するスプリント，足部変形に対する足底板，頸椎病変に対する頸椎カラー，荷重関節の不安定性に対する支持性向上目的の支柱付き装具などが多く使用されている．足底板の効果として痛み，歩行機能の改善はみられたが，身体活動性，関節病変疾患活動性は対照群と差がないという報告や半硬性足底板において痛みが有意に改善したという報告があるものの，エビデンスレベルは不十分であるとされている[17]．また，手指のスプリントについてのメタアナリシスでは明らかな有効性は証明されていない[18]．頸椎カラーに関しては，環軸椎関節の不安定に対する固定力が不十分であるという報告[19]が多いため，頸椎カラーに頼りすぎない生活・動作指導を行っていく必要がある

5 自己管理と教育

関節リウマチ患者に対して，日常生活の指導や教育は，関節保護，エネルギーの浪費防止，身体機能の維持・改善，心理面でのサポートとして重要になってくる．関節リウマチの患者教育のランダム化比較試験をまとめた報告では[12]，行動学習理論に基づく疼痛管理技術の習得を目的とした患者教育法を実施した結果，介入開始4か月後に活動性（HAQ），痛み（VAS），関節炎に対する自己認識，認知行動学的疼痛管理法の習得[※5]，疲労，抑うつ傾向が改善したと報告している．また，行動療法的，運動学習的な関節保護法プログラムを実施した結果，手の痛み，朝のこわばり，関節保護の習熟度，活動レベル（AIMS2）が有意に改善したと報告している．これらのことより，行動療法を目的としたグループプログラムによる患者教育は，有効性について科学的根拠が得られた介入であるが，患者教育を含めた日常生活指導で重要となってくるのは，指導内容を順守しそれを継続してもらうことである．臨床現場で患者教育や日常生活指導の際にはこれらの知識を加味したうえで行っていく必要がある．

表6 関節リウマチの各手術部位と推奨グレードAおよび推奨グレードBの術式（龍，文献20より一部改変）

	推奨グレードA	推奨グレードB
股関節	人工関節置換術	なし
膝関節	人工関節置換術 滑膜切除術	なし
足関節	関節固定術	人工関節置換術 滑膜切除術
足趾関節	関節形成術	関節固定術
肩関節	人工関節置換術	滑膜切除術
肘関節	人工関節置換術 滑膜切除術	なし
手関節	滑膜切除術	関節形成術 関節固定術
手指関節	滑膜切除術	人工関節置換術 関節形成術 関節固定術
脊椎	関節固定術	なし

推奨グレードA：行うように強く勧められる
推奨グレードB：行うように勧められる

解説

※5 痛みについての誤った認識を修正し，痛みと行動の関係を認識し日常生活でできることを増やしていく．

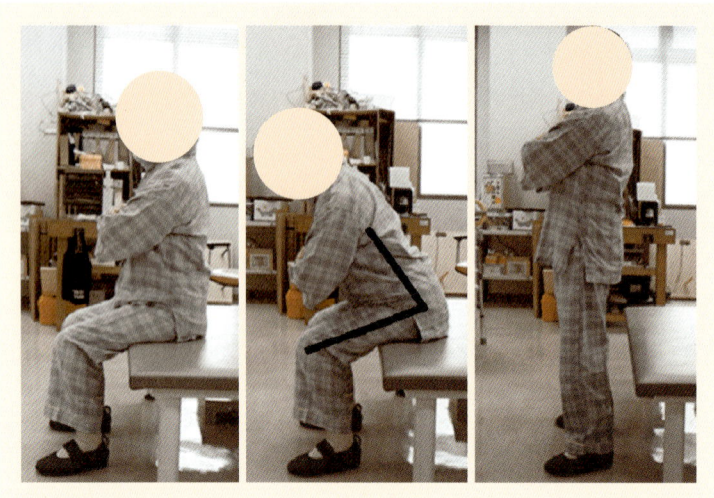

図3 頸椎関節固定術後の立ち上がり動作
骨盤の前傾と股関節屈曲を意識させた椅子からの立ち上がり動作を指導する．

6 術後のケア

　関節リウマチの治療体系は，生物学的製剤の登場で大きく変わったが，いまだ多くの患者が手術療法を要している．日本リウマチ財団による『EBMに基づくリウマチ治療ガイドライン』[20]では，各手術部位と推奨グレードAおよび推奨グレードBの手術術式が記載されている**（表6）**．一般的に関節リウマチの手術は除痛，ROM拡大，機能改善，変形矯正を目的に行われる．関節リウマチの関節手術の多くは，人工関節を含んだ関節形成術と関節固定術，滑膜切除術に分けられる．関節形成術における理学療法ではROM拡大が大きなポイントとなり，関節固定術では関節の可動性を失わせることが目的であるため術部に対してはなすべきことは少ないが，二次的な影響や術後ADLを踏まえた理学療法が必要となってくる．

1. 頸椎関節固定術

　関節リウマチの代表的な脊椎病変である環軸椎亜脱臼に対して，頸椎関節固定術が施行されることがある．固定した関節は可動性がなくなるため，術後ADLに支障をきたすことも多くある．頸椎の過度な運動を行うと固定部位や隣接関節に悪影響を及ぼすこともあり，他の関節のROMの維持が重要となってくる．特に洗顔や洗髪動作では，頸部屈曲のROMが制限されるため肩関節や肘関節のROMの確保が重要となる．また，椅子からの立ち上がり動作においても頸椎や上部胸椎の動きが制限されるため，骨盤の前傾や股関節屈曲を意識させた立ち上がり動作指導が必要となってくる**（図3）**．

2. 人工関節置換術

　人工関節置換術では，人工股関節全置換術（total hip arthroplasty：THA），人工膝関節全置換術（total knee arthroplasty：TKA）が多く施行されており，その他の関節でも，人工肩関節置換術，人工肘関節置換術，人工足関節置換術などがある．特に人工股関節置換術や人工膝関節置換術においては，術後の痛みが強くなければ早期より歩行練習を実施し，筋力強化練習やROM運動では，痛みを強いることなく愛護的に行っていく．ROMに関しては，変形性膝関節症患者に比較して早期より目標角度に到達する経験が多いため，痛みを誘発させる積極的なROM運動は控えるべきである．また関節リウマチ患者の中には長期間ステロイドを使用している場合もあるため，骨脆弱性による骨折に注意を要する．人工関節術後合併症である感染症，深部静脈血栓症についても血液生化学検査の結果や臨床症状を十分に把握しておく必要がある．

3. 関節固定術

　関節固定術は頸椎のほかに足関節や手関節が適応関節であり，関節が固定されるためADLに支障をきたすばかりではなく隣接関節への影響も懸念さ

れる.関節固定術は,固定方法によって違いがあるものの一定期間のギプスやシーネによる固定,免荷や荷重制限が必要となってくる.そのため筋力低下や他のROM制限が生じる危険もあり,術後早期には手術関節部以外に対する介入が中心となる.また,外固定除去後においては,固定関節や隣接関節への影響を考慮したADL指導が重要となる.

理学療法の課題

新たな関節リウマチ治療においては,内科医,整形外科医,リハビリテーション専門職が協力して情報を共有することが重要となる.現在,生物学的製剤などの新薬によって骨破壊進行抑制が可能となり関節機能不全に応じた理学療法介入のエビデンスが必要となっている.また,理学療法目標が抗炎症による除痛のみではなく,ADLやQOLの向上,就労や社会参加へと拡大されており,新たなエビデンスとして過運動,過負荷となる関節に対しての関節保護や水中運動,有酸素運動が推奨されている.しかしながら,関節リウマチに対して理学療法を行っていく際のエビデンスは十分ではないのが現状であり,今後さらなる構築が必要となってくる.

● 文献

1) 山本相浩・川人 豊:関節リウマチの早期診断と治療戦略. 臨牀と研究, 90 (1):114-118, 2013.
2) 伊藤 聡:関節リウマチに対する内科的治療の最新知見. 理学療法ジャーナル, 47 (3):185-190, 2013.
3) 村田紀和:リハビリテーション〔越智隆広・他・厚生労働省研究班(編):関節リウマチの診断マニュアル (改訂版) ―EBMに基づく治療ガイドライン〕. pp143-161, 財団法人日本リウマチ財団, 2004.
4) Combe B, et al : EULAR recommendations for the management of early arthritis : report of a task force of the European Standing Committee for International Clinical Studies Including Therapeutics (ESCISIT). Ann Rheum Dis, 66 (1), 34-45, 2006.
5) Steinbrocker O, et al : Therapeutic criteria in rheumatoid arthritis. JAMA, 140 (8), 659-662, 1949.
6) 石原義恕・他:リウマチテキスト. p91, 南江堂, 1995.
7) 佐々木賢太郎・太田晴之:関節リウマチの理学療法プログラム. 理学療法, 25 (1):311-318, 2008.
8) 秋山仁美・他:関節リウマチ〔千野直一・他 (編) ADL・IADL・QOL〕. pp153-161, 金原出版, 2004.
9) Matsuda Y, et al : Validation of a Japanese version of the Stanford Health Assessment Questionnaire in 3,763 patients with rheumatoid arthritis. Arthritis Rheum, 49 (6), 784-788, 2003.
10) Metsios GS, et al : Rheumatoid arthritis, cardiovascular disease and physical exercise : a systematic review. Rheumatology, 47 (3), 239-48, 2008.
11) Gossec L, et al : Nonpharmacological treatments in early rheumatoid arthritis : clinical practice guidelines based on published evidence and expert opinion. Joint Bone Spine, 73 (4), 396-402, 2006.
12) 水落和也:関節リウマチリハビリテーション治療のガイドライン. リハビリテーション医学, 43 (4), 222-228, 2006.
13) Stenström CH, Minor MA : Evidence for the benefit of aerobic and strengthening exercise in rheumatoid arthritis. Arthritis Rheum, 49 (3), 428-434, 2003.
14) Robinson V, et al : Thermotherapy for treating rheumatoid arthritis. Cochrane Database Syst Rev, CD002826, 2002.
15) Ottawa Panel : Ottawa Panel Evidence-Based Clinical Practice Guidelines for Electrotherapy and Thermotherapy Interventions in the Management of Rheumatoid Arthritis in Adults. Phys Ther, 84 (11), 1016-1043, 2004.
16) 八木範彦:RA患者の歩行障害に対する理学療法. 理学療法学, 38 (3), 207-210, 2011.
17) Chalmers AC, et al : Metatarsalgia and rheumatoid arthritis-a randomized, single blind, sequential trial comparing 2 types of foot orthoses and supportive shoes. J Rheumatol, 27 (7), 1643-1647, 2000.
18) Egan M, et al : Splints/orthoses in the treatment of rheumatoid arthritis. Cochrane Database Syst Rev, CD004018, 2003.
19) Althoff B, Goldie IF : Cervical collars in rheumatoid atlanto-axial subluxation : a radiographic comparison. Ann Rheum Dis, 39 (5), 485-489, 1980.
20) 龍 順之助・松野博明:下肢の手術〔越智隆広・他・厚生労働省研究班 (編):関節リウマチの診断マニュアル (改訂版) ―EBMに基づく治療ガイドライン〕. pp120-133, 財団法人日本リウマチ財団, 2004.

(内田茂博)

第11章 脊髄損傷

第11章 脊髄損傷

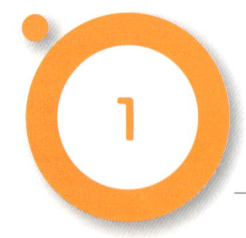

1 脊髄損傷の病態

総論

1 脊髄損傷の概要

　脊髄損傷とは，脊髄の一部の髄節が損傷されることでそれ以下の髄節が支配する身体領域の種々の神経機能が恒久的に損なわれる症候群である．主に脊椎の骨折・脱臼による脊髄の圧挫から生じ，損傷された髄節に依存して四肢麻痺あるいは対麻痺をきたす．日本における発生頻度は人口100万人あたり26.34～40.2人[1,2]で，年間の新規症例数は3,300～5,000人に達すると推測されている．男女比は4:1で男性に多い[1]．近年，好発年齢に変化がみられ，高齢化していることが指摘されている．1990年代初頭に実施された疫学調査[1]によると20歳に小さなピークと59歳に大きなピークをもつ二峰性の発症パターンをもつことが示されているが，より最近の2000年代半ばに行われた調査[2]では60～80歳代を中心とした一峰性のパターンに変化してきている．好発する部位と損傷型にも変化があり，古くは炭鉱の落盤事故に伴う胸髄・腰髄の損傷が中心であったが，高度経済成長期に入り自動車社会に入ると交通事故による頸髄損傷がより多くなってきた[3]．近年では，頸椎症や後縦靱帯骨化症を基礎疾患にもつ高齢者が転倒し中心性頸髄損傷の発生をみた例が全体の半数以上を占める[1,2]．このように疾患構造に変遷があり医療と社会のそれぞれからの対応が望まれているが，治療法が確立していないこともあり解決すべき課題が多い疾患である．

　従来，脊髄を含む中枢神経系は，発生が完了すると組織を修復・再生する能力は失われると考えられてきた．そのため，これまでの治療では，脊髄を圧迫する骨片・脱臼の整復固定やステロイドの大量投与による神経保護，呼吸・排泄・褥瘡予防からなる全身管理，そして医療的リハビリテーションを通した残存機能の増大や代償的な能力の開発に主眼が置かれてきた．一方，最近の研究成果から，成熟した中枢神経系でも分子生物学的手法や幹細胞治療によって損傷を受けた神経回路が修復可能であることがわかってきた．しかし，これら新しい治療法によって神経回路が新たに作られたとしても，この回路は積極的に動員されなければ消滅してしまう．したがってこれら新しい治療法を成功させるためには，新しい神経回路を作るだけでなくその活動をいかに引き出し定着させるかが課題である．こうした点で，本症の治療に理学療法士をはじめとしたリハビリテーション医療の担い手は今後とも大きな役割を担い得る．

2 脊髄損傷の分類

1. 原因に基づく分類

　外傷性のもの，そして血管起因性のものに大別できる．外傷による損傷については脊椎の骨折や脱臼を原因とするものが大多数を占めるが，椎骨あるいは脊髄内の腫瘍や椎間板ヘルニアといった内的原因によるものも存在する．血管起因性の脊髄損傷は，栄養血管の遮断により脊髄が虚血に陥ることで生じる型である．前・後脊髄動脈閉塞，脊髄出血，脊髄梗塞，脊髄動静脈奇形を原因に発生するが稀な疾患であり，類似した疾患である脳卒中の1/100程度の発生頻度であるといわれている．

2. 機能不全の程度に基づく分類

　完全損傷および不全損傷がある．それぞれ，損傷高位以下の髄節が支配する領域で神経機能が完全に失われたもの，および神経機能が完全には失われず部分的に残されたものを指す．臨床的には完全損傷とされる症例でも，放射線学的あるいは組織学的には脊髄の損傷部において組織の連続性が確認できるものが65％にのぼる[4]．

　不全損傷の中には，脊髄の損傷部横断面に組織破壊が不均等に発生することで特異的な機能の損失がみられる4つの特殊型，①中心性頸髄損傷，②

ブラウン・セカール症候群，③前脊髄動脈症候群，④後脊髄動脈症候群が知られる．中心性頸髄損傷は四肢麻痺の一種で，下肢よりむしろ上肢に強い運動麻痺を示す．知覚麻痺は軽微である一方，強い痙性を示す場合が多い．ブラウン・セカール症候群は脊髄の半側損傷である．損傷側では損傷された髄節の支配域の全感覚が失われるが，それ以下の領域では運動および深部感覚が損なわれる．対側では温・痛覚が損なわれる．前脊髄動脈症候群は，前角，前索，および側索を栄養する前脊髄動脈の血行遮断をもとに生じる型である．運動と温・痛覚の損失がみられる一方で，触覚（fine touch），位置覚，振動覚は保たれる．後脊髄動脈症候群は血管病変を背景に，深部感覚優位の感覚麻痺，錐体路症状と膀胱直腸機能不全をもって発症する型で非常に稀とされる．後脊髄動脈は後角，中心灰白質，および後索を支配する動脈である．

3 脊髄損傷の症状

1. 運動麻痺

経過に応じて様態が変化する．受傷直後は脊髄ショックとよばれる状態に陥り，損傷された髄節以下が支配する筋で反射消失，弛緩性麻痺がみられ，数日～数週続く．この時期を過ぎると深部反射の亢進を伴って痙性麻痺に移行し，不全損傷の場合は随意性が回復してくる．ただし，損傷された髄節の支配筋は脊髄運動ニューロンの脱落のため永続的に弛緩した状態となる．完全損傷・不全損傷の鑑別を早期に行うことは困難で，当初完全損傷の所見を示していても後に不全麻痺と判断される例が稀でない．対麻痺で受傷後3週，四肢麻痺では6週程度の観察が必要である．受傷直後より不全損傷と判断される症例では6か月程度の回復期間が見込まれる．損傷高位は麻痺の性状に影響を与え，頸髄損傷・胸髄損傷は主として痙性麻痺を示し，腰髄損傷は大半が弛緩性麻痺である．

2. 知覚麻痺

損傷部以下の髄節が支配する領域で知覚の鈍麻～脱失が生じる．麻痺域の境界域では，1～2髄節の範囲で機能不全の程度は軽くなる場合，または過敏になる場合の両方がある．損なわれる知覚の種類と分布は完全損傷・不全損傷の間で差がある．完全損傷では，すべての知覚が損傷高位以下で対称性に完全に脱失する．不全損傷では，触覚（fine tough）や振動覚は保存されやすいが痛覚や温度覚の損失が顕著である．麻痺域の分布は非対称性で，肛門周囲の知覚が他の領域に比べよく保存される．肛門周囲の知覚の残存は仙髄神経残存徴候（sacral sparing）とよばれ，不全損傷であることを意味する．肛門周囲で痛覚が残存することは下肢筋力の有意な回復を強く示唆する．肛門周囲の知覚は胸腰椎移行部（第12胸椎／第1腰椎）の骨傷で脊髄円錐が損傷を受けると失われ，サドル型知覚麻痺とよばれる．

3. 痛み[5]

脊椎の不安定性，非麻痺肢の過用，筋スパズム，そして神経原性の理由で発生する．特に神経原性の痛みは永続的かつ難治性で，リハビリテーション介入の効果や患者の日常生活を大きく制限する．神経原性の痛みは，①境界域痛，②麻痺域痛，③内臓痛に分けられる．境界域痛は，麻痺域より上位2～4脊髄分節の領域にわたり両側性かつ帯状に出現するもので，灼熱痛と表現される．痛みとはならない刺激が痛みとなるアロディニア，弱い痛刺激が必要以上に強く感じられるヒペルパチーといった痛覚異常もしばしば合併する．麻痺域痛は，主に知覚の脱失例で認められ，「刺すような」「しびれた」「疼く」「脈打つような」「絞めつけられるような」「切り裂かれるような」と表現される．両側性かつ持続的で，その強さは天候や体調に影響される．一般的に受傷直後から認められ，慢性疼痛を訴える症例の1/3を占める．完全麻痺でありながら，「麻痺肢が動く感じがする」といった幻肢痛様の訴えも経験される．麻痺域痛の中でも馬尾損傷のような神経根の損傷では，刺すような灼熱痛が損傷高位に一致した支配分節に生じる．この痛みは持続的だが，その強さは神経活動の状態に依存して変動する．内臓痛は古くから記述されているが，脊髄損傷における慢性疼痛のひとつと数えるべきかは明確ではないという意見もある．持続的で鈍く灼けるような痛みで，一般的に受傷後数か月～数年の経過をもって発現する．

4. 呼吸機能低下

脊髄損傷による死亡原因として第1位を占める．呼吸筋の運動麻痺，そして自律神経機能不全に基づく気道分泌物増加・気道狭窄によって引き起こされ，頸髄損傷・胸髄損傷（第5胸椎より高位）でみられる．呼吸筋麻痺で最も課題になるのは主要な吸気筋である横隔膜を支配する第4頸椎およびそれより高位の損傷である．しかし，第4頸椎より下位の損傷で自発呼吸には問題がなくても，強制呼気筋である内肋間筋，腹直筋の麻痺のため咳嗽が弱く気道分泌物を効果的には喀出できないという課題があり，無気肺・肺炎の危険がある．

5. 自律神経機能不全

交感神経系・副交感神経系の不均衡から受傷直後より損傷高位に応じた種々の機能不全が発生する．第5胸椎より上位の損傷では，脊髄ショックのため交感神経系が遮断され副交感神経系が優位となり徐脈と血管拡張に伴う低血圧がみられる．これは循環を停滞させ，脊髄損傷部とその周囲の組織破壊の助長，深部静脈血栓からの肺梗塞の発生につながる．脊髄ショックの離脱期以降，膀胱・直腸・肛門の刺激から生じる自律神経過反射が問題となる．頭痛，非麻痺域の異常発汗，立毛，血圧上昇・動悸がみられ，多くが導尿カテーテルのクランプをきっかけに出現する．収縮期血圧が200mmHg以上に達し脳卒中の発生につながる可能性があり，注意を要する．体温調節にも機能不全がみられる．麻痺域における発汗の低下・停止，そして麻痺筋の体熱産生の低下とそれに伴う基礎代謝の低下から環境温度に影響されやすく，低・高体温いずれも起こり得る．特に夏季における四肢麻痺者のうつ熱が問題となる．また頸髄損傷では，受傷後数時間〜数日の時点で40℃以上の異常高体温の出現がときにみられる．視床下部にある体温調節中枢の機能不全によるものと考えられるが，発汗や血管運動の機能不全のため体熱放散の反応は悪く，生命予後的に危険である．

6. 膀胱直腸機能不全

排尿・排便とも損なわれるが，前者の機能のほうがより高度に侵される．脊髄ショック期では，尿意は感じられず，かつ膀胱は排尿筋が弛緩し尿を排出できない尿閉に陥る．放置されると膀胱に1,000ml以上の尿が溜まり，排尿筋，壁内神経が損傷され膀胱機能はもはや修復できず，腎不全にもつながる．受傷後，適切な尿路管理のもと1〜3か月を経ると損傷高位に応じた病態を示す．排尿中枢は第2〜4仙椎レベルにあるが，これより上位の損傷は核上型あるいは反射性膀胱とよばれる．脊髄から膀胱間の反射弓は維持されており，膀胱内の尿貯留や腹壁の刺激により反射性排尿が起きる．しかし，排尿反射が起きても尿道括約筋の緊張亢進のため排尿は妨げられやすい．排尿中枢自体の損傷は核下型あるいは自律型・弛緩性膀胱とよばれる．排尿反射は起こらないが，括約筋の筋緊張も低いため腹圧を上げ膀胱内圧を高くすれば導尿なしに排尿可能である．

脊髄の構造と機能

脊髄は，脳から脊椎内の骨性のトンネルである脊柱管に延びた中枢神経系の一領域で，42〜45cmの全長と1cm程度の太さをもつ．下端は脊髄円錐とよばれる円錐形の形態をとり，第1〜2腰椎椎骨の高さで終わる．脊髄と脊柱管の全長には差があるため，下位の神経根ほど自身の椎間孔に達するには降りるべき距離が長くなる．特に腰椎以下の脊柱管内では神経根は脊髄実質を取り巻きながら平行に下行し，いわゆる馬尾を形成している．

脊髄の横断面をみると，伝導路の軸索が縦走する白質にニューロンが配置された灰白質が取り囲まれた構造となっている．白質内の各伝導路の配置について詳細は他書に譲るが，各伝導路とも上位の髄

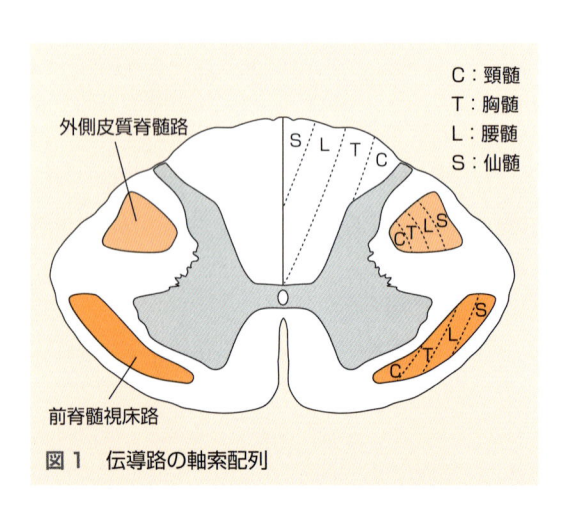

図1 伝導路の軸索配列

C：頸髄
T：胸髄
L：腰髄
S：仙髄

節と接続する軸索ほど横断面中央に配置されており**(図1)**，そのため脊髄横断面中央が破壊される中心性頸髄損傷では上肢のほうが下肢より機能損失の程度が大きくなると理解されている．灰白質は，前角，後角，中間質，そして側角（胸腰髄のみに存在）と分けられ，それぞれ骨格筋を支配する脊髄運動ニューロン，末梢からの感覚情報を受けこれを脳に送る感覚性ニューロン，左右の灰白質内のニューロン間をつなぐ介在ニューロン，そして交感神経系の細胞体がある．

脊髄は，中枢神経系の他の領域と同じく，ニューロンと神経系に特有だが非ニューロンの細胞であるグリア細胞からなる．グリア細胞には，中枢神経系に特有のアストロサイト，オリゴデンドロサイト，上衣細胞，ミクログリア，そして末梢神経系に特有のシュワン細胞がある．アストロサイトは，中枢神経系の結合組織というべき地位，そして血管とニューロンの間に入りニューロンへ受け渡す物質の選別を行う役目をもつ．オリゴデンドロサイトは，中枢神経系における髄鞘形成細胞である．ミクログリアは中枢神経系における免疫担当細胞である．上衣細胞は脳室内を覆う細胞で，脊髄では中心管を形成する役目を果たしている．後述するが，グリア細胞の挙動は脊髄損傷の病態に深く関わっている．

病態

脊髄損傷の病態の特徴は，①脊髄の組織破壊と機能損失は外力による一次損傷とそれに引き続いて起きる二次損傷により発生・拡大する，②二次的な自己破壊が起きる一方で脊髄がもつ自己修復能は乏しい，③損傷された神経回路の修復ではなく損傷部の環境改善と残された神経回路の再編から機能回復が生じる，この3点に要約できる．

1 組織破壊と機能損失の発生・拡大 [6]

神経機能の損失は，脊髄の損傷部とその周囲に生じた上・下行性伝導路の軸索，そしてニューロンの減少からもたらされる．こうした組織破壊は，脊髄に加わった機械的外力によりまず生じるが，同時にもたらされた血管損傷からその血管の支配領域が虚血をきたし種々の変化が惹起されいっそう拡大する**（図2）**．まず，虚血の中心部（コア）では急激なエネルギーの枯渇が起きる．これはナトリウム・カリウムポンプの機能を停止させ，細胞浮腫，そして細胞膜の破綻につながり，急速に細胞は死に至る．虚血コアの周囲でも細胞死が生じる[※1]．理由のひとつは虚血コアの拡大である．虚血コアで発生した浮腫は周囲を圧迫するので，血行が断たれた領域はさらに拡大する．もうひとつの理由は内因性の毒の発生である．虚血コアの壊死組織には，その処理のために炎症細胞が浸潤・集積する．炎症細胞は死細胞の破壊・除去のため融解酵素や活性酸素群を放出するが，これらは生細胞の生存を脅かす．過剰な神経伝達物質が組織内に放出され細胞死を招くことも知られる．グルタミン酸は中枢神経系における主要

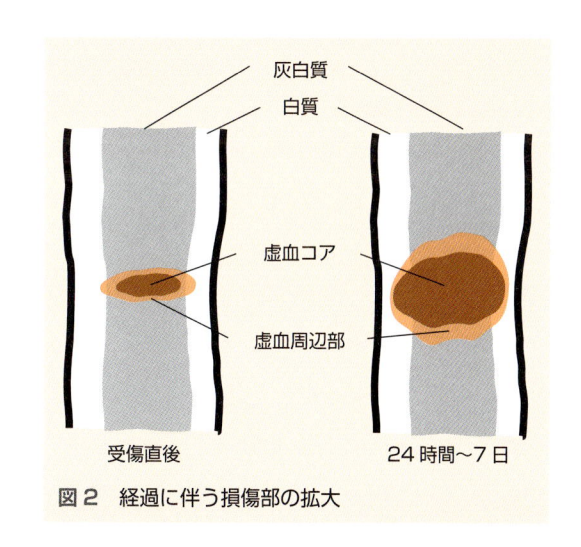

図2　経過に伴う損傷部の拡大

解説

[※1] 虚血コアとその周囲では細胞死の形態に差がある．虚血コアにおける死はいわゆる壊死で，死細胞は破裂し構造物を周囲にまき散らし炎症反応を惹起する．虚血コアより遠隔で生じる死はアポトーシスとよばれる自殺的な細胞死で，細胞はその構造物を再利用しやすいよう断片化したうえで死に至る．断片化された構造物は食細胞により処理されるが，炎症反応にはつながらない．

な興奮性神経伝達物質だが，毒としての性質（興奮毒性）も併せもつ．虚血下では，ニューロン，そしてアストロサイトから大量のグルタミン酸が放出される．これはニューロンへの過剰なカルシウムイオンの流入につながり，カルシウムイオン依存性の蛋白分解酵素の活性化，ミトコンドリアの機能不全から細胞死を引き起こす．

損傷部における軸索の損失は，この軸索を髄鞘化していたオリゴデンドロサイトの細胞死を誘導する[7]．この死は，損傷を受けてニューロンとの連絡を失った神経終末側の軸索がワーラー変性をきたすことを起点に生じる．オリゴデンドロサイトは単一の細胞が複数の突起を延ばし複数の軸索を髄鞘化しており（図3-①），単一の細胞が単一の軸索を髄鞘化するシュワン細胞とは異なる（図3-②）．そのため軸索の損傷によって生じたオリゴデンドロサイトの死は，他の軸索の脱髄につながりその機能を奪うことになる．

② 制限された自己修復能

破壊された脊髄の機能が回復するためには，①損傷された伝導路の軸索が再伸長し損傷部を乗り越え支配すべきニューロンと再接続する，②損傷を免れていながら脱髄により機能を失った軸索が再髄鞘化される，③損傷部とその周囲で失われたニューロンが補充される，④補充されたニューロンが標的細胞と接続する，以上が果たされる必要があるが，成熟した脊髄ではいずれも制限される．

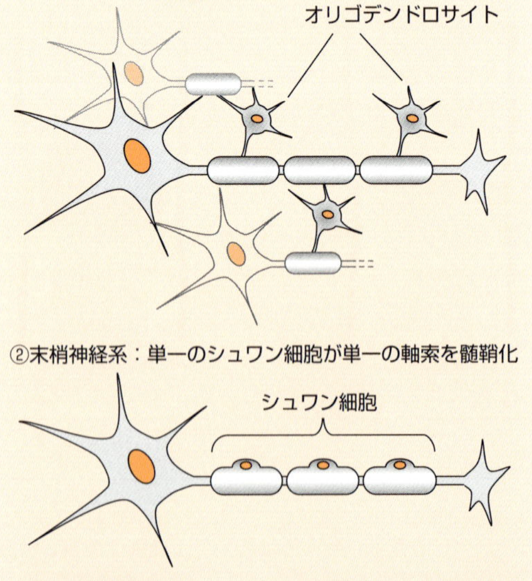

1. 軸索再伸長の制限

中枢神経系とは対照的に，末梢神経系では損傷を受けた軸索は旺盛に再伸長することが一般に知られている．この現象は，損傷部より遠位のシュワン細胞が未分化な細胞へ脱分化・増殖すること，増殖した未分化なシュワン細胞が神経成長因子（nerve growth factor：NGF）や脳由来神経栄養因子（brain-derived neurotrophic factor：BDNF）など軸索伸長を促進する可溶性蛋白やラミニンのような軸索の"足場"となる細胞外マトリックス分子を豊富に発現させること，脱分化したシュワン細胞から出たミエリン残滓中のミエリン関連糖蛋白（myelin-associated glycoprotein：MAG）のような軸索伸長阻害因子が貪食細胞によって取り除かれること，こうした一連の反応によってもたらされる[8,9]．

一方，中枢神経系の損傷では，軸索の再伸長をむしろ阻害する変化が生じる．上述のように，軸索の損傷はこれを髄鞘化していたオリゴデンドロサイトの死につながるが，その残滓は早急には処理されず軸索が再伸長すべき経路にミエリン中のMAG，Nogo-A，オリゴデンドロサイト糖蛋白（oligodendrocyte-myelin glycoprotein：OMgp）といった軸索伸長阻害因子が残る[10]．損傷部では，横断面中央の死細胞が貪食されるとそこに空洞が形成され，外縁の白質が残るのみとなる（図4-①〜③）．この残された白質領域にはミエリンに含まれる軸索伸長阻害因子が豊富であり，軸索がここを乗り越えさらに伸長することは難しい．また空洞の周囲では，アストロサイトが反応性に増殖・集積し，グリア瘢痕とよばれる瘢痕組織が形成される．グリア瘢痕は，その高い組織密度から物理的に軸索の伸長を遮断するとともに，コンドロイチン硫酸プロテオグリカン（chondroitin sulfate proteoglycans：CSPGs）とよばれる軸索伸長阻害因子を含み，化学的にも軸索の伸長を阻む[10,11]（図4-④）．オリゴデンドロサイトおよびアストロサイト由来の軸索伸長阻害因子の

図3 中枢神経系および末梢神経系における髄鞘の違い

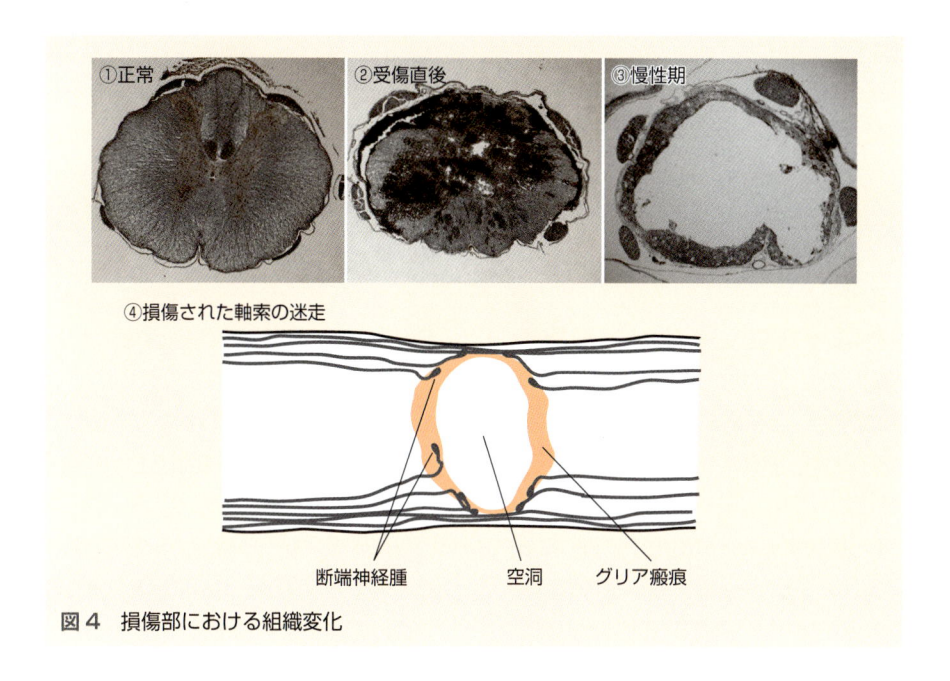

①正常 ②受傷直後 ③慢性期
④損傷された軸索の迷走

断端神経腫　空洞　グリア瘢痕

図4　損傷部における組織変化

阻害・分解は，損傷された軸索の再伸長を促し機能回復を促進することが実験的に示されている[11]．

2. オリゴデンドロサイトおよびニューロン補充の制限

　従来，発達後では神経系の細胞は新たには補充されないため，損傷を受けると組織修復はできないとされてきた．しかし，実際には新たにニューロン・グリアを生み出す能力をもつ細胞（神経幹細胞）が成体にも存在する．脊髄でも神経幹細胞の存在が確認されており，その分布は脊髄内の全域にわたる．この神経幹細胞は，脊髄に損傷が加わると増殖する．しかし，多くがアストロサイトになってしまい，オリゴデンドロサイトへの分化はわずかである．また，ニューロンへの分化は皆無である[12]．

　アストロサイトの反応性増殖は，損傷された軸索の再伸長を妨げる一方で，組織保護や機能的予後を高めるために不可欠な反応であることもわかっている．遺伝子操作や薬物投与によりグリア瘢痕の発生を抑制あるいは除去すると機能的予後はむしろ低下する[13]．グリア瘢痕の除去は損傷部への炎症細胞の過剰な遊走につながり，ニューロンの細胞死の増加や脱髄の悪化がもたらされるためである[14]．神経幹細胞は，ニューロンやオリゴデンドロサイトを補充するよりアストロサイトの反応性増殖を通じてこれら細胞の生存維持を図ることで，機能の修復より保護を優先しているのだと考えられる．

3. 骨格筋再支配の困難性

　実験的には，失われたニューロンを細胞移植によって補充し，脱神経となった骨格筋を再支配できることが示されている[15]．しかし，実験動物における成功をヒトの治療に直ちに応用することはできない．損傷後の末梢神経系では，損傷部より遠位にあるシュワン細胞が増殖し軸索伸長のための環境が準備される．しかし，経過とともにシュワン細胞は減少し，6か月を過ぎると残された細胞の形態・機能は損傷直後のものとは大きく様変わりする[9]．一般的に，末梢神経系における軸索の伸長速度は1mm/日とされる．この速度が維持されたとしても6か月間で期待される軸索の伸長距離は180mmにすぎず，ヒトの四肢末梢には遠く及ばない．また新しく補充されたニューロンは，機能的な神経接続を確立できなければ経過とともに失われるという問題もある．

3 自発的な機能回復をもたらすメカニズム

　完全損傷，不全損傷ともに，神経機能には自発的な回復がみられる．その要因のひとつは損傷部とその周囲における環境改善で，浮腫・血行の改善，および主に末梢神経系から流入したシュワン細胞に

よる再髄鞘化がそれにあたる．もうひとつの要因は残された神経回路の再編で，神経接続の可塑性変化を通して脱神経となったニューロン・神経核の機能に向上がもたらされる．神経回路の再編は活動依存性に維持・増強されるため，これをいかに引き出すかはリハビリテーション介入の主要な課題であり，これを中心に解説する．

1. 脱神経となったニューロン・神経核の再支配

① 側芽形成[※2]

脱神経となったニューロン・神経核に対し，本来これを支配していないニューロンが新たな軸索（側芽）を分岐・接続することで支配下に置くことができる．ブラウン・セカール症候群はその端的な例である．この症候群では，脊髄が損傷された側の体肢の機能は一旦失われるが，しだいに回復してくる[16)]．この回復は，脊髄の非損傷側から損傷を受けた側に送られた下行性伝導路の側芽によりもたらされたもので[17)]，よって損傷を受けた側の脊髄半側は本来とは対側にあるニューロンから支配されることになる．特に運動野では，本来とは異なる半球のニューロンが支配を行うことになり，こうした機能局在の変更を cortical map reorganization とよんでいる．側芽は髄鞘がより少ない灰白質内で発生し，近距離にある細胞と接続し（図5-①），その制御に関わるようになる．そのため，損傷された軸索が白質内を再伸長し，遠い標的に到達・再支配する（図5-②）よりも容易に発生するのだと考えられる．

② バイパス形成

軸索に損傷を受けたニューロンが他の下位ニューロンと神経接続を確立し，迂回路を形成することで標的細胞を再支配できる．ラットでは，ヒトの外側皮質脊髄路に相当する皮質脊髄路は側索ではなく後索の最深部を走っている（背側皮質脊髄路）．脊髄の背側半分を実験的に切断すると，この背側皮質脊髄路を遮断できる（図6-①）．結果，運動野に

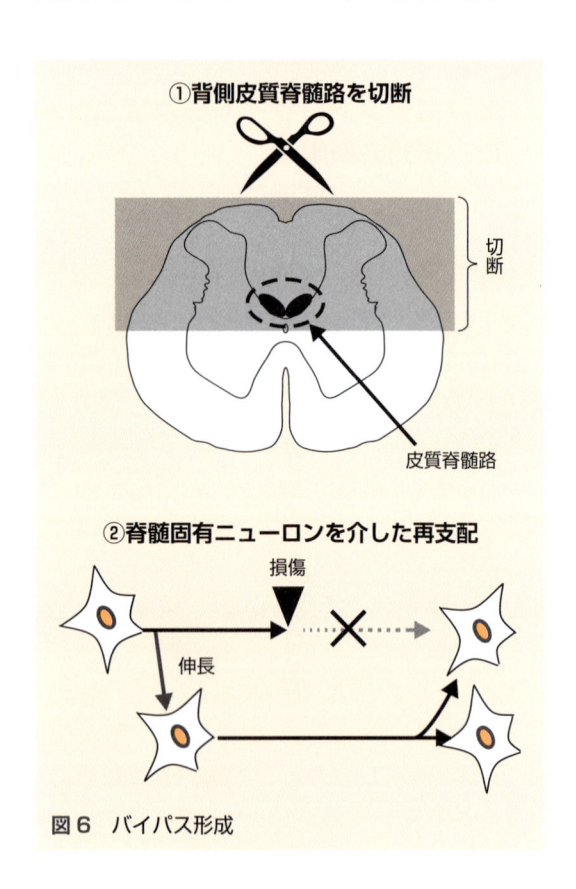

図5 側芽形成と軸索再伸長

図6 バイパス形成

解説

※2 損傷に伴って側芽の形成をみるのは下行性伝導路に限らない．体性感覚を伝える一次感覚ニューロンの脊髄後角にある終末は，損傷をきっかけに側芽を形成し脊髄後角への接続を強める．この側芽形成は損傷部の上・下位両方の髄節で生じる．こうした反応が，麻痺域，そして麻痺の境界域上位での感覚過敏を作り出す．

依存した運動機能である踏み直り反応は失われるが，この機能は経過とともに回復を示す．この回復は，一次運動ニューロンが頸髄で側芽を形成し，頸腰髄間を連絡する脊髄固有ニューロンと接続することで得られる[18]（図6-②）．本来，この脊髄固有ニューロンは歩行運動の際に上下肢（前後肢）が協調的に運動するための連携役だが，これに一次運動ニューロンが接続することで間接的に損傷部より下位にある標的細胞の再支配を果たしている．

2. 脱神経となった神経核自身の変化

実験動物を用いた検討から，下部胸髄以下の脊髄には歩行のための筋活動のパターン発生と上下・左右の後肢の協調的な筋活動を行うための神経回路（central pattern generators for locomotion：CPGs）が存在し，これはヒトの脊髄にも存在すると考えられている．CPGsはトレーニングにより機能を高めることができる．胸髄が切断されたネコを，体幹を支えたうえで後肢をトレッドミルに乗せ歩行させると歩行能力に向上がみられ，最終的には後肢のみで体重を支え健常ネコに近い歩行が可能となる[19]．この知見は，部分免荷トレッドミル歩行（body-weight supported treadmill training, BWSTT）としてすでに臨床応用されている．しかし，ヒトでは運動麻痺が比較的軽い例（American Spinal Injury AssociationのImpairment ScaleのCおよびD）は好適とされるものの，これより重度の例では効果を上げにくい[20]．この治療の効果や適応を拡大するうえで，ネコとヒトの間のどのような違いがこの治療の効果に差を生むのかについての情報は有用であると考えられる．

3. 神経の可塑性変化に対するリハビリテーション介入の影響と意義

前述の種々の変化による新たな神経接続は，機能的に意味があり，かつ積極的に動員されれば維持強化されるが，意味のないものはしだいに失われる．先に述べた脊髄の背側半分が切断されたラットでは，背側皮質脊髄路の軸索が頸腰髄間を結ぶ脊髄固有ニューロン以外にも側芽を送り神経接続を作るが，この接続は経過とともに失われる[18]．これらの知見から，有意味な接続でも動員されなければやがて失われる．そして必ずしも適切な接続でなかったとしても積極的に動員されれば維持強化されるという予想が成り立つ．機能低下をきたした筋への運動介入では能力に見合わない課題を課すと容易に代償運動の出現をみるが，これは有意味な接続の動員を妨げ必ずしも適切でない接続を強化している可能性が高い．

これまで，実験医学の領域において幹細胞治療や分子生物学的アプローチによって損傷された中枢神経系の神経回路を修復する試みが数多く行われてきた．これらはすでに実験室レベルからヒトに対する臨床試験の段階に移行しているものもあり，本格的な臨床応用も決して遠くはない[※3,4]．これらの治療によりもたらされた新たな神経回路は雑多な標的に接続しており，有意味・無意味なもの両方が混在すると考えられる[※5]．そうした中で，有意味な接続のみを残しこれを強化することは，より大きな機能回復を果たすうえで不可欠である．こうした治療の成否にリハビリテーション医療が果たす役割は大きいといえ，これに対応したアプローチの確立が望まれる．

解説

※3 現在，損傷を受けた脊髄の神経回路を再生・修復するための手段としては，幹細胞の移植・神経栄養因子の投与が最も有望視されている．幹細胞の移植は，移植細胞がもつ神経栄養因子の放出能から得られる神経破壊の抑制，新たな神経接続形成の促通が主な奏功メカニズムであり，この2つの治療は似た性格をもつ．

※4 移植細胞としては，骨髄間質細胞（骨髄由来の幹細胞のひとつ）と人工多能性幹細胞（iPS細胞）が期待されている．これらは患者自身から調達でき，移植に対する拒絶反応が回避できることが利点である．しかし，細胞の神経栄養因子の放出能は細胞の提供者ごとに差があることが示されており，細胞の提供者が違っても均質な奏効性をもつとはいえない．

※5 細胞治療や神経栄養因子の投与は無意味な回路だけでなく有害な回路の形成にもつながる．これらの治療は麻痺域，非麻痺域の両方でアロディニアのような感覚異常をもたらすことが知られている．これは神経栄養因子が一次感覚ニューロン中枢突起の側芽形成を促すため，感覚刺激が増幅されて脊髄後角に伝えられることによる．

第11章 脊髄損傷

● 文献

1) Shingu H, et al : A nationwide epidemiological survey of spinal cord injuries in Japan from January 1990 to December 1992. *Paraplegia*, 33 (4) : 183-188, 1995.
2) 坂井宏旭・他：わが国における脊髄損傷の現状. *J Spine Res*, 1 (1) : 41-51, 2010.
3) 赤津　隆：脊髄損傷の病理と病因論. リハ医学, 14 (1) : 161-162, 1977.
4) Bunge RP, et al : Observations on the pathology of several types of human spinal cord injury, with emphasis on the astrocyte response to penetrating injuries. *Adv Neurol*, 72 : 305-315, 1997.
5) Siddall PJ, Loeser JD : Pain following spinal cord injury. *Spinal Cord*, 39 (2) : 63-73, 2001.
6) Oyinbo CA : Secondary injury mechanisms in traumatic spinal cord injury : a nugget of this multiply cascade. *Acta Neurobiol Exp (Wars)*, 71 (2) : 281-299, 2011.
7) Warden P, et al : Delayed glial cell death following wallerian degeneration in white matter tracts after spinal cord dorsal column cordotomy in adult rats. *Exp Neurol*, 168 (2) : 213-224, 2001.
8) Patodia S, Raivich G : Downstream effector molecules in successful peripheral nerve regeneration. *Cell Tissue Res*, 349 (1) : 15-26, 2012.
9) 平田　仁：神経再生の足場. *Clin Neurosci*, 18 (1) : 1265-1268, 2000.
10) Giger RJ, et al : Guidance molecules in axon regeneration. *Cold Spring Harb Perspect Biol*, 2 (7) : a001867, 2010.
11) Moon LD, et al : Regeneration of CNS axons back to their target following treatment of adult rat brain with chondroitinase ABC. *Nat Neurosci*, 4 (5) : 465-466, 2001.
12) 中福雅人・他：成体中枢神経組織の再生と神経前駆細胞. 神経進歩, 46 (2) : 237-244, 2002.
13) Zhang S, et al : Photochemical scar ablation in chronically contused spinal cord of rat. *J Neurotrauma*, 24 (2) : 411-420, 2007.
14) Okada S, et al : Conditional ablation of Stat3 or Socs3 discloses a dual role for reactive astrocytes after spinal cord injury. *Nat Med*, 12 (7) : 829-834, 2006.
15) Gao J, et al : Human neural stem cell-derived cholinergic neurons innervate muscle in motoneuron deficient adult rats. *Neuroscience*, 131 (2) : 257-262, 2005.
16) Nout YS, et al : Animal models of neurologic disorders : a nonhuman primate model of spinal cord injury. *Neurotherapeutics*, 9 (2) : 380-392, 2012.
17) Li WW, et al : Axonal sprouting in the hemisected adult rat spinal cord. *Neuroscience*, 61 (1) : 133-139, 1994.
18) Bareyre FM, et al : The injured spinal cord spontaneously forms a new intraspinal circuit in adult rats. *Nat Neurosci*, 7 (3) : 269-277, 2004.
19) Barbeau H, Rossignol S. Recovery of locomotion after chronic spinalization in the adult cat. *Brain Res*, 412 (1) : 84-95, 1987.
20) Wessels M, et al : Body weight-supported gait training for restoration of walking in people with an incomplete spinal cord injury : a systematic review. *J Rehabil Med*, 42 (6) : 513-519, 2010.

（武本秀徳）

2 脊髄損傷に対する理学療法

総論

　脊髄損傷の理学療法は，完全損傷においては損傷レベルとゴール，阻害因子が明確で，リハビリテーション医療の教科書的な流れがある．受傷後早期に，身体的な予後をリハビリテーション医が患者家族へ宣告し，後遺症の受容に対する精神的なリハビリテーション，残存機能を克服する理学療法，作業療法，損傷レベルによっては呼吸療法，嚥下療法が開始される．その治療における損傷レベルとADL（activities of daily living：日常生活活動）ゴールの関係は，理学療法士国家試験で出題されるほどの明確さである．そして社会的リハビリテーションにも，理学療法士が関わることが多いことが特徴である．

　しかし，脊髄損傷者が目標とするADL動作として，教科書に記載されている内容は，1975年に英国のStoke Mandeville病院の国立脊髄損傷センターがまとめた内容から大きく変わることがない．本項では脊髄損傷者を中枢神経傷害ととらえ，神経リハビリテーション[※1]の概念で理学療法を述べる．

診療ガイドラインの概略

　脊髄損傷の診療に関する日本のガイドラインには，『頸椎・頸髄損傷に対する急性期治療のガイドライン』[1)]『排尿障害のガイドライン』[2)]があり，その中でMRIでの予後診断はまだ推奨グレードCレベルで，理学療法評価での髄節レベルの筋力，感覚検査の経過は大切である．リスク管理としての呼吸，循環に関係する自律神経異常，褥瘡，泌尿器の管理は患者の生命予後に関わるとしている．『理学療法診療ガイドライン』[3)]で示される治療は呼吸機能評価，呼吸トレーニング（耐久性）（推奨グレードB，エビデンスレベル6），機能的電気刺激（functional electrical stimulation：FES）（推奨グレードC，エビデンスレベル4），吊り上げ体重支持歩行トレーニング（推奨グレードC，エビデンスレベル4），チームアプローチ（推奨グレードB，エビデンスレベル5）である．

　また，脊髄損傷の患者団体は世界的な規模の基金で活動しており，『脊髄損傷初めの1年』[4)]を患者，脊髄損傷に関わる人へ公表している．内容は，米国脊髄医学コンソーシアムによる原著を訳したもので，急性期医療の選択，損傷レベル別のアウトカムが示されている．SNS（ソーシャルネットワーキングサービス）を操作できる家族がいる脊髄損傷者はすべて，米国基準の診療ガイドライン内容を知っていることが他の疾患との違いであることを理解すべきである．

理学療法検査・測定

1 予後経過を知る目的の検査評価（急性期・初期）

　脊髄損傷者の評価ガイドラインはなく，中枢神経傷害であるが，MRIでの機能的予後診断は難しい．そのため現在日本で推奨されている評価を行い，

解説

※1　神経リハビリテーション：ニューロリハビリテーションともいわれ，神経科学と連携した損傷後の神経機能回復の促通を目的にしたリハビリテーションである．背景には，1990年に米国の神経生理学者ランドルフ・ヌード博士が，麻痺した手足を使うと壊れた脳の神経回路が再構築されることを動物実験で突き止めたということがある．そのため1990年はニューロリビリテーション元年といわれている．

第11章 脊髄損傷

表1 改良 Frankel 分類（総合せき損センター開発）

A：Motor, sensory, complete 完全麻痺
　仙髄の知覚（肛門周辺）脱失と運動（肛門括約筋）完全麻痺
B：Motor complete, sensory only 運動完全（下肢自動運動なし），感覚不全
　B1：触覚残存（仙髄領域のみ）
　B2：触覚残存（仙髄だけでなく下肢にも残存）
　B3：痛覚残存（仙髄あるいは下肢）
C：Motor useless 運動不全で有用でない（歩行できない）
　C1：下肢筋力1，2（仰臥位で膝立てができない）
　C2：下肢筋力3程度（仰臥位で膝立てができる）
D：Motor useful 運動不全で有用である（歩行できる）
　D0：急性期歩行不能例
　　下肢筋力4，5あり歩行できそうだが，急性期のため正確な判断困難
　D1：車椅子併用例
　　室内の平地であれば10m以上歩ける（歩行器，装具，杖を利用してよい）が屋外，階段は困難で日常的には車椅子を併用する
　　＊10m以下の歩行であればC2と判定
　D2：杖独歩例あるいは中心性損傷例
　　杖独歩例：杖，下肢装具など必要であるが屋外歩行も安定し車椅子不要
　　中心性損傷例：下肢装具など不要で歩行は安定しているが，上肢機能が悪いため，入浴や衣類着脱などに部分介助を必要とする
　D3：独歩自立例
　　筋力低下，感覚低下はあるが独歩で上肢機能も含めて日常生活に介助不要
E：Normal 正常
　神経学的脱落所見なし（自覚的しびれ感，反射亢進はあってもよい）
備考　膀胱機能は包含せず（通常D以上では自排尿である）
　　　左右差のある場合には，左右各々を評価する
　　　判定に迷う時には悪い方に入れる
　　　D0群は実際はD1，D2，D3のいずれかであるので，予測できればD0（D1）やD0（D2）と記載する

（総合せき損センター平成6年開始　平成12年10月改訂）

表2 ASIA スコアニング・システム（脊髄損傷の神経学的分類基準）

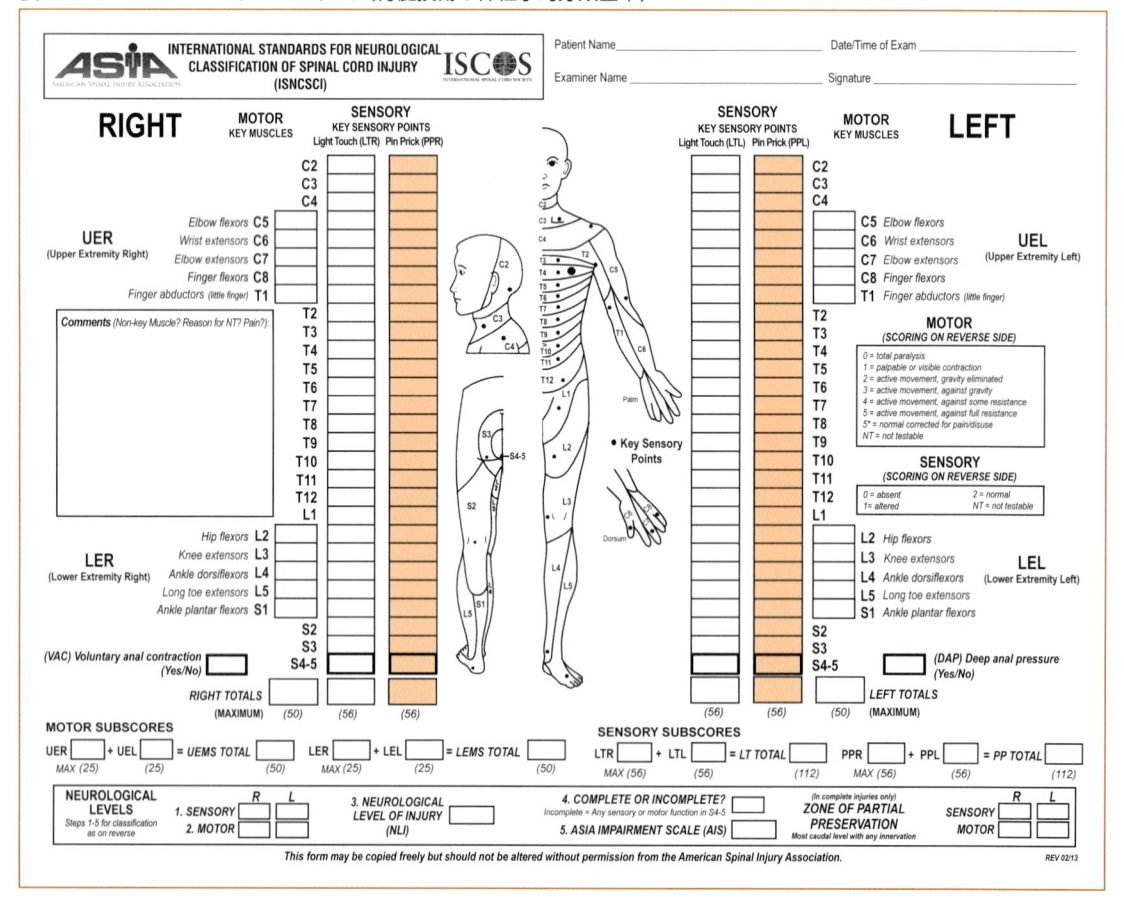

表3 ASIA Impairment Scale（AIS）

- □ A＝完全：S4～S5の知覚・運動ともに完全麻痺
- □ B＝不全：S4～S5を含む神経学的レベルより下位の知覚機能のみ残存
- □ C＝不全：神経学的レベルより下位に運動機能は残存しているが，主要筋群の半分以上が筋力3未満
- □ D＝不全：神経学的レベルより下位に運動機能は残存しており，主要筋群の少なくとも半分以上が筋力3以上
- □ E＝正常：運動，知覚ともに正常

臨床症候群
- □ 中心脊髄症候群
- □ ブラウン・セカール症候群
- □ 前脊髄症候群
- □ 脊髄円錐症候群
- □ 馬尾症候群

文献的予後の推察を行う．

改良Frankel分類でまず完全麻痺か不完全麻痺かを評価し，現時点の脊髄の神経の可塑性の状況を知る（表1）．感覚のみが残存しているBであれば，ADL予後の達成率は高くなる．完全損傷の文献的な予後は，アメリカ脊髄損傷協会（American Spinal Injury Association：ASIA）のImpairment Scaleの運動・感覚評価（表2・3）を髄節レベルで評価し，頸髄損傷の場合ならZancolliの分類（表4）で上肢の筋を細分化してADL予後のための評価を行うことが大切である．

表5に脊髄損傷の中枢神経傷害としての3つの視点をまとめた．脊髄ショックから，徐々に機能の回復とともに脊髄損傷の横断レベルが明確になる．MMT（manual muscle testing：徒手筋力検査）

表4 Zancolliの分類

機能髄節レベル	基本となる機能筋	部分群			
5	上腕二頭筋 上腕筋	A	腕橈骨筋（－）		
		B	腕橈骨筋（＋）		
6	長橈側手根伸筋 短橈側手根伸筋	A	手関節伸筋（弱）		
		B	手関節伸筋（強）	I	円回内筋（－） 橈側手根屈筋（－）
				II	円回内筋（＋） 橈側手根屈筋（－）
				III	円回内筋（＋） 橈側手根屈筋（＋） 上腕三頭筋（＋）
7	指伸筋 小指伸筋 尺側手根伸筋	A	尺側手指展（＋） 橈側手指展（－） 母指伸展（－）		
		B	すべての手指展（＋） 母指伸展（弱）		
8	深指屈筋 示指伸筋 長母指伸筋 尺側手根屈筋	A	尺側手指屈曲（＋） 橈側手指屈曲（－） 母指屈曲（－） 母指伸展（＋）		
		B	すべての手指屈曲（＋） 母指屈曲（弱） 母指球筋（弱） 手指手内筋（－） 浅指屈筋（＋）or（－）		

（＋）≧2　（－）＜2　（強）4～5　（弱）2～3

第11章 脊髄損傷

表5　脊髄損傷における3種の中枢神経傷害

① 損傷された脊髄髄節に属する神経筋単位の筋，感覚神経の傷害部位
② 損傷部位以下の脊髄は正常であるが，上位中枢からの調整機構が麻痺されている状況での神経筋単位，感覚神経系の麻痺
③ 損傷のために，感覚情報を得られなくなり，大脳の身体図式の再構築が必要となった，脊髄より上位の中枢神経系の麻痺

表6　急性期のポイント

① 理学療法士は不完全損傷と仮定して評価，治療を行う
② 動く筋肉の運動より，次動く可能性のある筋肉の運動に集中させる
③ 完全麻痺の下肢の運動には，損傷前には意識しなかった感覚を残存部位で探索させる認知運動を行う
④ 骨傷の安静，固定術を受けた脊柱は，医師の指導の下可能なレベルのアライメント（皮膚，筋膜単位）の調整を行う

で筋力が1-3の筋の神経支配が脊髄の縦方向の損傷範囲を示す．急性期で大切なのは，まだ動かない四肢へのアプローチであり，残存筋の強化ではない．特に不完全損傷の場合早期の筋力強化運動は痙性パターンの亢進を招くおそれがある．前述の評価をもとに，ベッド上での急性期の治療のポイントを**表6**に示した．

2　中枢神経傷害としての評価（回復期・維持期）

脊髄損傷者の治療目標は，麻痺域運動制御を残存部位でいかに行うかであり，麻痺域の最大限の利用と，最小限の残存部位の代償を目標とした課題分析を行う．そのために麻痺域の身体認識を評価することは重要である．座位バランス，起居動作時に，麻痺域と残存部位をつないでいるブリッジマッスル，皮膚，筋膜を介して新たな身体認識を学習する．その成果は課題達成度を動作評価（スピード・効率性・正確性）で評価する．そのポイントが支持基底面と重心の関係，動作における重心移動の効率性（従重力・抗重力の制御能力）である．対麻痺，四肢麻痺の脊髄損傷者は体幹運動麻痺，感覚麻痺による身体図式[※2]異常でうまく姿勢制御[※3]ができないことを理解して分析評価を行い，四肢体幹の可動性，筋

活動の問題点へとつなげる．上記のように上位中枢の制御能力を高めることは，脊髄レベルの反射弓の亢進現象である痙縮の予防，改善に直接つながるため，四肢体幹の筋緊張の評価は中枢神経制御を推察する手段として大切となる．

理学療法治療

1　基本方針

図1は，社会復帰したC6BⅡの症例の1日のタイムスケジュールである．約11時間車椅子生活が可能であれば職場復帰が可能であることがわかる．基本方針として，徹底的にトレーニングすることは，端座位保持バランスと，車椅子座位耐久性，車椅子座位での両上肢の使用の効率性の向上である．プラットホーム治療台に背臥位となり四肢体幹のコンディショニングを調整した後は，理学療法として，まずは端座位バランスや端座位での移動練習に時間を費やす．完全損傷者の在宅生活で想定されるADL動作は車椅子上の動作であり，ベッド上動作ではない．また電動ベッド，リフター，電動車椅子の導入も検討する．リハビリテーションチームカンファレンスでは，患者に対しては，入院期間を明確

解説

※2　身体図式：身体図式という概念は，1911年にイギリスの神経学者のSir Henry HeadとGordon Holnesによって提唱された．Headによると，身体図式は「自分の身体の姿勢や動きを制御する際にダイナミックに働く無意識のプロセス」と定義している．つまり，365日24時間，多様な感覚刺激が脊髄を介して大脳へ情報入力され，リアルタイムな身体の状態をアップデートし運動の発動，姿勢変化に対して対応できる準備を自動的にしている．

※3　姿勢制御：「姿勢を創り出す」「姿勢を維持し，変位（動揺）に対処する」ことである．内部からの動揺（自身で起こす，心拍・呼吸・会話・歩行・ADLなど）と外部からの動揺（環境との関係において起きる，支持面，対象物，ひと，外部からの力）と安定性限界を超えて新しい支持面や新たな姿勢を創る．その繰り返しの中で姿勢制御は，運動課題における効率的なパフォーマンスのため，バランスを維持あるいは回復を目的としたものであり，多関節にわたって運動が連鎖し安定性と運動性が継続しながら協調的に組織され学習過程である．

```
 2:00   就寝
 7:00   起床・更衣・バルーン装着      （家族介助）
 7:50   車椅子移乗                （家族介助）

 8:00   出勤
 9:00   勤務開始
12:00   車椅子上で食事
13:00   勤務再開
18:30   退社

19:00   帰宅
        ベッド移乗・更衣・バルーン脱   （家族介助）
19:30   夕食
21:00   入浴または排便             （家族介助）
22:00   余暇時間
 1:00   ベッド上で歯磨き
```

仕事中（通勤・業務・食事）
セルフケアに介助が必要でも約11時間ずっと車椅子座位で活動できれば仕事ができる

図1　退院後の生活　在宅例　C6B Ⅱ

表7　回復期のポイント「座位」

① 上肢活動で脊柱をS字カーブからCカーブへと変化できる，胸腰椎移行部の可動性維持
② 胸腰椎移行部の可動性ができる肩甲帯による上部胸椎の安定性
③ ブリッジマッスルで麻痺域を認識できる身体図式の再学習
④ 座位でまず学習が必要なのは，上肢肩甲帯で体幹筋が行っていた，予測的姿勢制御を代償学習

表8　回復期のポイント「プッシュアップ」

① 肘伸展位で体幹を前後左右にコントロールできる肩甲帯筋活動
② 座位で脊柱がS字カーブを保持でき，骨盤腰椎の前後左右の可動性を維持できる
③ 肩甲帯のROMが最大限発揮できる，肩甲胸郭関節のアライメント
④ ブリッジマッスルの固有感覚で，骨盤下肢の状況を感じることができる
⑤ 足底が床面接地し大腿が中間位のアライメントにポジション調整できる下肢の可動性

にして住宅復帰を目指した理学療法プログラム計画を説明する．家族に対しては，在宅改造や福祉機器導入等の環境整備と社会資源の入院期間内の調整は家族が取り組む社会的リハビリテーションとして意識してもらうように説明し，患者の治療と同時に進めていく必要性を強調する．

2　座位バランス（端座位・車椅子座位）

表7，8に回復期の治療のポイントを提示した．脊髄損傷者にとって上下肢の随意運動の麻痺よりも大きな運動機能低下は，体幹麻痺による予測的姿勢制御[※4]の機能低下である．バランスに必要な視覚，前庭感覚は残存するが，支持基底面からの感覚や下半身からの固有感覚で制御されていた身体の立ち直り，予備的姿勢制御は失われたということである．我々が玉乗りや，竹馬，自転車で直接足底が床反力を感じるのでなく，感覚のないボールや竹，タイヤを通して運動感覚を手続き学習したように，感覚のない下半身を通じて床反力を感じる課題学習が必要となる．そのため広い支持基底面で自由度の高い股関節をハムストリングスの筋膜緊張で安定できる長座位では，課題学習できない．不安定であるが理学療法士が直接治療できる時間帯は端座位での時間を多く経験させることが大切となる．座位練習初期は，両手の上に座位となり，坐骨の代わりに手掌で体幹バランスを認識させ，麻痺域を残存域で，ブリッジマッスルで認識できるようにする．

解説

[※4]　予測的姿勢制御：先行随伴性姿勢制御とも訳される．四肢運動に先行し，四肢の運動による外乱で体幹が動かないように体幹筋活動を中心として支持基底面と重心の位置を自動的に制御し，運動に随伴しながら支持基底面と重心の位置だけでなく四肢近位部の筋活動を自動的に制御する現象で，過去の運動経験，発達が背景にある．

① ② ③ ④

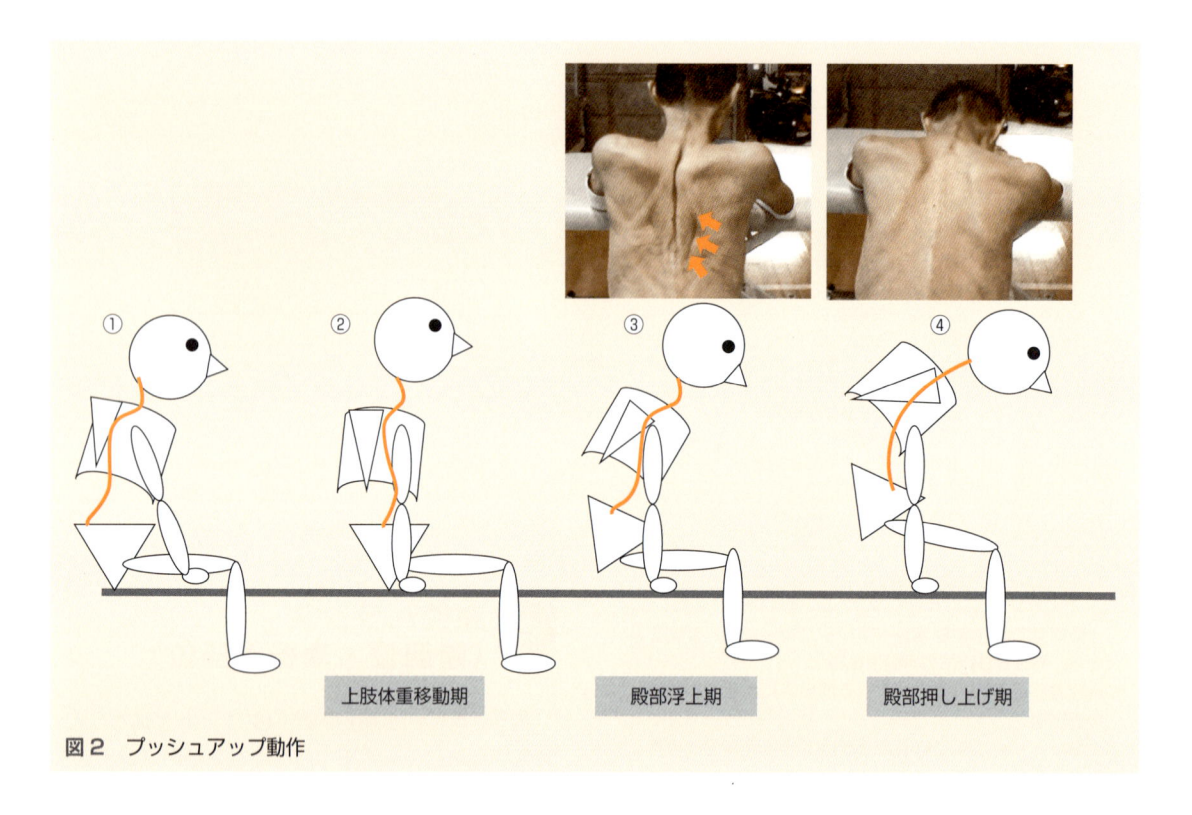

上肢体重移動期　　殿部浮上期　　殿部押し上げ期

図2 プッシュアップ動作

3 プッシュアップ動作（上肢支持による重心移動）

プッシュアップ動作を獲得するには**表8**の条件が必要となる．Cカーブでの体幹保持は，車椅子駆動には効率がよく，上肢筋力で行うプッシュアップ動作では体幹が上肢より短くなり構造上利点がある．しかし股関節や上肢の関節制限，下肢の痙性，シーティング不良による褥瘡など，維持期の課題の原因となるおそれがある．

図2にプッシュアップ動作を示した．まず脊柱の抗重力伸展活動を，肘関節伸展，肩甲骨を内転下制させた上肢帯に体重を移動することで代償する（図2①，②）．S字カーブで抗重力伸展位となった体幹を，立ち上がり時の上肢のプッシュオフのように，股関節で前方に傾け殿部を離床させる（図2③）．このとき，上肢で床を押し肘の伸展筋活動で殿部を離床させると，殿部離床で足底の支持基底面を超えない範囲の運動感覚を感じることが難しい．肘伸展筋活動でなく肩外旋，肘回外伸展位で肘関節を最終の骨的制限の伸展に肩関節の屈筋で保持することで，肩関節と肩甲帯で体幹と下肢の状態を肩周囲のブリッジマッスルで感じることがポイントとなる．殿部のさらなる押上げは，肩甲骨胸郭関節のROMで決まる（図2④）．

腕立て伏せ運動というよりも，椅子からの立ち上がり動作（上肢のプッシュオフ）と逆立ち運動，つまり，伸展した上肢に体幹を前方に預けていき，最終的に前方に倒れないように制御する活動としての肩関節，肩甲帯周囲の筋の上部体幹制御活動が必要となる．

その運動感覚の獲得は，長座位では難しい．当院で行った調査では，長座位でのプッシュアップ動作と端座位でのプッシュアップ動作の筋電図的違い，プッシュアップ台を使用してのプッシュアップとベッドを把持してのプッシュアップ動作パターンも，同じようであるが使用する筋パターンは違うことを報告している[9,10]．

プッシュアップでの移乗，移動動作は，まずは前方へ殿部離床で足底の支持基底面を超えない範囲の運動感覚を学習する．前方移動が可能となると，体幹に接していた上肢の接地位置を外転させ左右どちらかに一方だけ離し，前方移動することで殿部離床に伴い，振り子のように側方移動が可能となる．

振り子運動で小さな側方移動が可能となると，右移動時は右の肩は内転へ，左の肩は外転の筋活動で側方移動に加速をかけ大きく移動できるように指導する．一番難しいのは後方への移動で，殿部離床時に肩甲骨を最大外転させ，上肢の長さを作り出し胸腰筋膜で下半身を後方へ送り出す．後方への移動は，端座位での高いプッシュアップ動作となり，車椅子，自動車，トイレなどの移乗動作へと展開できる（図4⑤～⑧）．

4 ADL動作[11]

図3は第7頸椎の頸髄損傷者の寝返りから起き上がり動作である．実際の寝返り動作はベッド柵（図6⑨）を利用して行う．理学療法室での寝返りから起き上がり運動は表9に示す目的で行う．寝返りは，残存部位の頭頸部，上肢帯の動きを脊柱の回旋，ブリッジマッスルで骨盤までつながった麻痺域の重さを感じ，視覚代償なく麻痺域の状態がわかる新たな身体図式の構築のための運動である．そのため，まず図3④，⑤の側臥位と半腹臥位を繰り返し脊柱の屈曲と伸展を頭頸部，肩甲帯で切り替え，麻痺域のコントロールの学習を行う．図3の①～③の背臥位から側臥位を独立してできるのは最後である．図3の⑥～⑨の運動は，on elbowからon handとなり長座位となる起き上がり動作であるが，体幹筋の代わりに上肢で体幹の分節運動を行い，重心移動，支持基底面の認識を学習する．そのため上肢で上部体幹を抗重力方向に起こすのでなく，上肢で体幹を支持基底面へ押しつけ頭頸部を置きに行くイメージの運動となる．on elbowとon handでの体幹の分節

表9 起居動作練習の目的
① 残存領域の麻痺域の認識
② 体幹の分筋レベルのROMを獲得
③ 上肢の肩関節，肩甲帯のクローズカイネッティクな筋運動学習
④ 肩のインナーマッスルの筋活動促通

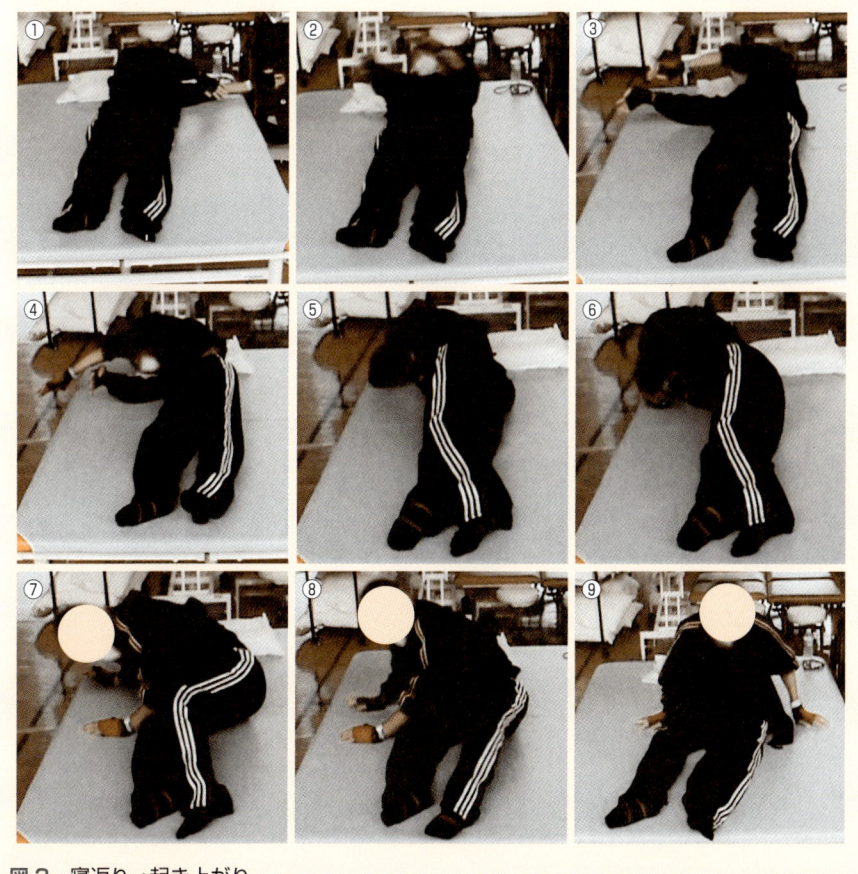

図3 寝返り→起き上がり

第11章 | 脊髄損傷

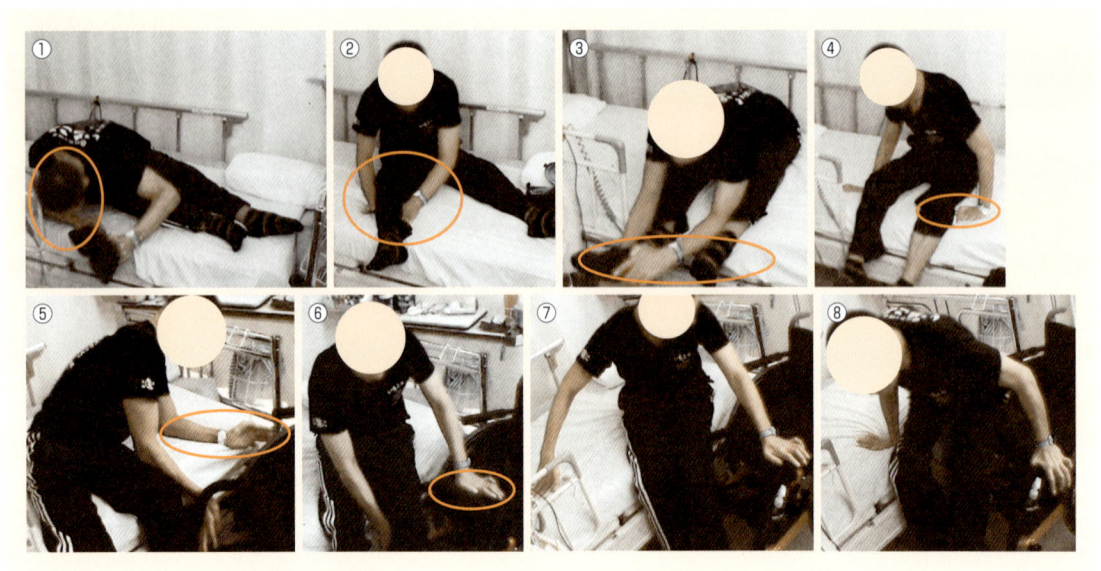

図4 靴を履き，車椅子に移乗する動作

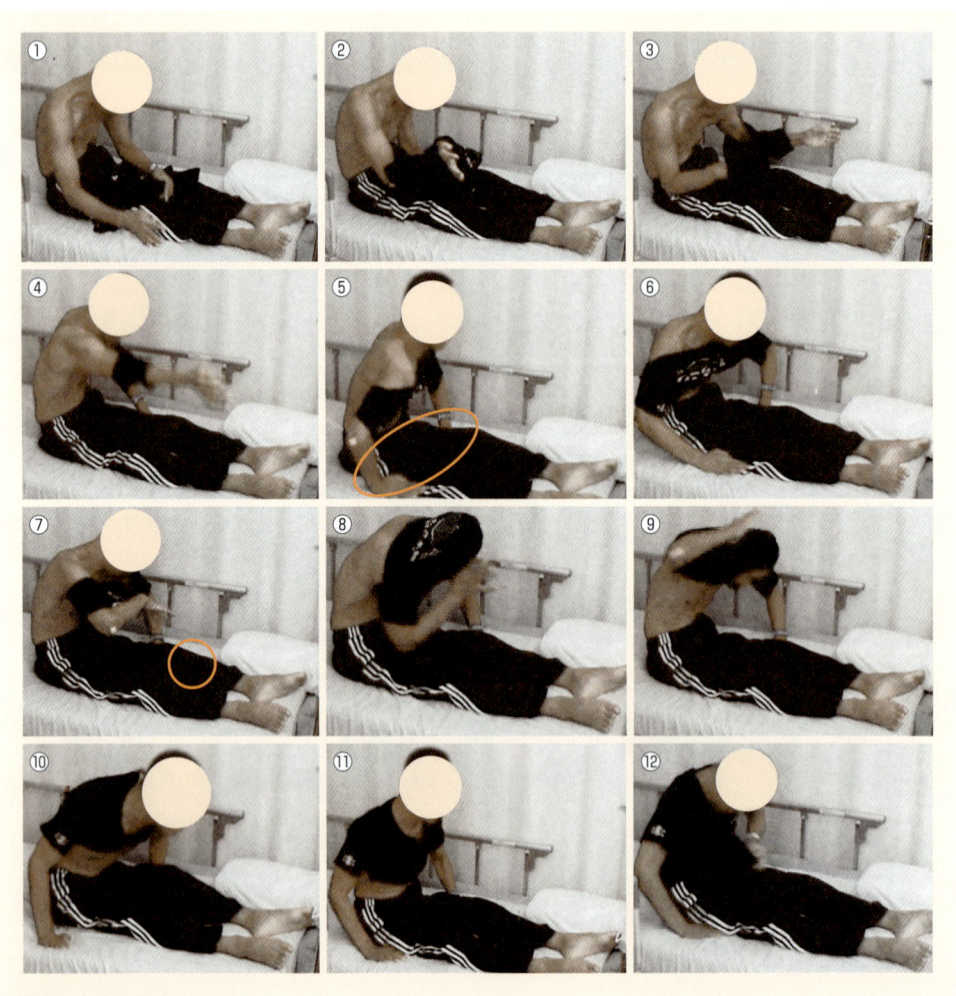

図5 上衣の更衣

運動を行い，自立的に体幹筋（抗重力伸展筋）が行ってきた運動の代償活動をすべて新たな運動として学習する基本的な動作としてとらえる．

図4は，ベッドから車椅子へ移乗する一連のADL動作であるが，図中の〇印は上肢による姿勢コントロール代償に必要なサポートである．図4②は靴を履くため下肢を上肢で動かし，長座位の方向転換をしているところであるが，右手で右に重心移動の姿勢制御を行いながら，左手で左右の下肢を動かし，靴をベッド上長座位で覆うことは難しいため足部をベッドの外に出している．上衣の更衣（**図5**）は30秒台で可能だが，ズボンの着衣（**図6**）は5分かかる．動かしたい下肢を両手で持つことができない．常に片手は動かしたい下肢と反対方向へ体幹を誘導し，持ち上げる下肢へ重心が移動し重くなることを防ぐ姿勢制御が必要となる．

図5は，上衣の更衣の連続写真である．長座位でCカーブの体幹では，肩甲胸郭関節の制限で，上肢は90°以上挙上できない．図5⑧〜⑩の動作は，⑧，⑨でTシャツを頭にかぶせる動作，⑨，⑩は頭を通すため右手でTシャツを持ち，頭頸部を伸展させ，後方へバランスを倒し，すぐに両上肢を前方へ保護伸展しているのが⑩である．

図6は，ズボンの更衣動作であるが，長座位での下肢の扱いの難しさ，つねにon elbowで左右へ体重移動で引き上げ，最終殿部への引き上げは，側臥位となる必要がある．

在宅の頸髄損傷者は，更衣動作を介助者の助けを借りて行っている．しかし，排尿・排便機能不全が確実に合併する脊髄損傷者にとって，更衣動作は社会参加の大きな壁ともなる．

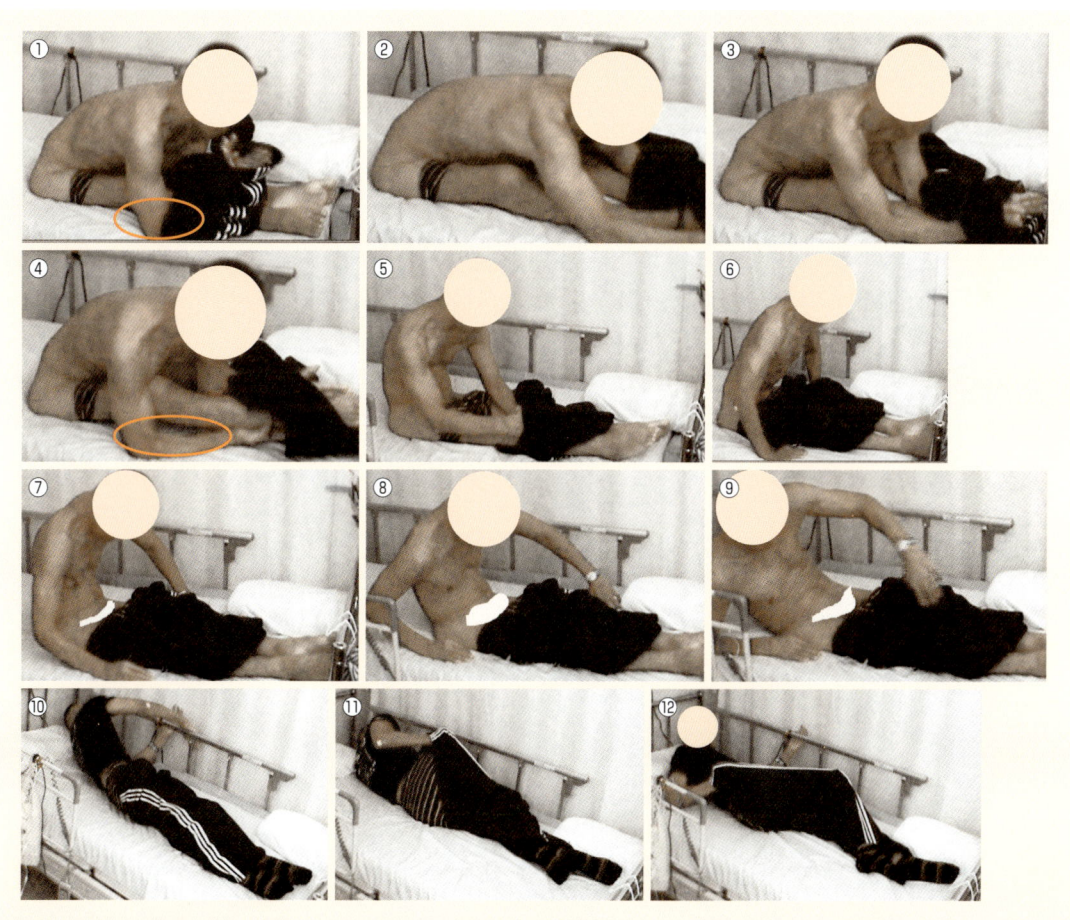

図6 ズボンの着衣

理学療法の課題

本項では，完全損傷の脊髄損傷の理学療法を神経リハビリテーションとしてとらえ，残存能力を筋力で代償するのでなく，姿勢制御パターンの変化，身体図式の変化を修正，適応させる理学療法プログラムを提案した．しかし，脊髄損傷者はiPS細胞や鼻粘膜等の自己細胞移植で，将来完全麻痺域の随意運動の可能性を希望して退院するようになっている．脊髄損傷者の理学療法プログラムは車椅子生活自立がゴールではない．近い将来神経細胞移植術対象となるために麻痺域の二次的萎縮の予防や，立位アライメントの維持などの，患者ニーズに対応できる新たな理学療法プログラムの立案が課題として残っている．神経再生医学の進歩に脊髄損傷の理学療法が遅れないように脊髄の可塑性をテーマに理学療法を再度考える必要がある．

● 文献

1) アメリカ脳神経外科学会，今栄信治訳：頸椎・脊髄損傷に対する急性期治療のガイドライン．メジカルビュー社，2004．
2) 日本排尿機能学会，日本脊髄障害医学会：脊髄損傷における排尿障害の診療ガイドライン．リッチヒルメディカル，2011．
3) 日本理学療法士協会：理学療法診療ガイドライン 脊髄損傷，2011．
4) 米国脊髄医学コンソーシアム（編），赤十字語学奉仕団・他（訳）：脊髄損傷初めの1年．NPO法人日本せきずい基金．
5) 稲村一浩・山本朋子：脊髄損傷者の歩行［歩行と走行の脳・神経科学］．市村出版，pp194-201，2013．
6) 平木治朗・稲村一浩：中心性頸髄損傷に対する下肢機能アプローチ．OTジャーナル，43：1108-1113，2009．
7) Mehrholz J, et al : Locomotor training for walking after spinal cord injury (Review). The Cochrane Library, 2008.
8) 羽田晋也・他：頸髄損傷者の脊柱と移乗動作の関係について：第34回日本社会保険医学会，1996．
9) 坂元 諒・他：脊髄損傷者におけるプッシュアップ方法による筋活動の違い―プッシュアップバーの使用は三角筋の活動を減少させ上腕三頭筋の活動を増加させる．第49回日本理学療法学術大会，2014．
10) 坂田彩子・他：脊髄損傷者における長座位・端座位プッシュアップ動作について．大阪府理学療法士学会．
11) 西本直起：脊髄完全損傷の回復期におけるアプローチ，第15645回理学療法講習会資料，2014．
12) 松山 隆：歩行と脳幹～脊髄系．BRAIN MEDICAL，19（4）：23-30，2007．
13) 定藤丈弘・他：自立生活の思想と展望．ミネルヴァ書房，1993．
14) 住田幹男・他：脊髄損傷のoutcome．医歯薬出版，2001．
15) 佐藤剛介・他：脊髄損傷者の下肢運動イメージ能力．神経心理学，30（2）：158-167，2014．

（稲村一浩）

第12章 末梢神経損傷

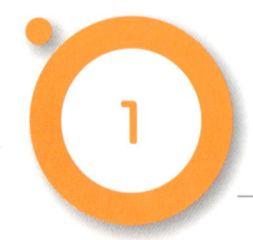

1 末梢神経損傷の病態

総論

1 末梢神経損傷の概要

末梢神経とは，中枢神経からの指令を骨格筋へ伝え，感覚器からの情報を中枢神経に伝える伝導路の役割を担っている．末梢神経損傷は，前角細胞の下位運動ニューロン，神経筋接合部や筋自体の病変による場合に分けられ，運動麻痺，感覚麻痺や自律神経機能不全などの症状を呈する．原因は多種多様であり，末梢神経に対する外傷や圧迫，牽引，絞扼，火傷，放射線などの物理的要因や，糖尿病や感染性疾患，腫瘍，血行不全などの疾病がある（**表1**）[1]．

2 末梢神経損傷の分類

末梢神経損傷は，Seddon分類とSunderland分類が一般的である．Seddonは，1本の神経線維に着目し，損傷の程度を3つに分類した[4]．Sunderlandは，1本の神経幹と神経束や神経を取り巻く内膜，周膜，外膜の損傷程度によってⅠ～Ⅴ度までの5つに分類している[5]．またSunderland分類に加えて，Mackinnon, DellonはⅠ～Ⅴ度損傷の神経束が混在した状態のⅥ度損傷を設けた[6,7]．

1. Seddon分類[4]（表2）

臨床所見から急性末梢神経損傷を3型に分類した．

① **一過性神経伝導不全（ニューラプラキシア）**

神経幹の外部からの圧迫などにより，神経伝導に一部に機能不全を認めるが，髄鞘（myelin sheath）のごく一部に軽度の異常があるが，軸索の断裂はない状態である．圧迫の原因が除去されれば，原則として数日から数週間，通常12週間以内に完全回復する．

② **軸索断裂（アクソノトメーシス）**

軸索は断裂しているが，シュワン（Schwann）管および周膜の連続性は保たれている．軸索はワーラー（Waller）変性をきたしTinel徴候が出現するが，神経内膜は損傷されていないため，損傷近位部か再生軸索の伸長が開始され，元の効果器に到達する．運動神経や感覚神経の機能は，元の機能まで回復する可能性がある．1週後より0.5～2mm／

表1　末梢神経損傷の主要原因（吉村，文献1より一部改変）

中毒性のもの	金属：砒素，鉛，水銀，ビスマス，銅，硫黄など
	有機物：一酸化炭素，メチルアルコール，ベンゼンおよびその誘導体
	薬物：バルビタール，イソニアジッド，ストレプトマイシン，ビンクリスチン，ニトロフラントインなど
物理的原因によるもの	外傷，圧迫など
	絞扼（entrapment）
	火傷，放射線など
欠乏状態および代謝異常	慢性アルコール中毒，脚気，ペラグラ，糖尿病，尿
	毒症，ポルフィリアなど
非特異的炎症および感染	特発性多発性根神経炎（ギランバレー症候群）
	急性あるいは慢性感染に伴う多発神経炎：ジフテリア，サルコイドーシス，感染性単核症
	局所性感染：ハンセン病
血管性疾患	結節性多発血管炎，動脈硬化
家族性多発性ニューロパチー	進行性肥厚性ニューロパチー
	腓骨筋萎縮（シャルコー・マリー・トゥース病）
原因不明の多発性ニューロパチー	慢性進行性あるいは反復性多発性ニューロパチー

表2 末梢神経損傷の分類

Seddon 分類	Sunderland 分類	病態	臨床症状 Tinel 徴候	筋の麻痺	知覚機能不全	自律神経機能不全	回復様式	手術適応
一過性神経伝導不全（ニューラプラキシア）	Ⅰ度	伝達機能不全 軸索断裂（−）	−	+	±	±	数日〜数週間で回復	−
軸索断裂（アクソノトメーシス）	Ⅱ度	軸索断裂 シュワン管温存	+	+	+	+	完全に回復する	−
神経断裂（ニューロトメーシス）	Ⅲ度	シュワン管断裂 神経周膜断裂（−）	+〜−	+	+	+	不完全過誤神経支配	+〜−
	Ⅳ度	神経周膜断裂 瘢痕による連続性（+）	+	+	+	+	なし	+
	Ⅴ度	神経周膜も断裂	+	+	+	+	なし	+

日の速度でTinel徴候が遠位に進行すれば順調な再生と考えられ，自然回復が見込まれるが，回復が遅い場合は神経剥離術の適応となる場合がある．

③ 神経断裂（ニュートロメーシス）

神経断裂は，軸索，髄鞘，シュワン細胞（Schwann cell），神経周膜のすべての構造体の連続性が断たれている状態で，神経の自然回復は期待できず神経移植術や神経縫合術の適応である．神経伸長過程において，間違った標的器官へ到達する可能性があり，ある程度の神経過誤支配は不可避である．また再生過程において感覚神経が運動神経のシュワン菅と接合した場合は，筋の回復が生じない．

2. Sunderland 分類[5]（表2）

Sunderland 分類は，Seddonの分類の神経断裂をさらに詳しく分類し，5型に区分した．

① Ⅰ度損傷

Seddon 分類の一過性神経伝導不全と同じである．

② Ⅱ度損傷

Seddon 分類の軸索断裂と同じである．

③ Ⅲ度損傷

軸索と神経内膜が断裂しているが，神経周膜，上膜は連続性が保たれている．神経損傷後の生じた瘢痕組織のために，再生が遅延する．また一部の再生軸索が元のシュワン管に再生しない神経過誤支配を生じる．機能回復は不完全な場合が多い．

④ Ⅳ度損傷

神経上膜は断裂せず神経は連続性が保たれているが，軸索，神経内膜，周膜が断裂しており，神経幹の完全断裂の状態ではない．神経断端間には瘢痕組織が介在しているため自然回復は期待できない．

神経縫合を行っても機能回復は不完全な場合が多い．

⑤ Ⅴ度損傷

神経断裂と同じく神経上膜が断裂した状態で，神経幹が完全に断裂した状態である．自然回復は期待できず，神経移植が必要になる場合がある．

末梢神経の形態と機能

1 末梢神経の構造

末梢神経は，一般的に橈骨神経や正中神経などと呼称され，神経上膜（epineurium），神経周膜（perineurium），神経内膜（endoneurium）の結合組織で覆われている．神経束がいくつか集まってグループを形成し，それらの間隙が神経束結合組織で埋められ，脂肪組織や血管とともに神経幹（funiculus）を形成している．神経周膜は強靭な結合組織で，神経の保護と内圧を一定に保ち，選択的透過性により環境を維持している．神経内膜に包まれた神経線維が集合しているが，その束には，運動神経，知覚神経，自律神経が混在している．神経線維は，髄鞘の有無により有髄神経と無髄神経に区分される．有髄神経は，軸索（axon）とこれを取り囲むシュワン細胞と髄鞘から構成され，髄鞘と髄鞘の継ぎ目部分には髄鞘が失われた節があり，ランビエ絞輪（node of Ranvier）とよんでいる．無髄神経は，ひとつのシュワン細胞に複数の軸索が包み込まれている．一般的に太い神経線維は，阻血や圧迫状態に対し耐性が低く傷害されやすい（図1）[2]．

第12章 | 末梢神経損傷

図1 ①末梢神経の構造．②末梢神経の血液供給（Shankwan，文献2より）

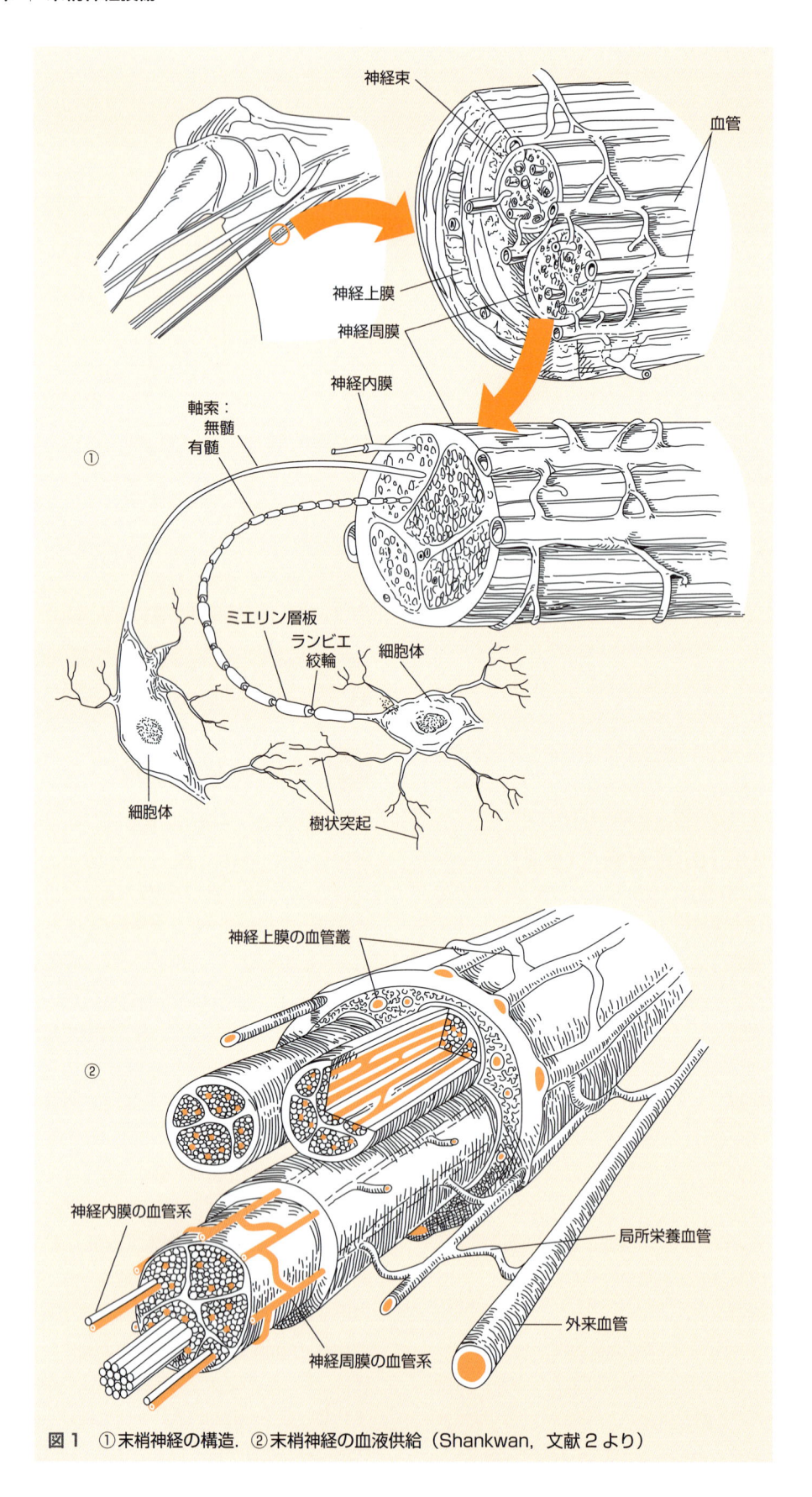

2 神経の機械的特性

神経線維は，粘弾性に富む組織であるが，組織破壊は，最大荷重量の20〜60%の間で起こる．神経断裂は，静止長の20%以上で発生する可能性があるが，虚血性変化は静止長の15%以下でも起こる可能性があり，神経機能に重篤な影響を及ぼす[3]．

末梢神経損傷の病態像・発生機序

末梢神経損傷の病態像，発生機序などを**表3**にまとめた．整形外科領域における末梢神経損傷は，総論で述べた中で，骨折や脱臼に伴うもの，オートバイなどの転倒事故などで牽引されて生じる場合や裂傷や切創などの開放性損傷に起因する急性に発症するものや，絞扼性神経損傷や腫瘍などによる神経圧迫，放射線照射後の神経機能不全の慢性発症などが挙げられる[12]．絞扼神経機能不全は，解剖学上に線維性や骨線維性のトンネルを通過するが，機械的刺激によって限局的に炎症や傷害が生じたものである．痛み，しびれ感，知覚過敏，鈍麻，筋萎縮や麻痺などのさまざまな病態像を呈する．また特徴的な肢位，形態を呈する場合もあり，解剖学上の神経走行，神経支配などを十分に理解し誘発テストなどと併せて理学療法評価・治療を行うことが重要である．

末梢神経損傷の修復メカニズム[8-11]

1 神経再生の分子基盤

1. 神経細胞死の抑制 （図2-①）

神経損傷は，効果器で産出されている神経栄養因子[※1]（NGF: nerve growth factor, BDNF: brain-derived neurotrophic factor, NT 3: neurotrophin 3 など）の軸索輸送の途絶により，その情報が神経細胞体へ伝えられ，その後神経再生のための遺伝子発現の引き金となる．損傷部近位端に低親和性受容体[※2]であるp75の発現が誘導され，損傷部遠位端のシュワン細胞や，脊髄運動細胞内のグリア細胞，神経細胞体，血中，筋，皮膚などの末端器管などで生成されたさまざまな神経栄養因子がp75を介して神経細胞体に輸送され，神経細胞死が抑制される．

2. 変性組織の除去 （図2-②）

末梢軸索は，ワーラー変性を起こし，髄鞘は分断化し変性する．この時期変性した髄鞘を適切に処理すること，新たに神経再生する環境を整えることが重要である．損傷後2〜3日目ではシュワン細胞が，その後は遊走マクロファージが，変性箇所の処理を行う．損傷遠位端は，脱分極し活性化したビュングナー帯（Büngner band）とよばれるシュワン細胞が並び再生の足場が形成される．

3. 再生神経の伸長 （図2-③）

損傷部に近接するランビエ絞輪部から多数の側芽が伸びる．遠位側のビュングナー帯を探し当てると，他の側芽もそれに向かって伸長する．シュワン細胞が髄鞘を形成し始めると他の側芽は消失する．

解説

※1　神経栄養因子（Neurotrophin）：神経細胞の発生・成長・維持・再生を促進させる物質の総称であり，これまでにさまざまな栄養因子が同定されている．1951年に神経栄養因子として最初に発見されたのは神経成長因子（nerve growth factor：NGF）であり，次いで1982年にNGFの近縁の遺伝子産物として脳由来神経栄養因子（brain-derived neurotrophic factor：BDNF）が発見され，ブタの脳から単離，精製された．

※2　神経栄養因子の受容体：細胞外リガンド結合ドメイン，細胞内チロシンキナーゼドメインと両者を継ぐ膜貫通型ドメインの構造をもつ．受容体は，高親和性受容体（Trk）と低親和性受容体（p75）が同定されている．NGFはTrkAと，BDNFとNT 4はTrkBと，NT 3はTrkCと，またp75はすべての神経栄養因子と結合する．

第12章 | 末梢神経損傷

表3　末梢神経損傷の病態と発生機序

病名	神経		発生機序	特徴的肢位	麻痺筋
腕神経叢麻痺	腕神経叢	下位型（Duchenne-Aran型, Dejerine-Klumpke型）	牽引損傷（交通事故），分娩麻痺，全身麻酔下の長時間の肩関節外転・外旋位保持，重い荷物を背負うなど	Waiter's tip position（外国人ウェイターがチップをもらうときの姿勢に類似する）	手関節屈曲，手指屈曲．橈骨手根屈筋，回内筋，長母指屈筋は麻痺をきたさないことも多い
		上位型（Erb-Duchenne型）			三角筋，棘上筋，棘下筋，上腕二頭筋，回外筋が主に麻痺．肘伸展，手指伸展が不可能
		全型			腕神経叢全体に及んでいる
胸郭出口症候群（斜角筋症候群，肋鎖症候群，小胸筋症候群）	腕神経叢		前・中斜角筋，肋鎖間隙，烏口突起下での絞扼と血流不全		小球筋 手内在筋
手根管症候群	正中神経	低位	手根管の絞扼，屈筋腱断裂，妊娠，出産，更年期，関節リウマチ，ガングリオンなど	猿手，母指球の萎縮，対抗つまみ不可	母指内転筋以外の母指球筋
前骨間神経症候群（正中神経から前骨間神経の分枝付近）円回内筋症候群（肘関節付近）		高位	上腕骨顆上骨折など	母指と示指で指尖つまみ（perfect O sign）をすると，涙のしずく（tear drop outline；母指と示指のDIP関節の屈曲制限），祈とう肢位，対抗つまみ不可	浅指屈筋，長母指屈筋，橈側手根屈筋，方形回内筋，深指屈筋（橈側2本），母指内転筋以外の母指球筋
橈骨神経麻痺	橈骨神経	低位	上腕骨顆上骨折，回外腱弓での絞扼	下垂指	母指伸筋群，手指MP関節伸筋群
橈骨神経麻痺（後骨間神経麻痺）		高位	上腕骨骨幹部骨折睡眠時の圧迫（ハネムーン麻痺）	下垂手	手関節伸筋群，母指伸筋群，手指MP関節伸筋群
尺骨管症候群；Guyon管症候群	尺骨神経	低位	Guyon管での絞扼，開放創，挫傷，手根骨骨折，ガングリオン	鷲手，Froment徴候（両手の母指と示指で紙をつまみ，反対方向に引っ張る時に母指のIP関節が屈曲する）	母指球筋と示指，中指の虫様筋を除くすべての手内在筋
肘部管症候群		高位	肘部管での絞扼，変形性関節症，外傷後の変形治癒，習慣性尺骨神経脱臼，加齢に伴う肘の変形　ガングリオン	鷲手，Froment徴候	深指屈筋（尺側2本）尺側手根屈筋 母指内転筋 骨間筋 Ⅲ・Ⅳ虫様筋
尺骨神経麻痺			上腕骨外顆骨折，外反肘による遅発性神経麻痺，尺骨神経溝での圧迫	Sunderland徴候（手掌面で母指と小指の対立運動ができない），Wartenberg徴候（小指，環指の間に挟んだ紙を抜けないように両指をすぼめることができない）	尺側手根屈筋，第Ⅳ，第Ⅴ深指屈筋 小指球筋
梨状筋症候群	坐骨神経		梨状筋での絞扼		膝屈曲筋群，膝下のすべての筋
異常感覚性大腿神経痛（meralgia paraesthetica）	外側大腿皮神経		鼠径部での絞扼		なし
Hunter管症候群	伏在神経		Hunter管での絞扼		なし
総腓骨神経麻痺	腓骨神経		大腿二頭筋腱様内側縁，腓骨頭部，腓骨神経トンネル，長指伸筋トンネルでの絞扼	下垂足	足関節背屈，外転，足趾背屈筋群
足根管症候群	後脛骨神経		内顆下部の脛骨神経の屈筋支帯での絞扼	踵足	母趾外転筋，短母趾屈筋，短趾屈筋，第2中様筋（内側足底神経支配），上記以外の足底筋（外側足底神経）
Morton病	足趾神経（Ⅲ-Ⅳ）		第Ⅲ，Ⅳ中足骨頭間靱帯の足趾神経の絞扼		なし

知覚	臨床像	誘発テスト	注意点，スプリント
前腕や手の尺側	肩・肘関節の運動制限は出現せず		腕神経叢損傷では全型が多く，次いで上位型で，下位型は少ない．分娩麻痺では上位型が8割を占める．全型は2割である
上腕近位外側と前腕外側に感覚麻痺	肩の挙上，肘関節屈曲が不可能．肩の回旋，前腕の回外力が低下		
腕神経叢支配のすべての知覚麻痺	完全弛緩性麻痺．経根の引き抜き損傷があると，Horner徴候（眼瞼下垂，眼裂狭小，瞳孔縮小）が観察される		鎖骨骨折や肩鎖関節の離開，肩甲骨の外側転位の場合，重症であることが多い．自然治癒の可能性が極めて低い．回復しても過誤神経支配が著明である
前腕から手の尺側	手指，尺側上肢のしびれ，肩こり，熱冷感，脱力感，頸部・肩・肩甲部・前胸部の痛み，だるさ．鎖骨下動脈の圧迫があると，上肢の阻血，蒼白，痛み．鎖骨下静脈では，チアノーゼが出現する	Morleyテスト（神経），Adsonテスト（動脈），Wrightテスト（動脈），Edenテスト（動脈・神経），Roosテスト（血管・神経）	頸椎椎間板ヘルニア，頸椎症，肘部管症候群，脊髄空洞症，腕神経叢腫瘍，脊髄腫瘍との鑑別が必要である
正中神経支配領域，特に示指，中指末節の掌側	母指から環指までのしびれ 母指対立運動，つまみ動作不良 夜間痛，異常知覚	Phalenテスト，Tinel徴候	手根管症候群では，手根管の内圧の減圧のため手関節軽度背屈位で固定し内転拘縮の予防長対立スプリントを使用する
手掌橈側，母指から環指の橈側1/2までの手掌	前腕中枢部の痛み，放散痛，異常知覚，母指から示指までの屈曲と母指対立運動不良	Spinnerテスト	
手背橈側，母指，示指，中指の背側に知覚麻痺	手関節背屈可能．母指IP，MP関節伸展と2〜5指のMP関節伸展不可	前腕回外テスト，中指伸展テスト	手関節伸筋群の伸長と手指の屈曲が制限されるため手関節・手指屈筋群ストレッチングおよび筋力強化運動を行う．コックアップスプリント，トーマススプリントなどを使用する
上腕，前腕の背側	上腕骨中央部で，骨と神経が近いため圧迫による麻痺が起こりやすい		
前腕の尺側と小指・環指小指側1/2の掌背側	疼痛知覚麻痺，運動機能低下		
小指と環指尺側	手内在筋の麻痺と筋萎縮	Wadsworthテスト（elbow flexion test）Tinel徴候	肘部間症候群との類似の症状を呈するが，Guyon管の近位で分枝するために，同部の知覚不全が生じないものや感覚不全だけの例もある．冠拡張臥位（手背部の感覚枝は尺側指MP関節過伸展防止虫様筋カフナックルベンダースプリントなどを使用する）
小指と環指尺側	手掌，手背の感覚不全は，尺骨神経前腕部で，2つの感覚枝が分岐する位置から高位損傷時	cross fingerテスト	
大腿後面，下腿前・外側・後面，足部，殿部に強い圧痛が続き，大腿後面から下腿外側に痛みとしびれが放散	一部の坐骨神経痛	Bonnet'sサイン（股関節内旋で症状が増悪）	腰椎椎間板ヘルニア，腰部脊柱管狭窄症，腰椎すべり症，腰椎分離症など脊椎管内に原因がある坐骨神経痛との鑑別に注意する．この部分の圧痛と放散痛，Bonnet'sサインを観察する
大腿前外側，感覚異常性大腿痛	歩行時と股関節伸展で症状が増悪	Tinel徴候	きつい靴で歩行する場合にも観察される
膝，下腿，足部の内側	間欠跛行，痛み，安静時痛	Tinel徴候	膝疾患との鑑別が必要，他の術中の圧迫に注意する
下腿外側，足背部，下腿外側から足背	母趾の伸展力低下	Tinel徴候，足関節内反位強制で症状増悪	意識混濁や下肢関節術後のベッド上肢位（股関節外旋位，不適切なギプス固定による圧迫に注意．靴べら式型装具などを使用する）
足底部，足底のしびれ，灼熱感	短指屈筋の筋力低下	Tinel徴候，足関節内反位保持で症状増悪	
示趾，環趾	歩行時の放散痛が増強するが安静で消失	Tinel徴候	第3・4趾間部は解剖学的に余裕がないために，好発すると考えられている．足底板を使用する

4. 標的器官への到達 （図2-④）

再生の足場では，基底膜成分であるラミニンやカドヘリンなどの接着因子の誘導で伸長し，軸索が効果器に接続すると再ミエリン化する．走化性蛋白質-1 (chemoattractant protein 1)，白血病抑制因子（leukemia inhibitory factor：LIF）やインターロイキン-1 (interleukin-1：IL-1)のようなサイトカインなども，神経栄養因子とともに神経伸長に関わっている．

脱神経後に筋線維は萎縮し，結合組織や脂肪組織が増殖するが，再生神経が到達しないと変性が進行し，再神経化されても機能的に回復しない．また感覚受容器は，運動終板より比較的長く生き残るために機能を回復する可能性がある[※3]．

2 Tinel 徴候[1]

神経縫合後の神経再生では，神経の逆行性変性，軸索の再生開始，損傷部の瘢痕組織の貫通にかかる時間を初期遅延（initial delay），再生軸索が標的器官に到達し，機能的回復にかかる遅れを終末遅延

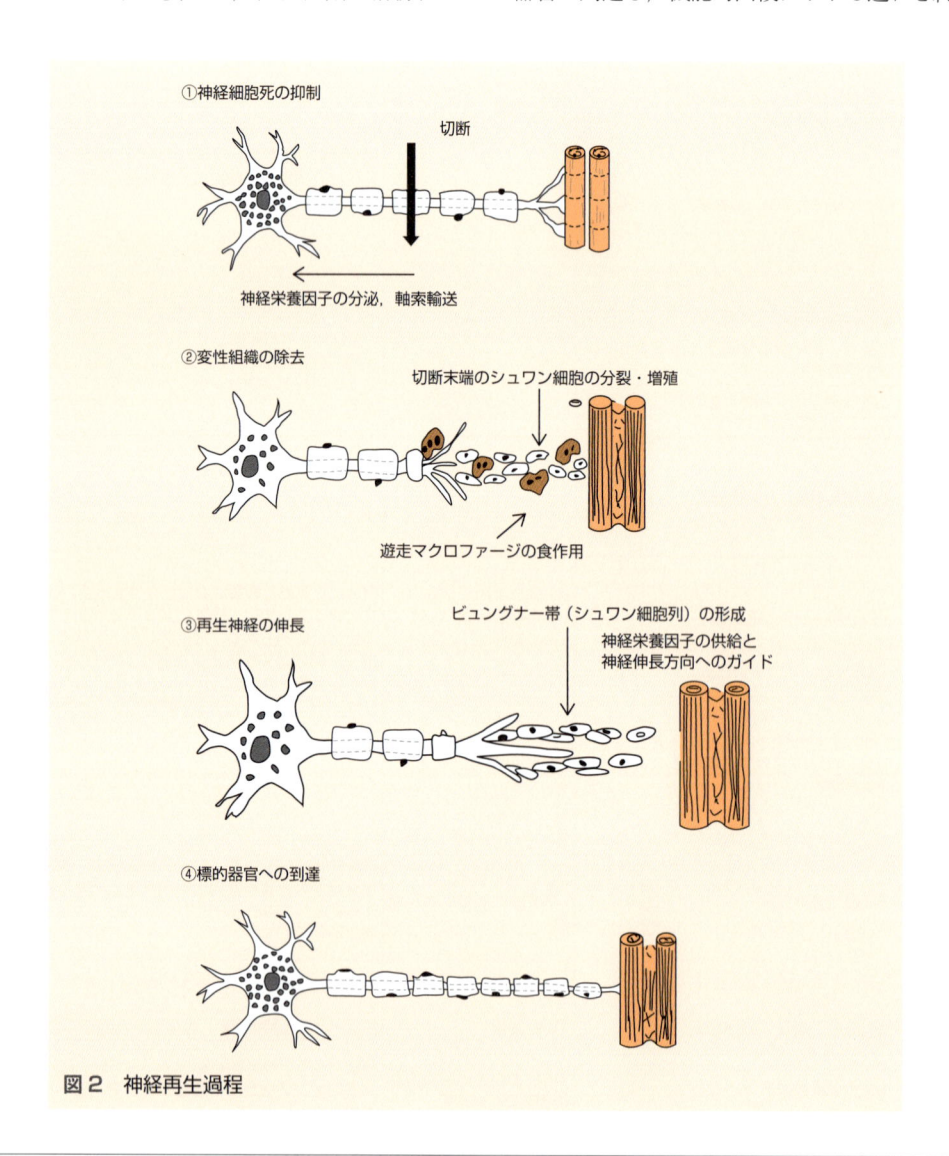

図2 神経再生過程

解説

[※3] 神経再生時には，シュワン細胞や標的器官から神経栄養因子が放出される．また神経細胞における神経栄養因子受容体の発現も増加する．細胞内のシグナル伝達に関与している分子群の発現も促進され，神経損傷をきっかけとして多くの再生にかかわる分子が関与している．

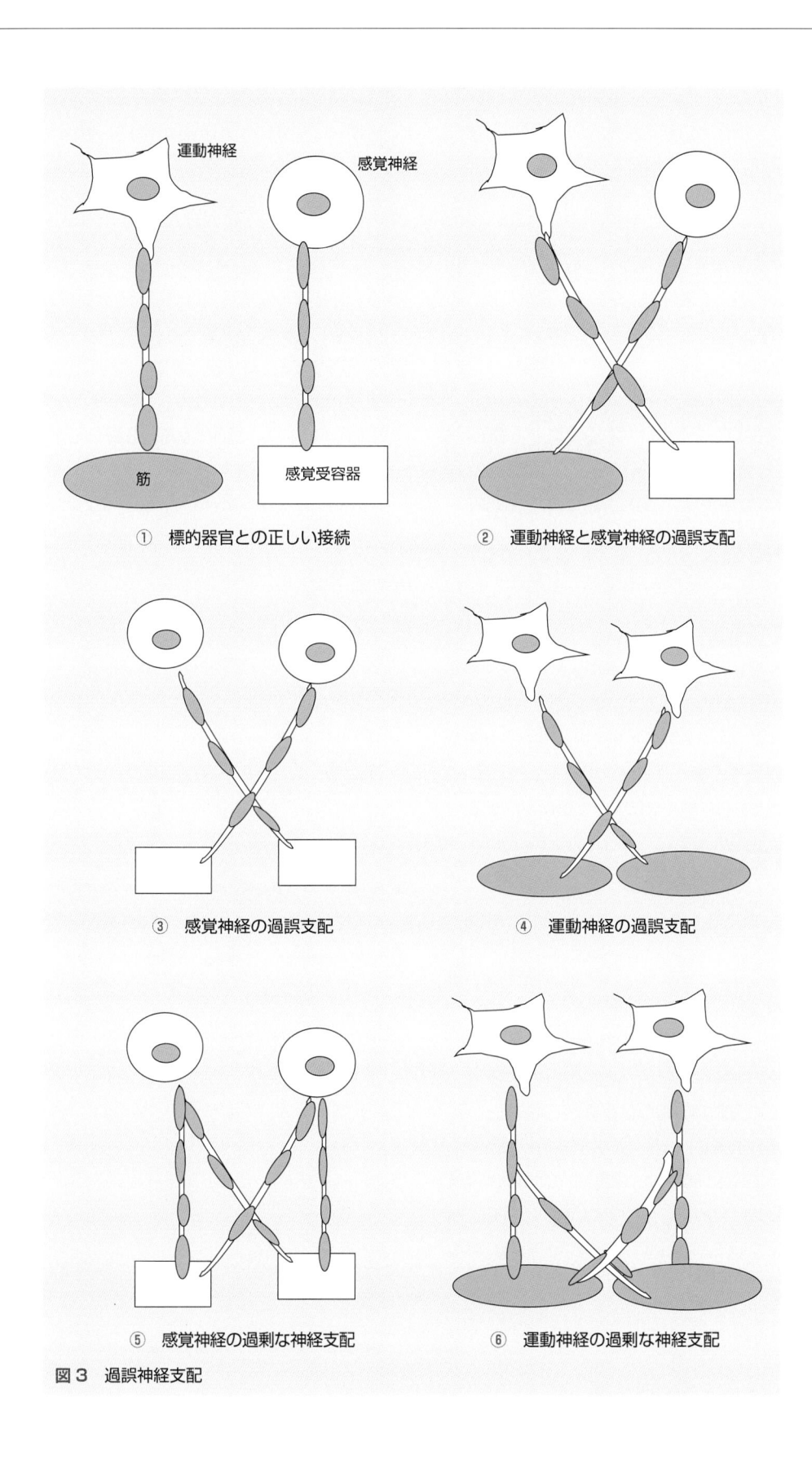

① 標的器官との正しい接続
② 運動神経と感覚神経の過誤支配
③ 感覚神経の過誤支配
④ 運動神経の過誤支配
⑤ 感覚神経の過剰な神経支配
⑥ 運動神経の過剰な神経支配

図3　過誤神経支配

(terminal delay）とよぶ．再生速度がWaller変性の完成する期間と，初期遅延の期間の総計で約3週間に加えて，1日約1mmと一定である．末梢までの距離が長い高位損傷ほど時間がかかり，脱髄状態の期間が長期になる．また中枢側での神経損傷の場合，筋や知覚受容器の変性の可能性が高くなり，機能回復が困難になる可能性がある．遠位に向かって再生速度と一致している場合は，神経再生が良好であると評価する．

末梢神経損傷後の神経再生における問題点

1 神経細胞死と生存権の争い

成熟した神経細胞は，損傷に対してある程度の自己修復や保護機能を有している．神経損傷後，神経栄養因子とその受容体，細胞外マトリックスや接着分子などの相互作用により損傷を受けた神経細胞を生存させようとする分子と細胞死に移行させる分子の発現が数多くあり，そのシグナル伝達により，バランスがどちらに傾くかによって運命が決まる[9]．

2 再生の遅延 [12]

神経再生時に時間が経過することにより，再生の足場となるビュングナー帯の萎縮や神経栄養因子の枯渇が生じることになる．その間に神経筋接合部や皮膚の感覚器，筋の変性が進行し，機能回復が得られないことになる．また神経損傷が生じる場所により，再生の過程が異なる．軸索の遠位部での損傷では，多くの運動神経細胞は生存が可能となるが，軸索近位部の損傷では，多くの神経細胞が細胞死に至る．腕神経叢損傷などは，損傷部位から効果器までの距離が長いために，再生までに時間かかる．神経切断部について，中枢側と末梢側での距離が離れている場合においても，側芽した神経が末梢側と接続することができない可能性があり，神経縫合術の適応となる．

3 過誤神経支配（図3）[10]

神経再生において，運動神経が感覚神経遠位側断端に伸長する場合と感覚神経が運動神経遠位側断端に伸長する場合（図3-②），過誤神経支配が感覚神経間で起きれば異常知覚が生じ（図3-③，⑤），運動神経間では異常共同運動などの異常運動が生じるなど（図3-④，⑥）機能低下を引き起こす．

末梢神経は，脳や脊髄から束となり，多くの標的となる骨格筋や皮膚に向けて投射されている．軸索再生過程においても重要であるが，異なる種類の軸索をそれぞれまとめて特定の領域に投射するためには，束（fasciculation）になることが重要である．また再生過程において，標的となる骨格筋や皮膚においても分岐や束が分かれること（defasciculation）が，過誤神経支配とならないようにすることが必須である．このfasciculationやdefasciculationは，接着分子や反発分子により制御されていることが明らかとなっているが，どのように再生神経が正しく標的組織へ導くことができるかさらなる研究が期待される．

● 文献

1) 上田　敏（編）：リハビリテーション基礎医学　第2版　pp112-123，医学書院，1994．
2) Shankman GA, Manske RC, 鈴木　勝（監訳）：整形外科的理学療法　基礎と実践第2版．pp181-186，医歯薬出版，2012．
3) Topp KS, Boyd BS. Structure and biomechanics of peripheral nerves : nerve responses to physical stresses and implications for physical therapist practice. Physical therapy, 86（1）: 92-109. 2006.
4) Seddon H. A classification of nerve injuries. British medical journal, 2（4260）: 237. 1942.
5) Sunderland SS. Nerve injuries and their repair : a critical appraisal : Churchill Livingstone, 1991.
6) Mackinnon SE, Dellon AL : Surgery of the peripheral nerve : Thieme Medical Publishers　Georg Thieme Verlag. pp35-63, 1988.
7) 金谷文則：末梢神経損傷の治療．The Japanese Journal of Rehabilitation Medicine, 51（1）: 52-60. 2014.
8) 西脇香織・他 : Peripheral Nerve Regeneration after Injury and Rehabilitation Managements. リハビリテーション医学, 9（5）: 257-266. 2002.
9) 木山博資：21世紀の脳科学をみすえて再生・再建　末梢神経再生の分子基盤　残された問題点．脳21, 11（1）: 117-24, 2008.
10) Allodi I, Udina E, Navarro X. Specificity of peripheral nerve regeneration : interactions at the axon level. Progress in neurobiology, 98（1）: 16-37, 2012.
11) 木山博資：ALSに対する再生医療の開発損傷運動ニューロンの再生・変性とグリア・ニューロン連関．臨床神経学, 52（11）: 934-936, 2012.
12) 越智光夫：標準整形外科学　第12版．pp868-877，医学書院，2014．
13) 渡辺英夫：リハビリテーション診療必携　第2版．p154-p157，医歯薬出版，2002．
14) 高倉　保，高橋輝大：理学療法ハンドブック　改訂第4版，pp189-210，協同医書出版社，2010．

（金村尚彦）

2 末梢神経損傷に対する理学療法

総論

1 臨床症状

　末梢神経は，解剖学的には運動神経，知覚神経，自律神経からなり，神経の構成内容や損傷の状態により多種多様な臨床症状を呈する．例えば，純粋な運動神経のみで構成されている前骨間神経絞扼または損傷では，知覚麻痺は認めず，運動麻痺のみ観察される．また四肢末梢や表層部の外傷の場合は，運動麻痺を伴わない知覚麻痺の症状を呈する場合がある．神経が断裂すると麻痺が生じるが，絞扼による神経損傷では，筋萎縮が生じて初めて気づくことがある．外傷以外では，四肢のしびれ感，夜間時痛などの症状から数日後に運動麻痺を認めることがある．知覚症状には，知覚低下，脱失，異常知覚，錯感覚などがあり，連続性が保たれた損傷（不全断裂，絞扼など）には知覚低下や錯感覚，完全断裂では知覚脱失を認める．また知覚脱失領域と一致する発汗を認めないことも多いが，末梢神経の部分損傷などでは知覚と発汗が一致しない場合もある．

診療ガイドラインと一般的な治療原則の概略

　末梢神経損傷の診療ガイドラインについては，2008年に日本神経治療学会より『標準的神経治療：手根管症候群』が発表された[1]．同年に同じくアメリカ整形外科学会（American Academy of Orthopaedic Surgeons：AAOS）が手根管症候群に対する診療ガイドラインを発表している[2]．両ガイドラインでは，運動療法や超音波療法，レーザー治療に関して有効性を示すエビデンスがなく，短期的なスプリント治療は，症状を軽減することに有効としている．しかし，他の末梢神経損傷の診療ガイドラインについては，治療方針が示されていない．末梢神経損傷は，原因や程度によりさまざまな病態を示すために，治療に対する一定の見解が得られていないのが現状である．

　一般的に末梢神経損傷に対する理学療法の目的は，関節拘縮の防止・予防，麻痺した筋の萎縮の防止，筋収縮の維持，知覚再教育，痛みのコントロールと軽減，装具やスプリントなどの使用を含めた日常生活動作の改善などがある．

理学療法検査・測定

1 医療情報の収集

　受傷の原因，受傷部位の確認を行う．これらにより，末梢神経損傷の部位と病態を推定する．開放性損傷は，手術療法の対象となるが，閉鎖性損傷の場合，外傷や絞扼性による原因を考える必要があるため，発生機序，しびれや痛みの部位，種類，経過を尋ねる．絞扼性の場合は，数週間から数年前までということもある．経過期間は予後に影響する．しびれ，痛みの状態は，自発的であるか，鈍麻や過敏などの症状なのか，特定の肢位などで増強するか，夜間痛などの程度や状態を詳しく聞く．運動麻痺については，患者の訴えと実際の状態が異なることがあるため，詳細に評価し，ADL（activities of daily living：日常生活活動）動作に及ぼす影響について問う．

　他の疾患との鑑別として，糖尿病や腎疾患，血管性疾患などの内部疾患や，頸椎症，筋炎，筋ジストロフィー，骨折や脱臼に伴う神経症状など現病歴，既往歴を聴取しておく．

1. 視診・触診

　受傷部位の皮膚の色，発赤，熱感，浮腫，創，

瘢痕，筋萎縮などの左右差や有無などについて観察と触診を行う．麻痺による特有の変形の有無（上肢であれば下垂手，鷲手，猿手，tear drop sign，下肢であれば下垂足，踵足など）が観察される．

2. 四肢周径

筋萎縮の程度や範囲，浮腫の状態などを把握するために，左右の周径を比較する．

2 心身機能

1. 筋の機能（推奨グレードA）

MMT（manual muscle testing：徒手筋力検査）で個々の筋力を0～5の6段階で評価する．被検筋を触診し，収縮しているか否かを確認する．MMTにてgrade 3以下において，ごまかし運動が観察されることが多く，注意が必要である．拮抗筋の最大収縮後，急に弛緩することにより麻痺した筋が動いているようにみえる動き（rebound movement），手関節背屈をすると手指が屈曲する動的腱固定効果，重力を利用した関節運動などに注意する．代償運動として，上腕二頭筋の麻痺に対し，円回内筋や手関節屈筋により肘関節屈曲が出現するSteindler効果や母指内転筋の運動を長母指屈筋で代償するフロマン徴候などが観察されることも多い．また，手内在筋では二重神経支配があり，末梢神経の支配する筋の範囲が一定ではない神経支配の破格[※1]も存在するために，神経損傷があるにもかかわらず支配領域の筋収縮がみられる場合は，他の神経支配が作用している可能性も考えられる．正中神経損傷や尺骨神経損傷では，母指球筋や第1背側骨格筋などで観察される場合がある．MMT grade 0は神経の断裂型で，grade 1の場合は神経修復の可能性があるために，MMTに加えて，後述する電気診断検査などの他の所見も重要な臨床所見となる．純粋な個々の筋力評価には，客観的な筋力評価としてジャマー型握力計を用いる．前腕，手関節中間位にて肘関節90°屈曲位とし，握り幅を5段階に分けて測定する．段階1にて測定値が他の段階と比

表1　運動の回復段階（Zachary，文献3より）

M0	収縮の認められないもの
M1	中枢の筋群に収縮の認められるもの
M2	中枢，末梢の両筋群に収縮が認められるもの
M3	重要な筋がすべて重力に抗して十分に作用する程度まで中枢，末梢の両筋群が回復したもの
M4	すべての筋群が強い抵抗に抗して十分作用し，ある程度独立運動が可能なもの
M5	すべての筋群の完全回復

して低下している場合，手内筋の筋力低下を認め，段階5の測定値が低下している場合は，外来筋の低下を予想する．ピンチメーターにて，指尖つまみ，指腹つまみ，側腹つまみ，3点つまみにて測定する．

2. 関節機能

ROM（range of motion：関節可動域）検査は，単位数値を記載するだけではなく，組織の拘縮が原因なのか，関節構成自体の影響なのであるかなどROMの制限因子の原因は何かについても記載する．

3. 運動機能（推奨グレードA）

運動覚回復の臨床的評価に対してZachary，Holmesは，運動麻痺の回復を5段階に格付けした尺度を確立している（表1）[3]．

4. 知覚機能[4]

四肢の感覚には表在感覚と深部感覚がある．表在感覚には触覚，温度覚，痛覚があり，損傷を受けた神経の支配する皮膚の感覚機能低下が出現する．深部感覚としては，筋，腱，関節包などに基づく位置・姿勢・運動に関する感覚や振動覚がある．複合感覚としての二点識別覚は神経回復の指標としても利用される（表2）．

① 触覚（図1，2，推奨グレードA）

筆やナイロンフィラメントを用いて，神経の皮膚支配領域に沿って，四肢では長軸方向に，体幹では肋骨と平行に常に一定な圧・長さでなでるように検査する．確実に健側と比較し健側を10としてどのくらい感じるのか判定する．客観的に行うSemmes-Weinstein monofilamentテストは，二

解説

※1　神経支配の破格：末梢神経の支配する筋の範囲が一定していない場合がある．例えば正中神経と尺骨神経は，手内在筋に対する神経支配の破格が多いと報告されている[4]．

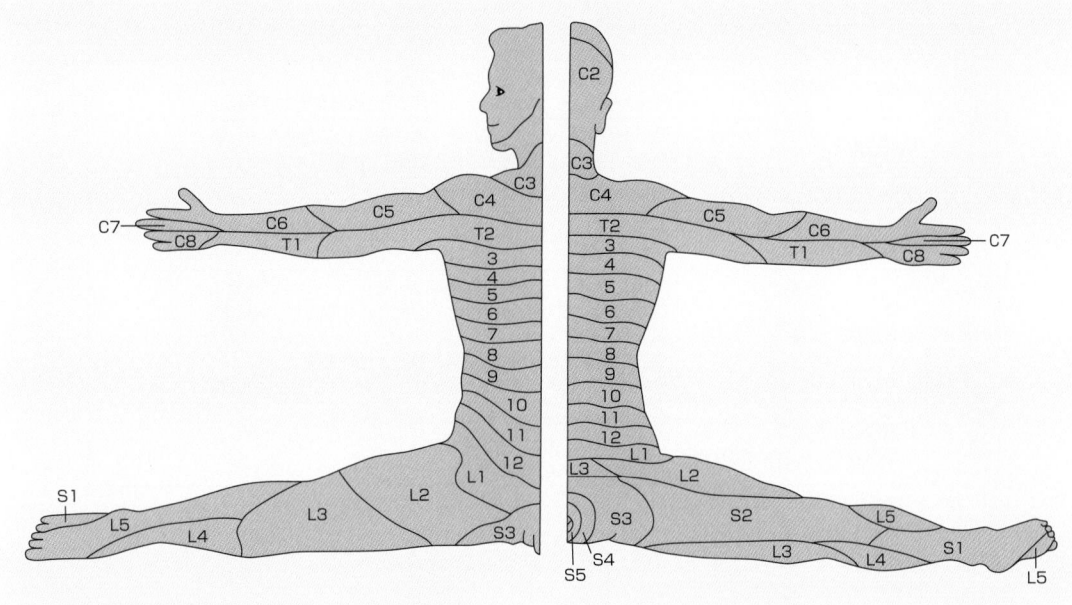

図1 皮膚知覚帯パターン（藤井，文献23より）

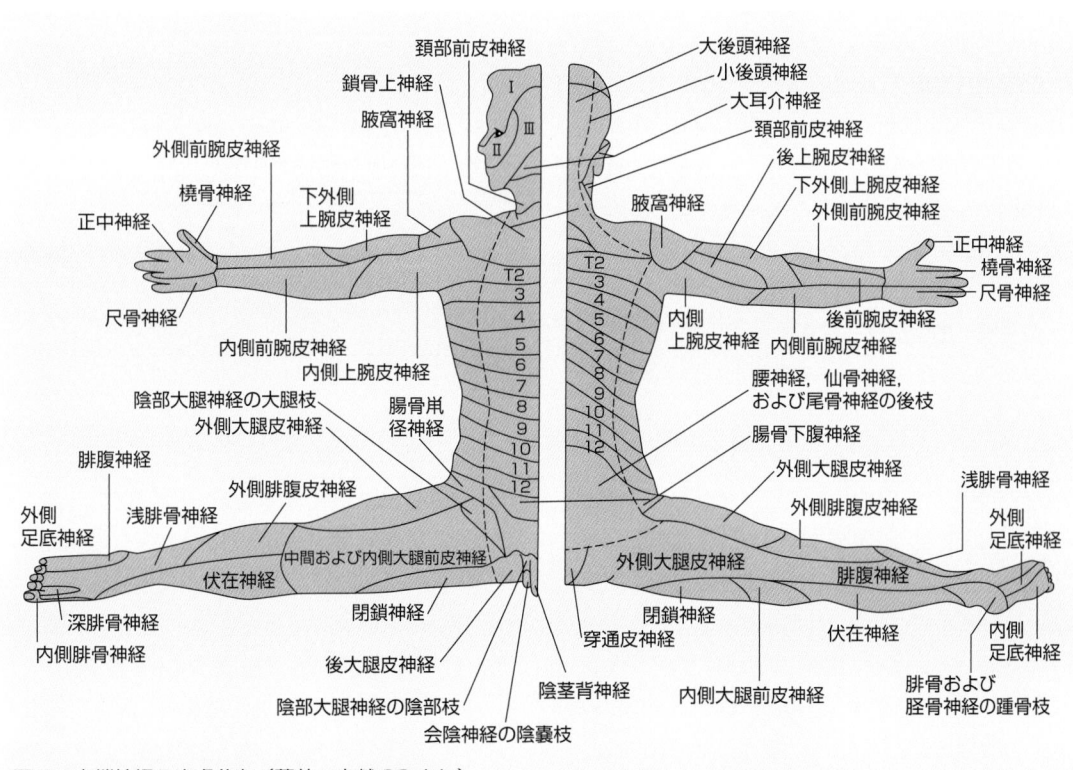

図2 末梢神経の皮膚分布（藤井，文献23より）

点識別テストとして，コンパスやノギスを用いて最小認識距離を測る．動的触覚（moving touch）を測定する方法として，1cm幅ごとによる動的触覚二点識別テストにより，立体覚を評価する．

② 痛覚，温度覚（推奨グレードA）

痛覚，温度覚は，末梢神経損傷後早期に回復するために，神経回復状態の目安となる．痛覚検査では，支配領域に従って針等で刺激を加え，痛みとし

表2 末梢神経損傷の病態とそれに応じた知覚検査（中田，文献5より）

	病態	知覚検査
損傷時	損傷部位，範囲	知覚神経伝導速度，Tinel徴候を調べる 知覚地図化（mapping）により損傷領域を確認する
	損傷程度	各感覚の種類ごと（痛，温，冷，触覚）の閾値を調べる 静的・動的二点識別テスト（s2PD, m2PD）を行う
回復時	髄鞘の再形成と軸索の再生	知覚神経伝導速度，Tinel徴候を調べる
	終末器官への神経再支配 （知覚再教育の適応）	回復順序：痛覚（温，冷覚）→ 30cps → 動的触覚（moving touch） → 静的触覚（constant touch）→ 256 cps → light touch
	終末器官の成熟	閾値：セメス-ワインスタイン・モノフィラメントテスト （Semmes-Weinstein monofilament test）の振動覚 30cps, 256cps 局在：刺激部位の定位（静的触覚，動的触覚） 分布密度：静的・動的二点識別テスト（s2PD, m2PD）
	知覚機能の実用性 知覚再教育programの決定	Mobergのpick-upテスト，材質識別テスト Dellonのobject recognitionテスト Watson boardテスト

s2PD：static two-point discrimination
m2PD：moving two-point discrimination

て感じるか否かを検査する．痛みの種類（鋭痛，鈍痛，放散痛など）も記載する．温度覚は，痛覚と同様，自由神経終末が受容器となるため，痛覚検査の代用として使用されることが多い．

③ 振動覚（推奨グレードA）

パチニ小体は200～300Hz，マイスナー小体は40Hz以下の振動刺激に反応する．これらの受容器は，皮膚の深部や骨膜上にあり振動刺激を感知する．異なる2種類の音叉（30cps, 256cps）を使用し，測定する．

④ 立体覚（推奨グレードA）

立体覚は，複合知覚で，あらゆる受容器が関与する．Mobergのpick-upテスト，Dellonのobject recognitionテスト，five objectionテストなどを行う．Mobergのpick-upテストは，鍵やクリップなどの日常物品を約10品用意し，開眼で1つずつ物品をトレーに移動し，その時間を左右とも計測する．次に閉眼でも行い，2回ずつの平均時間を求める．患側と健側の差が小さいことや，閉眼と開眼時での差が小さいほど，知覚機能がよいと判断する．Dellonのobject recognitionテストは，安全ピンやねじなどの同一素材による異なった物品で識別する能力を検査し，その所要時間と識別できた物品を記録する．five objectionテストは，コインの端やガーゼ，指先など5つの素材の違う物品に対し，こする知覚を検査する．Watson boardテストは，穴の開いたボードにボルトを差し込み，患手でワッシャーとナット

表3 知覚の回復段階（Zachary，文献3より）

段階	知覚の回復
S0	固有支配領域の知覚回復がないもの
S1	固有支配領域に深部痛覚が回復したもの
S1+	表在性痛覚が回復したもの
S2	表在性痛覚とある程度の触覚が回復したもの
S2+	S2に知覚過敏を伴うもの
S3	過敏な状態が消失し，痛覚と触覚が回復したもの s2PD > 15mm
S3+	S3と同様であるが，さらに局在が良好で二点識別が不完全であるが回復したもの s2PD（7～15mm）
S4	完全回復　2PD（2～6mm）

s2PD：static two-point discrimination

を24本締める時間を計測するテストである．

⑤ 知覚回復の評価（推奨グレードA）

感覚回復の臨床的評価に対して，Zachary, Holmesは，6段階に格付けした尺度を確立している（表3）[3]．

5. 自律神経機能（推奨グレードA）

末梢神経損傷では，発汗が消失，減少するために発汗機能検査を行う．ヨード殿粉法（汗の水分を検出する），コバルトクライド法やニンヒドリン法（アミノ酸を検出する方法）がある．発汗が停止し，皮膚が乾燥している場合は，末梢神経損傷と診断できる．発汗と知覚機能は相関がある．

皮膚温の計測には，サーモグラフィーや皮膚温度計を利用する．神経断裂後は，交感神経遮断によ

り血管が拡張し皮膚の紅潮や皮膚温が上昇するが，約3週間するとノルアドレナリンに過敏になり血管が収縮するために，皮膚の蒼白や皮膚温低下が観察される．また，ぬるま湯に手指を浸して皮膚がふやけるか否かを観察するしわテストがある．

6. 電気診断学

神経損傷の程度や回復状況を調べるために，末梢神経伝導速度を指標とした電気生理学的検査を行う．

① 運動神経伝導速度検査（推奨グレードA）

運動神経を刺激し，その支配筋の活動電位を表面電極により導出することで，軸索以下の運動単位を検査する．神経伝導速度，潜時，電位振幅，電位波形を使用する．伝導速度は，同一神経の中枢と末梢の2か所に刺激を加え，その刺激点間距離をそれぞれの刺激に対する活動電位の発生までの潜時の差で除すことにより算出される．伝導速度は，上肢では45m/s以下，下肢では40m/s以下であれば病的である．加齢等により若干遅延するため両側を測定し比較する．Ⅱ〜Ⅴ度損傷で損傷部遠位では誘発電位は観察されない．またⅠ度損傷ではワーラー変性を生じないため損傷部位より遠位の刺激において誘発電位が観察される．鋭利な刃物による神経部分断裂では正常値を示すことに注意する．

② 感覚神経伝導速度検査（推奨グレードA）

感覚神経伝導速度の検査は，運動神経伝導速度の検査と異なり，2か所の刺激を必要とせず，神経幹上と刺激点1か所の電極間の距離と遠位潜時より伝導速度を検査することは可能である．絞扼性神経損傷の場合は，末梢神経幹で損傷の可能性のある部位よりも中枢側と末梢側の2か所で測定し比較する．上肢で検査することが多く，45m/s以下で病的と診断する．

また前述の検査に加えて，末梢神経の脱神経や回復を評価するために，筋収縮に必要な最小電流と通電時間を対数グラフ用にプロットした強さ-時間曲線（S-D曲線）が用いられる．

7. 筋電図（推奨グレードA）

神経切断後約3週間が経過すると，脱神経筋から線維自発電位，線維束自発電位，陽性棘波が導出され，脱神経電位が観察される．Ⅰ度損傷は，3週以降も脱神経電位は導出されない．軸索変性の診断で重要ではあるが，これらは針筋電図での記録のため，医師の診断が必要となる．

8. 体性感覚誘発電位（推奨グレードA）

上肢や下肢の末梢神経を電気的に刺激して誘発される電位で，末梢から脳幹，大脳皮質までの機能不全の検索に用いられる．感覚神経電導速度検査で感覚神経活動電位の振幅が正常な場合は，体性感覚誘発電位が局所診断に役立つ．腕神経叢損傷においては，神経根引き抜き損傷や神経断裂の違い，瘢痕組織内の近位神経断端の位置の確認に有用である．

9. 核磁気共鳴画像法（magnetic resonance imaging：MRI）（推奨グレードB）

血腫などによる末梢神経圧迫の診断には有用であるが，現時点で1mm以下の神経は識別困難である．腕神経叢の描出は可能である．

10. 心理状態

外傷や神経絞扼などにより生じた麻痺に対する受容の程度や日常生活ならびに職業，就学に対する心理的影響について十分に把握する．

3 活動と参加（推奨グレードA）

ADLの評価票にはFIM（functional independence measure）やBarthel Indexなどがあるが，ADLを含めた能力低下の指標として，日本手の外科学会は，アメリカ整形外科学会が採用したDASH（disabilities of the arm, shoulder and hand）をもとに，機能評価・DASH[※2]を作成した．これは患者立脚型評価票で，日常生活における制限や環境との関わりにより能力低下を評価できる．

解説

[※2] 機能評価・DASH：上肢機能と症状に関する質問が30項目，スポーツと芸術活動，仕事に関する4項目の質問があり，それぞれ1〜5点のスコアで採点される．

理学療法治療

1 末梢神経損傷の運動療法

1. 運動療法の効果に関する基礎研究

運動療法が神経再生に与える影響について，マウスの脛骨神経切断・縫合モデルに対し，術直後より運動負荷を行い，神経再支配は遅延したがシナプス伝達，筋収縮力の回復には有効であったとの報告がある[7]．強度な運動負荷は神経再生に悪影響を与えるとし，軽度の運動負荷は神経発芽や伸長，再生軸索の成熟に効果があることが示唆されている[8]．適度な運動負荷は神経再生に有効であるが，運動強度が強すぎると神経再生に対し不利に働く可能性がある．

また，神経挫滅後，初期の段階から運動負荷を行うと，神経再生への促進効果が期待される．一方，切断・縫合の場合には，直後に関節運動を行うと血管再生の遅れや瘢痕組織の増生を引き起こし，それが神経再生の妨げになるという報告[9]があることから，運動負荷量と運動療法開始時期は慎重に検討する必要がある．

2. 末梢神経損傷の運動療法（推奨グレードB，エビデンスレベル1）

末梢神経損傷の運動療法では，神経の回復状態を考慮してプログラムを立案する．筋力検査・知覚検査，電気生理学的検査に基づき，神経損傷の状態と機能予後を評価したうえで，麻痺の回復が見込めるか否かを検討する．

保存療法の場合は，再生神経の再支配を受ける時期まで脱神経筋や廃用性筋萎縮の防止を図る．また愛護的ROM運動や麻痺筋を保護しながら正常の拮抗筋短縮の防止，拘縮や浮腫などの合併症の予防に努める．拘縮の原因として，浮腫と，麻痺筋の過伸展による筋損傷が挙げられる．拘縮を生じると，神経の再支配が確立されても十分な機能回復が得られないだけでなく，機能再建手術が困難となる．浮腫の予防には，弾性包帯や弾性ストッキングなどを利用する．場合によっては，装具により機能的肢位に保持する．

筋電図で自発性収縮電位が観察されるまでは，電気刺激による筋萎縮，筋変性防止に努める．MMTで1の段階か筋電図で自発性収縮が認められれば，EMGバイオフィードバック療法等を用いて，筋疲労に考慮しながら効果的な筋再教育を行う．随意収縮が可能となってくれば，自動介助運動，自動運動，抵抗運動へ負荷量を漸増的に調整し，運動療法を行っていく．しかし，脱神経筋の疲労を考慮し，過剰な運動負荷（overwork weakness）とならないよう十分に注意する．

手術療法の場合，術前から理学療法を行い，術後の機能回復をより促進するように行う．神経縫合術後早期は縫合部を離開させるような力を加えない．末梢神経は肢位の変化で大きく移動する．例えば，正中神経は，手関節伸展60°から屈曲65°まで運動すると，手指最大屈伸時に手関節部で19.6mm，肘関節部で5.6mm，尺骨神経は，手関節で13.6mm移動する[10]．回復段階でROM運動を過渡に実施すると脆弱な治癒組織に損傷を与えたり，軸索再生を妨げることになるため行わないように配慮する．血流や筋の活性化，リンパの流れの改善により，結合組織の瘢痕化を防止する．

2 末梢神経損傷に対する物理療法の効果

1. 電気治療（推奨グレードC1，エビデンスレベル2）

1970年代に培養神経細胞に直流電流を与え，その陰極方向に軸索突起が伸張することが報告された．1980年代後半より直流電流に代わりパルス電気刺激療法の効果が報告された．この刺激によりワーラー変性の進行を抑制し，シュワン細胞からの神経栄養因子の分泌促進の効果があるとする一方，非刺激群に比べて再生の成功率が低いとする報告もみられた．この結果から神経成熟期には電気刺激は有効と考えられるが，神経伸長期にはその効果が一定せず，一定の見解が得られていない．臨床応用のためには具体的なプロトコールが確立されておらず，今後の検討課題である．

2. 低出力レーザー治療（推奨グレードA，エビデンスレベル2）

低出力レーザー治療に関する報告として，ラットに対し，神経損傷後にレーザーを照射すると神経細胞死を抑制し，再生過程も早めるという報告[11]や，神経細胞の活動が活性化され，神経栄養因子や細胞外マトリクス蛋白の発現がアップレギュレートされるとの研究がある[12]．またレーザー照射を受けた筋から神経成長因子（nerve growth factor：NGF）が放出されるとの報告[13]があり，以上のことから神経再生への有効性が示唆されている．臨床では手根管症候群に効果があるされている．

3. 超音波治療（推奨グレードB，エビデンスレベル3）

超音波は，神経再生において，受傷1週間以内のマクロファージの動態を活性化させ，変性物質の除去や再生因子の産生などに影響を与えるという報告がある[14]．骨折の治療には応用されているが，神経治療への応用は今後の研究課題である．

3 末梢神経損傷後の知覚再教育

末梢神経損傷後の神経再生過程において，異常知覚，知覚過敏，神経過誤支配は機能回復の阻害因子となる．知覚再学習は，軸索再生や触覚閾値を変化させるものではなく，神経再生により機能的な回復の可能性を最大限に高め，新たな知覚入力パターンを再学習することにある．末梢神経と中枢との間の神経情報伝達の機能不全だけでなく，中枢神経系自体の変化も生じている．

1. 知覚再教育時の大脳感覚野の変化

末梢神経損傷後の大脳感覚野マップの変化については，サルの研究が報告されているが，サルの手の感覚野は3b野にあり，指に対して詳細なマッピングがなされている．成体サルにて実験的に正中神経を切断，縫合しその後の感覚マップの変化を分析すると末梢部において神経再生過程で感覚神経間の微細な過誤神経支配が起こり，3b野の正中神経領域の感覚が上位にある1野，2野へも影響し，皮質内での情報統合の混乱が生じており，これが物体の形態，材質の識別などに影響を与えていると考えられている[15]．さらに，同様の実験モデルのサルに対して，Sensory Enrichment群（手術をした手をなるべく使い，細かい作業を行う）とSensory Restricted群（手術した手を使わせないようする），対照群を比較した結果，Sensory Enrichment群では，特異的にマッピングできた感覚受容野部分が多かったことから，知覚リハビリテーションの有効性が示唆される[19]．神経再生時期に感覚入力を増やすことで，脳内知覚マップが再構築されるのではないかと推察される．

神経修復術後直後，感覚神経がまだ再生していない早期の段階から治療プログラムを開始することが推奨されている[17]．このことから神経損傷後の体性感覚野が隣接領域の置き換わってしまうために，それを最小限に抑えることが重要である．また小型マイク付きの手袋を装着し，物体に触れ模造感覚と体性感覚を賦活する方法の有効性が示されている[18]．さらに，摩擦音や触覚刺激を加えている場面を視覚にフィードバックすると，機能的磁気共鳴画像（fMRI）により体性感覚野が賦活化されている[19]．

以上から単純な刺激を加えるだけではなく，視覚，聴覚などへの感覚刺激を加えることが，知覚機能の改善に有効であると考えられる．

2. 知覚再教育プログラム（推奨グレードA，エビデンスレベル2）

末梢神経損傷では，最初に痛覚や温度覚などが回復してくる．痛覚が回復したら，触覚の閾値，局在，神経密度についての回復程度を評価し，動的・静的触覚が回復してきたら，知覚再教育を開始する．

中田は[6]，触覚の回復が期待できるケースと回復が期待できないケースにおいてプログラムの作成を提唱している．触覚回復が期待できる場合，①減感法，②passive touchの再学習（局在の修正），③active touchの再学習（識別知覚の再学習）を行う．

減感法では，末梢神経損傷後の神経回復に伴い，知覚過敏状態が出現する場合に，弾力包帯や持続的に軽い圧迫を加えることで，過敏状態が抑制される．

Passive touchでは，30cps，256cps音叉の振動や4.31番のフィラメントが認識できるようになったら，他の部位でのpassive touchの再学習

も開始する．理学療法士は，指や消しゴムなどで皮膚を軽く圧迫し動かすことで静的，動的な触刺激を加えて，触刺激の質や方向などを識別させる．これはまず閉眼で行い，動的，静的刺激を皮膚に与え，その場所を答えさせる．閉眼時において刺激した場所と回答が異なった場合は，開眼で確認させる．静的刺激では誤差が3～10mm以内にとどまることを目標とし，動的刺激では，刺激線に対し平行に再現できるか，また3mm以内の誤差にとどまることを目標とする．

Active touchでは，物体の形態や材質などを利用して，閉眼で物体の特徴を識別できることを目標とする．対象物品の材質の違いや大まかな物品を識別させることから始める．スポンジなどの弾力性と反発性のあるゴムについて弾力性や反発性などを識別する．日常物品や性状が同じであるが，形態の違うものなどを識別させる．また米やトウモロコシ，小豆などを探索し，識別する方法なども有効である．

触覚の期待できない場合は，active touchの再学習を行う．触覚が残存している部位や他の残存している固有感覚を利用して，探索，識別能力の獲得を目標とする．

4 装具療法（推奨グレードB，エビデンスレベル3）

末梢神経損傷に対する装具療法の目的は，麻痺による変形の予防や矯正，保持，固定，牽引など，また機能を失った筋の補助や麻痺筋の重力や拮抗筋による過伸展防止などである．神経縫合術後の患肢を固定したり，関節運動を制限することや，日常生活などで機能補助的に使用することも可能である．変形や筋萎縮予防のため一時的に用いる場合と，長期的使用がある．例として，腓骨神経麻痺下垂足に対する靴ベラ式短下肢装具（図3）や，橈骨神経麻痺に対するオッペンハイマー型装具（図4）や尺骨神経麻痺のナックルベンダー（図5）などがある．

理学療法の課題

再生医療の研究や技術は日進月歩であるが，現在のところ，損傷後の末梢神経において再生開始時

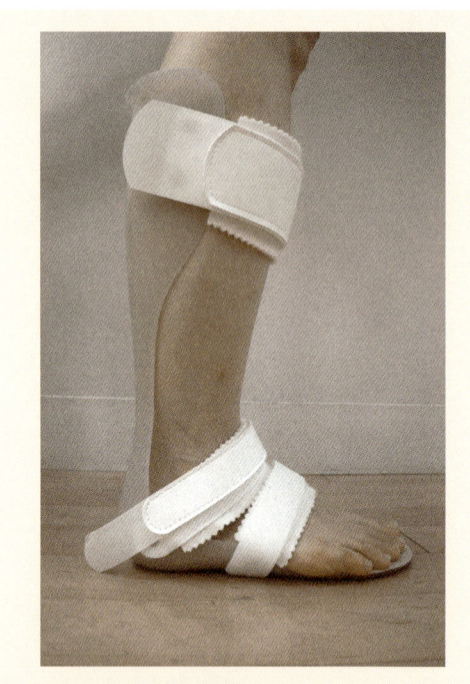

図3　靴ベラ式短下肢装具

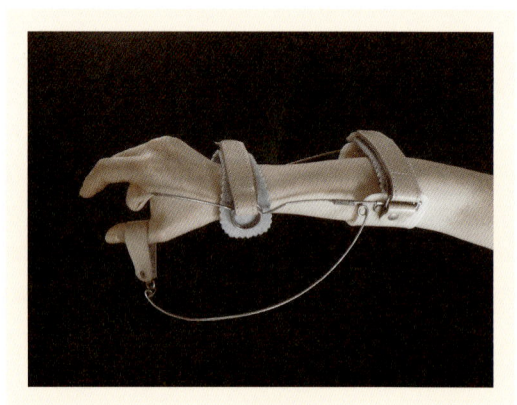

図4　オッペンハイマー型装具

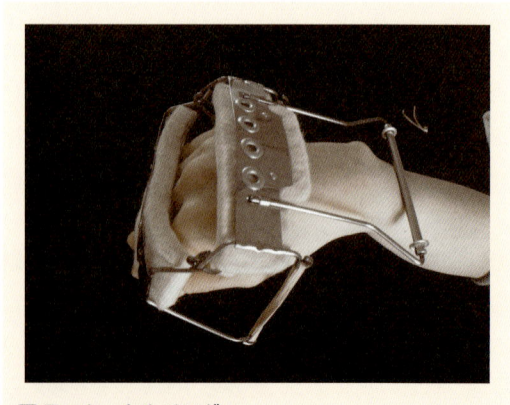

図5　ナックルベンダー

期を早める確立された方法は存在しない．過誤神経支配や中枢における皮質再構築を行うためのリハビリテーションについて，治療開始時期，期間，頻度，強度ともにさらなる検討が必要である．神経損傷の病態，機能不全の状態を正確に捉え，患者のニーズと末梢神経損傷の病態や治療に関する基礎研究や臨床研究を踏まえて，エビデンスを蓄積していくことが重要である．

iPS細胞と人工神経による末梢神経の再生に取り組んでいる研究も発表され始め，最新治療と理学療法がどのように連携して治療を行っていくか，今後の新しい治療法に期待がかかる．

● 文献

1) 小林 祥・他：標準的神経治療：手根管症候群．神経治療学，25：63-84，2008．
2) Keith MW, et al：Diagnosis of carpal tunnel syndrome. *J Am Acad Orthop Surg*, 17（6）：389-396, 2009.
3) Zachary R, Holmes W：Primary suture of nerves. *Surg Gynecol Obstet*, 82：632-651, 1946.
4) 内西兼一郎・他：末梢神経損傷診療マニュアル．p30，金原出版，1997．
5) 中田眞由美：手の知覚障害に対する評価とそのアプローチ．OTジャーナル，24：491，1990．
6) 中田眞由美，岩﨑テル子：知覚をみる・いかす：手の知覚再教育．p145，協同医書出版社，2003．
7) Badke A, et al：Maturation of transmission in reinnervated mouse soleus muscle. *Muscle nerve*, 12（7）：580-586, 1989.
8) van Meeteren NL, et al：Functional recovery from sciatic nerve crush lesion in the rat correlates with individual differences in responses to chronic intermittent stress. *J Neurosci Res*, 48（6）：524-532, 1997.
9) Lee WA, et al：Effect of early mobilization on healing of nerve repair：histologic observations in a canine model. *Plastic Reconstr Surg*, 104（6）：1718-1725, 1999.
10) Allan CH, Trumble TE：Biomechanics of peripheral nerve repair. *Operative Techniques in Orthopaedics*, 14（3）：184-189, 2004.
11) Rochkind S, Ouaknine GE：New trend in neuroscience：low-power laser effect on peripheral and central nervous system（basic science, preclinical and clinical studies）. *Neurol Res*, 14（1）：2-11, 1992.
12) Byrnes KR, et al：Low power laser irradiation alters gene expression of olfactory ensheathing cells in vitro. *Lasers Surg Med*, 37（2）：161-171, 2005.
13) Schwartz F, et al：Effect of helium/neon laser irradiation on nerve growth factor synthesis and secretion in skeletal muscle cultures. *J Photochem Photobiol B：Biology*, 66（3）：195-200, 2002.
14) Lazar D, et al：Acceleration of recovery after injury to the peripheral nervous system using ultrasound and other therapeutic modalities. *Neurosurg Clin N A*, 12（2）：353-357, 2001.
15) Wall JT, et al：Functional reorganization in somatosensory cortical areas 3b and 1 of adult monkeys after median nerve repair：possible relationships to sensory recovery in humans. *J neuroscience*, 6（1）：218-233, 1986.
16) Florence SL, et al：Sensory enrichment after peripheral nerve injury restores cortical, not thalamic, receptive field organization. *Eur J Neurosci*, 13（9）：1755-1766, 2001.
17) Rosén B, Lundborg G：Enhanced Sensory Recovery after Median Nerve Epair Using Cortical Audio-Tactile Interaction. A Randomised Multicentre Study. *J Hand Surgery（European Volume）*, 32（1）：31-37, 2007.
18) Mendes RM, et al：Auditory stimuli from a sensor glove model modulate cortical audiotactile integration. *Neuroscience letters*, 548：33-37, 2013.
19) Hansson T, Brismar T：Tactile stimulation of the hand causes bilateral cortical activation：a functional magnetic resonance study in humans. *Neuroscience letters*, 271（1）：29-32, 1999.
20) 藤井克之（監訳）：キャンベル整形外科手術書 第8巻 末梢神経損傷／マイクロサージャリー．p4, 10，エルゼビアジャパン，2003．

（金村尚彦）

索引

■あ
アーティキュレーション　123
アキレス腱　178
　——断裂　176, 184, 191
アストロサイト　265, 267
亜脱臼　196
圧迫療法　23
アドフィットブレース　73
アメリカ脊髄損傷協会(American Spinal Injury Association：ASIA)　273

■い
異化　6
移乗　279
一次性変形性関節症　3
一過性神経伝導不全(ニューラプラキシア)　282
インピンジメント症候群　87

■う
ウォルフの応変律　44
ウォルフの法則　44
烏口上腕靱帯　89
烏口突起炎　86
運動神経伝導速度検査　295

■え
栄養サポートチーム　82
腋窩神経麻痺　54
エルボーバンド　233
炎症期　47, 182, 225
炎症性疼痛メディエーター　232
炎症マーカー　244
エンテーシス(enthesis)　152, 221

■お
オーバーテスト(Ober test)　31, 32, 208
起き上がり動作　277
オステオン　43
オッペンハイマー型装具　298
オリゴデンドロサイト　265, 266, 267

■か
外傷性頸部症候群　134, 136
外傷性骨折　42
外側性変形性膝関節症　3
外側型野球肘　224
外側靱帯損傷　184
外側側副靱帯(lateral collateral ligament：LCL)　148, 159
　——損傷　159
外反テスト　162
外反変形　3
開放骨折　43
開放性運動連鎖(open kinetic chain：OKC)　167
海綿骨　43

改良Frankel分類　272, 273
核内因子(nuclear factor：NF)　8
　——-κB　8
過誤神経支配　290
仮骨形成期　47, 48
下肢骨折　60
下肢伸展挙上テスト(straight leg raising test：SLRテスト)　121
荷重緩衝　6
下垂手　292
下垂足　292
鷲足　149
下腿踵骨角度(leg heel alignment)　187
肩関節拘縮　86
肩関節疾患治療成績判定基準(肩JOA socre)　55
肩関節周囲炎　86, 97
カップリング　47
　——モーション　112
滑膜　177, 241
　——下層　241
　——表層細胞　241
果部骨折　176
感覚神経伝導速度検査　295
間欠的空気圧迫法　23
寛骨臼形成不全　201
関節安定化機構　196
関節安定性の評価　160
関節外症状　240
関節腔　177
関節固定術　258
関節弛緩　196
関節症状　240
関節唇損傷　28, 33
関節軟骨　2
関節不安定性　196, 205
関節包　89, 177
関節保護　253
　——の原則　254
関節リウマチ(rheumatoid arthritis：RA)　240, 250
　——寛解基準　246
　——予備診断基準　245
完全寛解　246
完全骨折　42
完全損傷　262
ガンマネイル(γ-nail)　60, 64
寒冷療法　171

■き
機械的外側不安定性(Mechanical Ankle Instability：MAI)　185
機能的足関節不安定性(Functional Ankle Instability：FAI)　185
機能的不安定性　197
機能評価・DASH　295
脚長差是正練習　34
臼蓋形成不全　28
急速破壊型股関節症　29

胸郭出口症候群　133
経椎間孔椎体固定術(transforaminal lumbar interbody fusion：TLIF)　127
虚血コア　265
距骨傾斜テスト(talar tilt test)　210
距骨の前方引出しテスト(anterior drawer test)　210
距腿関節　178
筋長テスト　14
筋ポンプ作用　171

■く
靴ベラ式短下肢装具　298
クラスター　6
グリア細胞　265
クリニカルパス　23, 39

■け
頸椎　130
頸椎・頸髄疾患評価チャート　139
頸椎関節固定術　258
頸椎後縦靱帯骨化症　133, 136
頸椎症性神経根症　132, 135
頸椎症性脊髄症　132
頸椎椎間板ヘルニア　133, 136
頸椎捻挫　134
脛腓靱帯　178
経皮的髄核摘出術(Percutaneous Nucleotomy：PN法)　126
経皮的椎体形成術(percutaneous vertebroplasty：PVP)　74
経皮的バルーン椎体形成術(balloon kyphoplasty：BKP)　74
頸部挫傷　134
頸部脊椎症性脊髄症　136
ゲートコントロール理論(Gate Control Theory：GCT)　144
血清マーカー　243
ケベック診療ガイドライン　137
ケベック分類　136
肩甲下滑液包(subscapularis bursa：SSB)　90
　——のディステンション　103
健康関連QOL尺度　37
肩甲骨面　95
肩甲上腕関節　88
腱板　91
　——炎　86
　——疎部　89
　——損傷　86, 97
顕微鏡下ヘルニア摘出術(Micro Discectomy：MD法)　126
腱付着部症(enthesopathy)　221, 227
腱付着部の構造　221
肩峰下インピンジメント　102
肩峰下滑液包(subacromial bursa：SAB)　90
　——炎　86

こ

後外側支持機構(posterolateral corner：PLC) 161
後距腓靭帯 178
後十字靭帯(posterior cruciate ligament：PCL) 148, 158
　──損傷 159
後方インピンジメントテスト(posterior impingement test) 206
後方落ち込みサイン(sag sign) 161
後方型野球肘 224
後方引き出しテスト 161
後方不安感テスト(posterior apprehension test) 206, 207
後方腰椎椎体間固定術(posterior lumbar interbody fusion：PLIF) 127
股関節屈曲・外転・外旋(FABER) 30
股関節屈曲・内転・内旋(FADIR) 30
股関節前方インピンジメント 33
五十肩 86
骨芽細胞 45
骨化中心(骨端核) 222
骨細胞 45
骨髄 43
　──病変(bone marrow lesions：BML) 7
骨単位 43
骨端軟骨(骨端線) 222
骨びらん 243
骨膜 177
骨梁 44
固有感覚 186
コラーゲン 4, 45, 111
ゴルジ腱器官 163

さ

最小侵襲手術(minimally invasive surgery：MIS) 37
サイトカイン 183, 242
細胞外マトリックス 4
細胞増殖期 47
猿手 292
三角靭帯 178

し

軸索 283
　──断裂(アクソノトメーシス) 282
四肢麻痺 262
指床間距離(Finger-Floor Distance：FFD) 120
姿勢制御 274
膝蓋骨運動 17
膝蓋骨不安感テスト(apprehension test) 208
疾患修飾性抗リウマチ薬(disease-modifying anti-rheumatic drugs：DMARDs) 247
膝関節後外側支持機構 202
疾患特異的・患者立脚型QOL 16
自動SLRテスト(active SLR test) 208
シャープスコア変法(modified total Sharp score：mTSS) 243
尺骨神経症状 231
シャトルラン 165
自由神経終末 163
終末遷延 288
踵骨腱 178
手根管症候群 133
受動的システム 197
シュワン細胞 265, 266, 267
瞬時回転中心軸(instantaneous axes of rotation：IAR) 111
上位頸椎 70
上衣細胞 265
上関節上腕靭帯 89
上肢骨折 50
硝子軟骨 3, 177
踵足 292
上体起こし運動 124
衝突性外骨腫 184
踵腓靭帯 178
上腕骨外側上顆炎 218
　──診療ガイドライン 228
上腕骨近位端骨折 50
上腕二頭筋長頭炎 86
初期股関節症 29, 33
初期遷延 288
触覚 292
自律神経機能不全 264
侵害受容性疼痛 135
神経栄養因子 284
　──の受容体 284
神経幹 283
　──症状 199
神経支配の破格 292
神経周膜 283
神経上膜 283
神経伸長テスト 16
神経断裂(ニュートロメーシス) 283
神経的システム 197
神経内膜 283
神経モビライゼーション 17, 18
神経リハビリテーション 271
人工関節置換術 258
進行期股関節症 29
人工股関節全置換術(total hip arthroplasty：THA) 28, 258
人工骨頭置換術(bipolar hip arthroplasty：BHA) 51, 60, 64
人工膝関節全置換術(total knee arthroplasty：TKA) 20, 258
新鮮アキレス腱断裂 184
身体図式 274
振動覚 294
深部静脈血栓症(deep vein thrombosis：DVT) 22, 37, 60

す

髄核脱出 114
髄核突出 114
髄核分離 114
髄核膨隆 114
髄内釘固定法 51
スコアテスト(Score test) 206
スコッチテリアの首輪(スコッチテリアサイン) 115
ストレッチング 106, 145, 167
スリング 68

せ

脆弱性骨折 42, 112
生物学的製剤 248, 250
生物・心理・社会モデル 19
脊髄損傷 262, 271
脊柱インストゥルメンテーション手術 135
赤沈値 62, 251
脊椎骨折 70
石灰化 46
　──層 3
石灰沈着性腱板炎 86
赤血球沈降速度 244
ゼロポジション固定 54
線維芽細胞様滑膜細胞(B型細胞) 241
線維層 177
線維膜 177
前胸壁固定 54
　──時整復位保持 54
前距腓靭帯 178
前脛腓靭帯損傷 184
前股関節症 29, 33
前骨間神経絞扼 291
前十字靭帯(anterior cruciate ligament：ACL) 148, 158
　──損傷 158
前方インピンジメントテスト(anterior impingement test) 206
前方椎体間固定術(anterior lumbar interbody fusion：ALIF) 127
前方引き出しテスト 160
前方不安感テスト(anterior apprehension test) 206, 207

そ

装具療法 170, 298
増殖期 182, 225
側芽形成 268
足関節外側靭帯損傷 184
足関節靭帯損傷 176, 184
足部・足関節能力評価票 211

た

体性感覚誘発電位 295
大腿骨近位部骨折 60
　──の発生数 61
大腿骨頭脆弱性骨折 29
大腿骨のroll back 21
大腿神経伸張テスト(femoral nerve stretch test：FNSテスト) 121
タイドマーク 3, 7
脱臼 196, 205
多方向不安定症 212
単顆膝関節置換術(Unicompartmental knee Arthroplasty：UKA) 20
単純骨折 42
弾性ストッキング 60
弾性制止様最終域感(springy block) 30, 31

ち

地域連携クリティカルパス 65
知覚再教育 297

知覚症状　291
緻密骨　43
中・下位頸椎　70
肘関節　218
　　──の解剖　219
中心性頸髄損傷　262
肘部管症候群　133
治療機会の窓　245

■つ
椎間板　110
　　──内圧　114
椎弓　110
　　──根　110
　　──切除術(Laminectomy)　127
椎体　110
対麻痺　262
つま先立ちテスト　187

■て
ディープマッサージ　100
低酸素誘導因子(hypoxia inducible factor：HIF)　8
　　──-2α　8
低親和性受容体　284
定量的評価(Quantitative measurement：QM)法　71
テーブルサンディング　57
テニス肘　218, 222, 225, 227, 228, 232, 235
デルマトーム　142
電撃痛(Lhermitte徴候)　132
転倒予防　82

■と
同化　6
投球のphase　229
動的Q角　210, 214
動揺関節　196, 205
動揺性肩関節　199
トーマステスト(Thomas test)　208
特異的腰痛　110
徒手的なモビライゼーション　167
ドローイン運動　124

■な
内因性疼痛抑制機構(内因性オピオイド放出)　144
内外反ストレステスト　13
内視鏡下ヘルニア摘出術(Microendoscopic Discectomy：MED法)　126
内側型変形性膝関節症　3
内側型野球肘　222
内側靱帯損傷　184
内側側副靱帯(medial collateral ligament：MCL)　148, 158
　　──損傷　159
内軟骨性骨化　8, 46
内反テスト　162
内反変形　2, 3
ナックルベンダー　298
軟骨細胞　4
軟骨内骨化　46

■に
二次性変形性関節症　3
二点識別覚　292
日本語版 Neck Disability Index　141
日本語版HAQ(J-HAQ)　255
日本語版Neck Disability Index　140
日本整形外科学会頸部脊椎症性脊髄症治療判定基準　136
日本整形外科学会股関節機能判定基準　37
日本整形外科学会股関節疾患評価質問票(Japanase orthopaedic association hip disease evaluation questionnaire：JHEQ)　64
日本整形外科学会変形性股関節症病期分類　29
ニューロリハビリテーション　271

■ね
ネグレクト現象　38

■の
能動的システム　197

■は
ハーフスクワット　173
　　──動作　164
ハイドロキシアパタイト　46
バイパス形成　268
破骨細胞　45
パチニ小体　163
パトリックテスト(Patric test)　206
馬尾症状　199
馬尾性間欠性跛行　116
パラテノン　180
バランスボード運動　190
バランス練習　215
パワードプラ法　243
ハンギングキャスト　54
半月板　154
　　──損傷　148, 159
半定量的評価(Semi-quantitative：SQ)法　71
パンヌス　241, 242

■ひ
皮下骨折　42
腓骨筋腱炎　184
膝外傷と変形性関節症評価点数　16
皮質骨　43
非ステロイド性抗炎症薬(non-steroidal anti-inflammatory drugs：NSAIDs)　97, 232, 248
非石灰化層　3
非特異的腰痛　110
ヒト白血球抗原(human leukocyte antigen：HLA)　241
ビュングナー帯　284
表情評価スケール(face rating scale)　122
病的骨折　42
疲労骨折　42
寛骨臼形成不全　206

■ふ
フィラデルフィアカラー　73
複合性局所疼痛症候群(complex regional pain syndrome：CRPS)　160
複雑骨折　43
腹部引き込み(ドローイン)運動　125
不全骨折　42
不全損傷　262
プッシュアップ動作　276
ブリッジング運動　124, 125
プレート固定法　51
プレスアウトストレッチング　100, 102
プロスタグランジンE2(PGE2)　8
プロテオグリカン　4, 5, 111, 153
フロマン徴候　292

■へ
閉鎖性運動連鎖(closed kinetic chain：CKC)　190
ベルヌーイの螺旋　149
片脚立位バランス　210
変形性頸椎症　131
変形性股関節症　28, 33
　　──診療ガイドライン　28
変形性膝関節症　2
　　──患者機能評価尺度　16
変形性脊椎症　118, 199
変形性腰椎症　113

■ほ
膀胱直腸機能不全　264

■ま
膜性骨化　46
マクロファージ様滑膜細胞(A型細胞)　241
摩擦係数　5
末期股関節症　29
末梢神経損傷　282, 291
マトリックスメタロプロテアーゼ(MMP)　5
　　──-3(MMP-3)　251
慢性足関節不安定性(Chronic Ankle Instability：CAI)　185, 203

■み
ミクログリア　265

■む
むち打ち損傷　134

■め
メカニカルストレス　6, 7, 9
メトトレキサート(methotrexate：MTX)　247, 250
免疫抑制剤　247

■も
モデリング　46

■や
野球肘　218, 222, 225, 227, 229, 233, 236

ゆ
指先触覚（ライトタッチ） 32

よ
腰椎すべり症 115, 118, 127
腰椎椎間板ヘルニア 114, 118, 119
腰椎分離症 114, 118, 126
腰椎分離すべり症 115
腰椎変性すべり症 115
腰痛 110
　——疾患治療評価問診票（JOA Back Pain Evaluation Questionnaire：JOABPEQ） 122
　——症患者機能評価質問表（Japan low back pain evaluation questionnaire：JLEQ） 122
腰部脊柱管狭窄症 116
予測的姿勢制御 275

り
リウマチ反応テスト（RF） 251
離断性骨軟骨炎（osteochondritis dissecans：OCD） 184, 224, 230
立体覚 294
リトルリーグ肘 223
リモデリング 47, 156
　——期 47, 48, 156, 182, 225
両脚着地動作テスト 164
リンパドレナージ 215

る
ルフィニ小体 163

れ
連携パス 65

ろ
肋椎関節のモビライゼーション 101

わ
ワーラー変性 284
鷲手 292

数字
10m歩行テスト 142, 143
転倒予防・ 68
アキレス腱部の陥凹 187

A
acceleration phaseテスト 231
ACL（前十字靱帯） 158
ADAMTS 5
AHI 30
AIMS2 255, 257
American Shoulder and Elbow Surgeons score（ASES） 55
anterior drawer test 210
anterior/posterior apprehension テスト 206
ASIA Impairment Scale（AIS） 273
ASIAスコアニング・システム（脊髄損傷の神経学的分類基準） 272

B
Bankart 損傷 199, 200
BBS（Berg Balance Scale） 75, 142, 143
Beighton and Horan Joint Mobility Index 205
belly press 100
BHA（人工骨頭置換術） 60
BML（骨髄病変） 7
Bモード法 243

C
CAI（慢性足関節不安定性） 185
cannulated cancellous screw（CCS） 60
central pattern generators for locomotion（CPGs） 269
CE角 30, 200, 201
Chairテスト 229
CHS（Compression Hip Screw） 60
Cincinnati knee score 165
CKC（closed kinetic chain，閉鎖性運動連鎖） 167, 190
compression hip screw（CHS） 60
Constant and Murley's score（Constant score） 55
CRP（C反応性蛋白） 62, 244, 251
CRPS（複合性局所疼痛症候群） 160
C反応性蛋白（c-reactive protein：CRP） 62, 244, 251

D
DASH（disabilities of the arm, shoulder and hand） 295
dialテスト 161
Disease Activity Score 28（DAS28） 246
distention 103
Duchenne徴候 32
DVT（深部静脈血栓症） 22, 23, 60

E
EBMに基づくリウマチ治療ガイドライン 258
Elyテスト 121
EMGバイオフィードバック療法 296
enthesis（エンテーシス） 152, 221
EQ-5D（EuroQol 5 Dimension） 255
ESR（赤血球沈降速度，赤沈，血沈） 244
Evans分類 61
extension overloadテスト 231

F
FAAM（The Foot and Ankle Ability Measure） 212
FABER（flexion, abduction, and external rotation：股関節屈曲・外転・外旋） 30
Fabereテスト 121
FADIR（flexion adduction internal rotation：股関節屈曲・内転・内旋） 30, 32
Fadireテスト 121
FAI（機能的足関節不安定性） 185
figure-of-eight テスト 210
five objectionテスト 294
FNSテスト（大腿神経伸張テスト） 121

Fringe impingement 229
FRT（Functional Reach Test） 142, 143
fulcrum テスト 206, 207

G
Garden分類 61
GCT（ゲートコントロール理論） 144

H
HAQ（Health Assessment Questionnaire） 253, 256, 257
Harris hip score 33, 37
HIF-2α 8
Homans徴候 23

I
IAR（瞬時回転中心軸） 111
IKDC（international knee documentation committee）スコア 165
Impairment Scaleの運動・感覚評価 273

J
JAK阻害剤 248
J-HAQ（日本語版HAQ） 256
JKOM（Japanese Knee Osteoarthritis Measure） 16, 23
J-KOOS（Japanese-Knee injury and Osteoarthritis Outcome Score：膝外傷と変形性関節症評価点数） 16
JKOM（Japanese Knee Osteoarthritis Measure：変形性膝関節症患者機能評価尺度） 16
JLEQ（腰痛症患者機能評価質問表） 122
joint play（遊び） 123

K
Kellgren-Lawrence grading scale 12
Kempテスト 121
Knee Arthrometer 162
Knee Society Clinical Rating System（KSS） 23
KOOS 165

L
Lachmanテスト 13, 160
land-based exercise 19
LCL（外側副靱帯） 159
Lhermitte徴候 132
load and shift テスト 206, 207
long rotator 104
Love法 126
Lysholm score 165

M
MAI（機械的外側不安定性） 185
McGill Pain Questionnaire（MPQ） 122
MCL（内側側副靱帯） 158
McMurrayテスト 162
mHAQ（modified HAQ） 253
Middle finger extensionテスト 229
mikingテスト 231
MIS（最小侵襲手術） 37
MMP（マトリックスメタロプロテアーゼ） 5

Modified Schoberテスト　120
moving valgus stressテスト　231
MTX（メトトレキサート）　247, 251

N

Neck Disability Index（NDI）　138
Neer分類　50, 51, 53
Newtonテスト　121
NF-κB　8
NRS（numerical rating scale）　23, 76, 63, 99, 119, 250, 252
NSAIDs（非ステロイド性抗炎症薬）　97, 232, 248
NST（栄養サポートチーム）　82
numerical rating scale（NRS）　23, 76, 63, 99, 119, 250, 252

O

OARSI（Osteoarthritis Research Society Internationl）　11
OARSIガイドライン　11, 17, 19, 20
OARSIの非外科的治療のガイドライン　12
Oberテスト　31, 32, 208
object recognitionテスト　294
OCD（離断性骨軟骨炎）　224, 230
ODI（Oswesity Disability Index）　122
OKC（open kinetic chain, 開放性運動連鎖）　167
One leg hopテスト　163, 164
Oswestry Disability Index（ODI）　122

P

palm sign　75
patella glidingテスト　13
PCL（後十字靱帯）　158
PCS（pain catastrophizing scale）　23
pick-upテスト　294
pin-point method　75
Pivot shiftテスト　160
post isometric relaxation（PIR）　17

Q

QM法　71
Q角　162, 203
　　　——の測定　209

R

RA（関節リウマチ）　240
RDQ（Roland-Morris Disability Questionnaire）　122
rebound movement　292
relocationテスト　206, 207
revised version of the SF-MPQ（SF-MPQ-2）　122
RICE処置　24, 184, 232
Roland-Morris Disability Questionnaire（RDQ）　122
roll back　20

S

SAB（肩峰下滑液包）　90
Scapula Y像　52
Seddon分類　282

Semmes-Weinstein monofilamentテスト　292
SF-36（MOS 36-item short-form health survey）　33, 37, 140, 255
Sharp角　30
Shrug sign　103, 104
side hopテスト　210
sliding hip screw（SHC）固定術　60
SLRテスト（下肢伸展挙上テスト）　121
SOMI型装具　73
squeezeテスト　187
SQ法　71, 72
SSB（肩甲下滑液包）　90
star excursion balanceテスト　210
Steinbrocker class分類　251
Steinbrocker stage分類　251
Steindler効果　292
stiff-knee gait　25
Stooping exercise　56
Strutherのアーケード　219, 220
Sulcus sign　207
Sunderland分類　282, 283

T

talar tilt test　210
tear drop sign　292
THA（人工股関節全置換術）　28, 258
The Disability of the Arm, Shoulder, and Hand questionnaire（DASH）　54
The Foot and Ankle Ability Measure（FAAM）　212
Thomasテスト　121
　　　——変法　31, 32
Thompson squeezeテスト　187
Thomsenテスト　229
three-column theory　72, 73
Timed up and Go（TUG）　75, 142, 143
Tinel徴候　231, 288
TKA（人工膝関節全置換術）　20, 258
Trendelenburg徴候　32
TUG（Timed Up & Go）　75, 142, 143

U

UKA（単顆膝関節置換術）　20

V

valgus stressテスト　231
VAS（visual analog scale）　23, 63, 76, 99, 119, 252, 257

W

water-based exercise　35
Watson boardテスト　294
Weitbrecht孔　88
WOMAC（The Western Ontario and McMaster Universities Arthritis Index）　16, 23, 33, 37

Y

Yo-Yoテスト　165

Z

Zancolliの分類　273

【監修者略歴】
奈良　勲（なら　いさお）

1964年	鹿児島大学教育学部卒業
1969年	Loma Linda 大学理学療法学部卒業（米国）
	Los Angeles 整形外科病院理学療法士
1970年	カリフォルニア州理学療法士免許取得
	Pacific Home Health Care Agency 理学療法士
1971年	三愛会伊藤病院理学療法科主任
1974年	理学療法士免許取得
1976年	甲風会有馬温泉病院理学療法科科長
1979年	金沢大学医療技術短期大学部教授
1983年	金沢大学医学部にて博士号取得
1989年	日本理学療法士協会会長（～2003年）
1993年	広島大学医学部保健学科教授
2004年	広島大学大学院保健学研究科教授
2005年	広島大学名誉教授
同　年	神戸学院大学総合リハビリテーション学部教授
2012年	金城大学学長
2015年	金城大学大学院リハビリテーション学研究科長
2017年	金城大学特任教授

【編著者略歴】
森山英樹（もりやま　ひでき）

1998年	鹿児島大学医療技術短期大学部理学療法学科卒業
同　年	東大阪市立総合病院勤務
2006年	広島大学大学院保健学研究科博士課程後期保健学専攻修了
同　年	埼玉県立大学保健医療福祉学部理学療法学科助手
2007年	埼玉県立大学保健医療福祉学部理学療法学科助教
2008年	埼玉県立大学保健医療福祉学部理学療法学科講師
2010年	広島大学大学院保健学研究科講師
2012年	神戸大学大学院保健学研究科教授
2016年	神戸大学生命・医学系保健学域教授

木藤伸宏（きとう　のぶひろ）

1989年	労働福祉事業団九州リハビリテーション大学校理学療法学科卒業
同　年	医療法人玄真堂川嶌整形外科病院勤務
2006年	広島国際大学保健医療学部理学療法学科講師
2009年	広島国際大学大学院保健学研究科保健学専攻修了
2011年	広島国際大学保健医療学部総合リハビリテーション学科准教授
2012年	広島国際大学総合リハビリテーション学部リハビリテーション学科准教授，広島国際大学医療・福祉学研究科准教授
2017年	広島国際大学総合リハビリテーション学部リハビリテーション学科教授

運動器疾患の病態と理学療法　ISBN978-4-263-21947-8

2015年12月20日　第1版第1刷発行
2019年 1月10日　第1版第5刷発行

監　修　奈良　　勲
発行者　白石　泰夫
発行所　医歯薬出版株式会社

〒113-8612　東京都文京区本駒込1-7-10
TEL. (03) 5395-7628（編集）・7616（販売）
FAX. (03) 5395-7609（編集）・8563（販売）
https://www.ishiyaku.co.jp/
郵便振替番号 00190-5-13816

乱丁，落丁の際はお取り替えいたします．　　印刷・第一印刷所／製本・皆川製本所
© Ishiyaku Publishers, Inc., 2015. Printed in Japan

本書の複製権・翻訳権・翻案権・上映権・譲渡権・貸与権・公衆送信権（送信可能化権を含む）・口述権は，医歯薬出版㈱が保有します．
本書を無断で複製する行為（コピー，スキャン，デジタルデータ化など）は，「私的使用のための複製」などの著作権法上の限られた例外を除き禁じられています．また私的使用に該当する場合であっても，請負業者等の第三者に依頼し上記の行為を行うことは違法となります．

[JCOPY] ＜出版者著作権管理機構　委託出版物＞

本書をコピーやスキャン等により複製される場合は，そのつど事前に出版者著作権管理機構（電話 03-3513-6969，FAX 03-3513-6979，e-mail：info@jcopy.or.jp）の許諾を得てください．